临床医师诊疗丛书

名誉总主编　夏穗生　黄光英
总　主　编　陈安民　徐永健

消化疾病诊疗指南

第3版

主　编　田德安

科学出版社
北　京

内 容 简 介

本书共分4篇，分别为消化系疾病常见症状，食管、胃、肠道、肝脏、胆系、胰腺、腹膜及肠系膜等消化系疾病各论，消化系统诊断和治疗技术，消化系疾病常用药物。各论部分疾病介绍包括病因和发病机制、病理、诊断、治疗、预后等内容，以反映出疾病流行病学变化、对发病机制新的认识、新的诊疗方法以及新的临床循证医学指南。本书具有系统、实用、科学、简练的特点，可作为消化内科医师常备参考书。

图书在版编目(CIP)数据

消化疾病诊疗指南/田德安主编．—3版．—北京：科学出版社，2013.6

(临床医师诊疗丛书/陈安民，徐永健总主编)

ISBN 978-7-03-037967-2

Ⅰ．消…　Ⅱ．田…　Ⅲ．消化系统疾病－诊疗－指南　Ⅳ．R57－62

中国版本图书馆CIP数据核字(2013)第135994号

责任编辑：向小峰　戚东桂／责任校对：朱光兰

责任印制：赵　博／封面设计：范璧合

科学出版社 出版

北京东黄城根北街16号

邮政编码：100717

http://www.sciencep.com

三河市春园印刷有限公司印刷

科学出版社发行　各地新华书店经销

*

1999年6月第　一　版　开本：787×960　1/32

2013年6月第　三　版　印张：18 5/8

2025年8月第十八次印刷　字数：515 000

定价：　54.80元

(如有印装质量问题，我社负责调换)

《临床医师诊疗丛书》(第3版)
编委会

《消化疾病诊疗指南》(第3版)
编写人员

主　编　田德安

副主编　但自力　赵　秋

秘　书　黎培员　曹　丽

编　者　(按姓氏笔画排序)

王天才　王南下　王思元

王家虢　计叔钧　尹朝礼

田德安　刘　梅　刘南植

刘罂宇　杨玉珍　吴　远

但自力　林菊生　周　琦

赵　秋　唐望先　黄丽红

曹振华　常　莹　梁扩寰

程　斌　黎培员

《临床医师诊疗丛书》第3版前言

《临床医师诊疗丛书》于1999年第一次出版，共32个分册；2005年经过修订增至35个分册。本丛书出版至今，大部分分册累积印数均上万册，获得各方好评，深入人心。

随着近年来医学科学飞速发展，临床上新理论、新技术和新方法不断出现，第2版中的内容已显陈旧，难以全面反映学科发展水平和当前临床现状。因此，根据客观形势的变化对本书加以修订，既是时代迅猛发展的迫切要求，也是学科逐步完善的必经步骤。

此次修订保持了前两版的编写风格，仍是在反映学科最新进展的基础上，侧重疾病的诊断与治疗，坚持"使用方便"的原则。我们对35个分册进行了全面的修改，重点突出临床实践部分以及近几年来疾病诊断与治疗的一些新理论、新技术和新方法（特别是国内外新的诊断与治疗标准的介绍和医学名词的更新）。另外，本次改版新增《重症医学临床诊疗指南》、《医院感染预防与控制指南》、《过敏性疾病诊疗指南》、《临床输血指南》、《临床营养指南》、《创伤外科临床诊疗指南》6个分册，根据学科发展将原《胸心外科疾病诊疗指南》细分为《心血管外科疾病诊疗指南》和《胸外科疾病诊疗指南》，共计42个分册。此次改版还增加了线条图、流程图、影像图和表格等，便于读者理解和记忆。

丛书十余年来一直受到医学界同仁的广泛支持

和帮助,我们再次深表感谢;同时也恳请大家继续关注和喜爱《临床医师诊疗丛书》第3版,并提出宝贵意见,以便我们持续改进。编委会对科学出版社的精心编辑表示衷心感谢。

陈安民　徐永健
华中科技大学同济医学院附属同济医院
2013年4月

《临床医师诊疗丛书》第2版前言

临床医师诊疗丛书1999年出版了第1版，共32个分册，本次对32个分册进行了全面的修改，另外增加了《老年疾病诊疗指南》、《临床病理诊断指南》、《临床护理指南》3个分册。第2版共35个分册，保持了第一版的编写风格，重在临床使用方便。本次修改过程中，突出了近几年来疾病诊断与治疗的一些新理论、新技术、新方法。

本书自出版以来，受到了广大读者的欢迎。各个分册都进行了重印，不少分册多次重印。我们感谢大家对本书的厚爱，同时也恳求广大读者再次提出宝贵意见，以便再版时修正。编委会对原总主编夏穗生、黄光英、张良华三位教授对本丛书第1版所做出的贡献，对科学出版社的精心编辑一并表示感谢。

陈安民　徐永健
华中科技大学同济医学院附属同济医院
2005年5月

《临床医师诊疗丛书》第1版前言

临床医学参考书籍可谓浩如烟海。从大型的学术专著到简明的临床应用手册，内容和形式层出不穷。然而对大多数工作在临床一线的中青年医师来说，尚缺一类便携式专科参考书。这类书在内容上应介乎前述两类参考书之间，既不像大型学术专著那样从基础到临床，庞杂繁复，查阅不便，又不至于像综合性的临床手册过于简单，不能满足临床诊断治疗细则的需要。有鉴于此，我们组织各临床专业科室的专家编撰了这套临床医师诊疗丛书。

同济医科大学建校已近百年，一直是国家卫生部直属重点高等医科院校。同济医院是同济医科大学的附属医院，为卫生部第一批评定的三级甲等医院，也是全国文明窗口十家示范医院之一。我们编撰这套《临床医师诊疗丛书》是以这所综合性大型教学医院多年来不断修订的临床诊疗常规为依据，博采各临床专业专家学者们的经验及心得，集临床医学精髓之大成，以现代性、实用性为特色，面向临床一线专业医师和技术人员。

全书由32个分册组成，包括26个临床医学二、三级专业学科和6个临床诊疗辅助专业分册。各分册结合综合性医院的诊疗常规，自临床的一般性问题到专科性疾病，从病因、病理至诊断、治疗，从常用的诊疗技术到高新专科手术及疗法，层次分明地予以阐述，重点在于实用性强的临床诊断、鉴别诊断及治疗方式、方法。

我们的目的及愿望是既为综合性大型医院提供一套全面系统的诊疗常规参考书，又能为临床主治医师、住院医师、研究生、实习医师奉献一套“新、全、实用”的“口袋”书。

全书编写历经一年，全体参编人员付出了艰辛的劳动，经过科学出版社编辑同志们的精心雕琢，全书各分册得以先后面世，我们谨对上述同仁的勤奋工作致以衷心的谢意。本书参编人员达数百人之多，故文笔文风殊难一致；限于编写者的水平，加之时间紧迫，疏误之处在所难免，祈望读者不吝赐教，以便再版时予以订正。

夏穗生　黄光英　张良华

同济医科大学附属同济医院

1998年9月

目　　录

第一篇　消化疾病总论

第二篇　消化系疾病各论

第三篇　消化系统诊疗技术

第四篇　消化系疾病常用药物

第一篇

第一章　消化疾病常见症状

一、吞咽困难

吞咽困难是指吞咽费力、食物通过口咽部或食管时有梗阻感、吞咽过程时间较长、伴有或不伴有咽部或胸骨后疼痛，严重时甚至不能咽下食物。

【病因】

1. 口咽部疾病：溃疡性口炎或咽炎、咽白喉、咽结核、咽肿瘤、咽后壁脓肿等。

2. 食管疾病：①食管器质性疾病，食管炎、食管溃疡、食管肿瘤、食管内异物、先天性食管异常、食管瘢痕性狭窄；②食管肌功能失常，贲门失弛缓症、弥漫性食管痉挛、胃食管括约肌过敏；③食管受压，纵隔肿瘤、甲状腺肿大、心血管疾病如大量心包积液、主动脉瘤等。

3. 神经肌肉疾病：迷走神经麻痹、重症肌无力、多发性肌炎、皮肌炎等。

4. 全身性疾病：破伤风、狂犬病、肉毒中毒、士的宁中毒、酒精中毒、缺铁性吞咽困难等。

5. 精神因素：如癔症。

【诊断】

1. 病史

(1)注意起病年龄、病程、饮食习惯、有无嗜酒史及腐蚀剂损伤史等。

(2)注意吞咽困难出现的部位、持续时间、病情发展情况、是否为进行性咽下困难等。

(3)吞咽困难伴随症状,如吞咽痛、胸骨后疼痛、胃灼热、食物反流、声音嘶哑、体重下降等。

2. 体检

(1)一般情况:注意营养状态、有无贫血、失水现象。

(2)咽部检查:咽扁桃体有无炎症或白膜,咽壁有无肿胀、触痛和波动感等。

(3)颈部检查:有无肿块、局部有无炎症、水肿、触痛,颈部运动有无受限。

(4)胸部检查:纵隔有无增宽、心界是否扩大等;此外有指征时应作神经系统检查。

3. 化验检查

(1)血常规及红细胞沉降率检查。

(2)血生化检查:检测血钾、钠、氯、钙等,了解有无水、电解质紊乱。

4. 特殊检查

(1) 食管镜或胃镜检查:可明确有无异物、狭窄、肿瘤、憩室、炎症病变及先天性异常等。

(2)X线检查:胸部X线及X线钡餐检查,可发现有无纵隔肿瘤、心血管异常、食管病变等。

(3)饮水试验:患者采取坐位,检查者以听诊器体件放置于患者剑突下左侧腹壁,嘱饮水一口,如食管无梗阻,则于10秒钟内听到喷射性杂音。

(4)必要时做食管测压及24小时pH检测。

【治疗】

1. 未完全梗阻者给予富有营养的流质或半流质饮食。

2. 给予补液、纠正水电解质紊乱。

3. 尽快明确病因,进行病因治疗。

4. 对症治疗:如解痉、镇痛等。

5. 介入治疗:如用支架扩张食管,解除食管良性狭窄。

6. 有外科手术适应证者,应及时手术治疗。

(刘南植)

二、呕　　吐

恶心是指一种对食物反感或食后即想呕吐的感觉。呕吐是指胃内容物或一部分小肠内容物,通过食管逆流出口腔的一种复杂的反射性动作。呕吐前常伴恶心、涎液增多。

【病因】

1. 中枢性呕吐:中枢神经感染、脑血管疾病、脑肿瘤、颅内高压症、神经性呕吐(胃肠神经官能症)。

2. 胃肠道疾病:胃肠道炎症、肿瘤或梗阻性病变,如急性或慢性胃炎、消化性溃疡、胃癌、幽门痉挛或梗阻、十二指肠壅滞症。

3. 腹腔内脏疾病:胆囊炎、胰腺炎、阑尾炎、腹膜炎、女性内生殖器官的各种急性炎症。

4. 代谢紊乱及电解质紊乱:糖尿病酸中毒、尿毒症、甲状腺危象、肾上腺皮质功能减退症危象、各种原因引起的低钠或低钾血症。

5. 前庭障碍性呕吐:急性迷路炎、内耳病(梅尼埃综合征)、晕动症(晕船或晕车)等。

6. 妊娠呕吐(孕吐)。

7. 药物和化学毒物:如水杨酸类、磺胺类、吗啡类、呋喃类、洋地黄、放射治疗或抗癌药物等。

8. 其他:如急性传染病、心血管疾病(心功能不全、急性心肌梗死)等。

【诊断】

1. 病史

(1)呕吐的特点:呕吐的病程长短、呕吐的方式、呕吐与饮食的关系、呕吐物的性质(内容物、色、味等)及量、呕吐前有无恶心。

(2)伴随症状:有无发热、头痛、眩晕、意识障碍。有无腹痛、腹泻、腹胀、便秘等症状。近期有无吃不洁食物或服用某些刺激胃黏膜的药物。

(3)既往史:有无胃病史、有无原发性高血压、有无慢性肝肾疾病、糖尿病等病史,注意是否妊娠可能、有无精神因素等。

2. 体检

(1)一般检查:注意营养状态、精神状态,有无失水现象。

(2)腹部检查:有无振水音和胃肠蠕动波、肠型。有无腹胀、腹壁有无紧张、压痛、反跳痛。腹部有无包块及移动性浊音,肠鸣音有无亢进、减弱或消失。

(3)有无脑膜刺激症状、脑膜刺激的神经反射征,颅内压增高时应作眼底检查。

3. 实验室检查

(1)血常规、尿常规及酮体。

(2)血糖、尿素氮及二氧化碳结合力测定。

(3)电解质及肝功能检查。

(4)必要时做呕吐物化学分析或细菌培养。

(5)疑有颅内疾患时,做脑脊液检查。

4. 特殊检查

(1)X线检查:腹部透视或平片。食管、胃肠、胆囊或颅骨摄影等。必要时做颅脑CT、脑血管造影、磁共振检查。

(2)内镜检查对食管、胃、十二指肠疾病诊断有重要价值。

【处理要点】

1. 病因治疗。

2. 对症治疗

(1)呕吐严重时禁食,待呕吐逐渐好转后,可给流质或半流质饮食。

(2)补液维持水、电解质及酸碱平衡。

(3)适当给予镇静、止吐或解痉药物,如多潘立酮(10mg)或甲氧氯普胺(10mg),每日2-3次口服。

(4)针灸治疗,胃肠病引起的针足三里、内关、中脘。脑部疾患引起的针合谷、少商、足三里。

3. 疑有颅内情况及时请神经内科协助治疗。

（刘南植）

三、呕血与黑粪

呕血是指患者呕吐血液，黑粪是指排出柏油样黑色粪便。常由上消化道疾病（食管、胃十二指肠、胃空肠吻合术后的空肠、胰腺、胆道）急性出血所致，少数见于某些全身性疾病。大量呕血易发生失血性休克，危及生命。

【病因】

1. 消化性溃疡：为呕血、黑粪最常见的病因。

2. 食管、胃底静脉曲张破裂。

3. 急性胃黏膜损害：如急性出血性糜烂性胃炎、门静脉高压性胃病；由药物（肾上腺皮质激素、解热镇痛剂、抗生素等）、乙醇、应激因素（严重创伤或感染、大手术、休克、癌症转移）等诱发急性胃黏膜出血或应激性溃疡。

4. 胃癌、胃良性肿瘤、胃息肉。

5. 急、慢性胃炎、十二指肠炎。

6. 食管病变：食管贲门黏膜撕裂综合征、食管裂孔疝、食管炎、食管憩室炎、食管癌等。

7. 肝胆胰疾病：胆道出血（胆管、胆囊疾病或肝动脉瘤破裂所致）、胰腺癌、壶腹周围癌。

8. 全身性疾病：恶性血液病、尿毒症、心血管疾病、遗传性出血性毛细血管扩张症、钩端螺旋体病、结缔组织病等。

【诊断要点】

1. 病史

（1）注意询问呕血的特点：呕血前有无恶心、呕血量及色泽，有无食物混杂，呕血前后粪便的性状，黑粪次数和量。注意与咯血及假性黑粪（服用铁剂、铋剂、中药）相鉴别。

（2）伴随症状：有无上腹疼痛、呕吐、反酸、嗳气、腹胀、食欲缺乏、发热、尿黄等。

(3)有无头昏、眼花、心悸、出汗、口干、便意、晕厥等急性大出血症状。

(4)有关诱因：如有饮食不当、劳累过度、精神紧张等。

(5)既往史：注意有无呕血黑粪史及诊治经过。有无胃病史、慢性肝病、腹痛和黄疸史。有无上腹绞痛，长期嗜酒和服用对胃黏膜有损害的药物史。有无容易出血史，或流血时间延长史。

2. 体检

(1)一般检查：注意面容与贫血程度，有无周围循环衰竭表现，如烦躁不安、四肢厥冷、脉搏细速、血压下降等。有无黄疸、蜘蛛痣、肝掌及皮肤色素沉着，有无皮肤或黏膜出血，有无锁骨上淋巴结或全身淋巴结肿大。

(2)腹部检查：有无腹壁静脉曲张，有无腹压痛和包块，有无肝脾肿大和腹水。

(3)肛门直肠指检：可早期发现黑粪，注意有无痔或肿块。

3. 化验

(1)血常规、尿常规检查。

(2)血型测定并做好交叉配合试验。

(3)肝功能检查、尿素氮测定。

(4)必要时做 ESR 和出血性疾病常规检查。

4. 特检

(1)急诊内镜检查，应在出血 24 ~ 48 小时内进行，对出血部位和性质的诊断有重要价值。

(2)超声波肝、脾、胆囊探查。

(3)X 线检查，一般在出血停止后 1 周做胃肠钡餐检查。

(4)必要时做腹部血管造影，协助诊断出血病灶与部位。

【处理要点】

1. 一般措施：绝对静卧，监测脉搏、血压、呼吸、神志变化，烦躁不安者给予镇静剂。呕血者宜暂禁食，呕血停止后可给予少量多次流质饮食。

2. 迅速及时补液或输血：纠正休克，需要时吸氧。

3. 止血措施

(1)食管静脉曲张破裂出血可放置三腔二囊管压迫止血和(或)静注血管加压素、生长抑素(参见第二篇第四章肝脏疾病十六节门静脉高压症)。

(2)消化性溃疡或急性胃黏膜病变出血可用 H_2 受体阻断剂如 Famotidine 或质子泵抑制剂 Omeprazole 静脉注射。

(3)口服或胃内灌注去甲肾上腺素(8mg/dl 溶液)。

(4)内镜注射硬化剂、组织胶及套扎治疗或电凝止血。

4. 介入治疗:严重消化道大出血在少数特殊情况下既无法进行内镜治疗又不能耐受手术治疗,可考虑在选择性肠系膜动脉造影找到出血灶的同时进行血管栓塞治疗。

5. 手术治疗:经内科积极抢救 24 ~48 小时仍不能控制止血时,应考虑外科手术治疗。

(刘南植)

四、便　　血

消化道出血时血液由肛门排出称为便血。便血颜色可鲜红、暗红或黑色(柏油便),少量出血不造成粪便颜色改变,须经隐血试验才能确定者,称为隐血便。

【病因】

1. 下消化道疾病

(1)肛门及直肠疾病:痔、肛裂、直肠息肉、直肠癌等。

(2)结肠疾病:急性菌痢、阿米巴痢疾、溃疡性结肠炎、结肠息肉、结肠憩室、缺血性肠病、结肠癌等。

(3)小肠疾病:伤寒并肠出血、急性出血坏死性小肠炎、肠结核、克罗恩病、小肠肿瘤、小肠血管瘤、肠套叠、Meckel 憩室炎或溃疡等。

2. 上消化道疾病:消化性溃疡及食管胃底静脉曲张破裂等大出血迅速由肛门排出时。

3. 腹腔内血管阻塞性疾病:肠缺血综合征、门静脉血栓形成。

4. 血液系统疾病:再生障碍性贫血、白血病、过敏性紫癜、血小板减少性紫癜、血友病等。

5. 急性感染性疾病及肠寄生虫病:急性重型肝炎、伤寒、钩虫病、血吸虫病等。

6. 其他:尿毒症、汞或砷中毒。

【诊断要点】

1. 病史

(1)年龄和职业。

(2)便血的特点:注意便血诱因、便血性状(鲜红色、暗红色、柏油样)、量的多少、便血与粪便的关系(不与大便相混、与大便均匀相混、伴有黏液或黏液脓血便)。

(3)伴随症状:有无发热、剧烈腹痛、里急后重、有无腹内包块、皮肤瘀斑与黏膜出血等。

(4)既往史:有无菌痢、痔、上消化道或消化道疾病、有无血液病、肠道寄生虫病等。

2. 体检

(1)一般情况:体温、脉搏、呼吸和血压,一般状况与贫血程度,表浅淋巴结是否肿大。

(2)皮肤、黏膜有无出血倾向、黄染、蜘蛛痣。

(3)腹部:有无压痛、包块、肝脾大。

(4)常规肛门指检。

3. 化验

(1)血常规、粪常规检查,必要时细菌培养、集卵等。

(2)做血小板计数、出血时间、凝血时间、凝血酶原时间检查。

(3)必要时做血培养、血清凝集反应、骨髓检查、肝肾功能检查。

4. 特检

(1)胃镜检查或结肠镜检查明确出血病因及部位。前者可排除或证实上消化道疾病引起的出血。

(2)X线检查:钡剂灌肠或肠系检查。

(3)B 超腹部探查肿块和肿大淋巴结。

(4)必要时做急诊腹部选择性血管造影或放射性核素检查。

【处理要点】

1. 病因治疗。

2. 一般对症治疗

(1)注意休息,少渣流质或半流质饮食。

(2)输液并适当选用止血药物。

(3)大量便血时应酌情输血。

3. 经腹部血管造影导管超选择接近靶血管输注垂体后叶素,以每分钟 0.2 单位剂量输注 30 分钟,如造影复查出血仍未控制,可加量至 0.4 单位输注 30 分钟。出血控制后可留置导管或改用静脉滴注,每分钟 0.2 单位维持 12 小时。

4. 必要时请外科协助诊治。

(刘南植)

五、低血容量休克

低血容量休克是由于大量失血,血浆丧失或严重脱水、失盐所引起的急性周围血液循环衰竭的表现。患者反应迟钝、脸色苍白、四肢湿冷、脉搏细速、血压下降及尿量减少等。

【病因】

1. 大量失血或血浆丧失:如消化性溃疡、胃癌、食管静脉曲张破裂、炎症性肠病及伤寒肠出血所致的大量呕血或便血;肺结核、支气管扩张引起大咯血;阴道流血、脾破裂或异位妊娠等引起的内出血;大手术、严重创伤或大面积烧伤等。

2. 严重脱水失盐:各种原因引起的剧烈呕吐、腹泻或大量出汗;急性或慢性肾上腺皮质功能不全;过度应用利尿剂或脱水剂等。

【诊断要点】

1. 病史

(1)注意有无呕血、便血、黑粪、阴道流血、创伤出血、剧烈呕吐或腹泻等有关失血或丧失体液的病因或病史。

(2)剧烈腹痛伴有休克者应考虑空腔脏器穿孔、异位妊娠破裂出血。

2. 体检

(1)仔细测量血压、脉搏、体温及呼吸变化。

(2)一般情况:注意神志及表情,皮肤及黏膜有无苍白、青紫、湿冷程度。有无失水、出血点及瘀斑等情况。

(3)腹部检查:注意腹膜炎及肠道梗阻等体征。疑脾破裂、异位妊娠破裂出血时,应做腹腔试探性穿刺。

(4)注意四肢肢端的颜色、湿度、静脉充盈度,借以判断末梢循环的状况。

3. 化验

(1)血、尿、粪三大常规,及做血细胞比容检查。

(2)生化检查:血清钾、钠、氯、钙及尿素氮、二氧化碳结合力,血气分析等测定。

4. 特检

(1)X线检查:对心、肺、胸腔、急腹症等疾病的诊断有帮助,但应注意休克时不宜搬动,可考虑床边摄片。

(2)心电图检查:了解心肌受损及心律失常的性质。

(3)必要时做中心静脉压及有效血容量测定、甲皱循环的观察。

【治疗要点】

1. 原则:重症监护、病因治疗、抗休克治疗,并发症防治同时进行。

2. 一般紧急处理:绝对静卧,保暖,给氧,保持呼吸道通畅,密切监护血压、脉搏、呼吸、神志、皮肤温度、肢端色泽、每小时尿量、并记录24小时出入水量,有条件时监测中心静脉压。

3. 病因治疗:尽快找出休克病因,及时去除。

4. 抗休克的重要措施

(1)迅速恢复有效血容量

1)补液量:根据病因一般每日在2000~3000ml或以上。

2）补液种类：葡萄糖盐水、平衡液适用于大多数休克患者；鲜血、血浆、低分子右旋糖酐适用于失血或失血浆患者（低分子右旋糖酐 24 小时内不超过 1000ml）。

3）补液速度：最初阶段要快，可静脉注射或快速滴注。有条件时在监测中心静脉压的情况下，酌情调整输液速度。

（2）纠正代谢性酸中毒：根据休克和酸中毒程度，可选用 5% 碳酸氢钠溶液或 11.2% 乳酸钠溶液静脉滴注。

（3）血管活性药物的应用：根据休克的病因、休克的时期、血容量补充的反应，选用血管扩张药或血管收缩药。血管活性药物一般应在补充血容量和纠正酸中毒的前提下使用，且常常联合应用，剂量不宜过大。

（4）积极防治并发症：如肺水肿、脑水肿、呼吸衰竭、急性肾衰竭、高血钾、DIC 等均应密切观察，早期发现，及时治疗。

（刘南植）

六、腹　　痛

腹痛是临床极其常见的症状，也是患者就诊的原因。腹痛多数由腹部脏器引起，但胸部疾病及全身性疾病也可引起腹痛。病变性质主要为器质性，少数是功能性。

【病因】

1. 胃及十二指肠溃疡、急性或慢性胃炎、胃癌、胃痉挛。

2. 胆囊及胆管炎、结石、寄生虫病、肿瘤。

3. 肝炎、肝脓肿、肝癌、肝淤血、膈下脓肿。

4. 急性或慢性胰腺炎、胰腺肿瘤。

5. 急性腹膜炎（原发性或继发性）、结核性腹膜炎、肠系膜淋巴结炎。

6. 腹腔内脏器穿孔（胃、十二指肠穿孔、肠穿孔），破裂出血（肝脾破裂出血），血管病变如肠系膜动脉栓塞、肠系膜静脉血栓形成、门静脉血栓形成。

7. 肠炎、痢疾、肠寄生虫病、肠结核、肠梗阻、肿瘤、嵌顿性疝、肠套叠、阑尾炎。

8. 异位妊娠、急性或慢性输卵管炎、卵巢囊肿蒂扭转。

9. 肾、输尿管及膀胱结石、血块阻塞、结核。

10. 中毒与代谢障碍：铅中毒、尿毒症、血卟啉病、糖尿病酮症酸中毒等。

11. 其他：肠型过敏性紫癜、急性溶血、胸部疾病的牵涉痛（肺炎、肺梗死、急性心肌梗死等）。

【诊断要点】

1. 病史

(1)注意腹痛与发病年龄、性别、婚否、职业的关系。

(2)腹痛起病缓急、有无诱因（如进食不清洁食物、有毒的食品、暴饮暴食等）。

(3)疼痛的性质和程度，隐痛还是剧烈绞痛，阵发性抑或持续性。

(4)疼痛的部位，是否固定或有变动，起始于何处，向何处扩散、放射。

(5)疼痛与饮食、呼吸、体位、运动等的关系，疼痛的缓解因素。

(6)疼痛伴随症状，如恶心、呕吐、腹胀、腹泻和便秘、尿频、排尿困难、血尿、酱油色尿，有无发热、寒战、黄疸，有无心悸、胸痛、胸闷及呼吸困难，有无皮下出血。

(7)过去有无类似发作，有无溃疡病、黄疸、排虫、腹部手术等病史。女性患者要询问月经史，有无停经及阴道出血，或分泌物增多等。

2. 体检

(1)注意体温、呼吸、脉搏、血压。患者的体位、面容与表情，有无黄疸，四肢有无出血点。

(2)心肺有无异常。

(3)腹部检查：察看腹部有无膨隆或局限性隆起、胃肠蠕动波、肠型或疝。触诊腹壁是否柔软或紧张、是否拒按、有无反跳痛。压痛的部位、程度和范围，局部有无肿块。叩诊注意肝浊音界是否存在，有无移动性浊音。听诊注意肠鸣音是否减弱或增强。任何急性腹痛均应做肛门直肠指检。

3. 化验

(1)血、尿、粪常规,必要时做粪便集卵、细菌培养、大便出血检查等。

(2)疑似胰腺炎时做血液淀粉酶、脂肪酶检查。必要时做胰腺 CT 检查。

(3)疑似肝胆疾病时做肝功能试验,十二指肠引流,有腹水者应腹腔穿刺抽液做腹水常规、生化及培养检查。

4. 特检

(1)X 线检查:胃肠钡餐、胆囊造影、逆行性胰胆管造影等。疑有胃肠穿孔时做胸腹透视。

(2)超声波对探查有关腹部内脏、包块性质,确定胸、腹水等有重要参考价值。

(3)内镜检查:对胃、十二指肠病变、结肠肿瘤等有重要的诊断意义。

【治疗要点】

1. 禁食或少量流质饮食。

2. 有失水者应输液及纠正水、电解质和酸碱平衡紊乱。

3. 急性腹痛诊断未明者,禁用吗啡或哌替啶。

4. 如判明属内科性腹痛,可酌情应用解痉止痛剂、镇静剂等对症治疗。

5. 确定病因后对病因治疗。

6. 如诊断尚难肯定,应密切观察病情变化,请有关科室协助诊治或住院检查和治疗。

(刘南植)

七、腹　　泻

腹泻是指排便次数增加,粪便稀薄并可带有黏液、脓血或未消化的食物。腹泻可分急性与慢性腹泻两类,腹泻超过 2 个月者属于慢性腹泻。

【病因】

1. 急性腹泻

(1)肠道疾病:包括由病毒、细菌、真菌、原虫、蠕虫等感染所引起的肠炎。急性出血性坏死性肠炎、急性克罗恩病、溃疡性结肠炎急性发作、急性肠道缺血等。

(2)全身性疾病:如败血症、伤寒或副伤寒、钩端螺旋体病。

(3)急性中毒:食用毒蕈、河豚、鱼胆及化学毒物如砒、磷等引起腹泻。

(4)其他:如变态反应性肠炎、过敏性紫癜、甲亢、肾上腺皮质功能减退危象、尿毒症等。

2. 慢性腹泻

(1)肠源性慢性腹泻:慢性菌痢、沙门菌属感染、肠结核、肠道菌群失调、肠道寄生虫病、溃疡性结肠炎、克罗恩病、结肠憩室炎、结肠息肉并发炎症、肠道肿瘤及原发性小肠吸收不良等。

(2)胃源性腹泻:慢性萎缩性胃炎、胃癌、胃空肠吻合术后。

(3)胰源性腹泻:慢性胰腺炎、胰腺癌。

(4)肝胆疾病所致的慢性腹泻。

(5)全身性疾病:尿毒症、系统性红斑狼疮、恶性贫血、糖尿病、甲亢,慢性汞、砷、铅中毒等。

(6)药物不良反应:如利血平、甲状腺素、洋地黄、消胆胺等。

(7)神经功能紊乱:如肠易激综合征、神经功能性腹泻。

【诊断要点】

1. 病史

(1)腹泻的特点:起病与病程,持续性或间断性腹泻,大便次数与性状、诱因或原因等。

(2)伴随症状:有无发热、腹痛,腹痛与排便的关系,腹痛的部位。有无便秘与腹泻交替,有无里急后重及便血,有无明显消瘦。

(3)既往史:有无急性肠道细菌性感染或寄生虫感染,有无慢性内脏器质性疾病,有无腹部手术史,有无长期毒物接触史,有无习惯应用泻剂、过敏史等。

2. 体检

(1)一般营养状况、皮肤及黏膜包括舌及口腔变化等,有无全身或局部淋巴结肿大。

(2)腹部有无压痛、肿块,有无肝脾大和腹水等。

(3)肛门指检:有无狭窄、肿瘤、压痛,检查后观察指套上有无血液、脓或黏液附着。

3. 化验

(1)粪常规检查,粪便细菌培养及隐血试验。

(2)血常规检查及红细胞沉降率。

(3)必要时做胰腺功能试验、小肠功能试验、胃液分析或肿瘤标志物的检查。

4. 特检

(1)消化道内镜检查。

(2)X 线检查:胃肠钡餐或钡剂灌肠检查。

(3)如腹内有肿块应做超声波检查,或腹部 CT 扫描检查。

【治疗要点】

1. 诊断未明确前应予床边隔离。

2. 诊断未明确前,一般忌用止泻剂。

3. 一般给予营养丰富、低脂肪无渣流质或半流质饮食。

4. 病因治疗,尽早明确诊断,排除恶性病变,根据不同病因进行治疗。

5. 对症治疗,如解痉剂、镇静剂应用及精神疗法等。

6. 局部治疗,采用药物保留灌肠,每日 1 次,10 ~ 14 天为一疗程。灌肠药物根据可能的病因进行选择。

(刘南植)

八、便　　秘

便秘是指排便频率减少,7 天内排便次数少于 2 ~3 次。粪便量少,且干硬,并常有排便困难感觉。

【病因】

1. 器质性便秘

(1)直肠和肛门病变:直肠炎、痔、肛裂、直肠癌。肛周脓肿和溃疡引起肛门疼痛和痉挛亦可妨碍排便。

(2)结肠病变:肿瘤、肠梗阻、肠绞窄、结肠憩室炎、特异性(如肠结核、阿米巴肠病)与非特异性炎症(克罗恩病、溃疡性结肠炎)、肠粘连、先天性巨结肠、硬皮病等,由于影响粪便的推进机制造成便秘。

(3)腹腔或盆腔内肿瘤的压迫(如子宫肌瘤)。

(4)全身性疾病使肠肌松弛,如尿毒症、黏液性水肿。此外血卟啉病及铅中毒引起肠肌痉挛亦可导致便秘。

2. 功能性便秘

(1)进食量少或食物缺乏纤维素,对结肠运动刺激少。

(2)排便习惯受到干扰,由于精神因素、生活规律改变,长途旅行等未能及时排便。

(3)滥用泻药,使肠道的敏感性减弱,形成对泻药的依赖性。

(4)结肠运动功能障碍,结肠对肠内容物传输延迟,致使水分被过度吸收而干结,致排便困难,如肠易激综合征。

(5)腹肌及盆肌张力不足或出现矛盾收缩,排便推动力不足,难于把粪便排出体外。

(6)结肠冗长。

(7)常用阿片类药,抗胆碱能药、神经阻滞药等使肠肌松弛引起便秘。

【诊断要点】

1. 病史

(1)了解便秘是急性或慢性,有无胃肠道疾病、全身性疾病、手术史、滥用药物史。饮食习惯改变及生活改变情况等。

(2)伴随症状:有无伴随呕吐、肠绞痛,慢性便秘,有无口苦、食欲减退、腹胀、下腹不适、头晕、头痛、疲乏等症状。

2. 体检:腹部有无压痛、腹块、有无肠痉挛,直肠指检有助于发现直肠癌、痔、肛裂、炎症、狭窄、坚硬粪块堵塞及外来压迫，肛门括约肌痉挛或松弛等。

3. 特殊检查

（1）直肠镜、乙状结肠镜、结肠镜检查，可观察肠黏膜是否有病变，并可做活组织检查，以明确病变的性质。

（2）胃肠X线检查：根据钡剂在胃肠道内运行情况来了解其运动功能状态。钡剂灌肠特别是采用结肠低张造影，对发现便秘原因可能会有帮助。胃肠X线检查的更大意义在于除外肿瘤、结核、巨结肠症、梗阻等器质性病变造成的便秘。

（3）特殊检查方法：如胃肠传输试验、肛门直肠测压，气囊排出试验、排粪造影等。

【治疗要点】

1. 探求便秘的原因，并针对病因来解决便秘。

2. 要适当调整饮食，增加含纤维素多的食物。凉开水、蜂蜜均有助于便秘的预防和治疗。

3. 鼓励患者参加适当的体力劳动或体育锻炼，以增强腹肌、膈肌、肛提肌等的肌力，养成每日定时排便习惯。

4. 对症处理。如可酌情选用容积性泻药（甲基纤维素每日1.5～5g），润滑性泻剂（甘油或液状石蜡），高渗性泻剂（硫酸镁、山梨醇、乳果糖）、刺激性泻剂（番泻叶、大黄苏打片）及胃肠动力药的应用。上述药物不可滥用和长期使用。

5. 肿瘤、梗阻、绞窄所致的便秘应及时请外科处理。

（刘南植）

九、黄　　疸

黄疸（jaundice）是一种常见的临床表现，系血清内胆红素浓度增高超过34μmol/L，使巩膜、皮肤、黏膜、体液和其他组织被染成黄色。黄疸主要由肝胆疾病引起，也可见于其他系统疾病。

【病因及分类】

产生黄疸的病因很多，分类方法也很多。目前多按胆红素代谢障碍及病因发病学分类。

1. 按胆红素性质分类

(1)以非结合胆红素增高为主的黄疸

1)胆红素生成增多:如先天性溶血性贫血、获得性溶血性贫血及由无效造血引起的旁路性高胆红素血症等。

2)胆红素摄取障碍:如肝炎后高胆红素血症、Gilbert 综合征、某些药物及检查用试剂(如胆囊造影剂)引起的黄疸。

3)胆红素结合障碍:为葡萄糖醛酸转移酶活力降低或缺乏引起的黄疸,如新生儿生理性黄疸、Crigler - Najjar 综合征、Gilbert 综合征等。

(2)以结合胆红素增高为主的黄疸:可由于胆红素在肝细胞内转运、排泄障碍或同时有胆红素摄取、结合及排泄障碍引起。

1)肝外胆管阻塞:如胆石症、胆道蛔虫、肿瘤浸润、手术后胆管狭窄及胰头癌、壶腹周围癌、胆管周围淋巴结肿瘤转移等引起胆管压迫。

2)肝内胆管阻塞:包括肝内泥沙样结石、原发性肝癌侵犯肝内胆管或形成癌栓、华支睾吸虫病等。

3)肝内胆汁淤积:见于病毒性肝炎、药物性黄疸(如氯丙嗪、甲睾酮等所致)、Dubin - Johnson 综合征、Rotor 综合征、原发性胆汁性肝硬化、妊娠期复发性黄疸等。

2. 病因发病学分类

(1)溶血性黄疸。

(2)肝细胞性黄疸。

(3)胆汁淤积性黄疸(含肝外阻塞、肝内阻塞和肝内胆汁淤积三种)。

(4)先天性非溶血性黄疸,病因见上。

【诊断要点】

1. 黄疸性质的判断:根据血清胆红素增高的类型与比例,以及尿、粪胆色素的变化特点,可初步判断黄疸属溶血性、肝细胞性或胆汁淤积性。溶血性黄疸时非结合胆红素显著增高,结合胆红素/总胆红素小于<20%,尿胆红素阴性,尿胆原显著增加;

肝细胞性黄疸时，结合与非结合胆红素均中度增高，尿胆红素阳性，尿胆原不定；胆汁淤积性黄疸时，结合胆红素显著增高，结合胆红素/总胆红素 >60%，尿胆红素阳性，尿胆原减少或无。

2. 黄疸的病因诊断

（1）病史：注意患者的性别与年龄、有无传染病接触史、是否接受输血及注射、有无肝胆疾病家族史、是否使用口服避孕药及非甾体类抗炎药以及妊娠史、饮酒史、冶游史和黄疸的病程等，均可提示诊断。

（2）伴随症状：是否伴有发热、腹痛、消化不良、皮肤瘙痒、体重减轻以及尿、粪颜色的改变及其特点，均有助于黄疸的鉴别诊断。

（3）体重：注意黄疸的色泽、皮肤改变、肝脾大小、胆囊大小，以及有无腹水、男性乳房发育征等。

（4）肝功能试验

1）胆红素代谢试验：见上。

2）血清蛋白测定与蛋白电泳：有助于了解肝细胞功能状态。

3）血清酶活力测定：①血清转氨酶 ALT（GPT）、AST（GOT）：为肝细胞损害最敏感的指标。②碱性磷酸酶（ALP）：在肝内、外阻塞性黄疸及肝内胆汁淤积时，ALP 明显增高。原发性肝癌时 ALP 亦可增高，以 ALP－Ⅱ同工酶增高为主。③γ谷氨酰转肽酶（γ－GT）：急性肝炎可有 γ－GT 轻度或中度增高，原发性肝癌及胆汁淤积性黄疸时，则 γ－GT 显著增高。

4）血清总胆固醇及胆固醇酯：在胆汁淤积性黄疸，总胆固醇含量增高；肝细胞性黄疸特别是有广泛肝坏死时，胆固醇酯降低。

5）血清铁和铜含量测定：胆汁淤积性黄疸时，血清铜增高，铁/铜比值 <0.5；肝细胞性黄疸急性期的血清铁增高，铁/铜比 >1。

6）凝血酶原时间及其对维生素 K 的反应：可区分肝细胞性和胆汁淤积性黄疸。两者凝血酶原时间均延长，但胆汁淤积性黄疸对注射维生素 K 有反应，而肝细胞性黄疸则无反应。

7）靛氰绿（ICG）排泄试验：静脉注射 ICG（按 0.5mg/kg），

15 分钟后抽血检查,正常人 ICG 平均潴留量为注射剂量的 10%,肝实质病变时潴留量增加。

(5)影像学检查:包括超声显像、CT 及 MRI、放射性核素检查以及 X 线下的各种胰胆管造影术,可显示结石、肿瘤及肝内外胆管有无扩张,对黄疸的鉴别可提供极其重要的信息。

(6)其他检查:如肝活检、腹腔镜检查、十二指肠引流、泼尼松(龙)或苯巴比妥治疗试验,乃至剖腹探查,亦可作为黄疸鉴别的手段。

【治疗要点】

1. 原发病的治疗:如病毒性肝炎、胆石症、肿瘤等,应给予相应治疗。

2. 症状性治疗

(1)护肝疗法:给予高热量饮食,适当选用护肝药物,注意避免使用损肝药物。阻塞性黄疸时,可因肠道缺乏结合的胆汁酸盐而出现脂溶性维生素(A、D、K)的缺乏,宜注射补充。

(2)对症支持治疗:如止痛、退热;瘙痒明显者,可试用熊去氧胆酸,每日 4 次,每次 100 ~ 150mg。

(3)对 Gilbert 综合征、Crigler - Najjar 综合征Ⅱ型,应用肝细胞葡萄糖醛基转移酶的诱导剂苯巴比妥,可降低血清非结合胆红素。

(4)对药物引起的肝细胞损伤,尤其是肝内淤胆,使用肾上腺糖皮质激素可能有一定的退黄作用。

(5)中医中药:可选用有退黄作用的中药方剂,随症状加减。如茵陈蒿汤或茵陈五苓散、大黄消石汤、茵陈四逆汤等。亦可静脉滴注茵栀黄、甘草酸二胺(甘利欣)注射液。

(刘　梅　梁扩寰)

十、腹　　水

正常人腹腔内有少量液体,约 50ml,对肠道等腹腔内脏器起润滑作用。病理状态下,腹腔内积聚过量的游离液体超过

200ml 时，称为腹水（ascites）。

【病因】

1. 肝脏疾病：主要是各种类型肝硬化，如病毒性肝炎、酒精性肝炎、血吸虫性肝病，以及血色病、Wilson 病等遗传代谢性疾病引起的肝硬化，其他如原发性和继发性肝癌、急性和慢性重症肝炎、肝多发性囊肿等均可引起腹水。

2. 心脏疾病：充血性心力衰竭、心包积液、慢性缩窄性心包炎等。

3. 肾脏疾病：急性和慢性肾炎、肾病综合征、尿毒症、多囊肾、糖尿病性肾病等。

4. 腹膜疾病：①腹膜炎，急性弥漫性腹膜炎、结核性腹膜炎、自发性腹膜炎和多发性腹膜炎等。②腹膜肿瘤，腹膜转移癌、腹膜间皮瘤等。

5. 胰腺疾病：胰腺癌、胰腺假性囊肿破裂、术后胰腺渗漏等。

6. 肝静脉阻塞综合征（Budd－Chiari 综合征）、肝小静脉闭塞病（VOD）以及门静脉血栓形成等。

7. 其他病因：如营养不良性低蛋白血症、丝虫病、腹腔内肿瘤、结核及外伤或手术等引起的乳糜性腹水、黏液性水肿、Meigs 综合征，以及异位妊娠、卵巢囊肿破裂等。

【诊断要点】

1. 病史：注意患者的性别、年龄，了解有无接触肝炎患者或病毒携带者、有无结核病及其接触史，使用药物及饮酒量，既往手术史以及肝胆疾病家族史等。

2. 症状与体征：注意腹水发生的缓急，腹水是否伴有发热、黄疸、腹痛、呕血、心悸、气短、乏力、体重减轻以及粪便或尿液颜色改变，是否伴有肝脾大、腹壁及腰背部静脉曲张、肝掌、蜘蛛痣或皮肤、黏膜出血点以及面色改变等。

3. 实验室检查

（1）血常规、红细胞沉降率以及尿常规检查：了解有无贫血以及白细胞数量改变；结核、肿瘤可有红细胞沉降率加快；肾脏疾病尿液有改变。

(2)肝功能检查:血清转氨酶、胆红素、碱性磷酸酶、γ-谷氨酰转肽酶、乳酸脱氢酶以及血浆蛋白等,可有异常改变。

(3)胰酶检测:血、尿淀粉酶,脂肪酶,胰蛋白酶等,对胰源性腹水有诊断价值。

(4)肾功能试验及血尿素氮测定。

(5)腹水化验:对确定腹水的病因有重要价值,尤其在良、恶性腹水的鉴别中更为重要。包括腹水常规、生化及细菌培养等。目前用于临床的生化指标有腹水蛋白质和葡萄糖定量、乳酸脱氢酶、铁蛋白、胆固醇及纤维连接蛋白以及癌标志物甲胎蛋白(AFP)、癌胚抗原(CEA)、CA19-9、CA125等。

(6)病原免疫学检查:如各型肝炎病毒抗原抗体、血吸虫环卵试验、血清PPD抗体或结核菌素(OT)皮内试验、血清AFP、CEA等。

4. 特殊检查

(1)细胞学与病理学检查:对区别漏出液和渗出液以及鉴别良、恶性腹水均有参考价值。如腹水中可找到肿瘤细胞,并可对可疑细胞进行细胞染色体鉴定。腹膜活检对诊断腹膜间皮瘤或转移癌有重要价值。

(2)影像学检查:腹部超声探查可发现少量腹水、腹部肿瘤以及肝脾大等征象;胸部X线检查可发现心肺疾病;胃肠X线钡餐可检出消化道肿瘤、结核等疾病。

(3)内镜检查:胃肠内镜可明确有关消化道炎症、结核、肿瘤等,如发现食管、胃底静脉曲张,可确诊门静脉高压。腹腔镜可了解肝脏及腹膜疾病,同时取活检可明确病变性质。

【治疗要点】

1. 原发病的治疗:如结核性腹膜炎应给予抗结核治疗,肿瘤则应予手术切除或化疗、放疗等。

2. 一般治疗:患者需卧床休息,每日测体重及尿量。肝硬化时,应给予高热量及适度的蛋白质饮食。伴发肝性脑病时,应给予低蛋白饮食。腹水患者必须限制钠、水的摄入,给予无盐或低盐饮食。

3. 增加钠、水的排出

(1)利尿剂的使用:通常应用的有潴钾利尿剂与排钾利尿剂两种。原则上先用螺内酯,无效时加用呋塞米或氢氯噻嗪。开始时用螺内酯 20mg,4 次/日;根据利尿反应每隔 5 天增加 80mg/d,若效果仍不显著,则加用呋塞米,40 ~ 60mg/d。螺内酯与呋塞米剂量的比例为 100mg∶40mg,最大剂量为螺内酯 400mg/d 和呋塞米 160mg/d。呋塞米排钠又排钾,服用时需补充氯化钾。

(2)导泻:一般可服用甘露醇,通过肠道以排出水分。

(3)放腹水加静脉输注清蛋白:此法治疗难治性腹水比大剂量利尿治疗效果好,且并发症少。可每日或每周 3 次放腹水,每次 4000 ~ 6000ml,同时静脉输注清蛋白 20 ~ 30g。

4. 提高血浆胶体渗透压:每周定期少量、多次静脉输注鲜血或清蛋白,对改善机体一般情况、恢复肝功能、提高血浆胶体渗透压、促进腹水的消退等甚有帮助。

5. 腹水浓缩回输:腹水浓缩回输是治疗难治性腹水的较好方法。放出腹水 5000ml,通过浓缩处理(超滤或透析)成 500ml,再静脉回输。

(刘　梅　梁扩寰)

十一、肝　大

正常成人肝上界在右锁骨中线第 5 肋间,下界在肋缘下一般不能触及或 1cm 内触到,肝左叶下缘在剑突下 3 ~ 5cm,质地柔软,表面光滑,没有压痛。如超出上述标准,性质有改变且肝上界正常或升高,则提示肝大(hepatomegaly)。检查时应注意有无内脏下垂、肺气肿、右侧胸腔积液所致的肝下移。

【病因】

1. 感染性肝大

(1)细菌性与病毒性感染:如病毒性肝炎、细菌性肝脓肿、肝结核、慢性胆囊或胆管炎、急性梗阻性化脓性胆管炎、布鲁菌性肝病、钩端螺旋体病、回归热、伤寒、败血症、传染性单核细胞增多症、肝放线菌病等。

(2)寄生虫感染:血吸虫病、阿米巴肝病、疟疾、肝棘球蚴病、华支睾吸虫病等。

2. 非感染性肝大

(1)瘀血性肝大:心包炎、右心衰竭、肝静脉或下腔静脉阻塞综合征等。

(2)胆汁淤积性肝大:各种原因引起的肝内淤胆或肝外胆管结石、炎症、肿瘤引起胆汁排泄障碍。

(3)中毒性肝大:如乙醇、四氯化碳、利福平、异烟肼等可引起中毒性肝炎,全身性感染,除病原体直接侵犯肝脏外,通过毒血症、营养不良、高热、缺氧等因素亦可引起肝大。

(4)代谢性肝大:如肝豆状核变性(Wilson 病)、血色病、脂肪肝、肝淀粉样变形、肝糖原累积病。

(5)肝硬化:各种病毒性(乙、丙型肝炎)、心源性和原发性胆汁性肝硬化等。

(6)血液病:多发性骨髓瘤、恶性组织细胞病、白血病、霍奇金病及真性红细胞增多症等。

(7)结缔组织病:系统性红斑狼疮、结节性多动脉炎等。

(8)肝囊肿与肝肿瘤:先天性多囊肝、肝海绵状血管瘤、原发性和继发性肝癌等。

【诊断要点】

1. 病史:常可为肝大诊断提供有意义的线索。包括发病年龄、性别、职业、是否在寄生虫病疫区居住或工作、是否经常接触病毒性肝炎患者或病毒携带者、是否接受过输血或血制品注射、口腔疾病治疗史、既往饮酒史、手术史或长期服药史、有无肝脏疾病家族史等。

2. 临床表现

(1)常见症状:①乏力、食欲缺乏、腹胀、恶心、体重减轻;②肝区或右季肋部疼痛可呈隐痛、钝痛或剧痛,表现为持续性、进行性加重或发作性绞痛;③皮肤巩膜黄染伴尿黄,常有程度不等的皮肤瘙痒;④牙龈出血、鼻出血或皮下出血点与瘀斑;⑤病初或病程中常伴有不同程度的发热。

(2)重要体征:对判明有无肝大、肝大性质及病因等有重要价值。

1)一般状态:消瘦、营养不良、可有肝病面容、肝掌、皮肤色素增加、下肢水肿、腹壁静脉曲张等。

2)黄疸:皮肤巩膜可呈金黄色(如急性病毒性或中毒性肝炎)、柠檬色(溶血性疾病)或黄绿色(见于胆汁淤积性疾病)。

3)肝大:应仔细检查肝大的程度、质地、压痛、肝表面和边缘、肝大的动态变化,以及脾大情况等。①大小:弥漫性肝大见于急慢性肝炎、脂肪肝、肝淤血,局限性肝大见于肝脓肿、肝肿瘤、肝囊肿。临床上常以轻度肿大、中度或高度肿大来描述肝大的程度。②质地:一般将肝质地分为三级,即质软、质韧(中等硬度)和质硬。正常肝脏质地柔软,如触撅起口唇,急性肝炎、脂肪肝时肝质地稍韧;慢性肝炎及肝淤血质地中等硬度,如触鼻尖;肝硬化、肝癌质硬,如触前额。表浅肝囊肿、肝脓肿时可呈囊性感。③压痛:正常肝无触痛,肝大时可使肝包膜伸张或牵拉,或有炎症反应,则有压痛。轻压痛见于肝炎、肝淤血,肝脓肿常有局部显著压痛与叩击痛。④肝表面:肝质硬且表面不光滑,呈不均匀结节状,边缘厚薄不一,见于肝癌和肝硬化。

3. 辅助检查

(1)实验室检查

1)血液检查:白细胞增高见于肝脓肿,白细胞减少见于脾亢或病毒性感染,嗜酸粒细胞增高见于血吸虫病和肝棘球蚴病。

2)粪便检查:粪便中找到溶组织阿米巴滋养体,提示有阿米巴肝病,大便虫卵检查对华支睾吸虫病、血吸虫病有诊断价值。

3)红细胞沉降率:肝脓肿、肝癌、肝结核、二期梅毒等红细胞沉降率可增快。

4)肝功能试验:试验种类繁多,缺乏特异性,结果正常亦不能排除肝病,故对肝功能试验应有正确估评。结合临床资料合理选择检查的指标且定期复查,将有助于诊断。

5)十二指肠引流:胆汁中可发现寄生虫卵(梨形鞭毛虫、华支睾吸虫)和溶组织内阿米巴滋养体,细菌培养阳性可诊断胆道感染。

6)免疫学检查:①乙型肝炎标记检查;②甲胎蛋白(AFP)检查;③Widal 试验阳性有助于伤寒的诊断;皮内和补体结合试验对布氏杆菌病、血吸虫病、肝棘球蚴病和华支睾吸虫病有诊断意义。

(2)X 线检查:肝肿瘤、脓肿或囊肿常有局限性肝大或右膈局限性隆起,食管吞钡有助于发现食管静脉曲张,胃肠钡餐检查可发现胰头癌或壶腹癌。

(3)超声波与 CT 检查:可对肝癌、肝囊肿、肝脓肿作出定位、定性诊断,对肝硬化亦有重要辅助诊断价值。

(4)腹部血管造影:诊断价值同上。

(5)肝穿刺活体组织检查:对难以确诊的黄疸性肝炎、酒精性或药物性肝炎、代谢性疾病、脂肪肝、肝硬化、肝肿瘤等均可通过此法确诊。

(6)腹腔镜:腹腔镜检查及直视下肝脏穿刺组织活检对诊断原因不明的肝大、原发性和转移性肝癌、慢性肝炎、肝硬化等均有重要价值,对肝内外梗阻性黄疸的鉴别亦有一定的帮助。

(王天才)

十二、腹腔肿块

腹腔内脏器或组织由于各种原因形成异常肿块,即称腹腔肿块或腹腔包块。肿块多数来源于腹腔内疾病,少数来自腹膜后病变。其性质可有炎症性、梗阻性、损伤性、先天性和肿瘤性。

【病因】

1. 右上腹肿块

(1)肝大:原发性或转移性肝癌、肝脓肿、肝硬化、多囊肝、肝刺球蚴病、肝淤血、肝血管瘤等。

(2)胆囊肿大:急性胆囊炎、胆囊积液、淤胆性胆囊肿大

（胆总管下段梗阻、胰腺癌、壶腹癌等）、胆囊癌等。

2. 中上腹肿块

（1）胃肿块：慢性穿孔性溃疡与周围组织粘连、球部溃疡伴幽门梗阻、胃扩张、胃扭转、胃平滑肌瘤与肉瘤、胃淋巴瘤、胃癌等。

（2）肝左叶肿块：左叶肝癌、囊肿或脓肿。

（3）胰腺肿块：胰腺囊肿、胰腺脓肿及囊性纤维化、胰腺癌等。

（4）小肠肿瘤：小肠恶性淋巴瘤、小肠癌、平滑肌瘤和腺瘤、小肠纤维瘤。

（5）肠系膜淋巴结结核、肠系膜囊肿。

（6）横结肠肿块。

（7）腹主动脉瘤或某些腹膜后肿瘤等。

3. 左上腹包块

（1）左侧结肠癌。

（2）肝左叶肿瘤。

（3）胰尾部肿瘤和囊肿。

（4）胃癌。

（5）游走脾。

（6）腹壁脂肪瘤等。

（7）脾大、肝硬化门静脉高压、血液病、感染、脾脓肿和囊肿、淋巴瘤等。

4. 左右腰腹部肿块：如游走肾、先天性多囊肾、巨大肾积水、肾下垂、肾包虫囊肿、肾上腺囊肿、嗜铬细胞瘤、原发性腹膜后肿瘤。

5. 右下腹肿块

（1）右侧附件炎性包块、卵巢肿瘤。

（2）回盲部肿瘤、阑尾周围脓肿和黏液囊肿、阑尾类癌、克罗恩病、肠结核、阿米巴性肉芽肿。

6. 左下腹肿块：左侧卵巢囊肿或肿瘤、乙状结肠阿米巴肉芽肿、乙状结肠和直肠癌、直肠和乙状结肠血吸虫性肉芽肿、慢性非特异溃疡性结肠炎等。

7. 中下腹肿块:子宫肿瘤、膀胱肿瘤、妊娠子宫、尿潴留等。

8. 广泛性与位置不定的腹部肿块:蛔虫性肠梗阻、肠扭转、肠套叠、腹膜转移癌、腹部包虫囊肿、结核性腹膜炎等。

【诊断要点】

1. 病史

(1)年龄与性别:婴儿多发生肠套叠和先天性疾病;儿童可发生蛔虫性肠梗阻、巨结肠、肾胚胎瘤;老年人要警惕恶性肿瘤;女性需排除妊娠、卵巢囊肿与子宫肌瘤等。

(2)诱因与经过:无痛而进行性增大可能是恶性肿瘤;生长缓慢,无明显症状多为良性肿瘤;短期或突然出现包块,尤其是外伤后或血友病、白血病、紫癜患者,应疑有腹腔出血,血肿或脓肿形成,血肿或脓肿常随病情好转而缩小或消失;包块时大时小或时隐时现,常提示空腔脏器梗阻或间断痉挛的可能。

(3)临床伴随症状

1)伴腹痛:同时伴腹痛、呕吐、便秘常提示肠梗阻;慢性肠道肉芽肿与肠道恶性肿瘤多呈钝痛;下腹绞痛可能系卵巢囊肿蒂扭转所致。

2)伴呕吐:呕吐量多、含隔夜食物为幽门梗阻;呕吐物呈咖啡样,可能为胃癌。

3)伴便血:结肠肿瘤,肠套叠或慢性肠道肉芽肿可有便血,胃肿瘤为黑粪、小肠肿瘤为痛性便血。

4)伴发热:胰腺炎、急性胆囊炎、阑尾周围炎等炎性包块常有恶寒、发热和疼痛,结核性病变常有低热。

5)伴黄疸:多为肝、胆、胰腺疾病所致;如伴有贫血亦应疑为溶血性贫血。

6)伴膀胱刺激征、血尿、脓尿或尿潴留:可见于肾肿瘤、膀胱肿瘤、多囊肾、肾积水(积脓)等。

7)伴阴道出血或闭经:常见于卵巢和子宫肿瘤或妊娠子宫等。

8)伴多汗、阵发性高血压,常提示有嗜铬细胞瘤。

9)伴体重减轻,多为消化系脏器肿瘤或消耗性疾病。

2. 体征

(1)肿块的部位:一般根据肿块所在部位的解剖部位,可以判断肿块所属的器官。

(2)肿块的性状:①轮廓和大小。表面一般光滑且体积巨大、无明显疼痛或管道梗阻多为良性;反之,表面呈结节状或不规则、体积不大,但已有累及器官的表现者,常提示为恶性,肿块界限不清者可能为炎性肿块。②质地。坚硬表面不平可能为恶性肿瘤,反之,表面光滑而坚韧者为良性;柔软有弹性提示为囊肿。③压痛。无压痛为良性,压痛不明显可能为慢性炎症,有明显压痛多为损伤性血肿或炎性包块。④活动度。胃、横结肠肿瘤及肝、脾、肾大而未发生周围粘连可随呼吸而活动,腹膜后及下腹脏器肿块,一般不随呼吸移动。⑤搏动。有搏动呈膨胀性,常见于腹主动脉瘤与三尖瓣关闭不全所致肝搏动。⑥肿块与腹壁的关系。腹壁内肿块表浅,明显向外隆起,边界清楚;腹内肿块不易触及;腹膜后肿块较固定,多在两肋较易触及。

3. 辅助检查

(1)实验室检查

1)血尿粪常规检查:①白细胞升高,核左移为炎性包块,全血减少见于疟疾、脾亢。②尿常规有助于泌尿系统肿瘤的诊断。③大便潜血阳性,提示消化道病变,而持续阳性,可能为胃肠道肿瘤。④红细胞沉降率增快见于结核与恶性肿瘤。

2)肿瘤标记:甲胎蛋白、癌糖抗原 19 -9(CA19 -9)、CA50 有助于消化道肿瘤的诊断。

3)寄生虫抗原皮内试验:对血吸虫病、棘球蚴病有辅助诊断价值。

4)肾功能、肝功能、血清淀粉酶对判断肝、胆、胰、肾与肿瘤的关系有参考价值。

(2)特殊检查

1)X 线检查:①腹部平片可显示腹腔钙化和肝、脾、肾影的肿大现象。②胆囊和肾盂造影有助于胆道疾病和泌尿系统疾病的诊断。③钡餐造影和钡剂灌肠可发现胃肠肿瘤性病变的性质,可判断胃肠外肿块的部位、大小和性质。

2)B型超声和超声Doppler扫查:可明确肿块部位、大小、形状、性质以及与周围脏器的关系。

3)内镜检查:利用胃镜、肠镜、逆行性胰胆管造影、腹腔镜、膀胱镜、宫腔镜等检查可确定腹内脏器和消化道疾病的部位和性质。另外,直视下活检有助于胃肠道病变的确诊。

4)CT或磁共振成像(MRI)并非首选,对来自肝、胆、胰腺肿块的性质有诊断意义。

5)腹块穿刺活检:肝、脾和胰腺可在B超或CT引导下,进行细针穿刺做组织检查,有助于诊断。

6)剖腹探查:此项检查应慎重。然而对诊断经上述检查仍不清楚者可考虑做剖腹探查,并行活体组织检查以明确诊断。

【鉴别诊断】

1. 腹壁肿块:其特点为位置较表浅,坐位或收紧腹肌时,包块明显,且随腹肌移动。当腹肌松弛时,包块不明显。相反,腹腔内包块则腹肌紧张时包块不明显,腹肌松弛时包块可清楚触及。

2. 假性肿块

(1)充盈的膀胱:尿潴留时,在耻骨上部可触及圆形、隆起的肿块,导尿或排尿后肿块即消失。

(2)妊娠子宫:成年女性,有停经史,其他妊娠征象及妊娠检查阳性。

(3)疝:如腹股沟疝、股疝、脐疝等。其特征是腹压增加时肿块增大,时隐时现,咳嗽时可触及膨胀性冲击感,如内容物是肠管,可闻及肠鸣音。

(4)结肠肠管或主动脉:腹壁脂肪少且肌肉薄而松弛的人,可在左下腹触及条索状结肠,较软,可推移活动;腹部中央、脊柱前可触及腹主动脉,它随心跳而搏动。

(5)内脏下垂:如肾、肝等,须注意鉴别。

(6)粪块:便秘患者可在盲肠、乙状结肠内触及肿块,清洁灌肠或通便后肿块消失。

(王天才)

第二篇

第二章 食管疾病

食管系消化道门户,与体外各种物质的接触甚为密切,其黏膜受摄入物质影响机会较多。在免疫及其他防御功能减退的情况下,其食管黏膜接触病原体、致密物质、毒性物质容易发生感染、炎症及损伤。食管病变包括运动障碍、炎症感染及肿瘤等。常见食管疾病见表2-1。

表2-1 食管疾病一览表

食管运动障碍	食管其他疾病
弥漫性食管痉挛	Barrett 食管
咽及上食管张力缺乏和麻痹	食管憩室
双咽肌功能异常	食管贲门黏膜撕裂症
下食管括约肌高压	食管外压和牵拉
贲门失弛缓症	食管白斑
食管炎症及感染	食管璞和食管环
反流性食管炎(RE)和胃食管反流性疾病(GERD)	妊娠期胃灼热(妊娠烧心)
腐蚀性食管炎	食管自发性破裂
放射性食管炎	食管淀粉样变性
化脓性食管炎	食管裂孔疝
食管结核病	食管异物

续表

食管克罗恩病	食管瘢痕性狭窄
病毒性食管炎	食管血肿
Plummer - Vinson 综合征	食管穿孔
念珠菌性食管炎	食管肿瘤
食管管型	良性肿瘤
	食管平滑肌瘤
	其他良性肿瘤
	食管癌

一、胃食管反流病

胃食管反流病(gastroesophageal reflux disease,GERD)是指胃、十二指肠内容物反流入食管,引起不适症状和(或)并发症的一种疾病。GERD 可分为非糜烂性反流病(non - erosive reflux disease,NERD)、糜烂性食管炎(erosive esophagitis,EE)和 Barrett 食管(Barrett's esophagus,BE)三种类型。NERD 系指存在反流相关的不适症状,但内镜下未见 BE 和食管黏膜破损。EE 系指内镜下可见食管远段黏膜破损。BE 系指食管远段的鳞状上皮被柱状上皮所取代。在 GERD 的三种疾病形式中,NERD 最为常见,EE 可合并食管狭窄、溃疡和消化道出血,BE 有可能发展为食管腺癌。

【危险因素】

包括年龄、性别、吸烟、体重指数(BMI)增加、过度饮酒、阿司匹林、非甾体抗炎药、抗胆碱能药物、体力劳动、社会因素、心身疾病、家族史等。

【诊断】

1. 根据 GERD 症状群作出诊断:客观的症状量化评分标准很重要,目前常用的工具量表有 RDQ 及 GERDQ。①有典型的胃灼热和反流症状,且无幽门梗阻或消化道梗阻的证据,临床上可考虑为 GERD。②有食管外症状,又有反流症状,可考虑是反流相关或可能相关的食管外症状，如反流相关的咳嗽、哮喘。③如仅有食管外症状，但无典型的胃灼热和反流症状，尚不能诊断为 GERD。宜进一步了解食管外症状发生的时间、进餐和体位的关系以及其他诱因。需注意有无重叠症状（如同时有 GERD 和肠易激综合征或功能性消化不良）、焦虑、抑郁状态、睡眠障碍等。

2. 上消化道内镜检查：作为诊断 GERD 的一线检查手段，主要用于诊断 GERD 的并发症，包括糜烂性食管炎（EE）、Barrett 食管和食管狭窄等。对合并有报警症状，如体重下降和黑便的患者，可进行直视下组织活检，有助于排除器质性病变。超过半数的 GERD 患者表现为非糜烂性反流病（NERD），在内镜下通常无黏膜破损，确诊仍需其他检测手段。上消化道内镜检查有助于确定有无反流性食管炎以及有无合并症和并发症，如食管裂孔疝、食管炎性狭窄、食管癌等；有助于 NERD 的诊断。与先行诊断性治疗相比，先行内镜检查能有效缩短诊断时间。1996 年洛杉矶世界胃肠病大会将 RE 的内镜下表现分为四级：A 级，黏膜皱襞表面破损，但直径小于 5mm；B 级，黏膜皱襞表面破损直径大于 5mm，但破损无融合；C 级，黏膜破损相互融合，但尚未环绕食管壁四周；D 级，黏膜破损相互融合并累及至少 75% 食管壁。

3. 诊断性治疗：对有典型胃食管反流症状的患者，PPI 试验用于诊断 GERD 可先于食管测压及食管 24 小时 pH 监测，它具有较高的敏感性及特异性，且简便易行，具有较高的临床价值。大部分研究认为 7 天治疗足以评估该试验的敏感性。大多数研究用症状评分来判断试验结果，当胃灼热、反流等症状改善 50% ~75% 甚至以上时，便被认为是阳性。我国医界共识建议用标准剂量的 PPI，2 次/日，疗程 1 ~2 周。对拟诊患者或疑有反流相关食管外症状的患者，尤其是上消化道内镜检查阴性时，可采用诊断性治疗。PPI 试验不仅有助于诊断 GERD，同时还启动了治疗。PPI 试验是目前临床诊断 NERD 最为实用的方法。

4. 胃食管反流证据的其他检查

(1)X线片和放射性核素检查:食管钡餐检查可显示有无黏膜病变、狭窄、食管裂孔疝等,并显示有无钡剂的胃食管反流,但敏感性较低。放射性核素胃食管反流检查能定量显示胃内放射性核素标记的液体反流,但阳性率不高。

(2)24小时食管pH监测:食管24小时pH监测为目前诊断是否有胃食管反流的定性和定量的检查方法,能详细显示酸反流、昼夜酸反流规律、酸反流与症状的关系以及患者对治疗的反应,使治疗个体化。在内镜检查和PPI试验后仍不能确定是否存在反流时应用24小时食管pH监测。若食管24小时pH监测发现pH<4的总时间≥4.0%,即视为酸反流。

5. 食管测压:LES压力低于1.3kPa(10mmHg)提示可能出现胃食管反流。除帮助食管pH电极定位、术前评估食管功能和预测手术外,还能预测抗反流治疗的疗效和是否需长期维持治疗。

6. 食管胆汁反流测定:反映是否存在胆汁反流及其程度。

7. 其他:了解食管黏膜超微结构,腔内阻抗技术可监测所有反流事件,明确反流物的性质。

【鉴别诊断】

本病应与下列疾病鉴别:如各种原因的食管炎、消化性溃疡、食管功能性疾病以及胆道疾病相鉴别。对吞咽困难者,应与食管贲门失弛缓症、食管癌相鉴别。对有吞咽疼痛同时内镜有食管炎患者,应与真菌性食管炎、药物性食管炎相鉴别。胸痛为主时,应与非心源性、心源性的各种病因鉴别。NERD应与功能性胃灼热鉴别,后者为有胃灼热症状,但缺少反流证据。

【治疗】

治疗目的:缓解症状、治愈食管炎、提高生活质量、预防复发和并发症(图2-1)。

1. 改变生活方式:近年来的研究表明,肥胖、年龄的增长及幽门螺杆菌的减少使得GERD的发病率不断增加。改变生活方式在治疗GERD中起到了不可代替的重要作用。美国GERD诊治指南指出,改变生活方式包括以下几个方面:避免进食降低食管下端括约肌压力的食物(如洋葱、巧克力、咖啡等)、抬高头部睡觉高度、减轻体重、戒烟忌酒、避免睡前3小时进食及少量摄食高脂肪食物。进食黏稠的食物对缓解胃食管反流症状有明显疗效,而采取仰卧位姿势睡眠并无明显缓解效果。对于肥胖患者,尤其是在行Roux-en-Y胃旁路术后,改善生活方式及饮食习惯对于缓解胃食管反流症状有明显的疗效。GERD患者食管黏膜及血清中有着高浓度的过氧化物存在而缺少抗氧化成分,大量摄入绿色或黄色蔬菜和水果,可通过抗氧化维生素产生保护作用。由此可知,通过改变生活方式,避免攻击因素的刺激,提高防御功能,可缓解大部分胃食管反流患者的症状。

2. 药物治疗:主要是抑酸治疗。

(1)初始治疗:以尽快缓解症状,治愈食管炎。H_2RA仅适用于轻、中度GERD的初始治疗和短期缓解症状。PPI抑酸能力强,是GERD治疗中最常用的药物。伴有食管炎的GERD治疗首选PPI,推荐采用标准剂量,疗程8周。PPI对H_2RA抵抗的EE患者同样有疗效。部分患者症状控制不满意时可加大剂量或换一种PPI。

PPI缓解NERD患者胃灼热症状的疗效低于EE患者,但在改善症状方面的疗效优于H_2RA和促动力药。对于NERD患者,应用PPI治疗的时限尚未明确,一般认为疗程应大于4周。GERD的食管外症状,如反流性咽喉炎等,应用PPI治疗对大部分患者有一定疗效。

(2)维持治疗:以巩固疗效,预防复发,用最小的剂量达到长期治愈的目的,治疗应个体化。GERD是一种慢性疾病,大部分患者停药后半年复发。目前维持治疗的方法有三种:维持原剂量或减量、间歇用药(隔日一次)、按需治疗。通常严重的糜烂性食管炎(LA C~D级)需足量维持治疗,NERD可采用按需治疗。H_2RA长期使用会产生耐受性,一般不适合作为长期维持治疗的药物。夜间酸突破患者可采用调整PPI用量、睡前加用H_2RA、应用血浆半衰期更长的PPI等方法。

在GERD的治疗中,抑酸药物治疗效果不佳时,促动力药联合抑酸药物治疗 GERD 可明显增加疗效,特别是对于伴有胃排空延迟的患者。

3. 内镜治疗:可控制部分确诊 GERD 的患者症状,创伤小,但安全性及疗效需进一步评估。方法有:①LES 植入不吸收生物相容性多聚体(enteryn),使 LES 膨胀,LES 压力和强度增加,大部分行植入治疗的患者可停用 PPI。②腔内胃底折叠术在齿状线附近缝合胃壁组织形成皱槽,增加贲门附近的紧张度,延长腹腔内食管长度。③内镜下全层折叠术是于胃食管交界处进行浆膜对浆膜的折叠术,从而重建胃食管交界处的阀门屏障。④Stretta 射频治疗系对胃食管连接处肌层行多点射频治疗,引起组织破坏、再生,增加 LES 的厚度和压力。

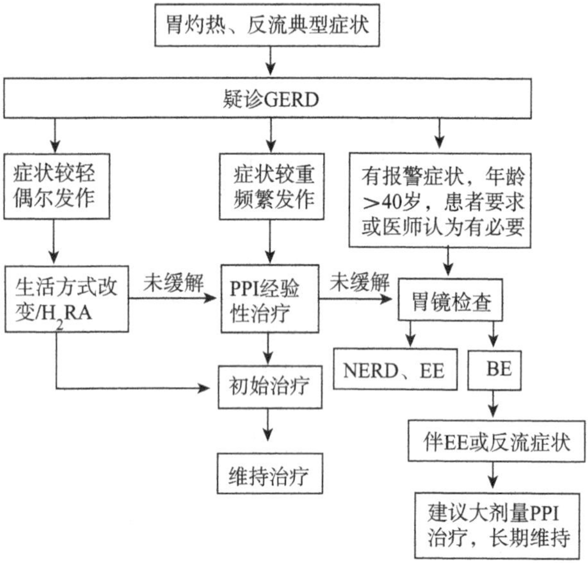

图 2-1　胃食管反流病治疗推荐流程图

PPI 经验性治疗:标准剂量 PPI 每天 2 次,时间 1 ~ 2 周;初始治疗:PPI 推荐采用标准剂量,疗程 8 周;维持治疗:分原剂量或减量维持、间隙治疗、按需治疗三种

4. 手术治疗:目前应用最广泛的术式主要是改良的(短

松）Nissen 手术，即用全胃底包绕食管，形成一个活瓣，来达到抗反流的目的，在缓解症状和愈合食管炎方面的疗效与药物治疗相当。术后常见的并发症包括腹胀、吞咽困难，相当一部分患者（11% ~60% ）术后仍需规则用药。抗反流手术并不能降低食管腺癌的风险。对于是否行抗反流手术治疗，应综合考虑患者个人意愿和外科专家的意见后再作决定。

（田德安　王天才）

主要参考文献

春间贤 . 2007. GERD 的药物治疗现状 . 日本医学介绍，10：45 – 453.

于晓峰 . 2011. 胃食管反流病的诊断进展 . 国际消化病杂志，31（6）：367 – 373.

郑卫华，楼国春，郑佳冰 . 2010. 胃镜诊断反流性食管炎 955 例分析 . 中华消化内镜杂志，27（6）：309 – 310.

中华医学会消化内镜学分会 . 2004. 反流性食管炎诊断及治疗指南（2003）. 中华消化内镜杂志，21（4）：221 – 222.

Lehmann A. 2008. Novel treatments of GERD：focus on the lower esophageal sphincter. Eur Rev Med Pharmacol Sci，12（Suppll）：103 – 110.

Lundell L，Attwood S，Ell C，et al. 2008. Comparing laparoscopic antireflus surgery with esomeparazole in the management of patients with chronic gastro – oesophageal reflux disease：a 3 – year interim analysis of the LOTUS trial. Gut，57（9）：1207 – 1213.

Vakil N. 2007. Review article：The role of surgery in gastro – oesophageal reflux disease. Aliment Pharmacol Ther，25：1365 – 1372.

Vakil N. 2008. New pharmacological agents for the treatment of gastroesophageal reflux disease. Rev Gastroenterol Disord，8（2）：22 – 117.

二、Barrett　食　管

Barrett 食管（Barrett's esophagus，BE）是指食管下段的复层鳞状上皮被化生的单层柱状上皮所替代的一种病理现象，可伴有肠化或不伴有肠化。其中伴有肠上皮化生者属于食管腺癌的癌前病变。至于不伴有肠化生者是否属于癌前病变,目前仍有争议。

【临床表现】

BE 主要表现为胃食管反流病(GERD)的症状,如胃灼热、反酸、胸骨后疼痛和吞咽困难等。但流行病学发现一些 BE 患者并无 GRED 症状。有多个危险因素的患者(年龄 50 岁以上,长期反流性食管病,膈疝,肥胖特别是腹部肥胖者),应该筛查 BE。

【诊断】

主要根据内镜检查和食管黏膜活检。当内镜检查发现食管下段有柱状上皮化生表现时称为"内镜下可疑 BE",经病理学检查证实有柱状细胞存在时即可诊断为 BE,发现有肠上皮化生存在时更支持 BE 的诊断。

1. 内镜诊断:发生 BE 时 Z 线(鳞-柱状上皮交界处,SCJ)上移,表现为 GEJ(胃食管结合处)的近端出现橘红色(或)伴有栅栏样血管表现的柱状上皮,即 SCJ 与 GEJ 分离。内镜结合组织学检查和病理活检,是目前诊断 BE 及 BE 癌变最有效的手段。BE 监测的目的是在出现明显症状或发生转移之前发现不典型增生或癌变:BE 的长度测量应从胃食管交界开始向上至鳞柱状上皮交界;BE 中不典型增生和肿瘤是呈灶性分布的,故必须多次进行系统活检(目前常用四象限活检法)才可能发现 BE 不典型增生或腺癌;色素内镜与放大内镜、窄带光谱成像内镜(NBI)、激光共聚焦内镜已应用于 BE 的诊断,这些技术能清晰显示黏膜的微细结构,有助于定位,并能指导活检。如放大内镜下可将黏膜分为三型:Ⅰ型小圆凹型;Ⅱ型裂缝、网状型;Ⅲ型脑回绒毛型,其中Ⅲ型与肠化生相关。

BE 内镜下按形态可分为全周型、舌型和岛状。按化生的柱状上皮长度分为:长段 BE,化生的柱状上皮累及食管全周且长度≥3cm;短段 BE,化生的柱状上皮未累及食管全周或虽累及全周但长度<3cm。

2. 病理学诊断

(1)活检取材:推荐使用四象限活检法,即常规从 GEJ 开始向上以 2cm 的间隔分别在 4 个象限取活检，每个间隔取 8 块以上的黏膜组织能有效提高肠上皮化生的检出率。对怀疑有 BE 癌变者应每隔 1cm 进行四象限活检，提倡应用新型内镜技术进行靶向活检。

(2)食管下段化生的柱状上皮的组织学分型：胃底型、贲门型、肠化生型。

(3)BE 伴有异型增生，包括轻度异型增生和重度异型增生。

【治疗】

原则是控制胃食管反流、消除症状，预防和治疗并发症，包括异型增生和癌变。

1. 药物治疗：BE 的发生与食管下端异常酸暴露有关，抑酸剂是治疗反流症状的主要药物，质子泵抑制剂(PPI)优于 H_2 受体拮抗药。PPI 能控制症状，治愈食管炎，也可辅助内镜消融治疗。目前尚无确凿证据表明质子泵抑制剂能逆转柱状上皮化生或预防腺癌的发生，使用质子泵抑制剂时应按照胃食管反流病常规剂量、足疗程进行。促动力药、黏膜保护剂、镇痛药、平滑肌瞬时松弛抑制剂等对控制症状和治疗反流性食管炎亦有一定疗效。

2. 内镜治疗：适用于伴有重度异型增生和癌局限于黏膜层的 BE 患者。目前常采用的内镜治疗方法有氩离子凝固术、高频电治疗、激光治疗、射频消融、光动力治疗、内镜下黏膜切除术和冷冻消融等。对不伴异型增生的 BE，因其癌变的概率低，不提倡内镜治疗。伴有轻度异型增生的 BE 癌变率亦较低，可先行内镜随访，若进展为重度异型增生，应行内镜治疗。

3. 手术治疗：对已证实有癌变的 BE 患者，原则上应手术治疗。伴有重度异型增生的 BE 和限于黏膜层的早期癌患者，内镜治疗和手术治疗能达到同样的效果，方案选择应根据患者本人意见及医生的经验。

4. 抗反流手术：包括外科手术和内镜下抗反流手术。能在一定程度上改善 BE 患者的反流症状，但不影响其自然病程，远期疗效有待证实。

【监测与随访】

对不伴异型增生者应每2年复查1次,如果2次复查后未检出异型增生和早期癌,可将复查间隔放宽为3年。对伴轻度异型增生者,第1年应每6个月内镜复查1次,若异型增生无进展,可每年复查1次。对重度异型增生的BE,有两个选择:建议内镜或手术治疗,或密切监测随访,每3个月复查胃镜1次,直到检出黏膜内癌。

(田德安　王天才)

主要参考文献

中华医学会消化病学会.2011. Barrett食管诊治共识(2011修订版,重庆). 中华消化内镜杂志,28(8).

张军.Barrett食管的诊断和治疗.2011. 中华消化杂志,31(4):283-285.

三、食　管　炎

急性腐蚀性食管炎

急性腐蚀性食管炎(acute corrosive esophagitis)即吞服各种化学腐蚀剂所引起的食管损伤和急性炎症。碱性腐蚀剂具有很强的穿透性和吸水性,它能够与脂肪起皂化作用并使蛋白溶解从而导致黏膜及其下层水肿、坏死和溃疡,甚至可引起食管广泛性瘢痕性狭窄,食管穿孔可引起心包炎及纵隔炎。酸性腐蚀剂亦有很强的脱水性,可造成食管黏膜棕色或黑色坏死,所引起的损伤较强碱为浅,但对胃黏膜损伤较重。食管狭窄50%发生1个月内,80%发生于2个月内,100%发生于8个月内。

【诊断】

1. 临床表现:吞服腐蚀剂后即有口、咽及胸骨后方剧烈灼痛、咽下困难、涎液多及呕吐为本病典型症状,严重者伴发热及周围循环衰竭。

2. 特殊检查

(1) X 线检查:应在急性炎症消退后,患者能服流质方可作食管吞钡检查,如疑有穿孔或食管瘘,最好采用碘油造影。

(2) 内镜检查:应尽早检查,以判断病变范围,防止因狭窄形成梗阻。近来不少学者主张在食管损伤后 24 ~ 48 小时进行早期诊断性食管镜检查。检查禁忌证有:①食管穿孔。②呼吸困难。③休克。④咽喉部有Ⅲ度灼伤。

【治疗】

1. 一般治疗:卧床休息,昏迷者重症监护,患者清醒而有自杀企图者应专人护理,注意生命体征的变化,严密观察有无喉头水肿,输液并补充维生素和电解质,应用抗生素预防继发感染。

2. 紧急措施:立即终止接触毒物,消除胃肠道尚未吸收的毒物,并促使已吸收的毒物排出。根据毒物性质、选择应用相应的解毒剂。禁止洗胃与催吐。对服酸性腐蚀剂者立即用 2% ~ 3% 氢氧化铝溶液、蛋清、牛奶或镁乳等中和;吞服碱性腐蚀剂可用稀乙酸、稀盐酸、柠檬汁、橘子水或食醋中和。另外可少量口服橄榄油或食用油,可润滑创面、防管腔粘连。吞酸性腐蚀剂忌用苏打中和,以免产出的二氧化碳增加食管、胃穿孔的危险。

3. 特殊治疗

(1) 保留胃管:自胃管注入食物维持营养,减少食管腔肉芽组织创面粘连,可保留 3 周以上。

(2) 气管切开术:严重病例及有喉头水肿者应尽早施行。

(3) 胃造瘘术:伤后 72 小时仍不能吞咽者,严重食管灼伤在纠正休克后应及时做胃造瘘。

(4) 抗生素和糖皮质激素:严重灼伤后早期联合应用,但疑有食管或胃穿孔者禁用激素。

(5) 扩张疗法:尽早采用水银探条扩张,其目的是防止管腔狭窄,尽早于灼伤后 24 ~ 48 小时进行,多为 4 ~ 6 周进行扩张,一般每周一次。亦可采用经胃造瘘管用线绳逆行法进行扩张,对瘢痕组织坚硬广泛、不规则或有长管状狭窄者,应警惕操作所致的食管穿孔的危险。

4. 手术治疗:若扩张无效,需进行食管胃吻合和食管切除术,或用结肠代食管以恢复消化道的连续性。其手术指征如下:①食管穿孔。②完全性食管狭窄。③食管狭窄呈袋形或不规则。④患者拒绝食管扩张或不能耐受者。

【预后】

取决于误服或有意吞服腐蚀剂的浓度与剂量以及治疗是否及时、得当。高浓度大剂量服用者,常在短期内因上消化道穿孔而危及生命。

(王天才)

放射性食管炎

在胸部及头颈部恶性肿瘤放射治疗中,照射野内正常食管黏膜发生充血水肿,临床上表现为吞咽困难、胸骨后烧灼感、局部疼痛且进食后加重,称为放射性食管炎。食管癌、肺癌等常规放疗的处方剂量在 60 ~ 70Gy,在这个剂量范围内绝大多数患者都发生不同程度的食管炎症状,限制了放射剂量的提高和肿瘤治疗的疗效。

食管鳞状上皮对放射性物质比较敏感,放射性食管炎的发生及严重程度与下列因素有关:①年龄,大于 70 岁的老年患者较年轻患者发生 3 级以上食管炎风险明显增加。②化疗,同步化疗对肺癌治疗有优势,但相应放射性食管炎风险增加,因此同步化疗剂量不宜过高,且采用超分割的放疗模式时需十分慎重。③放疗的分割方式,高强度的放疗方式不仅会增加高级别放射性食管炎的发生率,而且还会增加放射性食管炎总时间。④放疗的剂量体积,物理因素与本病的关系十分密切,逐渐成为预测本病及指导放疗计划的依据。

【诊断】

凡有胸部及头颈部恶性肿瘤患者,接受放疗可使照射野内正常的食管黏膜发生放射性食管炎。患者出现典型的食管炎症状，为咽下痛或胸骨后痛，有胸骨后灼热感，甚至出现吞咽困难、恶心、呕吐、呕血等。

【治疗】

治疗原则为收敛、抗炎、食管黏膜保护及止痛、营养支持等。应用盐水或碳酸氢钠液口腔盥洗，口服黏稠的利多卡因、制霉菌素混悬液、硫糖铝混悬液等对症治疗。或使用以庆大霉素、地塞米松、利多卡因等为主方的自制口服液。以上治疗仅能缓解症状，并不能达到治愈的效果。氨磷汀是一种有机硫化磷酸化合物，因巯基具有清除组织中自由基的作用，从理论上可以成为正常细胞保护剂，预防或减少放射性食管炎的发生。

（王天才）

主要参考文献

周霞，郑晓. 2009. 放射性食管炎及其防治现状. 全国食管癌综合治疗研究讨论会论文集：117 – 118.

病毒性食管炎（疱疹性食管炎）

病毒性食管炎是由于病毒侵犯食管黏膜引起的急性炎症损害，主要由单纯性疱疹病毒感染所致。疱疹性食管炎除发生于酸反流、化学性或机械性损伤外，亦发生于免疫功能低下或久病体弱的患者。受累的食管常有充血水肿、疱疹、点状或融合性溃疡。严重患者形成食管纵隔窦和感染扩散、食管呼吸道瘘，可并发上消化道出血，甚至病毒血症而死亡。

【诊断】

1. 临床表现：轻度感染者常无症状。多数患者常有胸骨后疼痛、胃灼热、异物感、吞咽疼痛和吞咽困难，上消化道出血少见。

2. 特殊检查

（1）内镜检查：可见食管远端有小疱、大小不一的溃疡，基底有明显水肿、充血、黏膜质脆，接触易出血。病检呈急性或慢性炎症，活检组织培养病毒阳性。

(2)食管双重对比钡透:可见散在多个浅表溃疡,轻微感染者的表现可能不明显。

(3)补体结合试验:3~4周后疱疹病毒补体结合试验1.64为阳性。

【治疗】

以对症为主,可给予黏膜保护剂、制酸剂,重症者可考虑用抗病毒药物。本病病程常为自限性,预后良好。

(王天才)

主要参考文献

陈宝霞. 1992. 疱疹性食管炎(病毒性食管炎)//郑芝田. 胃肠病学. 第2版. 北京:人民卫生出版社:111-112.

姚树坤. 1999. 病毒性食管炎//姚希贤. 临床消化病学. 天津:天津科学技术出版社:422-423.

念珠菌性食管炎

食管真菌感染较少见,由于广泛应用抗生素和免疫抑制剂治疗,以及艾滋病发病率增加,本病有所增加。尸检发现90%淋巴瘤及白血病患者和10%霍奇金病患者伴食管或肠念珠菌感染。胃肠道真菌感染以食管受累最为常见,多为念珠菌属的类酵母真菌所致的急性念珠菌性食管炎(acute candida esophagitis)。

【诊断】

1. 临床表现:①咽下疼痛。最为常见,吞咽流质或固体食物时均可发生,亦可发生胸骨后疼痛,有时疼痛向背部放射。②咽下困难。较常见,可有食物反流及呕吐。③出血偶见,为呕血或黑便。④恶心和(或)呕吐。本病常与口腔鹅口疮并存。表现为大量圆形白斑、可扩大融合而成灰色苔膜,覆盖舌表面,亦可扩散至软腭、咽及口颊部,周围黏膜有红斑,明显充血、水肿。凡出现上消化道症状,同时又有长期服用大剂量、多种抗生素或曾有化疗病史者,应尽早内镜检查。

2. 实验室检查：常可发现中性粒细胞减少。

3. 特殊检查

(1) 内镜检查：是确诊该病的重要手段，可见食管黏膜充血、水肿、糜烂、溃疡、触之易出血。黏膜表面有假膜或覆盖"豆腐渣"样白色斑块。可取组织进行活检和培养。若培养结果阴性，务必涂片检查有无真菌菌丝，活检组织显示有菌丝侵入上皮时，则可确定诊断。

(2) X 线钡餐检查：食管黏膜纹理消失，边缘粗乱，有时呈颗粒状或结节状、锯齿状充盈缺损，表浅的龛影和管腔狭窄。部分患者亦可见食管节段性狭窄。

(3) 血清学试验：①琼脂凝胶扩散和反向免疫电泳检测念珠菌抗体。②放免和酶联法检测血清中甘露聚糖抗原（念珠菌细胞壁上的多糖）。③测定已感染患者血清凝集滴度有 2/3 高于 1∶160。④已感染者血清中抗原及其抗体滴度有 1/3 迅速升高。

4. 鉴别诊断：应与食管憩室、其他原因引起的食管溃疡鉴别。

【治疗】

1. 一般治疗：流质饮食或软食；咽下疼痛剧烈者可适当给予止痛、解痉、镇痛剂。

2. 药物治疗

(1) 制霉菌素（nystatin）：以 50 万～100 万单位溶于 4ml 蒸馏水中，含嗽后缓慢咽下，一日 4 次，一般疗程为 1～2 周，或需延长。亦可将制霉菌素 240 万 U/日溶于 12ml 水中分 4 次使用。为增加该药的黏滞性以使药物较长时间黏附于食管壁和病变处，从而提高疗效，可加入等量 0.5～1% 甲基纤维素溶液，分次吞服。

(2) 酮康唑（ketoconazole）：每日 200mg 口服，10 日为一疗程。

(3) 氟康唑（fluconazole）和伊曲康唑（itraconazole）：均为广谱抗菌药物，尤其适用于系统性念珠菌感染。两者均每日 100～200mg 口服，10～15 日为一疗程。

(4)5 - 氟胞嘧啶:250 ~ 500mg,每日 4 次,口服。用药过程中应观察血象和肝功能变化,肾功能有损害者忌用或慎用。

(5)克霉唑:1g,每日 3 次,口服。

(6)双氯咪唑:是一种广谱强力抗菌药物,常用 250mg 口服,每日 3 ~ 6 次,或 200 ~ 1200mg 静脉注射,每 8 小时 1 次,3 周为 1 疗程。

(7)我国研制的两性霉素 B(庐山霉素)、球红霉素、金褐霉素(代号 R22)、土槿甲酸和大蒜素等对本病亦有较好的疗效,可选用。

(王天才)

主要参考文献

萧树东. 2002. 胃肠病学和肝病学——基础理论与临床进展. 上海:上海世界图书出版社,24:306 - 310.

薛玉兰,周洪涛,梁祖兰,等. 2000. 食管霉菌感染 21 例. 世界华人消化杂志,8(21):49 - 50.

Pandak WM, Arezo S, Everett S, et al. 2002. Short course of omeprazole: a better first diagnostic approach to noncardiac chest pain than endoscopy, manometry, or 24 - hour esophageal PH monitoring. J Clin Gastroenerol, 35:307 - 314.

VAKLL N. 2005. How valuable are proton - pump inhibitors in establishing a diagnosis of gastro - oesophageal reflus disease. Aliment Pharmacol Ther, 22(Suppl 1):64 - 69.

食管 Crohn 病

Crohn 病是病因未明的胃肠道慢性肉芽肿性疾病。本病从口腔至肛门各段消化道均可累及。病变呈跳跃式或节段性分布。病变累及食管的病变可能是 Crohn 病的一部分,称之为食管 Crohn 病(Crohn's disease of esophagus),亦可称之为肉芽肿性食管炎(granulomatous esophagitis)。

【诊断】

1. 临床表现：当患者有食管 Crohn 病同时伴有炎症性肠病（IBD），则诊断本病可能性大。本病的主要症状为吞咽困难和疼痛，有时亦可呈自发性胸骨后疼痛。部分患者可合并皮肤湿疹、口腔、会阴部等处溃疡，关节痛等。活动期患者红细胞沉降率增快。

2. 特殊检查

（1）内镜检查：可见食管黏膜水肿、充血、溃烂、浅表溃疡，以及肉芽肿等。组织活检为急性或慢性非特异性炎症。

（2）食管 X 线钡餐检查：病变初期多见于食管下段，以后逐渐向上延伸、蔓延，甚至累及整个食管。X 线显示食管黏膜呈不规则或食管腔狭窄。

本病的诊断应结合内镜、X 线和病理结果综合考虑。与易于识别的 IBD 并存时诊断较易。但当食管 Crohn 病单独存在时，需与食管真菌病、食管结核、食管结节病鉴别，后者鉴别甚为困难，而前两者可通过细菌、真菌培养及涂片染色予以鉴别。

【治疗】

早期无穿透性溃疡的患者，可先用激素治疗，但易于复发。凡激素治疗不能控制病情，且有穿透性溃疡者，应考虑手术治疗。

（王天才）

主要参考文献

陆再英、苗懿德主译. 2011. 内科鉴别诊断学（第 19 版）. 北京：中国医药科技出版社：812－818.

American Gastroorterologial Association：1999. Medialposition statement on management of oropharyngeal dysphagiz. Gastroenterology, 116(2)：452－454.

Schwitzer W, Borvicka J. 1993. Motilitätsstörungen und unter－suchungs-methoden des oesophagus. Schweizer Med. Wöcheschr, 123：8－14.

四、贲门失弛缓症

贲门失弛缓症是食管贲门神经功能障碍性疾病。由于食管壁内神经丛与平滑肌损害及迷走神经功能障碍,引起食管贲门失弛缓,致使下食管括约肌(LES)压力升高。吞咽动作后LES不能充分松弛,食物不能进入胃中,同时由于食管动力障碍,蠕动差而致食物及液体潴留于食管内,故临床以吞咽困难、胸骨后疼痛及食物反流为最常见症状。病程10年以上2% ~ 7%的病例可合并食管癌。

【诊断】

1. 临床表现:主要为吞咽困难,为最早、最常见也是最突出的症状,占80% ~90%甚至以上,其次为胸骨后不适(性质不一,可为灼痛、闷痛、刺痛或锥痛)、胃灼热、食物反流、体重减轻、消化道出血及呼吸系统症状。

吞咽困难可时隐时现,一般开始缓慢,经数月甚至数年逐渐加重,亦可突然发生,为进食时胸骨后不适和梗阻感。患者常习以为常,能借助饮水或吸气使之缓解。症状较重与病理改变不一致系本病的重要特征。

除吞咽困难外,进食后呕吐、误吸,有腐臭味的嗳气。随病情进展,可致食管迂曲和扩张。患者取卧位时,食管内滞留的食物可逆流入口腔或反流入肺,导致并发肺不张、肺脓肿和吸入性肺炎。

长期摄入不足可见体重下降、贫血,严重时可发生营养不良和维生素缺乏以及水电解质平衡失调。晚期极度扩张的食管压迫邻近器官可引起气急、发绀,食管严重滞留时常并发食管炎,有的为真菌性食管炎。

2. 特殊检查

(1)X线检查:病史长和食管有扩张者胸片显示纵隔右侧光滑而规则的食管轮廓。食管吞钡早期食管中下段轻度扩张、正常蠕动减弱或消失、不规则食管收缩、食管下端和贲门部呈特征性的鸟嘴状或胡萝卜根状变细进入膈下:中期食管明显增宽;晚期食管扩张明显、食管下端呈囊袋状扩大、中下段运动消失。滞留于食管内的钡剂可因口含硝酸甘油引起食管下括约肌的松弛开放而突然迅速地进入胃内。这一征象有助于贲门良恶性病变的鉴别。

(2)内镜检查:本病内镜表现缺乏特异性,可见食管腔扩张、食管内混有较多食物渣和滞留液、食管壁有轮状收缩环、贲门区紧闭、其上端的食管内径增宽,内镜充气不开放等改变。食物不易经食管进入胃内,而胃镜常可通过此口进入胃内而无阻力。

(3)食管测压:食管下 2/3 段推进运动消失,约 50% 的患者 LES 静息压(LESP)升高;吞咽时 LES 不松弛或松弛不全。少数松弛完全但时程短(<6s);能对各种食管运动功能障碍作出鉴别。

(4)饮水试验:置听诊器于剑突下,嘱患者饮水一杯,正常人 10 秒钟左右可听到水进入胃发出的声音,本病患者延长,甚至完全听不到。

3. 鉴别诊断

(1)反流性食管炎:①有食管炎、管腔狭窄及食管裂孔疝的证据。②LES 压力降低。③食管内 pH 下降。④各种检查有反流现象。

(2)弥漫性食管痉挛:①有胸痛。②LES 可弛缓。③X 线检查食管排空迅速。④食管测压可见食管体部压力曲线呈强而有力的重复波,对醋甲胆碱无过强反应。

(3)食管神经官能症(如癔球症):大多为咽至食管部分有异物感,但无进食哽噎症状。

(4)食管癌:①内镜下有肿瘤的肉眼表现。②组织病理活检可明确诊断。

【治疗】

1. 一般治疗:少食多餐,避免进食过快及过冷、过热或刺激性食物,解除精神紧张,必要时给予镇静剂。可针刺内关、足三里、上腹部、公孙等穴位。食管极度扩张者应每晚睡前行食管插管吸引。

患者大多情绪紧张、焦虑,导致病情加重,应用阿普唑仑0.4mg,每日3次;或黛安神1片,每晚1次;或百忧解25mg,每晚1次;或多塞平25mg,每日3次,可抑制中枢神经兴奋性,降低患者的紧张情绪,缓解症状。

2. 药物治疗

(1)胃肠动力药物:患者晚期常继发食管运动明显减弱,排空延迟,故可采用胃肠动力药物莫沙必利5mg,每日3次;甲氧氯普胺5~10mg每日4次口服;或多潘立酮10~20mg每日4次口服,增加LESP和食管下端的蠕动,缩短食管与酸性反流物的接触时间。

(2)胆碱能药物:丁溴东莨菪碱10~20mg/次,肌内注射或静脉注射,可阻断M胆碱受体,使乙酰胆碱不能与受体结合而松弛平滑肌,改善食管排空,可获疗效。

(3)钙离子拮抗药:可干扰细胞膜的钙离子内流,解除平滑肌痉挛,可松弛LES,有效解除吞咽困难及胸骨后疼痛。硝苯地平舌下含服能降低LES静止压、食管收缩振幅和自发性收缩频率,同时也能改善食物在食管中的排空,使吞咽困难改善。常用量为10~20mg,每日3次。

(4)硝酸盐类:硝酸盐或亚硝酸盐类药物在体内降解产生NO,松弛LES,从而缓解患者临床症状。常用药物:硝酸甘油0.3~0.6mg,每日3次餐前15分钟舌下含服,硝酸异山梨酯5~10mg餐前10~20分钟舌下含服,每日3次,疗程不宜过长,一般为2周,以防止产生耐药性。

(5)局部麻醉剂:2%普鲁卡因溶液60ml于餐前15~20分钟口服,有助于LES松弛,可能与该药抑制兴奋活动过程,而使LES松弛首关。

3. 主要的内镜下治疗方法

(1)内镜下扩张治疗:通过机械方法使部分LES属纤维断裂,降低LESP,以缓解其梗阻症状,以气囊扩张术应用最为广泛(参见内镜治疗部分)。

(2)POEM手术:全称为经口内镜下肌切开术,是最近几年发展起来的新技术。是在食管表层(黏膜)“开窗”后,沿食管夹层(黏膜下层)直视下切开食管下端及贲门周围肌肉,再用金属夹缝合表层裂口。手术时间短,创伤小,恢复特别快,疗效可靠。

(3)其他:如内镜下肉毒杆菌毒素注射治疗、记忆合金支架置入治疗、硬化剂治疗、微波治疗等,相对应用较少。

4. 手术治疗:Heller 术是治疗贲门失弛缓症的主要术式,可在胸腔镜下操作,疗效较确切。

(王天才)

主要参考文献

常栋,龚武,崔永,等. 2011. Heller 手术加膈肌瓣成形术治疗贲门失弛缓症的远期效果. 中华胸心血管外科杂志,27(9):567-570.

龚伟,智发朝,刘思德,等. 2011. 经口内镜肌切开术治疗贲门失弛缓症的实验及临床经验. 中华消化内镜杂志,28(11):619-622.

李亮,朱博群,周平红,等. 2011. 贲门失弛缓症的内镜治疗新进展. 中华消化内镜杂志,28(2):116-118.

梅长林,李兆中,等. 2003. 贲门失弛缓症的诊断及治疗进展//梅长林. 内科学教程(上册). 北京:人民卫生出版社,477-478.

王金,王锦光,周发忱,等. 2011. 胸腔镜食管下段肌层切开术治疗贲门失弛缓症 47 例. 中华胸心血管外科杂志,27(5):311.

周震宇,莫剑忠. 2012. 贲门失弛缓症的治疗. 胃肠病学,17(1):56-58.

朱海东,郭金和,滕皋军. 2011. 食管支架成形术治疗食管狭窄现状及研究进展. 介入放射学杂志,20(6):494-496.

Katz PO, Castell JA. 1999. Nonachlasia motilitz disorders //Castell DO. Richter JE. The Esophagus. 3rd ed. Lippincott Williams S. Willikins.

五、食管异物

系常见的内科急诊,多因误食异物所致,亦可因医源性因素所致。多数异物经食管进入消化道而无任何临床症状,少数异物停留在食管的三个生理狭窄处(环咽部、主动脉弓及左总支气管的食管压迫和膈食裂孔)和颈胸交界处。若上述异物为损伤性异物,并卡塞于食管内,可产生食管壁程度各异的损害。可引起黏膜充血水肿糜烂,甚至发生溃疡、出血和穿孔,异物穿破纵隔、胸膜常引起气胸或严重的感染。

【诊断】

1. 临床表现:典型症状为胸骨后疼痛和吞咽困难。临床症状轻重不一,与异物是否为损伤性、大小和损伤食管的程度有关。小儿患者常伴有呼吸道症状和涎液增多,系因异物在食管上端刺激气管、食管卡塞后分泌物和涎液逆流入气管或并食管气管瘘。

本病最常见的并发症为损伤性食管炎和食管穿孔。亦可引起颈深部脓肿、肺脓肿、脓胸和纵隔脓肿等,少数患者因穿破大血管造成大出血,极少数患者可出现窒息死亡。

2. 特殊检查

(1)放射线检查:食管碘油造影或钡餐检查可明确异物在食管的部位、大致形态和有无并发症。

(2)CT检查:可更清楚显示异物具体情况,了解其和主动脉的关系,以及纵隔、胸腔情况。

(3)内镜检查:对急诊食管异物可行急诊内镜检查,条件允许时,可行内镜下异物摘出术。

【治疗】

1. 药物治疗:损伤性食管异物可引起食管感染,可经静脉途径给予抗生素。

2. 内镜取异物术:凡异物未刺入食管壁内者均可成功取出,对食管周围脓肿可扩大引流口,有助于内引流或施行脓腔内置管引流。

3. 手术治疗:异物形态特殊、刺入食管壁内、内镜无法取出者或疑有食管穿孔、纵隔或胸腔出现严重并发症者,应急诊手术治疗。

(王天才)

主要参考文献

陈天明，倪杨，周孟如．2006．胃镜治疗上消化道异物方法的探讨．临床消化病杂志，18(2)：112－113．

黄秀红，吴良慧，杨凯茜，等．2012．经鼻胃镜取出食管异物19例．世界华人消化杂志，20(2)：149－157．

Palanivelu C，Rangarajan M，Madankumar MV，et al. 2008. Minimally invasive therapy for benign tumors of the distal third of the esophagus：a single insitute's experience. J Laparoendosc Adv Surg Tech A，18：20－26.

Rahden BH，Stein HJ，Feussner H，et al. 2004 Enucleation of submucosal tumors of the esophagus：minimally invasive versus open approach. Surg Endosc，18：924－930.

六、食管裂孔疝

食管裂孔疝(hiatus hernia)系指部分胃囊经正常横膈上的食管裂孔凸入胸腔，其发病率随年龄增加而增高。

【诊断】

1. 临床表现

(1)咽下困难及疼痛：多见于食管炎糜烂或溃疡及伴食管痉挛患者，开始为间歇性，进过热、过冷食物时发作。

(2)反胃和胸骨后烧灼感：主要由胃内容物反流引起反流性食管炎所致，多见于滑动型。剑突下或胸骨后烧灼样疼痛在半卧位、站立或呕吐食物后减轻。饱餐、弯腰、下蹲、咳嗽等症状加重。反胃亦较常见，有时可吐出未消化的食物。

(3)其他：可有慢性少量出血，可致缺铁性贫血。合并疝扭转、嵌顿可引起大出血。其他症状如贲门部疝入食管裂孔可反射性地引起咽部异物感，巨大裂孔疝嵌顿可压迫心、肺、纵隔，产生气急、咳嗽、发绀和心悸等症状。

多数滑动性食管裂孔疝症状轻微，易被忽视。对年龄较大、体型肥胖、有胃食管反流症状者应想到本病，疝到胸内胃能直接压迫心脏，有时酷似心绞痛，易误诊。症状卧位时加重，立位时减轻或消失者对本病有提示性。值得注意的是呕吐时,腹壁强力收缩和食管缩短,贲门部经裂孔移至膈上属正常情况,如内镜检查时因患者出现恶心、干呕引起的贲门部上移不应诊断本病。最后确诊需依赖X线或内镜检查。

2. 特殊检查

(1)食管胃X线钡餐检查:确诊主要靠钡餐X线检查,对于可复性裂孔疝(特别是轻度者),一次检查阴性也不能排除本病,临床上高度可疑者应重复检查。采取特殊体位(头低足高位)的加压法,滑动性疝可见膈上疝囊征,食管胃环征和疝囊内出现胃黏膜皱襞影。小的食管旁疝可见胃底通过食管裂孔,在食管左侧脱入胸腔内,巨大的食管裂孔疝在胸透或胸部平片中,可在心脏左后方见到含气的囊腔,吞钡检查直接征象为疝囊内有胃黏膜影,膈上食管胃环、食管下端括约肌升高。间接征象为膈食管裂孔增宽>2cm,钡剂反流入膈上囊>4cm,食管胃角变钝,膈上3cm以上出现功能性收缩环。

(2)内镜检查:贲门松弛、增宽、食管齿状线上移;当患者有恶心或呃逆反应时,胃镜下可见橘红色胃黏膜突入食管;合并反流性食管炎时,可见食管贲门充血水肿、出血糜烂、溃疡及瘢痕性狭窄。

3. 鉴别诊断:应与胃炎、消化性溃疡、胆道疾患、上消化道肿瘤、心绞痛、心肌梗死及胃肠或咽喉神经官能症等鉴别。出现咽下困难时,应与食管癌作出鉴别。

【治疗】

1. 一般治疗:①详细向患者解释病情,消除疑虑。有焦虑或精神紧张者可适当应用镇静剂。②避免有刺激性的食物,少食多餐,缓慢进食。餐后或夜间平卧时取头高足低位,睡前不宜进食。平常应避免增加腹内压的因素,如弯腰或便秘等。③忌用抗胆碱能药物,因可降低食管下端括约肌的张力,促进胃食管反流,延缓胃的排空作用。

2. 药物治疗:H_2受体拮抗药和质子泵阻滞剂对本病缓解症状有一定的疗效,亦可选用增强黏膜防御力的药物,如De-Nol或果胶铋等,或试用促动力剂。

3. 外科治疗：手术治疗可纠正裂孔疝的解剖缺陷，但术后易发生食管胃连接部功能障碍，手术复发率亦高，一般多数患者应采取内科治疗。手术指征：①疝囊扭转或绞窄造成急腹症者。②疝囊较大，且反复出现疝嵌顿，并引起压迫症状者。③严重食管炎、反复出血、溃疡及狭窄。手术目的为加强 LES 张力和防止反流，修复扩大的食管裂孔，处理疝囊。

【预后】

多数患者采取内科治疗，可取得较好的疗效。

（王天才）

主要参考文献

谢桂平，李延青，赵景润，等. 2008. 胃食管阀瓣与反流性食管炎及食管裂孔疝关系的初步研究. 中华消化内镜杂志，25(4)：193－196.

张泰昌. 2004. 食管裂孔疝的内镜诊断. 中华消化内镜杂志，21(5)：293－296.

七、食管贲门黏膜撕裂综合征

食管贲门黏膜撕裂综合征（Mallory－Weiss syndrome）系指由于剧烈频繁恶心、呕吐引起食管内压力突然增高，导致下端食管或贲门部黏膜纵行撕裂，发生上消化道出血的一组病征。由于内镜的广泛应用，尤其对上消化道出血的急诊胃镜检查率的提高，其检出率逐年上升，约占上消化道出血病因的 2.7%～14.7%，发病年龄高峰在 30～50 岁，男性多于女性。

【诊断】

1. 临床表现：诊断首先依靠病史。凡在饱餐、服药、饮酒后发生恶心、呕吐继之出现呕血、黑便者均应想到本病可能。尤其是在伴有食管裂孔疝的患者。典型者发病前常有诱因导致频繁而剧烈的呕吐，继之出现呕血及黑便，甚至发生失血性休克。与食管自发性破裂相比，疼痛不明显，多数仅表现为无痛性出血。由于是动脉出血，故出血量甚大，出血严重者可导致失血性休克,甚至死亡。部分病例出血很少,仅在呕吐物中带血丝或仅有黑便而无呕血。少数患者剑突下或胸骨后出现程度不等的疼痛和轻度压痛。

2. 特殊检查

(1)内镜检查:急诊内镜检查有重要诊断价值,可见食管下端靠胃体上部黏膜撕裂,以小弯侧更为多见,裂痕呈纵行线状,常覆盖有凝血块或新鲜出血,裂痕周围有黏膜充血、水肿。

(2)血管造影:活动性出血时,施行肠系膜上动脉或腹腔动脉造影,可见造影剂在黏膜撕裂处溢出,并沿食管向上流,可显示食管黏膜的轮廓,或流向胃底部。

(3)X线检查:常规钡餐造影对本病诊断率甚低,气钡双重造影检出率约为70%。

3. 鉴别诊断

(1)食管疾病:食管炎、反流性食管炎、食管憩室炎、食管溃疡及食管癌。

(2)Boerhaave综合征:本病可引起食管破裂,有呼吸急促、腹肌触痛、颈部皮下气肿三联征,胸腹部X线检查出现气胸、腹水、液气胸、纵隔气肿等改变,行碘油食管造影检查确诊。

(3)胃、十二指肠疾病:残胃炎、残胃溃疡或癌、胃淋巴瘤、平滑肌瘤或肉瘤等。胃肠吻合术后空肠溃疡和吻合口溃疡、门静脉高压食管胃底静脉曲张破裂出血等。据病史及急诊内镜检查,可资鉴别。

【治疗】

1. 一般治疗:卧床休息、禁食。严重出血者应予重症监护。保持呼吸道通畅,避免呕吐时引起窒息。大量出血在出血停止24小时后可进流质。补液、必要时输血以补充血容量及纠正休克,稳定生命体征。多数患者出血后常有低热,一般无需使用抗生素。

2. 药物治疗

(1)止吐镇静:可肌内注射甲氧氯普胺10mg或地西泮10mg。

(2)药物止血:①冰盐水灌注,每次300ml,每30~60分钟一次，连续灌注 2～3 小时；②口服 8～16mg/100ml 去甲肾上腺素溶液，每 10～15 分钟一次，每次 30ml。

（3）H_2 受体拮抗药或质子泵抑制剂可降低胃酸分泌、促进伤口愈合。

（4）其他止血治疗：动脉导管灌注垂体后叶素，以 0.1～0.2U/min 速度灌注，最高浓度为 0.3～0.4U/min，持续 12～24 小时，或从动脉导管注入栓塞剂（明胶海绵或硅胶小球等）可达到止血目的。在止血过程中，同时进行原发病的处理。

3. 内镜治疗：内镜下注射与钛夹联合治疗能有效止血。尤其对撕裂面不大的患者可避免手术的痛苦，且止血效果可靠、定位准确和操作简便等优点，可作为首选的治疗。

4. 外科治疗：手术治疗适应证包括①经内科治疗无效者；②大量出血不止危及生命者；③有食管穿孔可疑者。缝合撕裂的黏膜及结扎出血的血管。术后应进行胃肠减压以防止呕吐再度引起出血。

【预后】

采用保守治疗，出血多能停止，出血量大者经上述治疗后，出血亦可停止，预后良好。

（王天才）

主要参考文献

郝晋雍，黄晓俊. 2011. 内镜下注射与钛夹联合治疗食管贲门黏膜撕裂综合征出血的临床研究. 胃肠病学和肝病杂志，20(4)：307－351.

李基诚，和为美. 2002. Mallory－Weiss 综合征 20 例临床分析. 中华消化内镜杂志，19(1)：20.

邵燕，徐正婕，范建高，等. 2001. 食管贲门撕裂综合征 9 例. 胃肠病学，6(2)：92－93.

八、食管憩室

食管憩室（oesophageal diverticulum）为与食管腔相通的囊

状突出,可以是食管壁全层或其部分组织突出于食管腔外。国人的憩室具有如下特点:①食管和胃少见,十二指肠发生率最高,空回肠和结肠次之;②以食管中段憩室居多;③患病率随年龄增长而增加,60岁以上老年患者占半数以上;④食管憩室多无症状而不需特殊处理。依憩室壁的构成分为假性(缺少食管壁的肌层)和真性(含有食管壁的全层)憩室;按发病部位分为咽食管、食管中段和膈上食管憩室;依据其机制分牵引性、内压性及牵引内压性三类。另外,亦可分为后天和先天性憩室。各种憩室中以咽食管憩室较多见,即Zenker憩室,是位于后咽部环状咽肌上半部的憩室,起源于肌肉壁的预先薄弱部位,常见于老年人,可通过放射科的典型表现或动态摄像内镜确诊。小的Zenker憩室可引起吞咽困难,而大的憩室可引起食物的反流吸入、咽部咳嗽及吸入性肺炎。食管中部和下部的牵引性憩室几乎不引起症状。

【诊断】

1. 临床表现:①咽食管憩室早期有咽部异物感和黏液分泌增多;随着憩室增大可出现咽下困难和发酵食物的反流,夜间反流者可致吸入性肺炎、肺不张和支气管炎等。憩室压迫颈交感神经可出现Horner综合征,压迫喉返神经可引起声音嘶哑;②食管中段憩室多无症状,罕见食物淤积其内,少数患者有咽下困难,憩室过大有食物反流,并发炎症时有胸骨后疼痛;③膈上食管憩室常有胸骨后不适、食物反流、疼痛及咽下困难等症状。④体征可因憩室较大,长期影响进食,导致消瘦和营养不良。

2. 特殊检查

(1)X线检查:食管憩室的X线具有特征性,不易与其他疾病混淆。咽食管憩室采取左侧斜位,头部转向左侧时显示更好。初期憩室呈半月形光滑膨出,后期呈球形,突于纵隔内,并发炎症时黏膜粗糙。食管中段憩室可见圆锥状、帐篷状的光滑膨出。

(2)内镜检查:可见憩室的开口、大小及部位,亦可除外有无炎症、溃疡、出血和癌变。

【治疗】

1. 一般治疗：取决于有无症状和并发症，原则上各种无症状的憩室一般不需要治疗。Zenker 憩室症状轻又无并发症，可采取保守治疗。嘱餐后俯卧和反复做咳嗽或吞咽动作可使憩室症状缓解。

2. 药物治疗：伴有憩室炎时，给予抗生素和制酸剂治疗。

3. 手术治疗：凡食管憩室保守治疗无效或有并发症者（憩室周围炎导致脓肿或瘘管形成或穿孔者、吞咽困难）需手术切除憩室，不应留有憩室袋，否则易再发憩室。

【预后】

无并发症的食管憩室预后良好。

（王天才）

主要参考文献

贾林，黄开红，李瑜元，等. 2002. 国人消化道憩室的发病学特征及其并发症. 中华消化杂志，22(7)：419－422.

张媛，朴熙绪. 2002. 胃镜诊断多发食管憩室伴食管支气管瘘. 中国内镜杂志，8(3)：45.

九、食 管 穿 孔

主要因医源性和外伤性因素所致，系指由器械、组织穿刺、活检、异物、外伤、腹压增加、食管本身或其邻近器官病变等引起的食管破裂穿孔。外伤性食管穿孔常伴有附近器官的损伤，且伤势较重。若诊断和处理不及时，食管穿孔病死率可高达 20%。

【诊断】

1. 临床表现　食管穿孔有典型的三联征表现，即发热、疼痛和呼吸困难；外伤性食管穿孔伴有头颈部或胸内其他脏器的损伤；同样，常规体征有颈部皮下气肿、液气胸等。食管狭窄行气囊或导管扩张治疗时，患者突然出现咽下、胸骨后、肩部或上腹部疼痛，并有呼吸困难，面色苍白，烦躁不安甚至有血压下降,脉搏增加、大汗淋漓等休克表现,有上胸部皮下气肿、捻发感和颈部压痛时,应高度疑及食管穿孔。

2. 特殊检查

(1)胸部及颈部X线检查:可显示颈部组织和纵隔内有气体影像。如穿破纵隔,可出现一侧液气胸,有脓肿形成时出现液平面。

(2)食管碘造影:能显示碘油从食管穿孔口流入纵隔的图像。

(3)胸部CT:能明确了解异物的定位以及和相邻脏器的关系,有利于制订最佳治疗方案。

(4)口服亚甲蓝溶液:病情危重者此方法可协助诊断。

【治疗】

一旦确诊食管穿孔应尽早施行外科手术治疗,即食管穿孔修补术。颈段者应经颈部引流或修补,胸腹段的手术时间、途径、方法与自发食管破裂类似。值得注意的是外伤性食管穿孔的治疗应重视其他脏器损伤和多处穿孔的修补。内镜治疗(如食管狭窄扩张术、黏膜剥离术等)时发现及时,可以钛夹封闭穿孔,并放置胃管引流,术后使用抗生素防治感染,必要时仍需外科手术治疗(图2-2)。

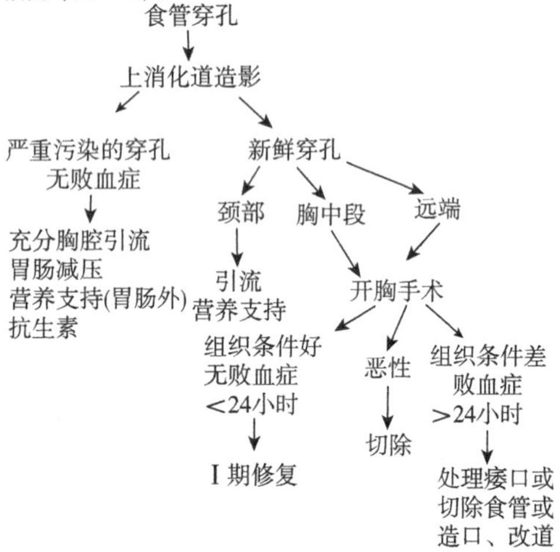

图2-2 食管穿孔常见情况下的推荐治疗

【预后】

预后差别较大,尤其是胸段食管穿孔的病死率较高,影响预后的因素主要是确诊时间、手术时机、手术方式的选择以及胸腔、纵隔感染程度。

主要参考文献

吴加国,姒健敏,戴宁,等. 2006. 内镜超声在食管尖锐异物诊治中的作用. 中华消化杂志,26(5):339.

谢旭宜,马力,郭申杰. 2011. 食管穿孔的诊断及治疗. 河南外科杂志,17(3):49-50.

周新刚,禹亮,王柏春,等. 2008. 食管破裂与穿孔的诊断和治疗. 哈尔滨医科大学学报,42(1):93-94.

（王天才）

十、食管弥漫性痉挛

食管弥漫性痉挛(diffuse esophageal spasm,DES)主要是发生于中下段食管,特别是在同一时间内食管有重复的无节律性地强烈收缩,食管动力学研究证明它是一种非协调性食管运动亢进的疾病。本病可能与食管神经-肌肉变性、精神心理因素、感觉异常、食管黏膜刺激、炎症和衰老因素有关。本病可发生于任何年龄,但以 50 岁以上多见,男女发病无差异,发病比食管贲门失弛缓症少见。

进食固态和液态食物的吞咽困难可由食管运动(弥漫性食管痉挛、"Nutcracker"食管、食管下括约肌高压)痉挛障碍引起。有典型吞咽困难症状的失弛缓可伴有弥漫性食管痉挛(伴有痉挛性的胸骨后疼痛"剧烈失弛缓")。

【诊断】

1. 临床表现:胸痛是最具特征性的症状之一,尤其是老年人,疼痛位于胸骨后及肩胛骨区域放射,酷似心绞痛。有时需用止痛药物方能缓解,部分患者胸痛程度较轻。胸痛可突然发作,甚至夜间痛醒,常发生于精神紧张、情绪激动或进食时。硝酸甘油可缓解症状。有时可为进食过冷或过热液体所诱发。疼痛发作时,患者往往不愿经口进食。

咽下困难为另一重要表现,较常见,呈间歇性、非进行性加重,可能伴有胸痛。吞咽液体或固体食物均可引起咽下困难,过热或过冷的食物更容易诱发。自觉食管中、下段有梗阻感,多为间歇性,与进食及精神因素密切相关。有时食物停留在食管的"梗阻"段,当吐出食物后,方觉胸骨后阻塞缓解。另外,亦有神经过敏症状,体重减轻和吸入性肺炎甚为罕见。但食管痉挛和冠脉痉挛也可以同时出现。痉挛可由多种因素(反酸、紧张、过热或过冷的饮食)诱发。

2. 特殊检查

(1)X线检查:食管吞钡可见蠕动加速,食管变形,如螺旋样、串珠样、假憩室样改变。其典型X线表现为下部分食管张力过高、活动亢进、呈现单纯性狭窄或节段形痉挛。

(2)食管动力学检查:可见异常、振幅较大的蠕动性收缩波,每次时间较长,占吞咽动作的25% ~30% 。

测压检查可显示食管体部同时发生不协调、非推动性的收缩及间歇性正常蠕动。收缩的持续时间可异常延长,不协调收缩所引起的平均压力可以和正常蠕动者相似,但可显著增高。压力测定显示,食管上1/3的功能正常,LES压力多正常,但有时也增高。本病典型的特点为测压可见食管内带段性压力升高,而"Nutcracker"食管蠕动时则只见远端部分出现压力高峰(>150mmHg)。另外,典型的X线表现可见第三蠕动波并伴有蠕环之间的假憩室形成。第三蠕动波只是间断短时出现。醋甲胆碱试验结果达不到贲门失弛缓症时的水平。

(3)固体食物团食管闪烁造影:此法多用于上述两种方法检查正常的吞咽困难者。患者卧位在连接有电脑的γ照相机下给予过锝酸盐75MBq的固体胶块4ml和水15ml同时咽下,当出现食团卡住2次,或输送时间长于9.7秒者为阳性结果。

【治疗】

1. 一般治疗:解除患者思想顾虑,了解本病是一种良性病变,当精神紧张时可适当给予镇静剂,饭前使患者心情放松,避免过冷、过热有刺激的辛辣食物,应细嚼慢咽。

2. 药物治疗:病情中度者,疼痛发作时含服硝酸甘油(0.3mg,舌下)或二硝酸异山梨醇(5mg,舌下)。每餐前15分钟口服硝苯地平10mg,共2周左右,可使胸痛及吞咽困难症状改善。对于并发于其他疾病的弥漫性食管痉挛,应治疗其原发病。

3. 肉毒杆菌毒素(BTX)注射治疗。

4. 食管扩张术:药物治疗无效可施行气囊扩张术。

5. 手术治疗:病情重、上述措施无效可行食管肌切开术,多数患者有良好效果。

【预后】

本病预后良好。

（王天才）

主要参考文献

王晓红. 2012. 78例弥漫性食管痉挛的临床诊疗分析. 中外健康文摘,9(27):258-259.

朱春兰,祝喜萍. 2008. 弥漫性食管痉挛的诊治现状. 世界华人消化杂志,16(23):2565-2569.

Trudgill NJ, Riley SA. 2001. Transient lower esophageal sphincter relaxations are no more frequent in patient with gastroesophageal reflus disease than in asympotomatic volunteers. Am J Gastroenterol, 96(9):2569-2574.

Pehlivanov N, Liu J. Mittal RK. 2001. Sustained esophageal contraction a motor correlate of heart bum symptom. Am J Physiol Gastrointest Liver Physiol, 28(3):743-751.

十一、食管璞和食管环

食管环是位于胃和食管移行部、仅几毫米厚(Schatzki环)的环状黏膜狭窄,或者是食管远端的有弹性的肌肉环。膜(Web)通常位于食管上端,呈偏心半环形。在吞咽固体食物时食管环会引起间歇性的吞咽困难,而食管膜患者通常无症状。这些狭窄的原因不明,可以是先天的(肌肉环),或者在缺铁时出现的 Plummer - Vinson 综合征。内镜可清楚显示食管腔内有一层薄而脆的璞状隔膜,食管环则为增厚而韧的狭窄环。食管璞和环与食管的肌肉收缩和狭窄难以鉴别。借助患者的临床症状、体征、食管测压、X 线和内镜检查可以证实食管璞和环在食管所在的部位,本病可分为四种类型,即上食管璞、中食管璞、下食管璞、下食管环。

【诊断】

1. 临床表现:主要为吞咽困难,常呈间歇性反复发作,进食时常感觉胸骨后有阻塞感,不能下咽,其吞咽困难与进食方式密切相关。患者取呕吐或饮水后,稍等片刻症状缓解。当患者改变进食的方式,情绪稳定后则症状缓解。

本病早期常无胸骨后灼热(胃灼热感),系因食管环具有防止酸性胃液反流的功能。随病情进展或反复扩张后,虽吞咽困难的症状减轻或消失,但胃食管反流胸骨后胃灼热感的症状随之加重,甚至引起反流性食管炎。

2. 并发症:食管狭窄、食管梗阻;食管自发性破裂系因反复发作或食管扩张所致。

3. 特殊检查

(1)内镜检查:食管腔内可见大小不一、宽窄不等的间隔,镜检时务必先充气把食管下段完全膨胀起来。食管璞为有色的半月形黏膜皱褶,光滑、细薄,内有小血管,活组织检查除外炎症和肿瘤,如食管炎、食管癌等。

(2)X 线检查:患者采取侧卧位作 Valsalva 动作时摄片留档,可显示本病的 X 线图像。吞钡后侧位摄片可见于环状软骨水平下有食管璞,从食管前壁沿侧壁向后伸出于管腔中,呈一细薄的板状充盈缺损。

【治疗】

1. 一般治疗:患者进食时应注重正确的进食方法,避免紧张、激动,缓慢吞咽、细嚼食物,必要时可适当应用解痉剂。当食物在食管内发生梗阻时,需行急诊内镜取出阻塞的食团,解除梗阻。

2. 内镜治疗:采取食管扩张治疗可明显缓解症状。

3. 外科手术治疗:目的是为了断裂环节、解除梗阻及并存的反流。本病形成纤维环致成轮状狭窄时可行外科切除。当患者合并有食管裂孔疝时,施行狭窄环切除时,亦应修补食管裂孔疝。

(王天才)

主要参考文献

王其彰. 1999. 食管环与食管蹼//姚希贤. 临床消化病学. 天津:天津科学技术出版社,460 - 641.

张阳德. 2001. 食管环与食管蹼. 北京:人民卫生出版社,10:117 - 120.

十二、食管良性肿瘤

食管肿瘤中大部分为食管癌,食管良性肿瘤较为少见。约占食管肿瘤的10% 。本病可分为三种类型:发生于黏膜上皮的有息肉、乳头状瘤;发生于黏膜下层的包括血管瘤、脂肪瘤、囊肿、纤维黏液瘤;发生于肌层的有平滑肌瘤、神经纤维瘤等。其中最常见的良性肿瘤是食管平滑肌瘤。

食管平滑肌瘤

食管平滑肌瘤(Leiomyoma of esophagus)临床上多见于中年男性患者。

【临床表现】

多数患者常无临床症状,多在胃镜或X线检查时偶然被发现。当肿瘤增大时,主要为咽下困难,症状轻重常与肿瘤压迫的程度有关。部分患者出现上腹不适或胸骨后疼痛。当病变累及食管下端近贲门时,常影响下括约肌的功能,可导致胃食管反流,恶心、呕吐或胸骨后灼热感。当肿瘤压迫气管时,可出现呼吸道症状。少数患者可合并食管裂孔疝和贲门失弛缓症等疾患,肿瘤溃疡亦可发生上消化道出血。

【诊断】

1. 内镜检查:可见肿瘤呈半球形或球形突出于食管腔内,表面黏膜光整。超声内镜下病灶为边界明确的均质低回声或弱回声,多来源于黏膜肌层。

2. X线检查:可见局限性充盈缺损,呈半月形或新月状,边缘光滑,管壁无僵硬征象,钡剂通过无受阻或轻度受阻。

【治疗】

1. 内镜治疗

(1)内镜下高频电切术:方法同小息肉高频电切除术。

(2)内镜黏膜剥离术或切除术。

(3)内镜下透明帽结扎术。

(4)内镜超声指导下皮圈套扎治疗。

2. 微创手术治疗:采用胸腔镜手术。

3. 支架治疗:主要用于良性肿瘤较大、老年、体弱且不同意手术治疗的患者,不作首选。

4. 手术治疗:对内镜下无法摘除者应行手术切除。位于食管上或中段者可经右侧开胸,必要时可结扎奇静脉。下段者可经左侧开胸,肿瘤切除后应仔细检查黏膜有无破损漏气,并应将肌层缝合加固。少数病例需行食管胃吻合术和食管部分切除术。

其他良性食管肿瘤

此类包括血管瘤、纤维瘤、脂肪瘤、腺瘤、神经纤维瘤、乳头状瘤等,多无症状或出现轻度的梗阻症状。常于胃镜或钡餐检查时偶然发现,活检不能取到黏膜下的肿瘤组织,应做超声内镜进一步鉴别是黏膜下肿瘤还是壁外压迫。诊断确定后,根据其大小、部位和来源层次考虑内镜下微创治疗或手术治疗。

(王天才)

主要参考文献

陈妙辉，许国强，虞卫华，等. 2010. 内镜超声对食管平滑肌瘤的诊治价值. 中华消化杂志，30(5)：305－308.

黄贺，施宏，陈素玉. 2012. 内镜下超声指导下皮圈套扎治疗上消化道黏膜下良性肿瘤的临床价值. 中华消化内镜杂志，29(4)：223－224.

史宏灿，束余声，石维平，等. 2010. 全胸腔镜下食管平滑肌瘤切除12例临床分析. 中华全科医师杂志，9(12)：873－874.

周勇，王文公，曹彬. 2011. 纤维胃镜辅助胸腔镜下食管平滑肌瘤及间质瘤切除术. 中国医师进修杂志，34(32)：12－13.

十三、食　管　癌

食管癌是指从下咽到食管胃结合部之间食管上皮来源的癌，发病部位以食管中、下段居多。中国是世界上食管癌发病率和死亡率最高的国家，食管癌占全部肿瘤死因的第四位，比例为16.4%。

【病理】

早期食管癌指局限于食管黏膜和黏膜下层的肿瘤，不伴淋巴结转移，包括原位癌、黏膜内癌和黏膜下癌。早期食管癌大体分型为隐伏型、糜烂型、斑块型和乳头型。中晚期食管癌大体分型为髓质型、蕈伞型、溃疡型、缩窄型和腔内型。

组织学类型上，我国以鳞状细胞癌为主，占80%以上，而美国和欧洲的腺癌已超过鳞状细胞癌，占50%以上。食管腺癌主要起源于食管下1/3的Barrett黏膜的腺管状分化的恶性上皮性肿瘤，偶尔起源于上段食管的异位胃黏膜或黏膜和黏膜下腺体。

食管癌的癌前疾病包括慢性食管炎、Barrett食管炎、食管白斑症、食管憩室、食管失弛缓症、反流性食管炎和食管良性狭窄。癌前病变指鳞状上皮不典型增生，包括轻度、中度和重度不典型增生。

【诊断】

1. 高危因素:食管癌高发区,年龄在40岁以上,有肿瘤家族史或有食管癌的癌前疾病或癌前病变者是食管癌的高危人群。

2. 症状:吞咽食物时有哽噎感、异物感、胸骨后疼痛,或明显的吞咽困难等,考虑有食管癌的可能,应进一步检查。吞咽食物时有哽噎感、异物感、胸骨后疼痛一般是早期食管癌的症状,而出现明显的吞咽困难一般提示食管病变为进展期。临床诊断为食管癌的患者出现胸痛、咳嗽、发热等,应考虑有食管穿孔的可能。

3. 体征:大多数食管癌患者无明显相关阳性体征。临床诊断为食管癌的患者近期出现头痛、恶心或其他神经系统症状和体征,骨痛,肝大,皮下结节,颈部淋巴结肿大等提示远处转移的可能。

4. 辅助检查

(1)血液生化检查:目前无特异性血液生化检查。食管癌患者血液碱性磷酸酶或血钙升高考虑骨转移的可能,血液碱性磷酸酶、谷草转氨酶、乳酸脱氢酶或胆红素升高考虑肝转移的可能。

(2)内镜检查:是食管癌诊断中最重要的手段之一,对于食管癌的定性定位诊断和手术方案的选择有重要作用。是拟行手术治疗患者必需的常规检查项目。早期可见表浅溃疡,局部黏膜糜烂、增生或粗糙,易出血。对可疑部位应用碘染色和放大技术进一步观察,进行指示性活检,是提高早期食管癌检出率的关键。晚期可见大而深的溃疡、管腔不规则狭窄及肿瘤明显隆起等变化。超声内镜(EUS)下食管癌表现为全周性或局部管壁增厚,正常食管声像破坏,病变多呈低回声或以低回声为主的杂乱回声。EUS有助于判断肿瘤浸润深度、有无纵隔淋巴结转移,辅助食管癌的鉴别。

(3)食管拉网细胞学检查:将特制外有线网带有气囊的导管吞入胃内,充气后缓慢拉出,使气囊外的线网与病变处摩擦,取表面黏液组织涂片、染色,显微镜下检查癌细胞。此法对早期食管癌检测阳性率可达 90% 以上。

（4）影像学检查

1）食管造影检查：是可疑食管癌患者影像学诊断的首选，应尽可能采用低张双对比方法。早期征象为食管管壁局限性僵硬，蠕动消失；黏膜增粗、中断及迂曲；有小溃疡；局限性小充盈缺损，局部黏膜紊乱，边缘毛糙不规则。中、晚期征象充盈缺损及不规则的龛影。对隐伏型等早期食管癌无明确食管造影阳性征象者应进行食管镜检查，对食管造影提示有外侵可能者应进行胸部 CT 检查。

2）CT 检查：胸部 CT 检查目前主要用于食管癌临床分期、确定治疗方案和治疗后随访，增强扫描有利于提高诊断准确率。CT 能够观察肿瘤外侵范围，分期准确率较高，可以帮助临床判断肿瘤切除的可能性及制订放疗计划；对有远处转移者，可以避免不必要的探查术。

3）超声检查：主要用于发现腹部脏器、腹部及颈部淋巴结有无转移。

4）MRI 和 PET - CT：均不作为常规应用，需要时到上级医院进一步检查。MRI 和 PET - CT 有助于鉴别放化疗后肿瘤未控、复发和瘢痕组织；PET 检查还能发现胸部以外更多的远处转移。

【鉴别诊断】

1. 食管良性狭窄：食管化学性烧伤或反流性食管炎引起的瘢痕狭窄。前者以儿童及年轻人较多，一般有误服强酸或强碱的历史，后者病变一般位于食管下段，常伴有食管裂孔疝或先天性短食管。鉴别主要靠食管镜及活检。

2. 贲门痉挛：主要症状为吞咽困难，病程长，间歇性发作，患者平均年龄较小，食管造影有典型的改变。

3. 食管憩室：食管中段的憩室常有吞咽障碍、胸骨后疼痛等症状，而吞咽困难较少。食管憩室有发生癌变的机会，因此在诊断食管憩室的时候应避免漏诊。

4. 食管结核：少见，可有吞咽困难，影像学表现为食管黏膜破坏，鉴别主要靠食管镜及活检。

5. 食管其他肿瘤:以平滑肌瘤常见,一般症状较轻,X 线检查表现为“涂抹征”,进一步鉴别主要依靠食管镜检查,一般不取活检。食管其他恶性肿瘤如食管肉瘤,临床表现不易与食管癌鉴别,鉴别诊断依靠 X 线检查和食管镜检查。

6. 其他:如功能性吞咽困难,重症肌无力,食管功能性痉挛以及食管外压迫,均须根据患者病史、症状、体征以及 X 线检查和食管镜检查来鉴别。

【治疗】

临床上应采取综合治疗的原则(图 2-3)。

1. 手术治疗:系本病的主要治疗手段,病变属 0、Ⅰ、Ⅱ及少数Ⅲ患者,应争取外科手术。

(1)适应证:①全身情况较好,各脏器功能基本正常,能耐受手术;②无顽固性胸痛或背痛,无刺激性咳嗽或声音嘶哑;③局部病变有切除可能者;④无远处淋巴结转移,如锁骨上淋巴结转移,但近年来认为即使有转移亦可作淋巴结局部放射或清扫治疗。

(2)手术方法:①食管癌减状治疗术;②重建术;③切除术。

(3)食管癌减状治疗:适合于有食管 - 支气管瘘、肿瘤不能切除者、不适合于放射和手术治疗者、放射治疗中或治疗后咽下困难严重者、手术后有狭窄或吻合口瘘者。常用方法有胃或空肠造瘘术、转流吻合术和食管腔内置管术。

2. 药物治疗:在根治术前后或不能切除姑息治疗,用化疗可提高早期患者的治愈率和中、晚期患者的生存率,多采用联合化疗,有 CTB 方案、PMB 方案、FB 方案等。

3. 放射治疗:食管癌大部分为鳞状细胞癌,对放疗较敏感。适合于:①不能手术者;②上 1/3 或中 1/3 段食管癌;③老年体弱不能耐受手术者。

4. 内镜及介入治疗:早期食管癌可采用内镜下黏膜剥离术(ESD),晚期肿瘤可行热疗、激光、高频、微波、硬化剂、局部注射化学药物,乙醇治疗等,有助于肿瘤缩小、症状改善。对于梗阻的患者,可置入自膨式金属支架改善症状。可加热金属食管支架、放射性食管支架、药物缓释食管支架是目前的发展方向。

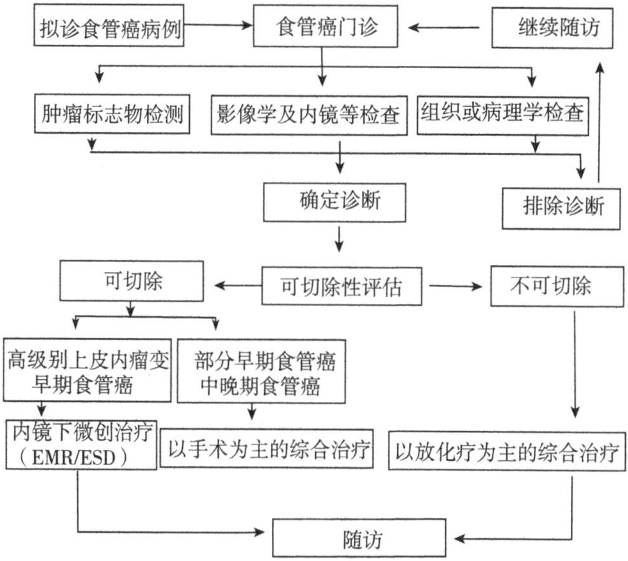

图 2-3　食管癌规范化诊疗流程

（王天才）

主要参考文献

霍蓉晖，高春利，魏晓兰. 2011. 超细胃镜在老年食管金属支架置入术中的应用. 中国老年学杂志，31(12)：2320-2321.

仇建伟，钱俊波，赵程进. 2011. 新型可直视食管扩张的研制和初步应用. 中国内镜杂志，17(3)：232-234，239.

张焱. 2011. 影像学检查对食管肿瘤的价值. 中国医药科学，1(8)：5-9.

朱海东，郭金和，滕皋军. 2011. 食管支架成形术治疗食管狭窄现状及研究进展. 介入放射学杂志，20(6)：494-498.

朱光宇，滕皋军，郭金和，等. 2011. 支架端改型防治食管支架术后再狭窄的临床应用. 介入放射学杂志，20(6)：440-443.

第三章 胃 疾 病

一、急 性 胃 炎

急性胃炎(acute gastritis)是由各种原因所致的急性胃黏膜炎性病变。临床上分为单纯性、糜烂性、化脓性和腐蚀性四种,以单纯性最为常见,其次是糜烂性、腐蚀性胃炎,化脓性胃炎罕见。以下主要介绍急性单纯性胃炎和急性腐蚀性胃炎。

急性单纯性胃炎

急性单纯性胃炎(acute simple gastritis)是由非特异性因素引起的胃黏膜充血、水肿、轻度糜烂,糜烂不超过黏膜肌层。临床颇为常见。表现为上腹痛、饱胀、嗳气、恶心和呕吐,或伴有腹泻和发热,数天内多痊愈。

【病因】

主要由化学、物理因素、微生物感染或细菌毒素等引起。化学因素有药物(如水杨酸盐类、肾上腺皮质激素)、烈酒、胆汁酸盐和胰酶等;物理因素如进食过冷、过热或粗糙食物;微生物有沙门菌、嗜盐杆菌和幽门螺旋杆菌,以及某些流感病毒和肠道病毒等;细菌毒素有金黄色葡萄球菌毒素、肉毒杆菌毒素等。细菌和(或)其毒素常同时累及肠道,引起急性胃肠炎;某些有毒植物如毒蕈等亦可引起急性胃肠炎。

【病理】

病变可为弥漫性,或仅限于胃窦部黏膜的卡他性炎症。黏膜充血水肿,表面有渗出物,可有点状出血和糜烂。固有膜有淋巴细胞、中性粒细胞、浆细胞浸润。严重者黏膜下层水肿、充血。

【诊断】

1. 临床表现:有暴饮暴食,进不洁食物、嗜酒或服刺激性药物史。起病急,症状轻重不一。多于进食后数小时至24小时内发作,主要表现为上腹饱胀、隐痛、食欲减退、嗳气、恶心、呕吐。严重者呕吐物略带血性。伴急性肠炎者可有腹泻、发热、脐周腹痛,严重者有脱水等。体检可有上腹或脐周轻度压痛,肠鸣音亢进。

2. X线钡餐检查:见病变黏膜粗糙、激惹。

3. 内镜检查:见胃黏膜充血、水肿、渗出、斑点状出血或糜烂等。

4. 诊断要点:根据病史、典型临床表现,结合胃镜检查可诊断。

5. 鉴别诊断:本病应注意和早期急性阑尾炎、急性胆囊炎、急性胰腺炎及急性心肌梗死等鉴别。

【治疗】

1. 去除病因、卧床休息、进清淡流质饮食,必要时禁食1~2餐。

2. 腹痛者可给解痉剂,如丙胺太林或山莨菪碱(654-2),也可应用制酸剂。

3. 细菌感染所致者应给予抗生素,如庆大霉素、诺氟沙星。

4. 呕吐、腹泻剧烈者应注意纠正水、电解质紊乱。

【预后】

病程短暂,数天内可痊愈。

急性腐蚀性胃炎

吞服强酸、强碱及其他腐蚀剂所引起的胃黏膜腐蚀性炎症,称急性腐蚀性胃炎(acute corrosive gastritis)。

【病因】

强酸(如浓盐酸、硫酸、硝酸、来苏)、强碱(氢氧化钾、氢氧化钠)或其他腐蚀剂均可引起腐蚀性胃炎。胃壁损伤程度与吞服的腐蚀剂剂量、浓度以及胃内情况有关。

【病理】

主要病理变化为黏膜充血、水肿和黏液增多、糜烂、溃疡，重者胃黏膜出血、坏死甚至穿孔。

【诊断】

1. 临床表现:有吞服强酸、强碱等腐蚀剂史。吞服腐蚀剂后，最早出现口腔、咽喉、胸骨后及上腹部剧烈疼痛，常伴有吞咽疼痛、咽下困难、恶心呕吐、呕吐物呈血样。严重者可出现食管或胃穿孔的症状，甚至发生虚脱、休克。体查可发现唇、口腔、咽喉因接触各种腐蚀剂而产生颜色不同的灼痂，如硫酸致黑色痂、盐酸致灰棕色痂、硝酸致深黄色痂、乙酸或草酸致白色痂、强碱致透明性水肿等。上腹部明显压痛，胃穿孔者可出现腹膜炎体征。

2. 特殊检查:胃穿孔者腹部X线透视可见膈下气影。内镜检查早期可致穿孔，应慎用。

3. 诊断要点:根据吞服强酸、强碱等腐蚀剂病史，结合临床表现及X线检查可作出诊断。

【治疗】

1. 禁食、禁洗胃及使用催吐剂。尽早饮蛋清或牛乳稀释。强碱不能用酸中和，强酸在牛乳稀释后可服氢氧化铝凝胶60ml。

2. 积极防治休克，镇痛，剧痛时慎用吗啡、哌替啶，以防掩盖胃穿孔的表现，喉头水肿致呼吸困难者，可行气管切开并吸氧。

3. 防治感染:可选用青霉素、氨苄西林、头孢菌素等广谱抗生素。

4. 输液:维持内环境平衡，需要时静脉高营养补液。

5. 急性期过后，可施行食管扩张术以预防食管狭窄，幽门梗阻者可行手术治疗。

【预后】

取决于吞服腐蚀剂浓度与量，有无并发休克和胃穿孔。

（王思元）

二、急性胃黏膜病变

急性胃黏膜病变(acute gastric mucosa lesion,AGML)指各种病因因素引起的以胃黏膜浅表糜烂性损害为特征的一组急性胃黏膜出血病变,又称出血糜烂性胃炎、应激性溃疡。临床较为常见,为上消化道出血的常见原因之一。

【病因】

1. 外源性因素:某些药物(非甾体抗炎药、肾上腺皮质激素、某些抗生素)、乙醇、微生物感染及细菌毒素等均可破坏胃黏膜屏障而导致 H^+ 逆弥散,引起胃黏膜糜烂、出血。

2. 内源性因素:一些严重感染、严重创伤、颅内病变、大手术、休克等严重应激状态下,可兴奋交感神经及迷走神经,引起胃黏膜缺血缺氧和胃酸分泌增加,导致胃黏膜损害,发生糜烂和出血。

【病理】

本病典型损害为多发性糜烂和浅表性溃疡,常有簇状出血病灶,可累及全胃或某一局部,甚至可延伸至食管或十二指肠。显微镜下见胃黏膜上皮失去正常柱状上皮形态,并有脱落,黏膜层有多发局灶性出血坏死,甚至固有层亦有出血。

【诊断】

1. 临床表现:病前有上述服药、饮酒史或有上述各种严重疾病史。常突发呕血及黑粪,单独黑粪者少见,出血量一般不大,且常呈间歇性。可伴有上腹隐痛、烧灼痛、腹胀、恶心、呕吐。大量出血者可出现晕厥或休克。

2. 内镜检查:X 线钡餐检查阴性。确诊有赖于发病 24～48 小时内进行急诊内镜检查,镜下可见胃黏膜糜烂、出血或浅表溃疡等。

3. 诊断要点:根据服药、饮酒及各种严重疾病史,典型临床表现及急诊胃镜可诊断。

4. 鉴别诊断

(1)消化性溃疡出血:有慢性规律性、节律性上腹痛病史,胃镜、X线钡餐检查可显示溃疡病灶存在。

(2)食管静脉曲张破裂出血:有肝硬化病史,出血量大而凶猛,胃镜可显示食管静脉曲张及出血部位。

(3)胃癌:多为老年患者,有乏力、食欲缺乏、贫血及消瘦等表现,胃镜能发现癌性病灶。

(4)弥散性血管内凝血(DIC):常并有多脏器、组织出血,应查凝血及凝血酶原时间,三P试验、纤维蛋白原等。

【治疗】

1. 积极治疗原发病、除去致病因素最为重要。

2. 一般治疗:禁食、卧床休息,呕血停止后可给予流质饮食。密切观察生命体征。

3. 积极补充血容量:输液开始宜快,可选用林格液、低分子右旋糖酐等,补液量根据估计失血量而定,必要时输血,以迅速纠正休克。

4. 止血措施:静脉输注组胺 H_2 受体拮抗药如雷尼替丁和法莫替丁、质子泵抑制剂如奥美拉唑等维持胃内 pH 7.4,可明显减少出血;前列腺素抑制剂米索前列醇能预防应激性溃疡;弥漫性胃黏膜出血可用冰盐水、8mg/dl 去甲肾上腺素溶液分次口服,每1~2小时一次;小动脉出血者可胃镜直视下采取微型夹、高频电凝或激光凝固止血;如经上述治疗仍未能控制的大出血者,可考虑手术治疗。

【预后】

取决于原发病救治结果,一般AGML预后良好。

(王思元)

三、慢性胃炎

慢性胃炎(chronic gastritis)系指不同病因引起的胃黏膜的慢性炎症或萎缩性病变。一般分为慢性浅表性胃炎(chronic superficial gastritis)和慢性萎缩性胃炎(chronic atrophic gastritis),或二者兼有。临床非常多见。

【病因】

1. 生物因素：细菌尤其是幽门螺杆菌（*Hp*）感染，是慢性胃炎的重要病因。在慢性活动性胃炎，*Hp* 检出率可达 90%。

2. 物理因素：长期饮酒、浓茶、浓咖啡、过热、过冷、过于粗糙的食物，可导致胃黏膜的损伤。

3. 化学因素：某些药物（非甾体抗炎药、洋地黄等）、长期吸烟、胆汁反流等均可破坏胃黏膜屏障。

4. 免疫因素：慢性萎缩性胃炎患者的血清中能检出壁细胞抗体，伴有贫血者还能检出内因子抗体。

5. 其他：尿毒症、慢性心衰、肝硬化合并门静脉高压、营养不良均可引起慢性胃炎。

【病理】

1. 慢性浅表性胃炎：以胃小凹之间的固有膜内有炎性细胞浸润为特征，胃腺体则完整。炎性细胞浸润仅限于胃黏膜的上 1/3 者为轻度，炎性细胞浸润胃黏膜超过 1/3 ~ 2/3 者为中度，浸润达全层者为重度。

2. 慢性萎缩性胃炎：本病可见腺体萎缩，数目减少，胃黏膜变薄，黏膜肌层增厚。有些可见幽门腺化生和肠腺化生。其萎缩程度分为轻、中、重度。轻度：胃黏膜厚度正常，腺体减少不超过原有的 1/3；中度：胃黏膜变薄，腺体排列紊乱，其数目减少半数左右，黏膜肌层增厚；重度：胃黏膜明显变薄，腺体减少超过半数，黏膜肌层明显增厚。

【诊断】

1. 临床表现：大多数患者常无症状或有上腹隐痛、餐后饱胀、嗳气、食欲减退、反酸、恶心、呕吐等，伴出血者可有黑便，萎缩性胃炎患者可有贫血、消瘦、舌炎、腹泻等。体检可有上腹压痛，少数患者可有贫血貌。

2. 胃液分泌功能检查：浅表性胃炎胃酸正常或偏低，萎缩性胃炎则明显降低，甚至缺乏。

3. 特殊检查

（1）内镜检查：浅表性胃炎，黏膜充血、水肿、呈花斑状红白相间改变，且以红为主，或呈麻疹样表现，有灰白色分泌物附着,可有局限性糜烂和出血点。萎缩性胃炎,黏膜多呈苍白色或灰白色,可有红白相间,皱襞变细而平坦,黏膜下血管透见如树枝状,可有颗粒样小结节、散在糜烂灶,黏膜易出血。可内镜直视下胃黏膜活检,查幽门螺杆菌。

(2)X线钡餐检查:对慢性胃炎诊断帮助不大,但有助于鉴别诊断。

4. 诊断要点:慢性胃炎病史常不典型,症状无特异性,确诊要靠胃镜和活组织检查。

5. 鉴别诊断:本病需与消化性溃疡、慢性胆道疾病、胃癌及非溃疡性消化不良鉴别。

【治疗】

慢性胃炎尚无特效疗法,无症状者无需治疗。*Hp* 感染阳性者,需服用药物根除。

1. 一般治疗:去除各种可能的致病因素,如戒烟酒,避免使用对胃黏膜有损害的药物及控制口腔、咽部慢性感染。此外,规律、清淡易消化饮食也是治疗慢性胃炎必不可少的措施,避免暴饮暴食、避免过硬、过酸、过于辛辣和过热饮食。进食宜细嚼慢咽,定时定量。

2. 对症治疗:有反酸或胃出血者,可给予制酸剂如 H_2 受体拮抗药;有腹胀、恶心呕吐者,可给胃动力药如甲氧氯普胺、多潘立酮;有胃痉挛痛者,可用解痉剂等。

3. 营养、保护胃黏膜:可给予养胃冲剂、维酶素,伴恶性贫血者应给予维生素 B_{12} 和叶酸。有糜烂者可加用黏膜保护剂如枸橼酸铋钾、麦滋林-S等。

4. 清除 *Hp* 感染:对 Hp 感染的慢性活动性胃炎,中至重度萎缩性胃炎、中至重度肠化、不典型增生患者,应行清除 *Hp* 感染治疗,目前推荐的主要方案有以下3种。

(1)PPI标准剂量+两种抗生素(阿莫西林1.0g、克拉霉素0.5g、甲硝唑0.4g或呋喃唑酮0.1g,每日均两次,疗程1~2周)。

(2)铋剂标准剂量+两种抗生素,剂量同上,疗程1~2周。

(3)PPI+铋剂+两种抗生素四联疗法,剂量同上,疗程

1～2周。

5. 萎缩性胃炎伴重度不典型增生或重度肠腺化生等，可考虑外科手术治疗。

【预后】

本病预后良好，伴有中度以上不典型增生者应定期内镜与病理组织学随访。

（王思元）

四、胃黏膜巨肥症

胃黏膜巨肥症（giant hypertrophy of the gastric mucosa）又称巨大胃黏膜肥厚病，是一种由于胃黏膜过度增生所致胃体黏膜皱襞肥厚巨大的疾病，少见且病因不清。它包括 Ménétriér 病和肥厚性高酸分泌性胃病，有人把它归于蛋白丢失性胃肠病。

【病理】

Ménétriér 病的特点是胃体黏膜皱襞巨大扭曲呈脑回样，为表层和腺体的黏液细胞增生所致，使胃小凹延长扭曲，在深处有囊样扩张并伴有壁细胞和主细胞的减少，胃窦一般正常。肥厚性高胃酸分泌胃病的特点是胃体黏膜全层包括胃腺体在内肥厚增大，壁细胞和主细胞显著增多，常同时伴有十二指肠溃疡。

【诊断】

1. 临床表现：主要症状为长期腹痛，食欲缺乏、呕吐、腹泻和体重减轻，伴胃糜烂或溃疡者可引起出血，低蛋白血症严重者可出现水肿和腹水。

2. 实验室检查：血清蛋白量减小，其中清蛋白和球蛋白均减低。胃液分泌功能试验常显示低酸，少数患者胃液分泌增多。

3. 特殊检查：X 线钡餐检查示胃黏膜皱襞巨大屈曲，常有息肉样充盈缺损，以胃大弯最为明显。胃蠕动波减少，排空延迟。内镜下可见黏膜皱襞巨大，其表面不规则，呈大小不等结节样或息肉样改变。胃内注气后,皱襞仍粗大,黏膜表面有大量白色黏液附着,有时可见糜烂和出血。

4. 诊断要点:本病无特征性临床表现,有水肿、低蛋白血症,伴上腹不适者,应考虑本病的可能,确诊需靠X线、胃镜检查及胃黏膜活检。

5. 鉴别诊断:与淋巴瘤、结核、肉瘤、白血病及浸润性胃癌所致的胃黏膜皱襞增厚相鉴别。

【治疗】

本病病因不明,无特效治疗。轻症者不需特殊治疗,应定期随访。有蛋白丢失者给予高蛋白饮食。伴糜烂和溃疡者,应给予制酸剂和如 H_2 受体拮抗药。若胃液分泌过多,可给予抗胆碱能药物如丙胺太林、阿托品等,可减少胃液分泌及蛋白丢失。若内科治疗无效时,可考虑外科手术治疗。

【预后】

本病少见,预后良好。

(王思元)

五、胃黏膜脱垂症

胃黏膜脱垂症(prolapse of gastric mucosa)是由于异常松弛的幽门处胃黏膜通过幽门管脱入十二指肠壶腹部所致,也有逆行脱入食管者,临床上以前者多见。

【病因及发病机制】

本病的发生与胃窦部炎症或胃黏膜下恶性细胞浸润有关。当胃窦部炎症时,胃黏膜及黏膜下层增生,黏膜下结缔组织松弛,使胃窦黏膜皱襞在肌层上滑动;当有幽门括约肌功能失调或遇精神紧张、烟酒、咖啡刺激等引起胃剧烈蠕动的因素,则可形成胃黏膜脱垂。本病常与胃及十二指肠炎并存。

【病理】

严重脱垂的黏膜表面充血、水肿,可有糜烂、溃疡或息肉样增生,幽门部增厚和幽门口变宽。显微镜下见幽门部黏膜及黏膜下层充血、水肿和腺体增生，并有炎性细胞浸润。

【诊断】

1. 临床表现：本病多见于30～60岁男性，轻症患者可无症状，或仅有上腹饱胀、反酸嗳气等。经常脱入或出现部分黏膜不可复性脱垂者可有中上腹隐痛、烧灼痛甚至绞痛，多于餐后发生，右侧卧位时易发生或疼痛加重，左侧卧位时疼痛可缓解，常伴有明显恶心、呕吐。缺乏明显的周期性和节律性，严重时可伴有消化道出血。体检上腹可有压痛，严重脱垂者可在上腹部触及柔韧的包块。

2. 特殊检查

（1）X线胃肠钡餐检查是诊断本病的重要依据，典型的X线表现为十二指肠壶腹基底处有凹面的充盈缺损，呈"蕈状"或"降落伞"状变形，并可见幽门管增宽，胃黏膜皱襞通过幽门进入十二指肠。

（2）内镜检查价值有限，有些患者可看到胃窦黏膜进入幽门，或堵塞幽门口。

3. 诊断要点：本病缺乏特征性症状，诊断主要依靠X线钡餐检查或胃镜检查。

4. 鉴别诊断：本病需与慢性胃炎、消化性溃疡、胃息肉和胃癌等鉴别。

【治疗】

1. 一般治疗：少量多餐饮食，左侧卧位，戒烟酒。

2. 药物治疗：酌情给予镇静剂如地西泮，抗胆碱能药如丙胺太林、山莨菪碱等。伴糜烂和溃疡者应给予制酸剂。

3. 手术治疗：胃黏膜脱垂引起幽门嵌顿或并发消化道大出血时可考虑外科手术。

【预后】

本病一般预后良好。

（王思元）

六、急性胃扩张

急性胃扩张(acute gastric dilatation)是指短期内由于大量气体和液体积聚所引起的胃和十二指肠上段高度扩张的一种综合征。

【病因】

1. 外科手术:尤以腹部大手术或迷走神经切断术后常见。一方面引起胃的自主神经功能失调,另一方面麻醉时插管、术后给氧和胃管鼻饲均可使大量气体进入胃内。

2. 疾病状态:胃扭转、嵌顿性食管裂孔疝以及十二指肠壅滞症、十二指肠肿瘤、异物等均可引起急性胃扩张。腹腔内严重感染、躯体部上石膏、糖尿病等均可影响胃排空,导致急性胃扩张。

3. 各种外伤产生的应激状态:尤其是上腹部挫伤或严重复合伤。

4. 暴饮暴食或短时间内进食过多。

【诊断】

1. 临床表现:有上述引起急性胃扩张的病因。急性起病,上腹饱胀,持续性胀痛,可有阵发性加重。伴呃逆、频繁呕吐、呕吐物为棕褐色酸性液体,呕吐后症状并无缓解。严重者出现脱水和碱中毒。查体可见上腹膨隆及巨大胃型和胃蠕动波,局部压痛,叩诊为高度鼓音,有振水音。如并发胃穿孔,则有急性腹膜炎体征。

2. 实验室检查:可发现血液浓缩、低血钾、低血钠和碱中毒。

3. 特殊检查:腹部平片可见左上腹巨大液平面和充满腹腔的巨大胃影及左膈肌抬高。

4. 诊断要点:手术后早期或过度饱食后发生上腹部饱胀以及上述特征的呕吐及呕吐物,即应疑诊有急性胃扩张,立即插入胃管,如吸出大量与呕吐物相同的液体,即可确诊。

5. 鉴别诊断:本病需与十二指肠壅滞症、幽门梗阻、小肠高位梗阻及弥漫性腹膜炎相鉴别。

【治疗】

1. 积极治疗原发病。

2. 暂时禁食,持续胃肠减压。

3. 纠正失水、电解质和酸碱平衡紊乱,休克者应积极抗休克治疗。禁用抗胆碱能药。

4. 并发胃穿孔或经保守治疗无效时,应施行胃造瘘术,术后继续胃肠减压。

【预后】

取决于原发病,据统计病死率可高达20%。

(王思元)

七、急性胃扭转

胃扭转(gastric turn - round)为胃正常的固定机制障碍或邻近脏器病变的挤压致使胃沿不同轴向发生的异常扭转。急性胃扭转起病急,症状重,可发生完全性梗阻。根据胃扭转的方向可分为两类:①沿系膜轴扭转,以胃大、小弯的中点连线为横轴发生扭转使胃体和胃窦重叠;②沿器官轴扭转,以贲门及幽门连线为纵轴向上扭转,使胃大弯在上而胃小弯在下,此型多发病急。按扭转的程度可分为完全扭转($>180°$)和不完全扭转($<180°$)两种。

【病因】

胃扭转的原因有原发性的,即胃支持韧带(如胃结肠韧带和肝胃韧带)先天性缺损或松弛与延长,常见有胃下垂等;还有继发于食管裂孔疝、横膈膨出、胃肿瘤、脾大、结肠胀气等。而急性胃扩张、暴饮暴食、剧烈呕吐等常是引起本病的直接因素。

【诊断】

1. 临床表现有上述病因及胃充盈或扩张等诱因。发病突然呈高位梗阻症状,上腹剧烈疼痛并放射至胸、背部,伴剧烈呕吐,呕吐物少,不含胆汁。体检上腹部常有显著膨胀及压痛,可扪及胃膨胀的边缘,而下腹部保持平坦和柔软,胃管多不能通过。

2. 特殊检查:立位腹部平片示胃显著扩张,可见两个液平面。X线钡餐检查在器官轴向扭转表现为食管与胃黏膜有交叉现象,胃窦位置高于十二指肠壶腹部,双胃呈双液平面。而在系膜轴向扭转可见两个液平面,胃体胃窦前后重叠,内镜多不能插入。

3. 诊断要点:有上述症状、体征,结合上述典型X线表现,即可确诊。

4. 鉴别诊断:要注意与急性胰腺炎、急性胆囊穿孔、消化性溃疡、急性穿孔、急性心肌梗死等相鉴别。

【治疗】

急性胃扭转时,应及时纠正水、电解质紊乱及休克,试用胃管减压吸出胃液,促使胃自行复位,若胃管不能插入,即应考虑手术治疗。对继发性胃扭转尚需治疗原发病。

【预后】

本病少见,其预后的关键在于能否及时做出诊断。

(王思元)

八、胃 内 异 物

胃内异物(foreign bodies in the stomach)分为外源性异物和内源性异物,外源性异物是指不能被消化的异物被有意或无意吞服,并滞留在胃内的异物,如食具、玩具、义齿、纽扣、戒指等;内源性异物是指在体内逐渐形成的不能通过消化道自身排除的异物,也称胃石,依据胃石的核心成分,可分为植物性胃石、毛发性胃石、混合型胃石。

【病因】

外源性异物绝大多数是误咽下去的,多见于儿童。凡能通过食管、贲门的异物,一般都可以通过整个胃肠道,从肛门排出,时间约3~5日。有5%的异物可嵌留于幽门、十二指肠空肠曲、回盲瓣等狭窄部位。

植物性胃石的形成多见于进食生柿、黑枣、瓜子、果核等，毛发性胃石多见于有异食癖的女性和儿童，有咬嚼、咽下头发、毛线的习惯，吞食的毛发和食物残渣及胃液沉淀物形成胃石。

【诊断】

1. 临床表现：外源性异物患者有吞服上述异物史。异物对人体的影响取决于异物的性质、形态、大小等。小而光滑的异物可无症状，也可有上腹不适、饱胀、隐痛、恶心、呕吐和口臭等。锐利的异物可损伤消化道黏膜，引起出血、穿孔，出现腹膜炎症状及体征。大异物可并发幽门梗阻。有毒重金属异物可引起中毒。胃石患者多有上腹痛、饱胀、嗳气、出血、穿孔等溃疡症状。体格检查上腹压痛阳性，大异物上腹可触及移动性肿物。

2. 特殊检查：CT、X线检查，金属类异物在X线下可显现，非金属类异物在上消化道气钡双重造影中可见与胃壁不相连、可移动的异物。内镜检查不仅可以观察到结块和异物，还可取出异物或钳取结块成分进行分析。

3. 诊断要点：通过详细询问病史，上腹部扪及移动性肿物可确诊。不透光的异物可通过透视或摄片证实，必要时可用胃镜辅助诊断。

【治疗】

应根据异物的特点区别对待。消化道异物80%～90%可自行排出，10%～20%需内镜取出，1%需手术取出。小而光滑的外源性异物，估计能自行排出且对患者不会引起严重危害的，可先口服润肠剂（液状石蜡、蓖麻油等）待其自行排出，若无法排除，择期内镜取出。直径超过2cm以及有毒的异物，在确定没有穿孔的情况下，都应行紧急内镜检查，并积极钳取。事先切忌吞入大量纤维素类食物，也不要吞钡检查，以免增加取出异物的难度。当异物直径大于2.5cm或长度大于20cm且形状不规则时，内镜取出有一定困难，可手术取出。据报道，对于锋利、尖锐物品或纽扣状电池，在体内时间越长，内镜取出发生出血、穿孔等并发症危险性越高，因此，对此类异物应尽可能于

24小时内取出。内镜取出异物后,应关注患者是否有腹痛、呕吐、体温升高、呕血或黑粪等症状。对小的植物性、动物性胃内结石,可先口服药物如α-糜蛋白酶、胰酶片、食醋等溶解,药物治疗无效时再择期内镜取出。排出胃内异物,一般禁用催吐剂与泻药。吞入异物或胃石过大,经内科治疗无效或发生穿孔、幽门梗阻等并发症者,可采取腹部手术探查取出。

【预后】

取决于吞下异物的大小与性状,一般预后良好。

(王思元　周　琦)

主要参考文献

樊代明. 2007. 现代消化病诊疗学. 北京:人民军医出版社.

Eisen GM, Baron TH, Dominitz JA, et al. 2002. Guidelines for the management of ingested foreign bodies. Gastrointest Endosc, 55:802-806.

Kenton LA, Anthony JD. 2011. Foreign bodies in the gastrointestinal tract and anorectal emergencies. Emerg Med Clin North Am, 29(2):369-400.

Michaud L, Bellaïche M, Olives JP. 2009. Ingestion of foreign bodies in children. Recommendations of the French ~ SpeakingGroup of Pediatric Hepatology, Gastroenterology and Nutrition. Arch Pediatr. 16(1):54-61.

Tokar B, Cevik AA, Ilhan H. 2007. Ingested gastrointestinal foreign bodies: predisposing factors for complications in children having surgical or endoscopic removal. Pediatr Surg Int. 23(2):9-135.

九、胃　下　垂

站立位时,胃的下缘达盆腔,胃小弯角切迹降至髂嵴连线以下称为胃下垂。胃下垂是内脏下垂的一部分。

【病因】

正常情况下胃的形状可呈正张力型(J型)、高张力型(牛角型)和低张力型(鱼钩状型),幽门位于剑突和脐连线中点或脐水平附近。凡能造成膈肌下降的因素如膈肌活动力降低、腹腔压力降低、腹肌收缩力减弱、与胃连接的韧带过于松弛等均可导致胃下垂。由于体型或体质性因素使正常胃呈极度鱼钩状,即无张力型胃下垂,常见于瘦长体型妇女。此外,经产妇多次腹部手术有切口疝者,进行性消瘦者及卧床少动者也可见有胃下垂,主要与膈肌悬吊力不足、膈胃及肝胃韧带松弛、腹内压下降及腹肌松弛等因素有关。

【诊断】

1. 临床表现:瘦长体型者,有腹部切口疝者及因慢性消耗疾病卧床少动者,轻度胃下垂多无症状,下垂明显者可有上腹不适、饱胀、厌食、恶心、嗳气及便秘等,上腹不适常于餐后,站立过久和劳累后加重,平卧时减轻。有时可有站立性昏厥、低血压、心悸等"循环无力症"表现。查体:肋下角常小于90°,上腹部压痛点可因卧位、立位变动而不固定。站位时,上腹部易触到明显腹主动脉搏动,用双手向上托扶患者下腹部常可减轻患者上腹胀坠感。有些患者可触及下垂的肝、脾、肾等脏器。

2. 特殊检查:饮水超声波可测定胃下缘下移入盆腔内。X线钡餐检查有特征性改变,即胃小弯角切迹位于髂嵴连线以下,立位时可见胃体明显下降、向左移位,严重者几乎完全位于脊柱中线的左侧。在无张力型胃,胃体呈垂直方向且较胃底宽大,胃窦低于幽门水平以下,胃蠕动减弱,且有胃潴留。十二指肠壶腹部受牵拉,其上角尖锐,向左移位。根据站立位胃角切迹与两侧髂嵴连线的位置,将胃下垂分为三度:轻度,角切迹的位置低于髂嵴连线下1.0~5.0cm;中度,角切迹的位置位于髂嵴连线下5.1~10.0cm;重度,角切迹的位置低于髂嵴连线下10.1cm以上。

3. 诊断要点:依据病史、体征及X线钡餐检查可确诊。

【治疗】

1. 纠正不良的习惯性体位,加强腹肌锻炼,增强腹肌张力。

2. 加强营养,辅以助消化药,增加腹腔内脂肪。

3. 对症治疗:上腹饱胀者可给予胃动力药如多潘西酮、莫沙必利;合并胃炎者辅以胃黏膜保护剂。

4. 必要时可用腹带、胃托辅助治疗。

【预后】

胃下垂者与生活、工作无碍。

(王思元　周　琦)

十、消化性溃疡

凡因胃酸和胃蛋白酶对胃肠道黏膜消化作用所致的溃疡,均称为消化性溃疡(peptic ulcer,PU)。主要系指胃和十二指肠的慢性溃疡,十二指肠溃疡较胃溃疡多见。其他少数PU见于食管下段、胃肠吻合术的吻合口、空肠等。

胃、十二指肠壶腹部溃疡

【病因和发病机制】

1. 胃酸和胃蛋白酶的侵袭作用:"无酸无溃疡",致病因素的增加,对胃黏膜损害是引起消化性溃疡的决定性因素。尤其在十二指肠溃疡发病上尤为重要。

2. 黏膜屏障作用受损:胃液中氢离子向受损黏膜逆弥散,最终导致胃溃疡。

3. 胃排空功能异常:十二指肠溃疡病时,胃排空常加快,因而十二指肠壶腹部黏膜酸负荷量大,黏膜易受损;而胃溃疡时胃排空延缓,部分患者幽门括约肌松弛,胆汁反流入胃,其中胆汁酸和溶血磷脂酰胆碱可致黏膜受损。

4. 幽门螺杆菌:*Hp* 在十二指肠溃疡检查率高达80%~100%,根除 *Hp* 可加速其溃疡愈合并减少复发,可见 *Hp* 与十二指肠溃疡关系十分密切。但目前认为,*Hp* 导致十二指肠溃疡发生尚需其他因素参与。*Hp* 在胃溃疡中检出率为70%~80%,*Hp* 感染引起的慢性胃炎是引起消化性溃疡的重要病因。

5. 非甾体抗炎药(NSAID):长期服用NSAID,可破坏黏膜屏障、干扰胃十二指肠黏膜内前列腺素的合成,使黏膜细胞失去正常保护,易在 H^+、胆酸作用下产生溃疡。

6. 遗传因素：胃溃疡患者的亲属易患胃溃疡，十二指肠溃疡亲属易患十二指肠溃疡，二者系单独遗传，互不相干。

【病理】

胃溃疡多发于胃小弯，尤以胃窦小弯侧胃角附近多见，胃底或胃大弯侧较少见；溃疡常为单个，仅5%为多发。溃疡呈圆或椭圆形，直径大多在2cm以内。十二指肠溃疡则以十二指肠壶腹部前壁或后壁多见，形态与胃溃疡相似，较胃溃疡小而浅，直径多在1cm以内。溃疡一般深至黏膜肌层，边缘光整。周围黏膜常有炎症水肿，活检切片用HE染色，常可找到*Hp*感染。溃疡深者可累及胃壁肌层，溃破血管时引起出血，穿破浆膜时则可引起溃疡穿孔。

【诊断依据】

1. 临床表现

(1)腹痛：慢性病程，复发发作。典型腹痛常有季节性和周期性。春秋季节好发，胃溃疡的疼痛多在餐后半小时，持续1～2小时，至下次进餐前消失。而十二指肠溃疡的疼痛，往往是空腹痛，有时夜间痛，进食后疼痛可缓解或消失。疼痛的程度不一，可隐痛或钝痛，约10%患者可无腹痛，而以呕血或黑粪为首发症状。

(2)其他消化道症状：如嗳气、反酸、恶心、呕吐、因腹痛而影响进食等。

(3)体征：无并发症的消化性溃疡，常缺乏阳性体征，发作期常有上腹压痛，且与溃疡部位基本相符。

2. 内镜检查：是确诊溃疡病、评定溃疡活动程度、确定有无Hp感染、溃疡是否恶变及评价疗效的最佳方法。评定溃疡病变程度，目前使用三期法，每期又各分为二期。

(1)活动期(A期)：①A1期，溃疡底被覆白苔，可有出血点，周围炎症水肿明显；②A2期，溃疡底白苔清晰，无出血，周围炎症水肿减轻。

(2)愈合期(H期)：①H1期，溃疡缩小，周边炎症消退，黏膜呈红色；②H2期，溃疡变浅，变小，周围，黏膜皱襞集中。

(3)瘢痕期(S期)：①S1期，新生黏膜呈红色(红色瘢痕期);②S2期,新生黏膜由红渐白(白色瘢痕期)。

溃疡的复发率与溃疡愈合的质量密切相关,故近来放大胃镜、色素胃镜、超声内镜又将瘢痕期细分为Sa、Sb、Sc三期。

3. X线检查:目前多采用气钡双重造影,龛影是诊断溃疡病的直接证据,十二指肠壶腹部激惹现象和变形等为间接征象。

4. *Hp*检测:活检标本应检测*Hp*,先作快速尿素酶试验(阳性标本在含酚红和尿素试液中呈红色),其余标本除作常规病理切片外,视需要作微氧条件下培养。

5. 鉴别诊断:①慢性胃和十二指肠炎症;②功能性消化不良;③胆囊炎和胆石症;④胃癌。一般通过内镜检查和B超检查胆道可做出鉴别。

【治疗要点】

治疗目的:消除症状、促进溃疡愈合、治疗并发症及预防复发。

1. 一般疗法:合理安排生活和饮食,劝戒烟酒,避免应用易诱发溃疡的药物等。

2. 药物治疗:包括抑酸治疗、增强黏膜防御力治疗、根除*Hp*治疗和调整胃排空功能治疗等。

(1)抑酸治疗:可降低致病因素对黏膜的侵袭力。常用:①制酸药,即碱性药物,如复方氢氧化铝片、胃得乐和乐得胃等,每日3~4次口服。②组胺H_2受体阻断剂,可选用下列一种药物如西咪替丁800mg、雷尼替丁300mg、法莫替丁40mg、尼扎替丁300mg,上述药物剂量分2次服用或夜间一次服下。③质子泵抑制剂,奥美拉唑20~40mg,兰索拉唑30mg,雷贝拉唑10mg,每日1次。

疗程应以溃疡严重程度,溃疡类型,有无并发症和因人而定。一般胃溃疡需6~8周,十二指肠溃疡约4~6周,吸烟及老年患者可延长至8~12周;有资料证明疗程完毕后,维持治疗可防止溃疡复发,维持量可取上述治疗量的半量,即每日半量维持。也有人介绍疗程完毕后停药,采用间歇全程治疗,即出现症状时用4~6周全程治疗。

（2）加强黏膜屏障、黏膜保护治疗：可选用药物，如硫糖铝每日4g、分4次服，铋剂、每日3～4次、每次120mg。

（3）根除幽门螺杆菌：所有Hp阳性的胃和十二指肠溃疡均应进行Hp根除疗法，根除Hp的方案很多，目前主要推荐以PPI或铋剂+两种抗生素的三联疗法，疗程一周，个别患者可用四联疗法（参见慢性胃炎清除Hp感染章节）。

（4）调整胃排空功能或对症药：如多潘立酮10mg，一日3次或莫沙必利5mg，一日3次。

（5）并发症的治疗（见下）。

特殊类型溃疡

特殊部位和类型的消化性溃疡较少见，但易发生并发症，且对内科治疗效果较差，常见的有以下几种。

1. 幽门管溃疡：发生在胃远端，距幽门约2cm以内部位之溃疡即为幽门管溃疡。疼痛常缺乏节律性，餐后即痛且较剧烈，易发呕吐或幽门梗阻。

2. 十二指肠壶腹后溃疡：系指发生在十二指肠壶腹部之后的溃疡。一般多发生在十二指肠降部乳头近侧的后壁和内侧壁。球后溃疡约占十二指肠溃疡的5%～19%，内镜检查时应通过球部仔细窥视，不然常易漏诊。患者夜间痛及背部疼痛较十二指肠壶腹部溃疡更为明显而持久，也较易发生出血和梗阻。

3. 复合性溃疡：指胃和十二指肠同时存在溃疡，一般十二指肠溃疡发生在前，胃溃疡发生在后。其伴随之胃溃疡多为良性且少恶变，但梗阻及出血的发生率也增高，达30%～50%。

4. 多发性溃疡：指胃或十二指肠同时存在两个以上溃疡，起病多急骤，疼痛较剧，进餐后尤甚。

5. 对吻性溃疡：发生在对称部位的溃疡，称为对吻性溃疡。

6. 吻合口溃疡：胃或空肠吻合术后，吻合口附近发生的溃疡。残胃癌常发生于吻合口的小弯侧，故对残胃黏膜病变，应仔细检查并活检，以免漏诊。

7. 巨型溃疡：胃溃疡的直径>3cm、十二指肠溃疡的直径>2cm的称为巨型溃疡,易并发出血和穿孔,有并发症则多以手术治疗为主。

消化性溃疡的并发症出血

是消化性溃疡最常见的并发症,约占本病患者的20%~30%,也是上消化道出血最常见的原因,约占出血病因的50%。

【诊断】

1. 病史和诱因:大多有溃疡病史或诱因,如劳累、饮食不当或气候骤变等。

2. 黑粪和呕血:患者仅有黑粪,出血量约50~100ml,出血多者可伴呕血,呕血前常有恶心和疼痛、上腹不适,呕血后则可减轻或消失。一次大量出血(出血量1000ml以上),则粪便可呈暗红色或红色。

3. 全身症状:出血量少者可无明显症状,中等量出血后可有不同程度头昏、心悸、黑矇,卧床休息后可缓解。一次或短时间大量出血则全身症状加重且可出现血压下降或休克。

4. 急诊内镜:出血后24~48小时内急诊内镜检查,约90%可确诊,内镜下可见活动性渗血或喷射状出血(多为动脉性出血),溃疡基底黏附新鲜或暗红色血凝块,或可见裸露血管。有循环衰竭征象者,如心率>120次/分,收缩压<90mmHg或基础收缩压降低>30mmHg、血红蛋白<50g/L等,应先迅速纠正循环衰竭后再行内镜检查。

【治疗】

1. 一般措施与监测:绝对静卧,监测脉搏、血压、呼吸和神智变化。经鼻放置胃管,动态观察出血情况或记录呕血与黑粪量,血常规和尿素氮等测定。

2. 补充血容量:大出血伴低血容量性休克,应迅速及时补充液体或输血。常用液体包括生理盐水、平衡液、全血或其他血浆代用品。失血量较大(如减少20%血容量以上)时,可输入胶体扩容剂。下列情况时可输血,紧急时输液、输血同时进行:①收缩压<90mmHg,或较基础收缩压降低幅度>30mmHg;

②血红蛋白<70g/L,HCT <25%;③心率增快(>120次/分)。在积极补液的前提下,可以适当地选用血管活性药物(如多巴胺)以改善重要脏器的血液灌注。

3. 制酸剂:PPI的止血效果显著优于H_2受体拮抗药,它起效快并可显著降低再出血的发生率。尽可能早期应用PPI,内镜检查前应用PPI可以改善出血病灶的内镜下表现,从而减少内镜下止血的需要。内镜介入治疗后,应用大剂量PPI可以降低患者再出血的发生率,并降低病死率。静脉注射PPI剂量的选择:推荐大剂量PPI治疗,如埃索美拉唑80mg静脉注射后,以8mg/h速度持续注射72小时,适用于大量出血患者;常规剂量PPI治疗,如埃索美拉唑40mg静脉注射,每12小时1次,实用性强,适于在基层医院开展。

4. 止血药物治疗:口服或胃内灌注去甲肾上腺素溶液(8mg/dl),每次100~125ml,每1~2小时1次,至出血停止。静脉止血药物的疗效尚未证实,不推荐作为一线药物使用,对没有凝血功能障碍的患者,应避免滥用此类药物。

5. 内镜下局部止血:起效迅速、疗效确切,应作为治疗的首选。推荐对Forrest分级Ⅰa~Ⅱb的出血病变行内镜下止血治疗。可用氩离子凝固,单极或多极电凝,热探头或局部注射疗法(1:10 000肾上腺素溶液)、金属夹夹闭。在药物注射治疗的基础上,联合一种热凝或机械止血方法,可以进一步提高局部病灶的止血效果。

6. 选择性血管造影:有助于明确出血的部位与病因,必要时可行栓塞治疗。

7. 手术治疗:经内科上述积极治疗抢救24~48小时仍不能控制出血时,应及时请外科会诊,决定是否手术治疗。以下情况应考虑手术:①高龄患者,出血不易控制。②急诊内镜有喷射状出血,估计来自动脉出血。③不久前曾有类似大出血。④经积极内科治疗已止血但短时间内(24小时内)又发生大出血者。

穿　孔

溃疡病灶穿透胃或十二指肠壁全层,胃内容物进入腹腔即并发穿孔。约占本病的10~15%。

【病理】

根据溃疡的不同部位,发生穿孔时间的急缓,分为急性、亚急性和慢性穿孔。①急性穿孔:多发生在十二指肠前壁和胃的前壁,溃疡迅速穿透浆膜层,致急性化学性腹膜炎。②亚急性穿孔:穿孔较小,引致局限性腹膜炎。③慢性穿孔:多发生在后壁溃疡,因溃疡与邻近组织和脏器粘连,包裹而称为穿透性溃疡。

【诊断】

1. 症状和体征:急性穿孔时,突发剧烈腹痛,患者多能准确主诉发作时间,诉辗转不安、难以忍受、有时可向右肩或右下腹放射,腹痛可迅速波及全腹。患者常取蜷曲、强迫体位。体检时发现肝浊音界缩小或消失,腹肌紧张如板状,伴明显压痛和反跳痛,肠鸣音减弱或消失。亚急性穿孔症状及体征与急性穿孔相似,但程度稍轻且范围较局限。慢性穿孔则表现为不同程度、持续而又顽固的上腹痛。伴随症状:急性穿孔时常有面色苍白、大汗、脉速,严重时血压下降或休克。

2. X线检查:约80%患者可见膈下游离气体。

3. 诊断性腹腔穿刺:腹水呈渗出性,镜下可见大量白细胞和脓球。腹膜炎体征明确时,可不必进行诊断性穿刺。

对穿孔症状不典型或疑诊病例,应强调动态观察症状和体征,有时需手术探查方能确诊。

4. 鉴别诊断:应与其他病因引起的急腹症如急性胆囊炎、胆道感染、急性胰腺炎、缺血性肠病、异位妊娠等鉴别。

【治疗】

1. 非手术治疗:对单纯合并穿孔、一般情况较好、腹膜炎较轻且较局限者,可争取非手术治疗。包括禁食、胃肠减压、应用制酸剂、广谱抗生素等治疗措施。

2. 手术治疗：适应证包括①非手术疗法6～8小时病情不见好转者。②发病急骤，腹膜炎严重或伴有休克。③同时合并出血或幽门梗阻者。

应及时行手术治疗，因30%患者穿孔后溃疡可能自愈，故一般行单纯穿孔缝合术。而对腹膜炎相对较轻或并发出血和梗阻的顽固性溃疡，可同时行胃切除术。

幽门梗阻

由于溃疡周围充血、水肿或溃疡瘢痕形成，导致幽门暂时性（功能性）或持久性（器质性）梗阻，发生率约占本病患者的1%～5%，临床上约80%以上发生于十二指肠壶腹部或幽门管溃疡。

【诊断】

1. 症状和体征：典型幽门梗阻临床表现为①溃疡性疼痛加剧且无规律性，用制酸剂无效。②上腹饱胀，嗳气，反酸。③呕吐大量宿食，酸臭味，吐后症状缓解。④腹部可见胃蠕动波或胃型，有振水音，患者可见消瘦及脱水征。

2. X线检查：钡餐显示胃张力降低，胃腔显著扩张，常大于正常2倍以上，胃潴留显著，超过4小时甚至24小时仍可见钡剂残留，而正常钡餐后2小时即大部分排空，完全性幽门梗阻时钡餐检查列为禁忌。

3. 胃镜检查：可见胃潴留，用粗胃管抽出潴留物后，可明确梗阻程度和病因。

4. B超胃造影检查：一次饮入充填剂400～600ml，正常胃第一小时排空大于60%，第二小时基本排空，若胃无排空或排空明显延迟，则提示为“幽门梗阻”。

5. 鉴别诊断：应与幽门前胃癌、十二指肠壶腹部以下梗阻性病变（如肠系膜上动脉综合征、十二指肠横部狭窄或受压）、胃黏膜脱垂等鉴别。通过钡餐、胃镜检查大多可做诊断。

【治疗】

1. 纠正水、电解质与酸碱平衡紊乱：每日补液总量约2500ml+胃管抽吸出的潴留量，补充生理盐水与10%高渗葡萄糖液,视血清电解质测定结果,通常每日补充氯化钾 3 ~ 6g。

2. 胃肠减压:一般应持续抽吸胃潴留物 3 ~ 5 天,并用 0.9% 生理盐水冲洗。

3. 全胃肠外营养:既能使胃肠道得以休息,保证胃肠减压,又可补充营养,纠正失水和电解质紊乱。

4. 强化溃疡病治疗。

5. 手术治疗:经内科短期治疗无效,则可行手术治疗,以解除幽门梗阻并酌情根治溃疡病。常用胃部分切除或迷走神经切断术加胃空肠吻合术、胃窦切除术等。

溃疡癌变

一般认为溃疡癌变几乎仅见于胃溃疡,且发生率低于 1%,十二指肠溃疡不发生癌变。

【诊断】

年龄 45 岁以上胃溃疡患者,出现以下情况应疑有癌变:①典型溃疡病疼痛规律消失,药物不能缓解。②短期内体重减轻和贫血,粪便潜血试验持续阳性。③强化溃疡治疗 8 周,病情无好转,复查溃疡仍不愈合。④胃镜检查见溃疡 >2.5cm,边缘不整,形态不规则,底凹凸不平,溃疡周围有结节糜烂等。应及时进行剖腹探查。

【治疗】

一旦确诊,应予手术治疗,五年生存率较原发性胃癌高。

(王思元)

十一、胃动力障碍性疾病

功能性消化不良

消化不良是指一组常见的症状,如上腹疼痛或不适(包括上腹饱胀、早饱、烧灼感、嗳气、恶心呕吐以及难以描述的上腹部不适感等),有功能性和器质性消化不良两类。无组织结构和生化改变的消化不良可以认为是功能性消化不良(functional dyspepsia,FD)。

【病因】

FD的病因尚不清楚,与胃动力及感觉异常(如胃排空减慢)、精神状态(焦虑或抑郁)、应激因素和环境影响有关,与Hp感染的关系不密切,酸分泌亦无增加。FD女性患者较常见,特别在更年期可能发生率更高。

【诊断】

罗马Ⅲ标准规定诊断FD前以下症状出现至少6个月,近3个月满足以下标准:

1. 以下一条或多条:①餐后饱胀不适。②早饱感。③上腹痛。④上腹烧灼感。

2. 没有可以解释症状的器质性疾病(包括上消化道内镜下)的证据。

罗马Ⅲ标准将FD分为以下两类:

1. 餐后不适综合征。症状出现至少6个月,近3个月包括以下1条或2条:①进食正常食量后出现餐后饱胀不适感,每周至少发生数次。②早饱感,抑制了正常进食,每周至少发生数次。

支持诊断的标准:①上腹部胀气或餐后恶心或过度打嗝。②可能同时存在上腹疼痛综合征。

2. 上腹疼痛综合征。症状出现至少6个月,近3个月必须包括以下所有条件:①中等程度以上的上腹部疼痛或烧灼感,每周至少1次。②间断性疼痛。③不是全腹痛,不位于腹部其他部位或胸部。④排便或排气后不能缓解。⑤不符合胆囊或Oddi括约肌疾病的诊断标准。

支持诊断的标准:①疼痛可能为烧灼样但不包括胸骨后疼痛。②疼痛通常由进食诱发或缓解,但也可能在禁食时发生。③可能同时存在餐后不适综合征。

流程图见图3-1。

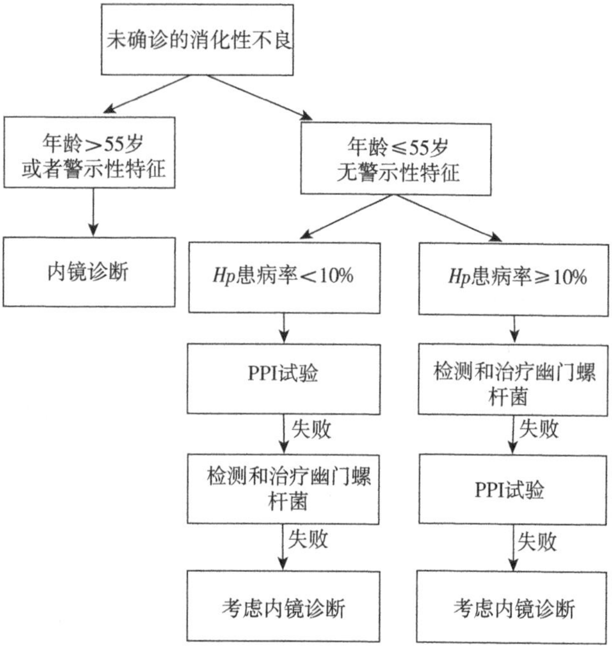

图 3-1　消化不良诊治流程图

【治疗】

1. 一般治疗：患者应建立良好的作息规律和生活习惯。避免饮食过饱，少进刺激性食物，多脂饮食易使胃排空延缓。

2. 心理精神调整：排除器质性病变后，应耐心向患者进行解释，特别是精神紧张、有心理应激及自主神经功能紊乱者，应强调心理治疗。需要时给予抗焦虑抑郁药，黛力新 1 片，每天 2 次。若有效果宜坚持治疗 3~4 周。

3. 促动力剂、抑酸剂：应用促动力剂，多潘立酮 10mg，每日 3 次；或莫沙必利（加斯清）5mg，每日 3 次；伊托必利 50mg，每 3 次。常用抑酸剂有 H_2 受体拮抗药、奥美拉唑、雷贝拉唑、泮托拉唑，疗程 8~12 周，必要时可维持治疗一段时间。

4. 胃黏膜保护剂：伴有活动性胃炎患者，可用硫糖铝、De-

No1、替普瑞酮、膜固斯达，注意这类药可引起便秘。

5. 根除 *Hp*：阳性患者可用三联疗法或四联疗法，证明对胃排空延迟有改善。

由于对 FD 的发病机制尚未阐明，药物的选择和应用应个体化，且属于经验性。

【预后】

FD 病程缓慢，为非器质性疾病，预后良好。

胃　轻　瘫

胃轻瘫(gastroparesis)是胃动力异常尤其是胃排空延迟为特征的一组临床综合征，但伴胃肠道器质性病变或全身疾病，主要表现上腹饱胀、恶心、呕吐、早饱和体重减轻等。胃轻瘫还是食管反流、功能性消化不良和假性肠梗阻复合体中的一部分。

【病因】

胃轻瘫可由许多原因引起，已知下列原因最为常见：①糖尿病；②迷走神经切断术后；③胃手术(毕Ⅰ式切除术)；④系统性硬化症；⑤药物。但有不少患者原因不明，称为特发性胃轻瘫。门静脉高压食管静脉曲张行断流术后，有胃潴留和胃排空障碍可能为胃轻瘫。

【临床表现】

胃轻瘫常见的症状有餐后恶心、上腹隐痛、剑突下堵塞感、上腹胀和早饱、呕吐等。根据基础病变的不同，胃轻瘫的症状可以是间断的，也可以是持续的。糖尿病患者可表现为无症状性胃轻瘫。血糖控制不佳，可能是胃排空无规律所致。

胃轻瘫的体征不多，但可发现一些基础病的证据，如糖尿病并发症和硬皮病、胃内潴留、胃排空障碍。进食后 4 小时振水音的存在，具有一定特征性，支持本病的诊断。但无振水音也不能排除胃轻瘫。

【诊断】

根据：①临床表现。②原发病因。③内镜检查排除食管胃肠道病变和幽门梗阻，有些患者可能发现胃内潴留食糜。④实验室检查血糖、电解质和甲状腺疾病有关检查等。⑤双标记核素胃排空检查是临床评价胃排空的最佳办法。用^{99m}Tc 和^{111}In 标记试餐测定各时相胃排空率和胃半排空时间，糖尿病性胃轻瘫约 50% 有固体和液体胃排空延迟，其他原因所致胃轻瘫的胃排空延迟率更高。⑥钡餐或超声检查可靠性较差。

流程见图 3-2。

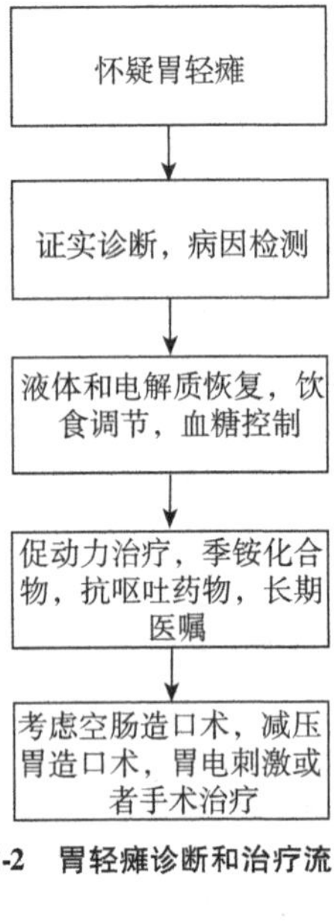

图 3-2　胃轻瘫诊断和治疗流程图

【治疗】

1. 病因治疗：针对原发病进行治疗，胃潴留的症状常能得到改善，与消化性溃疡、高血糖和甲状腺功能低下相关的胃排空延迟，会随这些疾病的治疗好转而得到改善。

2. 饮食和健身锻炼：建议患者少食多餐，低脂饮食。因为脂肪是胆囊收缩素的强力刺激物，而后者又延缓了胃排空。健身锻炼可增加体质，特别适于体质瘦弱的特发性胃轻瘫患者。

3. 药物治疗：胃轻瘫的药物治疗，主要应用促动力药物。

如多潘立酮 10mg,每日 3 次;莫沙必利(加斯清)5mg,每天 3 次;伊托必利 50mg,每日 3 次。

【预后】

取决于原发病治疗。原发病改善加上促动力药治疗,胃轻瘫一般不需用外科手术。

（尹朝礼）

十二、胃大部分切除术后远期并发症

胃大部切除术后远期发生的解剖、生理、营养代谢和吸收等方面的障碍,均称为胃手术后并发症。常见的有倾倒综合征、餐后低血糖症、胃切除术后营养不良、胃切除术后胆汁反流性残胃炎和残胃癌等。碱性反流性食管炎增多。

倾倒综合征

在胃切除与胃肠吻合术后,由于失去幽门和胃排空过快,致胃内食糜骤然进入至小肠,引起一系列胃肠运动功能障碍症状,称为倾倒综合征(dumping syndrome)。据西方国家报道,本并发症发生率一般为 15% ~30% ,个别高达 50% ,但我国并不多见。据称,切除胃越多、吻合口越大,其发生率便越高;精神状态属兴奋型或紧张型患者,术后较易发生倾倒综合征。

【病因与发病机制】

尚未完全阐明,已知与下列因素有关:①血容量下降。胃切除后幽门调节功能丧失、残胃容积缩小,致食后大量高渗性食糜骤然倾入空肠,机体为平衡高渗性肠内溶液,血管内液体和肠壁细胞外间质液渗入肠腔,导致血容量降低。②胃肠激素作用。小肠负荷增加和扩张以及肠内溶液渗透压改变,可刺激血管迟缓素、血管活性肠肽、胰高血糖素、5 - 羟色胺、胰腺素等分泌增加,引起血管舒缩不稳定、胃肠平滑肌收缩与蠕动增加等表现。

【诊断】

主要依据胃大部切除病史及特定时间的临床表现。

1. 临床表现:症状多出现在胃切除术后1～3周开始进食,偶于手术后数月至数年才渐发生。患者常在进餐特别是进高渗性饮食(甜奶、糖水、浓肉汤等)20～30分钟后出现症状,餐后躺卧片刻,可迅速解除症状和避免发作。①消化道症状:常在餐后20～30分钟出现上腹饱胀、恶心、嗳气、腹胀、腹鸣,有时有排便急迫感或腹泻。②血管紧张症状:伴有头昏、眩晕、颤抖、大量出汗、极度软弱、面色发红或苍白、心动过速、重者血压下降甚至晕厥。

2. 实验室检查:发病时检查有助于诊断。可见血糖升高、血细胞比容增加、血浆胰岛素水平升高等。

【治疗】

1. 饮食调节:宜少量多餐,多进干食少进浓汤,限制甜食,宜予高蛋白质、高脂肪和糖类饮食。进餐后躺卧半小时,以缩短高血糖症的持续时间。

2. 药物:药物治疗的目的在于抑制胃肠蠕动,从而延缓胃排空达到治疗本征的目的。

(1)抗胆碱能药物:餐前20～30分钟,以阻止过度的胃肠蠕动。

(2)α-糖苷水解酶抑制剂和甲氧果胶:α-糖苷水解酶抑制剂能抑制双糖和多糖的水解,使糖保持在大分子状态,减慢肠道吸收并降低其渗透压,从而减少血糖、血容量和胰岛素水平的变化而控制症状。饮食中加入10～15g甲氧果胶改变食物的黏稠度,延缓糖类的吸收。

(3)口服降糖药:根据病情选用,可以降低和缩短高血糖症持续时间。

(4)生长抑素类似物:奥曲肽皮下或肌内注射100μg,可抑制胰高血糖素、神经降压素及血管活性肠肽等活性,有效地控制症状。

3. 外科手术:经内科久治无效者,可手术以缩小吻合口。

【预防】

轻、中度倾倒综合征经饮食调节及自我保健，绝大多数在数月或1～3年间症状逐渐减轻或完全消失。

餐后低血糖症

餐后低血糖症（late postprandial hypoglycemia）亦称迟发倾倒综合征（late dumping syndrome），是指胃切除后的患者餐后1～2小时内发生低血糖症。约有15%～50%的胃切除术后患者发生本并发症。多单独发作，也可继倾倒综合征出现低血糖。

【发病机制】

因胃切除术后胃排空过速，葡萄糖迅速被肠黏膜吸收，使血糖骤然增高，过度刺激胰岛分泌胰岛素造成低血糖症；当血糖浓度过低时，又可引起内源性肾上腺素释放。故本症患者除有低血糖症状外，尚可出现肾上腺素增多的症状。

【诊断】

同倾倒综合征，主要根据胃切除病史及特定时间临床表现。

1. 临床表现：症状发生于餐后1～2小时。其主要表现有：①低血糖症状。软弱、头晕、颤抖、出冷汗，严重者可出现意识障碍。②肾上腺素增多症状。心悸、心动过速等。

2. 实验室检查：发病时血糖过低可确诊。

3. 与倾倒综合征区别：倾倒综合征发作时常在餐后20～30分钟，发作时消化道症状显著，血糖浓度升高可鉴别。但要注意少数病例，先发作倾倒综合征，以后出现餐后低血糖症，但后者多单独发作。

【治疗】

主要是少量多餐，减少淀粉类食物，增加蛋白质、脂肪类食品。低血糖症状出现时，稍进含糖食物即可缓解症状。

【预后】

本症通过饮食调节，症状即可减轻或消失，预后良好。

胃切除后营养不良

胃切除术后因胃肠的解剖生理改变和营养吸收障碍,产生腹泻、消瘦、贫血和维生素缺乏等,称为胃切除后营养不良(postgastrectomy malnutrition)。

【发病机制】

由多因素综合作用,产生各种营养物质的消化吸收不良。例如:①食糜通过小肠时间过短,胆汁、胰液和小肠液不能协调地分泌,致食物不能有效地消化和吸收。②迷走神经切断术后至胰腺消化酶分泌功能障碍。③胃大部切除及胃肠吻合术后胃酸降低、含铁食物不经过十二指肠,致铁吸收不良,加上胆汁反流性胃炎,致内因子缺乏,产生维生素 B_{12} 和烟酸吸收不良。④胃容积小,稍进食即早饱,或因餐后倾倒综合征而惧食,致进食少和热量摄入不足。⑤胃肠吻合术后,输入袢淤滞,可致小肠细菌异常繁殖,产生腹泻。

【诊断】

1. 临床表现:胃切除后营养不良主要表现为吸收不良综合征、贫血和代谢性骨病。

(1)体重减轻:约有 1/3 患者因体重减轻致体型消瘦。

(2)腹泻:胃切除术或迷走神经切断术后的腹泻多发生于晨起活动时及餐后,常可发生脂肪泻,其中轻度者约 10% 左右,严重者占 1% ~2% 。

(3)贫血:胃切除术后贫血常见,发生率可达 1/3 ~ 1/2。常见的贫血类型为由缺铁所致的低色素性小细胞性贫血和由于维生素 B_{12} 和(或)叶酸缺乏所致的巨幼红细胞性贫血,前者多见。

(4)骨代谢障碍:由于胃切除后维生素 D 及钙的摄入和吸收障碍,约 30% 的患者有代谢性骨疾病,如骨软化症、骨质疏松症等。多数在术后 5 年出现背痛或普遍性骨关节病,严重者可致骨骼畸形,甚至发生病理性骨折。

2. 实验室检查:除血液常规检查外,血清铁、维生素 B_{12} 和叶酸测定,对是否贫血和贫血类型有诊断价值。血清钙、磷可稍降低。24 小时尿钙排出量减少和血清碱性磷酸酶活力升高为较敏感的诊断指标。

3. X 线检查:骨骼 X 线检查可见骨质疏松、骨皮质变薄或有自发性骨折。

【治疗】

1. 饮食和营养疗法:胃切除术后体重减轻者,应给予高热量、易消化的高营养食物;预防和治疗倾倒综合征;鼓励病员进食。体重显著降低而进食困难者,可予胃肠外营养支持(TPN)。

2. 药物治疗:用抗胆碱能药能减慢小肠蠕动的速度,必要时应用抗生素控制肠腔内细菌过度生长。缺铁性贫血者应补充铁制剂,口服或肌内注射,巨幼红细胞性贫血应肌内注射维生素 B_{12},并口服叶酸;同时补充维生素 C、B 和 B_2 等。贫血严重者酌情输血。

3. 有代谢性骨疾病者,可增加牛奶、酸奶等多钙的乳制品摄入。在给维生素 D 和钙的同时,可应用蛋白质同化激素制剂,以促进蛋白质合成代谢。

【预后】

胃切除后营养不良患者,通过饮食调整和必要的药物治疗,预后良好。

胃切除术后胆汁反流性胃炎

胃切除术后胆汁反流性胃炎(postgastrectomy bile reflux gastritis)是指胃切除术后,由于胃 - 空肠吻合、幽门功能不全以致胆汁反流而引起的胃炎,又称胃切除后碱性反流性胃炎。是胃切除术后最常见的并发症,其发生率高达 95% 。毕氏Ⅱ式术比毕氏Ⅰ式术胆汁反流更严重,对残胃黏膜的侵袭更大。

【发病机制】

1. 在正常情况下,胃黏膜屏障可防治 H^+ 由胃腔渗入黏膜内,胆酸可溶解胃上皮细胞膜脂蛋白而破坏胃黏膜的屏障作用,促使 H^+ 逆弥散渗入胃黏膜。进入胃黏膜内的 H^+ 可刺激肥大细胞释放组胺,后者再刺激胃酸和胃蛋白酶的分泌,从而加重胃黏膜的损伤,并产生炎症、糜烂和溃疡。

2. 促胃液素可刺激胃黏膜细胞增生和加强胃黏膜屏障,并能抵抗 H^+ 的逆向弥散作用。毕Ⅱ式胃手术后,促胃液素分泌减少 50% ~75% ,这可能是本病重要发病因素之一。

【诊断】

诊断依赖胃切除病史、临床表现和内镜检查。

1. 临床表现:胃切除术后持续性中上腹疼痛,餐后加重,服制酸药物无效,有时伴胆汁性呕吐。伴有反流性食管炎者,症状可能更重,胸骨后烧灼痛,吞咽不适,甚至梗阻感等。患者同时常有食欲减退、消瘦、贫血等表现。

2. 内镜检查:内镜下见吻合口输入袢有大量胆汁向残胃腔内反流。残胃黏膜明显充血、水肿,吻合口黏膜充血、糜烂。部分患者可能有贲门、食管下段黏膜粗糙、充血和糜烂等炎症表现。

3. X线钡餐检查:X线钡餐无输入袢梗阻表现,此点可与输入袢综合征鉴别。

【治疗】

1. 内科治疗:少量多餐,避免刺激性食品,低酸者可给胃蛋白酶合剂或食醋。

(1)促胃动力药:可促进胃排空,减少胆汁和胰液在残胃腔内存留的时间。①多潘立酮口服 10mg,每日 3 次;②莫沙必利(加斯清)5mg,每日 3 次。

(2)消胆胺:可与胃内胆盐结合,并加速其排除。每次 4g,每日 3~4 次,症状好转以后可减少剂量。长期服用者应补充脂溶性维生素。

(3)胃黏膜保护剂。

2. 手术治疗:其目的是使含胆汁的碱性液不反流入残胃。手术方法有①Roux Y 手术;②毕Ⅱ式改为Ⅰ式吻合术,或输入袢与输出袢之间做侧侧吻合术;③Henley 空肠袢替换术,将游离肠袢置于十二指肠间。

【预后】

药物治疗只能减轻症状,不能治愈。

残　胃　癌

胃非癌性的良性病变手术后发生的胃癌称为胃手术后胃癌或残胃癌(cancel of gastric remnant)。发病年龄最常在50~70岁,男女之比为(3~5):1。一般认为,胃手术后15年以后残胃癌发生率逐渐增高。癌多发生在吻合口附近。

【病因与发病机制】

病因尚未阐明。距胃切除术后时间越长,残胃癌发生率越高,故认为其发生可能是一种致癌物质持续而长期刺激残胃黏膜的结果。胃次全切除术后作毕Ⅱ式和单纯胃空肠吻合术者比毕Ⅰ式者更易发生残胃癌。因胃毕Ⅱ型手术和胃空肠吻合术后常可导致胆汁、胰液和肠液反流引起残胃黏膜慢性炎症性病变、炎性增生性息肉样变及黏膜异型增生等病理变化,此可能为残胃癌发生的重要原因。

【诊断】

1. 临床表现:胃切除术后10年以上患者,当近期迅速发生体重减轻、中上腹持续性疼痛,应警惕本病的可能,行内镜检查。

2. 内镜检查:内镜下取组织活检是确诊本病的重要方法。吻合口是本病的好发部位,也可弥漫发生于整个残胃。内镜活检病理组织学检查未能确诊者,应严密随访观察,短期内镜复查。

3. X线钡餐检查:因术后解剖位置变异,常可遗漏小的癌灶,检出率仅在50%左右。

【治疗】

一旦确诊应即手术治疗,尽可能争取做根治术。

【预后】

早期诊断是改善本病预后的关键。残胃癌行次全胃切除或全胃切除术后5年生存率和未曾作过胃切除术的胃癌相近。

(尹朝礼)

十三、胃良性肿瘤

胃良性肿瘤约占胃肿瘤的3% ~5% 。尸检结果人群中发病率为16.6% 。可分为上皮性肿瘤(腺瘤、乳头状瘤、异位胰腺等)及间质性肿瘤(平滑肌瘤、纤维瘤、神经纤维瘤、脂肪瘤和血管瘤)两类。临床上最多见的是腺瘤和平滑肌瘤。

胃 腺 瘤

胃腺瘤(adenoma of stomach)又称腺瘤性息肉。约占胃良性肿瘤的3/4。可以发生于任何年龄,但以60~70岁为多见,男女之比为2:1。

【病理】

多发生于胃窦部,可单个或多个。病理分管状腺瘤、绒毛状腺瘤和混合性腺瘤。部分腺瘤可发生恶变,瘤体直径大于2cm,绒毛状腺瘤、非典型增生Ⅲ度者恶变率高。

【诊断】

1. 临床表现:多无症状。腺瘤较大或糜烂者可能有上腹不适、隐痛。幽门部带蒂腺瘤可经幽门管进入十二指肠,而出现间歇性幽门梗阻。本病主要并发症是出血。

2. 内镜检查:是最重要的诊断方法,不少患者是在内镜检查时偶然发现的。内镜下观察腺瘤呈圆形或椭圆形,少数呈分叶状,有蒂或无蒂;表面光滑或桑葚样,或表面发红、出血。约一半息肉的直径为0.5~1.0cm,少数直径>2cm。内镜下活检组织病理学检查,多能确定病理类型和病变性质。但内镜下取材有局限性,不能反映全部腺瘤性质。

3. X线检查:钡餐对诊断胃腺瘤有一定价值。

【治疗】

可经内镜行电凝切除术、黏膜切除或剥离术。切除有困难者需手术治疗。术后应随访。

【预后】

早期发现,早期治疗预后良好。

良性间质瘤

起源于平滑肌层,以前称为胃平滑肌瘤(leiomyoma of stomach),是胃常见良性肿瘤,其发生率仅次于腺瘤。可发生于任何年龄,但以50岁以上者多见。男女发生率相近。

本病为胃间质性肿瘤,可发生在胃的任何部位,按与胃壁的关系,可分为黏膜下型、浆膜下型和壁内型,向胃腔内外同时突出者称哑铃型或混合型,绝大多数为单发,向腔内突出者多呈卵圆形,一般直径为2～4cm,也可为10～20cm。60%患者肿瘤顶部可因血供不足而致溃疡形成。约2%的病例可发生恶变。

本病临床症状缺乏特征性,瘤体<2cm患者可毫无症状。有溃疡形成者可致上消化道出血,出血常为其首发临床表现,为间歇性呕血和(或)黑粪,有时可能出现大量出血。

【诊断】

1. 上消化道内镜:常为圆形隆起、半球形或球形突入腔内,与周围有明显的界限,隆起处的表面黏膜色泽与周围黏膜一致,光滑,显紧张。由于正常黏膜皱襞被黏膜下肿瘤顶起,形成一个或几个皱襞,放射状散向四周,形似拱桥,又称桥形皱襞。少数隆起处顶端黏膜有充血、出血、糜烂,有的伴有溃疡,附有白苔和血性分泌物。内镜下很难区分平滑肌瘤抑或平滑肌肉瘤。由于是黏膜下病变,活检病理常不能做出正常诊断,如在顶端溃疡或糜烂处活检或深挖洞式活检可能提高诊断阳性率,但可能有引起大出血的危险。

2. 内镜超声(EUS):EUS对黏膜下肿瘤的诊断是EUS的优势之一,具有较高诊断价值,是重要的诊断方法。

3. 胃肠钡餐检查:有助于本病的诊断。

4. CT:是较有价值的诊断方法,可清楚显示肿物的位置、大小以及与周围组织器官之间的关系。

5. 血管造影:选择性腹腔动脉造影对正在出血的平滑肌瘤患者较有价值,因其为多血供肿瘤,即使是出血停止后也有助诊断。但此项检查为创伤性方法,只适于上述检查方法不能确诊者。

上述检查有时难以做出定性诊断,因此,需要切除标本组织病理证实。

【治疗】

一般可行EMR或ESD治疗。瘤体直径过大、多发、可疑恶变者,应予手术切除。

【预后】

一般预后良好,但可并发大出血,少数可发生恶变。因此一旦发现应予以治疗。

(尹朝礼)

十四、胃　　癌

胃癌(carcinoma of stomach)是最常见的恶性肿瘤之一,居消化道肿瘤第一位。男女发病之比为(2.3～3.6):1。任何年龄都可发生,大致40～60岁占2/3,40岁以下占1/4,其余在60岁以上。

【病因】

胃癌的发生是多因素长期作用的结果。我国胃癌发病率存在明显地区差异,环境因素在胃癌的发生中居支配地位,而宿主因素则居从属地位。有研究显示,幽门螺杆菌感染、饮食、吸烟及宿主的遗传易感性是影响胃癌发生的重要因素。

【病理】

1. 早期胃癌大体类型:Ⅰ,隆起型;Ⅱa,表面隆起型;Ⅱb,平坦型;Ⅱc,表面凹陷型;Ⅲ,凹陷型。

2. 进展期胃癌的大体类型:隆起型;溃疡型;浸润型。

3. 组织学类型:常见有①腺癌,根据其分化程度分为高分化、中分化与低分化3种;②未分化腺癌;③黏液细胞癌(印戒细胞癌）；④特殊类型癌，包括腺鳞癌、鳞状细胞癌、类癌等。

【临床表现】

1. 症状：胃癌缺少特异性临床症状，早期胃癌常无症状。中晚期胃癌常见的症状有上腹部不适或疼痛、食欲减退、消瘦、乏力、恶心、呕吐、呕血或黑便、腹泻、便秘、发热等。

2. 体征：早期或部分局部进展期胃癌常无明显体征。晚期胃癌患者可扪及上腹部包块。发生远处转移时，根据转移部位，可出现相应的体征。出现上消化道穿孔、出血或消化道梗阻等情况时，可出现相应体征。

【辅助检查】

1. 内镜检查

（1）胃镜检查：确诊胃癌的必要检查手段，可确定肿瘤位置，获得组织标本以行病理检查。必要时可酌情选用色素内镜或放大内镜。

（2）超声胃镜检查：有助于评价胃癌浸润深度、判断胃周淋巴结转移状况，推荐用于胃癌的术前分期。对拟施行内镜下黏膜切除（EMR）、内镜下黏膜下层剥离（ESD）等微创手术者必须进行此项检查。

（3）腹腔镜：对怀疑腹膜转移或腹腔内播散者，可考虑腹腔镜检查。

内镜活检有助于判断胃癌浸润深度。如因活检取材的限制，活检病理不能确定浸润深度，报告为癌前病变或可疑性浸润的患者，建议重复活检或结合影像学检查结果，进一步确诊后选择治疗方案。可分为：①低级别上皮内肿瘤；②高级别上皮内肿瘤；③黏膜内癌；④黏膜内伴黏膜下下癌；⑤早期胃癌。

2. 实验室检查

（1）血液检查：血常规、血液生化学、血清肿瘤标志物等检查。

（2）尿液、粪便常规，粪隐血试验。

3. 影像学检查

（1）计算机断层扫描（CT）：CT 平扫及增强扫描在评价胃癌病变范围、局部淋巴结转移和远处转移状况等方面具有重要价值，应当作为胃癌术前分期的常规方法。

(2)磁共振(MRI)检查:推荐对CT造影剂过敏者或其他影像学检查怀疑转移者使用。MRI有助于判断腹膜转移状态,可酌情使用。

(3)上消化道造影:有助于判断胃原发病灶的范围及功能状态,特别是气钡双重对比造影检查是诊断胃癌的常用影像学方法之一。对疑有幽门梗阻的患者建议使用水溶性造影剂。

(4)其他影像学检查:胸部X线检查、腹盆腔超声检查为常规检查,PET-CT、ECT骨扫描根据病情需要选择。

【诊断和鉴别诊断】

结合患者的临床表现、内镜及组织病理学、影像学检查等进行胃癌的诊断。鉴别诊断包括以下几点。

1. 良性疾病:胃溃疡、胃息肉(胃腺瘤或腺瘤性息肉)、胃巨大皱襞症、肥厚性胃炎、疣状胃炎、胃黏膜皱襞脱垂、胃底静脉瘤、肉芽肿等良性病变。

2. 胃部其他恶性肿瘤:胃恶性淋巴瘤、胃间质瘤、胃神经内分泌肿瘤等。有肝转移者需与原发性肝癌相鉴别。

【治疗】

采取多学科综合治疗(multidisciplinary team,MDT)模式,有计划、合理地应用手术、化疗、放疗和生物靶向等治疗手段,达到根治或最大幅度地控制肿瘤、延长患者生存期、改善生活质量的目的。

1. 早期胃癌且无淋巴结转移证据,可根据肿瘤侵犯深度,考虑内镜下治疗(EMR、ESD:高分化或中分化,无溃疡,直径小于2cm,无淋巴结转移的黏膜下或黏膜内癌)或手术治疗,术后无需辅助放疗或化疗。

2. 局部进展期胃癌或伴有淋巴结转移的早期胃癌,应当采取以手术为主的综合治疗。根据肿瘤侵犯深度及是否伴有淋巴结转移,可考虑直接行根治性手术或术前先行新辅助化疗,再考虑根治性手术。成功实施根治性手术的局部进展期胃癌,需根据术后病理分期决定辅助治疗方案(辅助化疗,必要时考虑辅助化放疗)。

3. 复发/转移性胃癌应当采取以药物治疗为主的综合治

疗手段，在恰当的时机给予姑息性手术（姑息性切除术、胃空肠吻合术等）、放射治疗、介入治疗、射频治疗等局部治疗，同时也应当积极给予止痛、支架置入、营养支持等最佳支持治疗。

【诊疗流程】

流程见图 3-3。

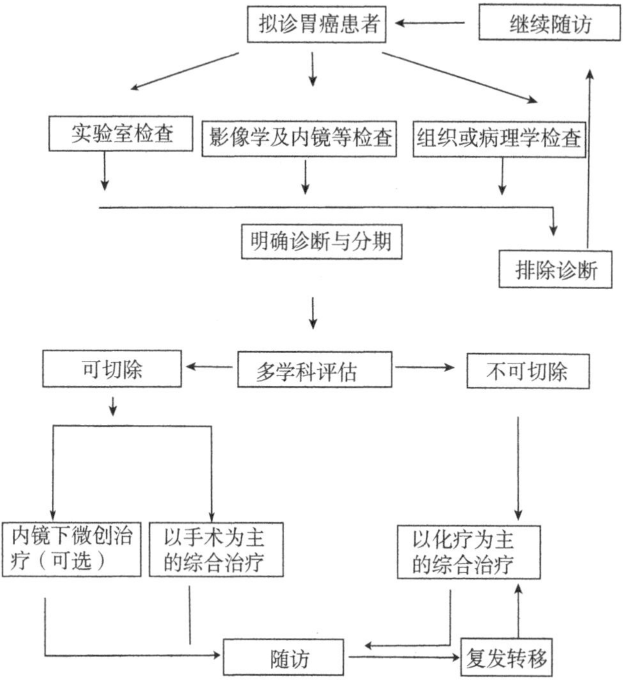

图 3-3　胃癌诊断与治疗流程

【随访】

随访频率为治疗后 3 年内每 3 ~ 6 个月一次，3 ~ 5 年每 6 个月一次，5 年后每年一次。内镜检查每年一次。对全胃切除术后，发生大细胞性贫血者，应当补充维生素 B_{12} 和叶酸。

（黎培员　尹朝礼）

十五、胃 MALT 淋巴瘤

胃 MALT 淋巴瘤来源于胃黏膜相关淋巴组织(mucosa - associated lymphoid tissue,MALT),故名,是结外型非霍奇金淋巴瘤中最常见者。该病多长期局限,进展缓慢,预后良好。近年来,发现其独特的病理特征,与 *Hp* 感染的特殊关系和抗原驱动的淋巴增生过程,以及早期病例抗 *Hp* 治疗后肿瘤可以消失,并在发病机制、早期诊断及治疗等方面的研究成果等。

【发病机制与 *Hp* 感染的关系】

正常胃黏膜没有或有极少量淋巴组织 B 细胞。胃黏膜出现淋巴组织反映慢性持续刺激或炎症存在,而 *Hp* 感染是胃炎的重要病因。MALT 的形成是 Hp 感染后机体免疫反应的特殊病征。B 细胞浸润至黏膜上皮层形成 MALT 的组织学特征。因此,认为胃 MALT 淋巴病是胃黏膜 *Hp* 感染的结果。

抗 *Hp* 治疗上的奇迹为两者相关的另一证据。抗 *Hp* 治疗后 71% 的病例完全缓慢,9% 以上部分缓解。多数病例平均随访一年无复发。因而使根治 *Hp* 成为该病治疗推荐的首选。但 Hp 感染十分常见,而胃 MALT 较为罕见,目前尚无合理解释。因此,其发生还有其他因素和机制参与。

【诊断】

1. 临床表现:本病的临床症状缺乏特征性。早期症状不明显,晚期症状可与胃癌相似,如上腹部持续隐痛、食欲缺乏、恶心和消瘦、发热、呕血或黑粪并不少见。上腹部触痛,腹块是本病的主要体征。

2. 内镜检查:病变在胃窦部多见,可见肿块或结节、溃疡及浸润改变,难与肿瘤区别,但肿块、结节广泛而多灶,溃疡浅表而多发;大小、形态不规则外观或弥漫分布,亦可形成皮革样胃。凡见有多发性溃疡与多灶性损害特征者,有助诊断。

活检时注意深取、重复取材,甚至圈套黏膜大块取材——剥离活检(strip biopsy)。一般活检诊断阳性率为 30% ~50% ,黏膜大块活检可使诊断的阳性率达到 80% 。由于病变原发于黏膜深层，伴有炎症，一次活检阴性不能否定诊断。

3. 超声内镜：可以动态观察肿瘤在胃壁的消长情况及演变过程，配合活检病理，无疑使诊断更加准确可靠、且对治疗后的病例动态观察颇具临床意义。

4. X线检查：可确定胃部有病变，但无特征表现。主要有下列几种征象：①弥漫黏膜增生伴皱襞不规则增厚；②多发性溃疡；③单发性溃疡伴黏膜弥漫性增厚；④块状病变。X线确诊率低。

【鉴别诊断】

排除继发性淋巴瘤，由于继发性胃肠淋巴瘤较为常见，诊断原发性胃淋巴瘤一定要排除继发性。通常采用Dawson原发性胃肠淋巴瘤诊断标准；①无浅表淋巴结肿大；②无肝脾大；③周围血白细胞分类正常；④胸片无纵隔淋巴结肿大；⑤手术时除区域淋巴结受累外，未发现其他肿块。

【治疗】

本病传统的治疗是手术切除。术后辅以局部放疗或全身化疗更好。5年生存率50% ~75%；而早期病例治疗后10年生存率在80%以上。亦有少数主张手术前局部放疗再手术及全身化疗者。过去即发现有原发病灶去除后，残留或转移病灶消退的现象。

化疗以COP方案最为简单适用，毒性亦小，亦有用CHOP方案者。

近来基于胃MALT淋巴瘤与Hp密切相关的初步事实，抗Hp已作为胃MALT淋巴瘤的首选治疗，使早期低恶性病例达到完全逆转。

【随访】

如果胃MALT淋巴瘤尚处于E_{1}期，则抗*Hp*治疗作为一线治疗并应密切随访，观察时间宜稍长，以6~12个月为宜。如肿瘤消退，可不做手术，继续随访至少1年，并注意是否伴*Hp*再感染以及伴随的B细胞单克隆性增生，如病变限于黏膜层者更无需手术。E_{II}期以上病变仍以手术为宜，但亦应治疗*Hp*感染，以期根治疾病。

（尹朝礼）

第四章 肠道疾病

一、十二指肠炎

十二指肠炎(duodenitis)是由各种原因引起的急、慢性十二指肠的黏膜炎症改变。好发于青壮年,男女之比为4:1。本病可单独存在,亦可与慢性胃炎、消化性溃疡并存。

【病因和发病机制】

病因尚不十分清楚。目前认为,幽门螺杆菌(*Hp*)感染可阻断正常的酸反馈调节机制,导致高促胃液素血症和高酸分泌。由于酸负荷增加引起十二指肠黏膜的胃上皮化生及其后Hp在化生处定居所致的十二指肠炎。另外,进刺激性食物、饮酒、药物及应激等亦可能参与致病作用。

【病理】

活检可见黏膜充血、水肿、血管扩张、出血、糜烂、腺体减少、纤维化、炎性细胞浸润、淋巴样增生。胃上皮化生是十二指肠炎的主要特征;显著的绒毛萎缩及隐窝细胞增生亦有意义;固有层的炎症改变比上皮细胞的改变更具有诊断价值。本病按病理表现分为浅表型、萎缩型和间质型。

【诊断】

1. 临床表现:常诉餐后饱胀感,嗳气,胃灼热,胀气,厌食,反胃,呕吐,腹泻,及腹部不适和腹痛。这些症状在压力大时更易发生。有的可无症状或类似十二指肠壶腹部溃疡的症状,偶有出现呕血、黑粪,一般无特殊体征。

2. 实验室检查:胃酸及胃液分泌量正常或偏高,部分病例的胃酸水平与十二指肠壶腹部溃疡相似。

3. 内镜检查：黏膜充血水肿，点状或斑片状糜烂、出血，绒毛模糊不清，黏膜细颗粒状或有增生小结节，黏膜下血管显露，壶腹部变形等。

4. X线检查：十二指肠可见激惹、痉挛、运动增快，黏膜皱襞增粗、紊乱等征象，但无龛影及固定畸形。

5. 鉴别诊断：十二指肠炎与慢性胃炎、消化性溃疡的临床表现相似，其鉴别主要依靠内镜检查。

【治疗】

1. 一般治疗：生活规律，工作劳逸结合，避免辛辣食物、嗜酒、浓茶、咖啡以及过度疲劳和精神紧张。

2. 药物治疗：药物治疗原则与慢性胃炎、消化性溃疡相同。可用抗酸、解痉药物及黏膜保护剂等。如 H_2 受体拮抗药、质子泵抑制剂、硫糖铝等。*Hp* 感染者根除治疗，参阅慢性胃炎。

【预后】

树立良好的生活习惯，注意饮食并坚持治疗，预后良好。

（杨玉珍）

二、急性肠炎

急性肠炎（acute enteritis）是指各种病毒、细菌引起的急性肠道炎症。临床表现主要有腹泻、腹痛、呕吐及发热等。各种年龄均可发病，以夏秋季多见。

【病因】

1. 病毒感染：常见病毒有诺瓦克病毒、轮状病毒、腺病毒等。

2. 细菌感染：多为进食被细菌或细菌毒素污染的食物引起，又称细菌性食物中毒。

（1）大肠埃希菌感染：有产肠毒素性大肠杆菌、肠致病性大肠杆菌、肠侵袭性大肠杆菌和肠出血性大肠杆菌等。

（2）致病性弧菌感染：主要为副溶血性弧菌引起。

（3）沙门菌属感染：由各种沙门菌引起。

(4)金黄色葡萄球菌感染。

【诊断】

1. 流行病学:细菌性食物中毒有家庭或集体发病史。

2. 临床表现

(1)起病和病程:多急性起病,病程较短。

(2)发热:中毒症状较重者可伴有不同程度的发热。

(3)腹泻次数与粪便性质:每天2~3次,多者可达10次以上,粪便量多,初为水样便,后稀薄或黏液血便,但无里急后重。

(4)腹痛与呕吐:多伴有腹痛,以脐周为主,呈隐痛或阵痛,排便后腹痛无明显缓解。可出现呕吐,呕吐物为胃内容物或混有胆汁。

(5)病情较重者,可出现不同程度的脱水。

3. 实验室检查

(1)血常规:白细胞总数轻度升高,以中性粒细胞增高为主。

(2)粪检查:常规镜检下可见大量白细胞、红细胞或黏液,粪培养可发现病原体。

(3)血清电解质:吐泻剧烈者,有低血钠、低血钾、低血氯及脱水。

【治疗】

以病因及对症治疗为主。

1. 一般治疗:需卧床休息,给予流质饮食或软食。必要时静脉补液及纠正电解质紊乱。

2. 止泻药

(1)复方地芬诺酯:此药有减少肠蠕动和收敛作用。每次1~2片,每日2~4次。

(2)双八面体蒙脱石(思密达,smecta):该药对消化道病菌、病毒及细菌所产的毒素有极强的选择性固定和抑制作用。每次3g,每日3次。

3. 解痉止痛剂:可选用阿托品、溴丙胺太林、山莨菪碱等。

4. 病因治疗:由肠道感染引起者,需抗感染治疗,以针对病原体的抗菌治疗最为重要。如大肠埃希菌、沙门菌感染应用诺氟沙星、环丙沙星、氧氟沙星、复方磺胺甲噁唑均有效。而真菌性肠炎可选用制霉菌素、酮康唑、氟康唑等治疗。

（杨玉珍）

三、真菌性肠炎

真菌性肠炎(fungal enteritis)是指由于长期使用激素、广谱抗生素、免疫抑制剂、抗肿瘤药及放射性治疗等引起机体抵抗力低下,肠道发生真菌感染性炎症,它是全身或消化道真菌感染的一部分。常见的有肠道念珠菌病、放线菌病和组织胞浆菌病等,以念珠菌病最为常见。

肠道念珠菌病

【病因与发病机制】

念珠菌寄生在正常人的口腔、胃肠道、阴道、皮肤等部位,当机体因疾病或药物等因素致使免疫力下降,尤其在细胞免疫功能低下时,或因长期使用广谱抗生素使局部菌群受到抑制时,念珠菌即大量繁殖,先产生局部病变,进而可全身播散。白色念珠菌肠炎以回肠末端及大肠多见。

【病理】

肠道黏膜充血水肿,糜烂出血和溃疡,可见白色假膜;浆膜充血,局部可有炎性渗出物附着。少数有真菌性小动脉炎及小静脉炎。

【诊断】

1. 临床表现:多在长期大量使用广谱抗生素、激素、免疫抑制剂后出现,腹泻,黄色稀水样或豆腐渣样便,泡沫较多,有黏液。部分于肛门周围可见黄白色假膜。有些病例先有口腔念珠菌感染(鹅口疮)。

2. 实验室检查:①大便及假膜涂片可找到念珠菌及菌丝;②血清念珠菌凝集滴定度在1∶160以上;③反复血、尿真菌培养阳性;④肠镜检查同病理。若仅有口腔及粪便真菌阳性而无局部病变的带菌者不能诊断为本病。

【治疗】

1. 去除诱因,如及时停用广谱抗生素和激素等。

2. 注意口腔及皮肤卫生:若口腔有真菌感染,可用碳酸氢钠饱和液涂搽或漱口,每1~2小时1次,或用2%甲紫涂搽。

3. 抗真菌药物:制霉菌素50万~100万U,每日4次;克霉唑(clotrimazole)1g,每日3次;酮康唑(里素劳,Nizoral)1片,每日1~2次口服;静脉用药有氟康唑,首剂400mg,随后每日200mg,疗程1~2周,直至病损消失,培养转阴。

放线菌肠炎

【病因】

放线菌病是由Israelii放线菌引起的一种慢性或亚急性、化脓性和肉芽肿性病变,最常侵犯的部位有面颈部、肺、胸膜和回盲部,形成多发性瘘管并排出带有放线菌颗粒(硫黄样颗粒)的脓液。腹部放线菌病约占该病的四分之一,其中以回盲部最常见,直肠、横结肠和乙状结肠少见。

【诊断】

1. 临床表现:回盲部放线菌病常表现为右下腹隐痛,压痛和肿块,少数可形成脓肿和持久性瘘管,直肠放线菌病可形成亚急性和慢性肛周脓肿、坐骨直肠窝脓肿或直肠旁脓肿。表现为腹泻、里急后重和黏液脓性粪便。

2. 真菌及病理检查:病变处脓液用生理盐水调匀后通过薄纱过滤,可找到"硫黄样颗粒",置于玻片镜检,发现放线菌菌落,即可确诊。

3. 鉴别诊断:有时需与阑尾炎、阑尾脓肿或回盲部结核、阿米巴病、回盲部肿瘤、腰大肌脓肿及女性生殖器官肿瘤相鉴别。鉴别需结合病史,但最后确诊依据为查到真菌菌体。

【治疗】

以青霉素为首选药。每天80万~240万U,疗程至少3~4

周，可使用数月，否则易复发。此外，磺胺类、四环素、红霉素、氯霉素等均有一定疗效。

组织胞浆菌病

本病是由荚膜组织胞浆菌引起的一种深部真菌病，罕见。主要侵犯网状内皮系统，亦可累及全身各器官。

【诊断】

1. 临床表现：不规则发热，肝、脾和淋巴结肿大，皮肤及黏膜损害，白细胞减少。小肠和结肠以溃疡性病变为主，亦可发生出血和梗阻，与胃肠道其他溃疡病变或肿瘤相似。结肠病变表现可酷似结肠癌或慢性结肠炎，伴有黏膜息肉样变及慢性腹泻。

2. 手术活组织检查获得组织胞浆菌为诊断依据。皮肤试验和补体结合试验可作诊断参考，在某些病例中骨髓涂片检查、肝穿刺活检、淋巴结活检或穿刺涂片检查亦有助于明确诊断。

【治疗】

以两性霉素 B 最为有效。开始以 1～5mg 溶于 5%　500ml 葡萄糖中静脉滴注，每日 1 次，以后逐渐递增，最大量可达每日 50～75mg，疗程一般需达 3 个月，总量 2g 左右。用药过程中注意检查肝、肾功能、血象与电解质变化。

（黎培员　王南下）

四、急性出血坏死性小肠炎

急性出血坏死性小肠炎（acute haemorrhagic necrotizing enteritis）是与感染后能产生 B 毒素的 Welch 杆菌（C 型产气荚膜芽孢杆菌）有关的急性暴发性肠炎，以急性腹痛、腹泻、便血、发热、呕吐及腹胀为主要临床表现，重症者出现败血症、中毒性休克或肠穿孔等并发症。发病以夏、秋季多见，儿童、青少年发病率高于成年人。

【病因和发病机制】

病因尚未完全清楚,可能与以下几个因素有关。

1. 感染:C 型产气性魏氏梭状芽孢杆菌产生一种蛋白质外毒素,称 B 毒素。感染后该毒素影响肠壁微循环,使肠黏膜充血、水肿、坏死,甚至穿孔。

2. 胰蛋白酶减少或活性减低:胰蛋白酶能降解魏氏梭状芽孢杆菌产生的 B 毒素,对防止本病的发生起到重要的作用。如果长期低蛋白饮食,进食大量甘薯、大豆等含有耐热性胰蛋白酶抑制因子的食物,使胰蛋白酶活性和浓度降低,如果感染上述杆菌,则导致本病的发生。

3. 饮食不当:饮食习惯多食蔬菜突然转为多食肉类,使肠道生态学发生改变,有利于魏氏梭状芽孢杆菌大量繁殖,并有利于 B 毒素致病。

4. 变态反应:由于本病起病迅速,发生肠出血、坏死,病变肠组织血管壁内纤维素样坏死及嗜酸粒细胞浸润。有学者认为,本病的发生与变态反应有关。

【诊断】

1. 临床表现

(1)腹痛:为常见症状,多呈持续性隐痛伴阵发性加剧,常为全腹痛,以上腹部和脐周为甚。伴恶心、呕吐,呕吐物可为胆汁、咖啡样或血水样。

(2)腹泻和便血:是本病的特点。腹泻每日数次至 10 余次,初为糊状,渐至黄水便,最后转为血水便,甚至呈鲜血便或暗红色血块。便中可混有坏死黏膜组织,有恶臭味。

(3)中毒症状:起病时可有寒战、发热,一般体温 38 ~ 39℃,少数体温可更高。全身虚弱无力、面色苍白,重者神志不清、抽搐、昏迷,并有酸中毒和中毒性休克等症状。

(4)腹部体征:腹胀显著,压痛明显,可有反跳痛。有腹水时,可叩出移动性浊音。

2. 实验室检查:①血常规白细胞升高可达 $12 \times 10^9 \sim 20 \times 10^9/L$,中性粒细胞增多伴核左移,甚至出现中毒颗粒。②血培养多为革兰阴性杆菌。③粪便检查有血便或隐血强阳性,有脓细胞。厌氧菌培养偶见产气荚膜杆菌。

3. X线检查:腹部平片可见肠腔明显充气、扩张及液平。动态观察可发现肠壁积气、门静脉积气及向肝内呈树枝状影像。以及腹水或积气征象等。

【鉴别诊断】

1. 中毒性菌痢:流行季节,突然发热、腹痛、腹泻及黏液脓血便,粪便涂片和细菌培养有助于确诊。

2. 急性克罗恩病:亚急性起病,寒战、高热,右下腹痛、腹泻,常无黏液脓血便,约1/3病例可出现右下腹或脐周腹块。诊断依靠胃肠钡餐、钡剂灌肠和内镜检查。

3. 过敏性紫癜:临床特点除紫癜外,常有皮疹、血管神经性水肿、关节炎、腹痛及肾炎等症状。

【治疗】

主要是支持疗法,纠正水和电解质紊乱,控制感染和防治休克。

1. 一般治疗:卧床休息、禁食,腹胀明显者,可行胃肠减压;腹痛消失、便血停止后,可开始进食流质饮食,逐渐过渡到半流质及正常饮食。过早进食易导致疾病复发。

2. 纠正水、电解质紊乱:患者因呕吐、腹泻和禁食,应补充足够的热量、水、电解质和维生素。补液应以葡萄糖为主,约占2/3~3/4,生理盐水占1/4~1/3,必要时可加输血浆、清蛋白、氨基酸、脂肪乳剂。大量便血者,应输全血。儿童每日补液量为80~100ml/kg,成人每日2500~3000ml。

3. 抗生素:选择针对肠道杆菌感染的药物,如哌拉西林、氯霉素、庆大霉素、卡那霉素、阿米卡星及头孢菌素,或者根据细菌培养结果调整相应抗生素。一般常用两种抗生素,疗程7~14天。

4. 抗休克:有休克发生时,则应及时按休克治疗,迅速扩容,保持有效循环血量,改善微循环,并适当应用血管活性药物,酌情短时(2~3天)使用肾上腺皮质激素。

5. 对症治疗:①高热者,可给予物理降温和退热药。②烦躁者,适当镇静治疗。③腹痛严重者,可酌情选用解痉药。

6. 抗血清治疗:采用 Welchii 杆菌抗血清 42 000 ~ 85 000U,静脉注射,有较好疗效。

7. 手术治疗:适应证为①肠穿孔;②反复大量肠出血,保守治疗无效者;③腹膜炎或从腹腔抽出大量脓液者;④不能排除其他需手术解决的急腹症。

【预后】

本病病死率直接与休克、败血症、DIC 有关。如能渡过危急期,肠道病变可以完全治愈,无后遗症发生。

(杨玉珍)

五、嗜酸粒细胞性胃肠炎

嗜酸粒细胞性胃肠炎(eosinophilic gastroenteritis)是一种原因不明的疾病,可能与过敏反应、免疫功能障碍有关。其特征为胃肠道有弥漫或局限性嗜酸粒细胞浸润,常同时伴有周围血嗜酸粒细胞增多。肾上腺皮质激素治疗有效,青壮年好发,儿童少见。

【病因和发病机制】

病因尚不清楚,约半数患者与变态反应有关。一般认为,由于某种因素破坏了正常胃肠黏膜的完整性,使抗原物质或某些食物进入组织,可引起肥大细胞致敏并脱颗粒,释放组胺、嗜酸性趋化因子和缓激肽等物质,引起嗜酸粒细胞浸润和脱颗粒,从而造成组织损伤。

【病理】

本病可累及咽部至直肠各段,其中以胃和小肠最多见。胃壁和小肠壁组织中大量嗜酸粒细胞浸润是本病特征。嗜酸粒细胞可浸润黏膜、肌层或浆膜层,甚至胃肠壁全层。最常见为黏膜和黏膜下层,除见大量嗜酸粒细胞浸润外,黏膜及腺上皮细胞坏死,肠绒毛可完全消失,表现为肠吸收不良和胃肠道蛋白质丢失;其次为肌层病变;嗜酸粒细胞浸润使胃肠黏膜增厚、僵硬,呈结节状,导致肠腔狭窄和梗阻;浆膜层病变最少见,浆膜增厚,并可累及肠系膜淋巴结及形成腹水。

【诊断】

1. 症状:本病缺乏特异的临床表现,症状与病变发生部位及广泛浸润程度有关。

(1)病变主要局限于黏膜、黏膜下层时,主要症状为腹痛、恶心、呕吐、腹泻和贫血。

(2)病变主要局限于肌层时,可出现餐后恶心、呕吐、痉挛性腹痛,典型表现为幽门梗阻和肠梗阻。

(3)病变局限于浆膜层时,出现以腹膜炎、腹水为主的临床症状和体征。

(4)全层病变患者,可出现上述各层病变的症状。

2. 辅助检查

(1)血液检查:外周血嗜酸粒细胞增多。另外,常可有缺铁性贫血、血浆清蛋白降低、血中 IgE 增高,红细胞沉降率增快。

(2)粪便检查:粪隐血阳性,部分患者有轻至中度脂肪泻。

(3)腹水检查:可见大量嗜酸粒细胞。

(4)X 线检查:胃肠 X 线钡餐可见黏膜水肿、皱襞增宽,呈结节样充盈缺损,胃肠壁增厚,腔狭窄及梗阻征象。

(5)CT 检查:胃肠壁增厚、肠系膜淋巴结肿大或腹水。

(6)内镜及活检:适用于黏膜和黏膜下层病变为主的嗜酸性胃肠炎。镜下可见黏膜皱襞粗大、充血、水肿、溃疡或结节;活检可从病理上证实有大量嗜酸粒细胞浸润,对确诊有很大价值。为提高本病诊断的准确性,活检组织至少 6 块,必要时反复内镜下活检。

3. 鉴别诊断

(1)肠道寄生虫感染:如钩虫、蛔虫、血吸虫、旋毛虫等,外周血嗜酸粒细胞绝对值明显升高;粪中能找到虫卵或幼虫;多种寄生虫皮内试验、血清学反应呈阳性。

(2)特发性高嗜酸粒细胞综合征:本病诊断标准为①血中嗜酸粒细胞绝对值大于 $1.5\times10^9/L$,持续半年以上;②缺乏明确病因;③伴有多器官受累的相应症状和体征。

(3)变态反应性疾病:如支气管哮喘、过敏性鼻炎、荨麻疹等,除外周血嗜酸粒细胞增高外,各有其临床表现。

(4)嗜酸性肉芽肿:主要发生在胃、大小肠,呈局限性包块,外周血嗜酸粒细胞一般不升高,病理学特点为嗜酸性肉芽肿混于结缔组织基质中。

(5)胃肠道肿瘤:如恶性淋巴瘤与嗜酸粒细胞白血病等,外周血嗜酸粒细胞有增高,但各有肿瘤的临床特征。

【治疗】

1. 一般治疗:对于确定或可疑食物、药物,应停止服用。无过敏者,可筛选排除某些特异性食物,如牛奶、蛋类、肉类、鱼虾等,多数患者症状可减轻。

2. 药物治疗

(1)肾上腺皮质激素:对本病具有良好疗效。泼尼松每日20~40mg,服药后1~2周症状控制后,可减量维持,然后逐渐减量停药。

(2)色甘酸钠(dinatrii chromoglycas):有报道色甘酸钠能抑制肥大细胞脱颗粒,防止组胺的释放。用法为40~60mg,每日3次,疗程6周至数月不等。可试用于激素无效者,不良反应少。

3. 手术治疗:一般不采用手术疗法,当出现幽门梗阻和肠梗阻时,若内科保守治疗无效,可采取手术治疗。术后仍需激素维持治疗一段时间。

【预后】

本病预后良好。目前,尚无恶变的报道。

(杨玉珍)

六、肠系膜上动脉综合征

肠系膜上动脉综合征(superior mesenteric artery syndrome)系由先天性解剖变异和(或)后天性因素引起局部解剖改变,致肠系膜上动脉压迫十二指肠水平部,使十二指肠受压迫部位的近端扩张，食糜淤积而产生反复发作的上腹痛及呕吐的临床综合征。本病多见于中年女性及无力体型者。

【病因和发病机制】

正常人十二指肠水平段固定在腹膜后，在第二腰椎前横过，跨于腹主动脉之前，肠系膜上动脉在相当于第一腰椎水平处由腹主动脉分出，并超越十二指肠前方而向下行。当两者之间角度过小、肠系膜上动脉过长或过短，从腹主动脉分出部位过低或分出角度狭窄等均可引起十二指肠机械性梗阻。

【诊断】

1. 症状：间歇性反复发作餐后饱胀，上腹部胀痛、恶心、呕吐，呕吐物含隔餐食物或宿食和胆汁，常于进食后 2 ~ 3 小时发作。仰卧位时症状明显，采左侧卧位、俯卧、膝胸位时，症状可减轻。如果长期不缓解，可导致消瘦、营养不良、水及电解质紊乱、脱水等。

2. 体征：发作时，上腹部可见胃型、蠕动波和振水音，并可触及扩张的十二指肠。

3. X 线钡餐检查：在十二指肠水平部可见钡剂中断（突然垂直切断），受阻肠段近端扩张，并见到顺向蠕动及逆蠕动，形成钟摆样运动，当俯卧位或膝胸左侧卧位时，钡剂便可顺利通过，逆蠕动波消失。

4. 动脉造影：必要时行选择性肠系膜上动脉造影，以了解肠系膜上动脉与十二指肠在解剖角度上的关系。

5. 诊断与鉴别诊断：有餐后上腹部疼痛，厌食，呕吐或者体重减轻等症状；十二指肠第一段和第二段扩张，伴或不伴有胃扩张。黏膜皱襞垂直切断和倾斜压缩。可见顺向蠕动及逆蠕动。食物通过胃肠道延长 4 ~ 6 小时。俯卧位，膝胸位及左侧卧位可缓解梗阻症状。超声、CT、血管造影及其他影像学方法检测可见主动脉 - 肠系膜上动脉夹角小于 22° ~ 25°，可以确立诊断。需排除以下疾病：小肠腔内梗阻、胃食管反流病（GERD）、肠易激综合征（IBS）、慢性胃炎、憩室炎、消化性溃疡、胆石症、裂孔疝、肠癌、肝癌、慢性胰腺炎、小肠梗阻、结肠梗阻胰腺炎。

【治疗】

1. 内科治疗:无明显症状者,可不必处理。症状明显时,少量多餐,餐后俯卧半小时,可减轻症状。必要时静脉营养,同时纠正水、电解质紊乱。平日加强腹肌锻炼,劳逸结合。

2. 外科手术治疗:发作频繁,内科保守治疗无效时,可考虑手术治疗。如做十二指肠空肠吻合术等。

【预后】

此病为良性病变,预后良好。

(杨玉珍)

七、急性肠系膜上动脉梗死

急性肠系膜上动脉梗死(acute occlusion of the superior mesenteric artery)属肠道急性严重缺血性疾病,缺血是因为肠系膜上动脉主干或其分支闭塞或非闭塞性血管狭窄引起。常急性发病,剧烈腹痛伴恶心、呕吐,排出黏液血便,数小时内可出现周围循环衰竭及腹膜炎,病死率很高。

【病因】

肠系膜上动脉始于腹主动脉,血液供应小肠和右半结肠、横结肠至脾曲。由于管腔较大,且以锐角自腹主动脉斜行分出,故体循环中的栓子极易进入该动脉形成栓塞。栓子的来源有:①心源性,如风湿性心脏瓣膜病变处的赘生物和左心耳、左心房附壁血栓的脱落;心肌梗死后的壁栓;亚急性细菌性心内膜炎的瓣膜赘生物;人工瓣膜置换术后形成的血栓脱落。②血管源性,如动脉粥样硬化的附壁血栓,或粥样斑块脱落。③肺脓肿或脓毒血症的细菌栓子等。

【病理】

动脉突然发生完全闭塞,持续时间长而侧支循环来不及建立,则发生不可逆性肠壁缺血,肠黏膜层和黏膜下层由于对缺氧敏感,相继出现水肿、出血和坏死的病理过程,几小时内便出现肠梗阻,严重者可出现肠坏死、肠穿孔及腹膜炎,缺血缺氧后的代谢产物和肠腔内的细菌毒素被吸收可造成低血容量感染中毒性休克。

【诊断】

1. 临床表现:腹痛是最常见的症状,常以突发脐周绞痛开始,可伴有呕吐。初期时腹痛症状和体征不相符,腹痛剧烈而腹部体征轻微。当患者出现呕吐血性水样物或排出暗红色血便时,腹痛症状减轻,但却出现腹部压痛、反跳痛、腹肌紧张等腹膜刺激征象,肠鸣音转弱至消失。叩诊检查有移动性浊音时,腹腔穿刺可抽出血性渗出液,此时提示肠管已发生梗死。随病程进展患者可出现腹胀、脉数无力、唇绀、指端青紫、皮肤湿凉等周围循环衰竭的征象。

2. 实验室检查:常见血液浓缩,白细胞计数常大于 $20 \times 10^9/L$;血清淀粉酶轻度升高,一般不超过 2 倍正常值。D－二聚体水平可升高。

3. 影像学检查

(1)腹部 X 线检查:有液平的扩张肠襻,肠壁增厚,气体积聚于坏死的肠壁黏膜下形成透亮带或透亮环,早期钡剂灌肠可见“扇形边缘”或“指压痕”等特征性表现。

(2)多普勒超声:能够测量门静脉和肠系膜上静脉的血流量,对判断血管内血栓形成有一定诊断价值。

(3)CT 血管成像:肠系膜上动脉主干因栓塞而充盈缺损外,尚可见肠壁强化减弱,肠壁增厚,肠管弥漫性积气扩张,肠系膜水肿和腹水。

(4)腹部动脉血管造影:根据造影剂突然中断,可确定栓塞部位。肠系膜上动脉的栓子阻塞一般位于距肠系膜上动脉起点 3～10cm 内及大的分支起点处。在某些病例可有特征性改变,提示非闭塞性肠道缺血:①肠系膜上动脉分支变窄;②肠血管分支不规则;③动脉弓痉挛;④肠壁内血管充盈受损。

4. 鉴别诊断:本病主要需与溃疡性结肠炎、结肠 Crohn 病、绞窄性肠梗阻等鉴别。其特点为:①发病突然,病程进展快;②腹痛剧烈伴血便;③常有心血管病史;④钡剂灌肠常见“指压痕”征,常见受累部位在脾曲及邻近的肠段。

【治疗】

1. 一般治疗:加强支持治疗,患者禁食,采用胃肠外营养,维持水电解质平衡,休克患者应予以及时纠正,应用广谱抗生素有利于减轻内毒素血症,积极治疗原发病,如纠正心律失常、充血性心力衰竭。

2. 血管扩张剂:对高度怀疑该病的患者,应尽早进行肠系膜动脉造影,并经导管注射罂粟碱、妥拉唑林、胰高糖素、前列腺素E等血管扩张剂扩张血管,其中应用最多的是罂粟碱。国内有人应用如下方法:①动脉内注射妥拉唑林25mg,可使阻塞的血管或末梢血管显影;②通过肠系膜上动脉导管连续输入罂粟碱每小时30~60mg,如有血管扩张,则继续输入药物,并连续拍片,待狭窄血管恢复正常后停用。输注药物过程中若血管狭窄持续存在或出现腹膜刺激征,则需手术治疗。

3. 溶栓治疗:经肠系膜血管造影证实有肠系膜动脉栓塞而无肠坏死的患者,可行尿激酶溶栓治疗,但必须控制在腹痛8小时以内无腹膜刺激征者。

4. 经股动脉穿刺肠系膜上动脉吸栓治疗:用口径大、带有扩张管的动脉长鞘作为取栓工具,负压抽吸取栓,取栓同时可给予罂粟碱解痉和尿激酶溶栓。

5. 手术治疗:肠系膜上动脉栓塞手术治疗效果较好,一般先手术摘除血管内栓塞物,然后再切除坏死的肠段,术后应行抗凝治疗以防止血栓复发。

【预后】

取决于动脉血管梗死部位与范围,诊断延误出现肠坏疽穿孔者,预后不良。

(黎培员　王南下)

八、小 肠 出 血

小肠出血(small intestinal hemorrhage)占整个消化道出血的3% ~5%。黑便或慢性贫血往往是小肠出血的唯一症状,亦是发现小肠疾病的重要线索。

【病因】

小肠出血原因众多,30 ~ 50 岁患者,小肠良、恶性肿瘤(平滑肌瘤、腺癌、平滑肌肉瘤和淋巴瘤)为主要原因,我国患者以此为多,占 22% ~60% ;30% ~40% 为小肠血管异常,主要发生于老年人;年轻患者主要是与 Meckel 憩室相关的溃疡。非甾体类抗炎药(NSAID)已证实与小肠的糜烂、溃疡和狭窄有关。另外 Crohn 病、贝赫切特综合征、系统性红斑狼疮和感染等多种病变可引起小肠出血。良性病变占 70% ~82% 。

【诊断】

1. 临床表现:小肠出血临床表现缺乏特异性。对于消化道出血的患者,应重复进行内镜检查排除十二指肠降段以上及大肠出血后,再考虑小肠出血可能。无伴随症状的无痛性或间断性出血多见于各类血管病变、良性肿瘤、憩室及罕见病种,而伴有发热、腹痛、体重下降者多见于恶性病变及感染性疾病。

2. 影像学检查

(1)多排 CT 仿真内镜:为非侵袭性检查,适用范围较广,费用相对较低。可一次同时显示大范围内的多支血管,相对 DSA 造影剂用量少、经济安全,影像质量和分辨率提高,可显示病灶结构、病灶与邻近解剖结构的关系,具备薄层重建及 MIP、MPR 等多种后处理功能。一些数据证明 MDCTA 将可能替代 80% ~90% 的常规诊断性血管造影。MDCT(多排 CT)及 MDCTA(多排 CT 血管成像)显示肠系膜上动脉(SMA)的准确性和敏感性可达 100% 。文献报道对其消化道出血的定位诊断率为 72% ,不亚于传统血管造影。

(2)小肠镜检查:单或双气囊小肠镜可检查到整个小肠,操作直观可控,可进行染色、活检确诊,标记病变肠段以利手术,部分病变可进行内镜下治疗。对不明原因消化道出血的诊断率可以提高至 75% ~90% ,也有助于提高对疾病的认识程度,值得推广应用。但是检查时间相对较长,无法检测在小肠浆膜面生长的肿瘤,而且即使经口和经肛二次小肠镜检查仍有部分患者不能完成整个小肠检查而出现漏诊。

(3)胶囊内镜检查:为非侵入性技术,具有无痛苦、无放射性、无交叉感染危险、使用方便等优点。胶囊内镜对不明原因消化道出血诊断率为42% ~68% 。其局限性是胶囊在肠道内移动无法控制,滞留的肠液对图像观察有一定影响。消化道梗阻、胃肠道功能障碍、小肠狭窄或瘘管形成、小肠憩室等引起的消化道出血是胶囊内镜检查的禁忌证。极少患者由于肠道变形或梗阻,无法排出胶囊内镜,需要手术治疗。

(4)^{99m}Tc 标记红细胞核素扫描检查(ECT):对小肠小量出血较敏感,出血速度为0.05 ~0.1ml/min 时就有可能显示出血病灶,可作为动脉造影的先期检查项目,出血量不大的病例尤为适用。对 Meckel 憩室出血的特异性达90% 。Dusold 以核素扫描检测阳性率为41% ,对下消化道出血2小时内出现阳性征象的确诊率可达100% ,而≥2小时阳性征象的确诊率则只有67% 。核素扫描的诊断阳性率虽高,但准确性较差,只能定位不能定性,与血管造影共同使用,可提高诊断率。

(5)肠系膜上动脉造影:对小肠出血兼有定位及定性价值。出血速度直接影响检查的阳性率。出血 >0.5ml/min 时,可显示造影剂外溢的部位,即使在出血量小或出血间歇期仍有可能发现引起出血的病灶,尤其对血管病变及肿瘤(如平滑肌瘤或平滑肌肉瘤)诊断价值更大。对于血供丰富的平滑肌瘤、平滑肌肉瘤可清晰显示增粗的供血动脉、实质性肿瘤染色、不规则的血管池、引流静脉早显及界限清楚的包膜。血管发育不良和血管瘤等多位于黏膜下,内镜甚至剖腹探查仍可能漏诊,血管造影是其唯一可靠的或最重要的诊断方法。表现为黏膜下小静脉及毛细血管迂曲、扩张或丛状,静脉早期充盈提示有动静脉瘘,静脉中造影剂排空延迟可能与静脉回流受阻有关。

(6)小肠气钡双重造影:现已逐渐被上述方法代替。此检查可以显示肠腔0.5 ~1.0cm 隆起性或凹陷性病变,报道诊断阳性率为10% ~87% 。阳性率差别如此之大,与操作者技术水平、钡剂质量以及设备分辨力有关。小肠肿瘤的X线表现有充盈缺损、龛影、肠腔狭窄,黏膜纹理破坏,肠壁僵硬,肠曲推移及蠕动迟缓;恶性淋巴瘤破坏肠肌神经丛,导致肠管出现局限性囊样扩张，呈动脉瘤样改变，肠壁增厚，肠管变小呈多发性结节状狭窄。但双重对比造影无助于平坦性病变如血管病变的诊断。

(7)剖腹检查：适用于各种辅助检查均不能发现病变，而临床又高度怀疑小肠出血者，术中肠镜可以提高诊断率。临床医师务必认识到小肠血管病变多在黏膜下，术中检查常看不见或扪及病变。应结合病史，根据术前影像学检查结果考虑是否切除肠段。

诊治流程见图 4-1。

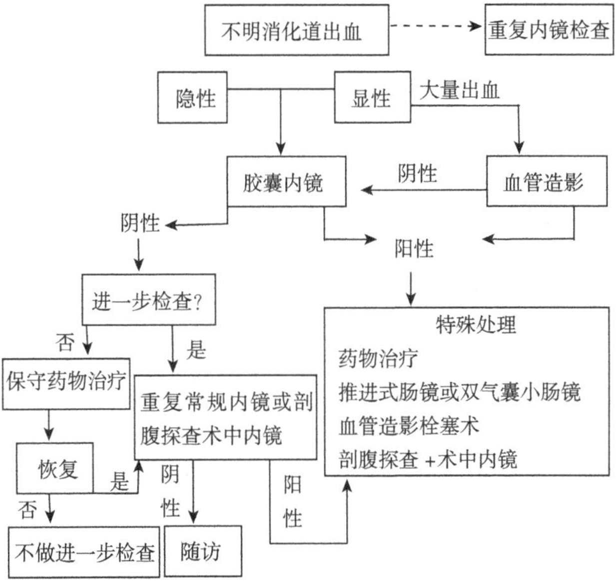

图 4-1　小肠出血诊治流程

【治疗】

小肠良性肿瘤可引起严重并发症，少数发生恶变，一旦确诊，应手术切除，预后良好。对于恶性肿瘤应力争做肿瘤及其相应受累肠管、肠系膜、淋巴结清扫，无症状的血管畸形无需进行预防治疗，出血者对于内镜可以到达的病变部位可行内镜下电凝、氩离子凝固及注射硬化剂、手术等治疗。

【预后】

取决于发生小肠出血的原发病变。

(黎培员　王南下)

主要参考文献

Raju GS, Gerson L, Das A, et al. 2007. American Gastroenterological Association (AGA) Institute technical review on obscure gastrointestinal bleeding. Gastroenterology, 133 (5) :1697 - 1717.

九、小 肠 肿 瘤

小肠肿瘤(small intestine tumor,SIT)在小肠各部位及各层组织结构均可发生,约占胃肠道肿瘤的1.4% ~5% ,临床表现无特异性,诊断较困难。国内统计,小肠肿瘤以恶性者居多,约占3/4,良性肿瘤约占1/4。男女发病率约1.64:1,发病年龄多在40岁以上,以50~70岁为多见。

【小肠肿瘤分类与病理】

1. 小肠良性肿瘤(benign tumor of the small intestine):发生部位依次为回肠 > 空肠 > 十二指肠;肿瘤类型依次为平滑肌瘤 > 脂肪瘤 > 腺瘤 > 血管瘤;而纤维瘤、神经纤维瘤、淋巴管瘤等则罕见。可发生在任何年龄,但以40~60岁多见,男女发病率相仿。

(1)小肠平滑肌瘤:小肠良性肿瘤中最为常见,好发于回肠。多单发,由极类似正常的平滑肌组成。可分腔内、壁间及腔外三种生长方式,以前者多见。肿瘤呈扩张性生长,常因血供不足发生溃疡、糜烂、出血,或由于向浆膜面生长产生肠套叠、肿瘤扭结导致肠梗阻。肿瘤供血不足可出现坏死、囊性变而穿孔,约15% ~20% 的平滑肌瘤发生恶变。

(2)小肠脂肪瘤:发病率仅次于平滑肌瘤。好发于回肠末端,为起源于黏膜下的界限明显的脂肪组织肿块。一般肿瘤血管较少，常为单发，临床表现肠梗阻多于肠出血，血管丰富的脂肪瘤称为血管脂肪瘤。

（3）小肠腺瘤：较常见，好发于十二指肠，可为大小不一的单发息肉样病变，亦可成串的累及全部小肠。临床多见由肠套叠引起的肠梗阻，十二指肠腺瘤阻塞胆总管时可导致黄疸，绒毛乳头状腺瘤容易癌变。

（4）小肠血管瘤和血管畸形：血管瘤源自黏膜下血管丛和淋巴组织，亦可来自浆膜下血管，以空肠居多，可分为毛细血管瘤、海绵状血管瘤、混合性毛细血管瘤。单发时形如息肉突入肠腔，弥漫浸润血管瘤则形态多样化且累及范围广。血管畸形，肠壁黏膜下层小动脉、小静脉扩张，扭曲变形，毛细血管呈簇状增生并形成沟通。血管瘤和血管畸形的临床表现特点为反复无痛性、间歇性出血，常为自限性。

2. 小肠恶性肿瘤（malignant tumor of the small intestine）：男性略多于女性，40～50 岁以后发病率上升，60～70 岁为高峰年龄，以腺癌、类癌、平滑肌肉瘤及恶性淋巴瘤为多。脂肪肉瘤、纤维肉瘤少见，约半数发生在回肠，其中以类癌最多见，十二指肠与空肠均以腺癌为主。

（1）小肠腺癌：约占小肠恶性肿瘤的半数，发病部位以十二指肠最多，尤以降部为甚。组织学分为腺癌、黏液癌及未分化癌，以分化较好的腺癌最多见，淋巴结转移较早。小肠腺癌有时可同时有两个原发癌灶，另一个癌瘤可位于结肠、乳房、胰、肾等器官。临床以腹块、梗阻、出血或黄疸为主要表现。

（2）小肠类癌：见类癌及类癌综合征。

（3）小肠平滑肌肉瘤：起源于小肠黏膜肌层，肿瘤常向肠腔外生长，易从腹部扪及。压迫肠管时可导致肠梗阻，肿瘤溃疡或自身坏死溃烂常引起大出血，甚而形成窦道，继发感染或穿孔。主要经血行转移至肝，其次通过淋巴或腹膜种植转移，但即使肿瘤转移，患者仍有较长的生存期。

（4）小肠淋巴肉瘤：原发性小肠恶性淋巴瘤中以淋巴细胞肉瘤最常见，其次是网状细胞肉瘤和霍奇金病。发病部位以回肠为多，十二指肠少见。临床主要表现为腹痛、腹块及间歇性黑便,可伴有发热,重者可出现吸收不良综合征。

【诊断】

1. 临床表现:小肠良性肿瘤较小时,常无临床症状。即使出现出血、梗阻等肿瘤并发症亦属非特异性。凡无手术史而出现原因不明小肠梗阻,尤其呈慢性、反复发作者;仅便血而无呕血,又排除了大肠病变者;腹部扪及活动度大的包块,但与腹腔实质性脏器无关联者要考虑小肠良性肿瘤。与之相比,恶性肿瘤常有发热、腹痛及体重下降等伴随症状。

2. 影像学检查:常规 X 线钡餐检查无助于诊断,小肠气钡双重造影可提高诊断率。多排 CT 仿真内镜作为非侵入性检查,准确率较高,目前可作为首选。选择性腹腔动脉造影对多血管性肿瘤如平滑肌瘤、血管瘤、血管畸形有定性和定位诊断价值。但受出血速度的影响,大于 0.5ml/min 阳性率高。核素扫描(ECT)时对肿瘤小量出血较敏感,但无定性价值,可作为血管造影的先期检查项目。

3. 特殊检查

(1)小肠镜和胶囊内镜检查:胶囊内镜对小肠肿瘤具有较高的检出率,出现嵌顿和梗阻时可作为手术的指引。单或双气囊小肠镜的价值更高,一方面检出率更高,另外还可取活检进行病理学诊断。

(2)剖腹探查加术中肠镜:对临床高度怀疑小肠病者较适用。

诊治流程见图 4-2。

【治疗】

手术切除是小肠良性肿瘤的主要治疗方法,预后好。

小肠恶性肿瘤对放疗及化疗均不敏感,故以手术切除为主要治疗。因腺癌早期即有淋巴结转移,原则上应行广泛切除术。

【预后】

一般认为小肠肿瘤部位越高预后越差;腺癌预后差,5 年生存率仅为 20%,恶性淋巴肉瘤约 35%,平滑肌肉瘤 5 年生存率可达 40%。

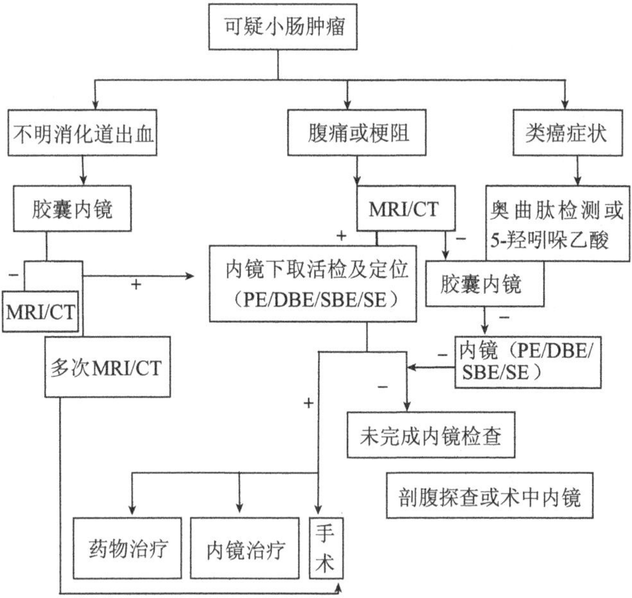

图 4-2　小肠肿瘤诊治流程

（黎培员　王南下）

主要参考文献

Shirley C, Paski, MSc, MD, Carol E. 2009. Semrad, MD, Small bowel tumors. Gastrointest Endoscopy Clin N Am, 19. 461 - 479.

十、肠道脂代谢障碍病(Whipple 病)

Whipple(惠普尔)病是一种少见的吸收不良综合征。主要病变在小肠黏膜上皮、固有层、淋巴管及肠系膜淋巴结,也有累及身体其他器官。临床表现有腹泻、消瘦、发热、多关节炎、多浆膜炎及中枢神经系统病变等。本病多见于中年男性。起病缓慢,病程迁延,反复发作。

【病因】

病因尚未完全明了,一般认为与细菌感染有关。小肠黏膜及淋巴结组织电镜下可见PAS染色阳性巨噬细胞,内含有大量宽约0.25μm、长1~2.5μm的棒状杆菌,即*T. Whipplli*菌,具有革兰阳性细菌特性。病原体经口侵入,经用抗生素治疗后症状减轻或消失,病变中的棒状细菌亦逐渐减少及消失。*T. Whipplli*菌存在于多种细胞内,包括巨噬细胞、肠上皮细胞、淋巴细胞、毛细血管内皮细胞及平滑肌细胞,也可存在于细胞外,其数量从上消化道到空、回肠逐渐减少。而且Whipple病患者存在持续性或短暂性免疫缺陷,免疫功能低下者容易患Whipple病。

【病理】

Whipple病的病理改变极具特征性。

1. 肠道病变:主要累及十二指肠和近端空肠,其次为肠系膜淋巴结及其他部位淋巴结。肠壁增厚和水肿。显微镜下见小肠黏膜绒毛及固有膜有大量巨噬细胞浸润,巨噬细胞内含有许多PAS阳性糖蛋白颗粒,并阻塞淋巴管,淋巴管扩大呈空泡状,黏膜上皮细胞及固有层有脂质沉着。大量巨噬细胞浸润与淋巴管阻塞,可引起小肠吸收功能障碍。

2. 肠外病变:全身组织均可见到PAS阳性巨噬细胞。如引起心内膜炎、关节腔积液、胸膜炎、脑皮质萎缩、脑膜炎等。

【诊断】

1. 临床表现:取决于受累脏器,主要表现为消化道症状。

1)消化道症状:以吸收不良为突出表现。腹泻为主要症状,每日5~10次,水样便或脂肪泻,量多,伴腹胀、腹鸣或腹痛、乏力、消瘦、虚弱,甚至恶病质。

2)肠外症状

(1)关节痛:约2/3患者有关节痛,并可出现在腹泻之前,表现为多发性、游走性及反复发作,常累及多个关节,但不引起永久性关节畸形。

(2)发热:多为间歇性低热,晚期可有持续性高热。

(3)周围淋巴结肿大、贫血、水肿、低血压等。心悸、胸闷、呼吸困难，常为心脏、肺受累所致。

(4)中枢神经系统症状(5% ~10%)：性格改变、记忆力丧失、头痛、嗜睡、感觉障碍、运动失调以及不同的脑神经受累症状，如视力下降、耳鸣、复视、面部麻木。

2. 实验室检查

(1)贫血多见，由缺铁、慢性感染或叶酸缺乏所致。低血浆蛋白血症亦常见，红细胞沉降率增快。粪脂肪定量检查增多。严重者可出现电解质紊乱。

(2)小肠吸收功能试验：脂肪平衡试验异常提示脂肪吸收不良，*D*－木糖吸收排泄试验异常表明小肠吸收不良。

3. 特殊检查

(1)影像学检查：小肠钡餐检查特点为十二指肠、近端空肠环状黏膜皱襞肿胀、增厚及小肠扩张。

(2)小肠黏膜活检：为确诊本病的主要依据。取十二指肠或近端空肠黏膜活检，可见黏膜固有膜有大量 PAS 阳性的巨噬细胞浸润，伴淋巴管扩张，电镜下可见巨噬细胞内有小棒状杆菌，诊断即可确定。

4. 鉴别诊断：有发热症状应与相应引起发热的疾病相鉴别，腹泻亦需与人艾滋病合并鸟型细胞内分枝杆菌引起的腹泻相鉴别。有关节症状者应与关节炎相鉴别。

【治疗】

1. 抗生素：抗生素治疗普遍有效，可控制症状。几天内发热和关节症状可消失，腹泻和吸收不良在 2 ~4 周内明显改善。通常使用青霉素，每日 120 万 U，链霉素每日 1g，肌内注射，共 2 周，以后口服四环素，每次 0.25g，每日 4 次，持续维持治疗数月至 1 年。抗生素治疗虽可控制或改善症状，但要使患者完全康复，尤其病理组织改变恢复正常，常需要数月至数年。因此，抗生素使用时间过短，常可引起症状复发。

2. 肾上腺皮质激素：仅用于严重病例或伴肾上腺皮质功能不全者，与抗生素联合使用。

3. 一般治疗：营养支持(如高热量、高蛋白质、维生素)、电解质和液体的补充。贫血患者应给予铁剂或叶酸治疗。脂肪泻者应给予维生素 D 和钙。

【预后】

未经抗生素有效治疗的患者,大多死于严重营养不良;应用抗生素长期治疗的患者,症状多能迅速控制,预后良好。

(杨玉珍)

十一、成人回肠末端淋巴滤泡增生综合征

本病系指回肠末端淋巴组织,即孤立淋巴小结及集合淋巴小结非特异性结节性增生,为一种少见的肠道疾病。

【病因和发病机制】

病因不明。目前有如下几种观点。

1. 免疫功能缺陷的局部表现:近年来,有关本病合并免疫球蛋白异常的病例报道。据认为,低丙种球蛋白血症患者的免疫中枢功能不全致消化道淋巴滤泡代偿性增生,或由于小肠黏膜固有层相关免疫 B 细胞不能正常分化为成熟浆细胞,不能产生免疫球蛋白,致失去对 B 细胞分化的反馈抑制,在抗原反复刺激下淋巴滤泡过度增生。

2. 炎症学说:认为本病为急性肠系膜淋巴结炎或急性局限性小肠炎的中间阶段,或是某些肠道炎症、病毒感染反复刺激致淋巴滤泡反应性增生。

3. 非特异性增生基于以下观察结果:①本病以孤立淋巴小结或集合淋巴小结增生为主。②主要病理改变为淋巴小结增生,即数目增多、体积增大,既非炎症又非肿瘤样增生。③可与肠结核、肠炎并存,但未确认有直接关系。④多发生在青年人。

【诊断】

1. 临床表现:病程长短不一,有慢性腹泻,每日 2 ~4 次,伴阵发性右下腹或下腹部疼痛;少数病例以便血为主,部分病例无临床症状,在其他原因行病理检查、X 线钡餐或结肠镜检查

时被发现。

2. 特殊检查

(1)结肠镜检查:①病变局限在回盲瓣以上30cm范围内。②病变部位回肠黏膜弥漫性水肿和苍白。③在水肿苍白的黏膜背景上,散在分布直径约2~5mm、呈半球状、表面光滑、向肠腔内突起的息肉样改变,也有相互融合如丘陵地带样,按Crade淋巴滤泡数量分布分级法在Ⅱ级以上。④病变局部无其他病理改变。内镜下取多点活检、病理组织学改变为淋巴滤泡非特异性增生。

(2)回肠气钡双重造影检查:在回肠末端距回盲瓣10~12cm范围处,X线下可见弥漫分布、形态类似、大小相近(2~5mm)的圆形或小舌状充盈缺损,无龛影及局部狭窄;局部压迫时有回盲部激惹现象,盲肠可见功能性变形等。

3. 免疫学检查:部分患者免疫球蛋白低于正常水平,尤以IgA下降为明显。

4. 鉴别诊断

(1)小肠恶性淋巴瘤:除血象、骨髓象改变外,内镜所见淋巴瘤为回肠末端多个米粒大小的黄色球状隆起,多限于肠腔一侧,或为短蒂、长蒂息肉或伴溃疡的广基隆起,形态多样,不规则,需依赖病理证实。

(2)青年人生理淋巴滤泡:正常人尤其是青年人常可见生理性淋巴滤泡,其最大直径多在500μm左右,无临床症状。

(3)以下消化道出血为主要表现者应与结肠肿瘤、息肉等鉴别。

(4)其他:如克罗恩病、肠结核等,鉴别主要依赖于X线检查及内镜特征,病理切片检查可作出鉴别。

【治疗】

目前无特殊治疗方法。一般对症治疗,如止泻、镇痛、止血等;针对性抗感染治疗;若有肠梗阻、肠套叠等并发症,则给予相应治疗。

【预后】

虽然有的患者病程较长,但随访多无严重并发症或恶变,预后良好。

(杨玉珍)

十二、肠 结 核

肠结核(intestinal tuberculosis)是结核杆菌侵犯肠道引起的慢性特异性感染,绝大多数继发于肠外结核。发病以青壮年为主,90% 患者在 40 岁以下,女性略多于男性。

【病因和发病机制】

肠结核主要由人型结核杆菌引起,少数饮用未消毒的带菌牛奶或乳制品,而发生牛型结核杆菌肠结核。结核杆菌侵犯肠道的途径有以下 3 种:

1. 胃肠道感染:是结核杆菌侵犯肠道的主要途径。开放性肺结核患者经常吞下含结核杆菌的痰液;经常与开放性肺结核患者共用餐具;饮用未消毒牛奶或乳制品而致病。

肠结核好发部位主要是回盲部。肠内容物在通过回盲部之前,由于生理性潴留作用而停留时间较长,使结核菌在该处与肠黏膜密切接触。另外,该处淋巴组织丰富,易于结核菌生长。

2. 血行播散:见于粟粒型肺结核,经血行播散侵犯肠道而发病。

3. 直接蔓延:由腹腔或盆腔结核直接蔓延引起。

结核杆菌侵入肠道仅是致病条件,不一定发病。只有入侵数量多、毒力大,并有人体免疫功能低下、肠功能紊乱,使局部抵抗力减弱时才会发病。

【预后】

回盲部结核约占胃肠道结核的 60% ~80% 。其病理变化有以下 3 种。

1. 溃疡型肠结核:肠壁的集合淋巴结和孤立淋巴滤泡充血、水肿,进一步发展为干酪样坏死,随后形成溃疡,深浅不一,深者可达肌层或浆膜层,边缘不规则。溃疡边缘与基底多有闭塞性动脉内膜炎,引起出血概率较小。另外,病变肠曲和邻近肠外组织紧密粘连,一般不发生急性穿孔。晚期可有慢性穿孔,形成腹腔内包裹性脓肿或肠瘘。

2. 增生型肠结核:病变多局限在盲肠,以结核肉芽肿和纤维组织增生为主,使肠壁有局限性增厚与变硬,肠腔变窄,引起肠梗阻。

3. 溃疡增生型肠结核(混合型):是前两者的混合类型。

【诊断】

1. 临床表现:起病多缓慢,病程较长,过去多有结核病史。

(1)腹痛:为常见症状。位于右下腹,也可在脐周或全腹部;疼痛性质为隐痛或钝痛,常因进餐而诱发。肠梗阻时呈绞痛。

(2)排便异常:腹泻亦是溃疡型肠结核的主要表现。每日2~4次,呈糊状,无黏液或脓血,不伴里急后重,重症者排便次数增多,含少许黏液或脓液。增生型肠结核以便秘为主,有时便秘与腹泻交替出现。

(3)腹部肿块:主要见于增生型肠结核。常位于右下腹,比较固定,质中等,轻度压痛。

(4)全身中毒症状:发热、盗汗、乏力、消瘦、贫血。

(5)并发症:肠梗阻、肠穿孔或瘘管形成。

2. 实验室检查:红细胞沉降率增快,中度贫血,粪中常见红、白细胞,粪抗酸杆菌培养有助于诊断。

3. 结核菌素皮肤试验:可作为诊断参考,1∶10 000 或1∶2000 OT试验呈强阳性。

4. 结肠镜检查:重点窥查升结肠、盲肠和回肠末端。溃疡型可见溃疡不规则,表面附黄白苔,周围呈炎症反应。增生型可见肠壁增厚,肠管和回盲瓣变形,肠管环形狭窄。

5. X线钡剂检查:对肠结核的诊断具有重要意义。溃疡型肠结核病变肠段呈激惹征象,钡剂排空很快,充盈不佳,而病变上、下肠段充盈良好,称跳跃征象。病变肠段如能充盈,可见黏膜粗乱、肠壁边缘不规则,呈锯齿状。增生型肠结核表现为充盈缺损,肠壁僵硬,结肠袋消失,肠腔狭窄。对有并发肠梗阻者,钡剂检查要慎重,以免加重肠梗阻。

6. 鉴别诊断

(1)克罗恩病:①不伴肺结核或其他肠外结核病变,病情呈缓解和复发交替。②粪便反复检查找不到结核杆菌。③X线病变主要发生在回肠末端,呈节段性分布。④出现并发症较肠结核更为常见。⑤抗结核治疗无效,手术切除标本找不到结核证据。

(2)结肠癌:病情呈进行性发展,无结核毒血症的症状,结肠镜检查即可确诊。

(3)阿米巴肠病:起病缓慢,腹痛,腹泻,粪呈果酱色,结肠镜或粪中找到病原体多可诊断。

【治疗】

目的是消除症状,改善全身情况,促进病灶愈合,防止并发症的发生。

1. 加强一般治疗:活动性肠结核患者应卧床休息,进食高蛋白、高热量、高维生素及易消化的饮食,每日补充新鲜水果、鲜奶;必要时输液,补充电解质或清蛋白。

2. 抗结核药物治疗:抗结核药物是治疗本病的关键。应坚持早期、联合、规范化全程治疗,不可随意更改治疗方案或终止治疗。一般采用两阶段用药方法,即强化阶段治疗和巩固阶段治疗。根据病情轻重,强化治疗常每日给以三联或四联,疗程2~3个月。如异烟肼0.3~0.4g,每日1次(晨间)顿服,利福平0.45g,每日1次,空腹口服,链霉素0.75~1.0g,每日1次,肌内注射,若不便用链霉素,可改用乙胺丁醇0.75g,每日1次,吡嗪酰胺(PZA)0.5g,每日3次,口服;强化治疗后应继续用异烟肼和利福平巩固治疗,持续用药7~10个月。在应用抗结核药物期间,应注意肝功能损害、第Ⅷ对脑神经、球后视神经炎和皮疹等不良反应。

3. 对症治疗:腹痛可用抗胆碱能药物,如阿托品、颠茄,注意水、电解质及酸碱平衡紊乱;有不完全性肠梗阻的患者,必要时胃肠减压以缓解症状。

4. 手术适应证:①完全性肠梗阻或慢性肠梗阻经内科治

疗无效。②急性肠穿孔。③肠道大出血经积极保守治疗无效者。

【预后】

本病预后取决于早期诊断和治疗,合理选用抗结核药物、保证充分剂量和足够疗程。

【随诊】

在用药期间,如出现并发症或药物毒不良反应,应随时就诊。

十三、克罗恩病

克罗恩(Crohn)病是一种病因未明、主要累及末端回肠和邻近结肠的慢性炎症性肉芽肿疾病,但整个消化道均可累及,常表现为消化道管壁全层性炎症,呈节段性或区域性分布。发病年龄以青少年多见(15～30岁),男女患病率近似。本病与溃疡性结肠炎统称为炎症性肠病。临床以腹痛、腹泻、腹块、发热及肠瘘等为特点,常伴有肠外损害;病程慢长,呈发作缓解交替出现,重症者迁延不愈,常有各种并发症,预后不良。

【病因】

病因未完全明了,可能与下列因素有关。

1. 感染:该病肠组织中发现副结核分枝杆菌,此菌感染可能与诱导复发有关。本病与病毒及衣原体感染无关。

2. 免疫:该病患者体液免疫和细胞免疫均异常,出现肠外损害,如关节炎、虹膜睫状体炎等,用激素治疗后症状缓解,说明可能是自身免疫性疾病。但确切机制有待阐明。

3. 遗传:约1/3患者有阳性家族史。

【病理】

病变主要发生在末端回肠与邻近结肠,受累肠段的病变分布呈节段性,和正常肠段分界清楚。

病变早期,黏膜充血、水肿,浆膜有纤维素性渗出物,肠系膜淋巴结肿大,组织学可见全壁性炎症,肠壁各层水肿,以黏膜下最明显,有炎细胞浸润、淋巴管内皮细胞增生和淋巴管扩张。

病变进展期呈全壁性肠炎。肠黏膜面有许多裂隙状纵行溃疡,可深达肌层,并融合成窦道。由于黏膜下层水肿与炎细胞浸润,使黏膜隆起呈“鹅卵石”状。肠壁和肠系膜淋巴结可见非干酪性肉芽肿。由于慢性炎症使肠壁增厚,管腔狭窄,可形成环形或长管状狭窄。溃疡可穿孔引起局部脓肿,或穿透至其他肠段、器官、腹壁而形成内、外瘘。

【诊断】

1. 临床表现:慢性起病、反复发作的右下腹或脐周腹痛、腹泻,可伴腹部肿块、梗阻、肠瘘、肛门病变和反复口腔溃疡,以及发热、贫血、体质下降、发育迟缓等全身症状。阳性家族史有助于诊断。

2. 影像学检查:胃肠钡剂造影,必要时结合钡剂灌肠。可见多发性、跳跃性病变,呈节段性炎症伴僵硬、狭窄、裂隙状溃疡、瘘管、假息肉及鹅卵石样改变等。腹部超声、CT、MRI可显示肠壁增厚、腹腔或盆腔脓肿、包块等。

3. 肠镜检查:结肠镜应达末段回肠。可见节段性、非对称性的黏膜炎症、纵行或阿弗他溃疡、鹅卵石样改变,可有肠腔狭窄和肠壁僵硬等。胶囊内镜对发现小肠病变,特别是早期损害意义重大。双气囊小肠镜更可取活检助诊。如有上消化道症状,应作胃镜检查。超声内镜有助于确定范围和深度,发现腹腔内肿块或脓肿。

4. 黏膜组织学检查:内镜活检宜包括炎症与非炎症区域,以确定炎症是否呈节段性分布;每个病变部位至少取2块组织。病变部位较典型的改变有:①非干酪性肉芽肿;②阿弗他溃疡;③裂隙状溃疡;④固有膜慢性炎细胞浸润、底部和黏膜下层淋巴细胞聚集;⑤黏膜下层增宽;⑥淋巴管扩张;⑦神经节炎;⑧隐窝结构大多正常,杯状细胞不减少。

5. 切除标本:可见肠管局限性病变、节段性损害、鹅卵石样外观、肠腔狭窄、肠壁僵硬等特征,镜下除以上病变外,病变肠段更可见穿壁性炎症、肠壁水肿、纤维化以及系膜脂肪包绕等改变,局部淋巴结亦可有肉芽肿形成。

在排除肠结核、阿米巴痢疾、耶尔森菌感染等慢性肠道感染、肠道淋巴瘤、憩室炎、缺血性肠炎、白塞病以及 UC 等基础上，可按下列标准诊断：

(1)具备上述临床表现者为临床疑诊，安排进一步检查。

(2)同时具备上述第 1、2、3 项特征者，临床可拟诊为本病。

(3)如再加上第 4 或第 5 项病理检查，发现非干酪性肉芽肿与其他一项典型表现或无肉芽肿而具备上述 3 项典型组织学改变者，可以确诊，即强调临床拟诊，病理确诊。

在排除上述疾病后，世界卫生组织制订 Crohn 病的诊断标准如下：①非连续性或区域性肠道病变。②肠黏膜呈“鹅卵石”样表现或纵行溃疡。③全层性炎性肠道病变伴肿块或狭窄。④结节病样非干酪性肉芽肿。⑤裂沟或瘘管。⑥肛门病变，有难治性溃疡、肛瘘或肛裂。凡具备上述①、②、③者为疑诊；再加上④、⑤、⑥之一者为可以确诊；如具有④，加上①、②、③中的两项者，也可确诊。但由于这些条件在临床上难以满足，使该诊断标准应用受限。

(4)初发病例、临床与影像或内镜及活检改变难以确诊时，应随访观察 3 ~6 个月。如与肠结核混淆不清者应按肠结核作诊断性治疗 4 ~8 周，以观后效。

CD 诊断成立后，诊断内容应包括临床类型、严重程度(活动性、严重度)、病变范围、肠外表现和并发症，以利全面估计病情和预后，制订治疗方案。①临床类型：可参考疾病的主要临床表现分型。按 2005 年蒙特利尔世界胃肠病大会 CD 分类中的疾病行为可分为狭窄型、穿通型和非狭窄非穿通型(炎性反应型)。各型可有交叉或互相转化，涉及治疗方案的选择。②严重程度：严重度与活动性均反应 CD 的严重程度，常合并使用。CD 的严重度可参考临床表现，无全身症状、腹部压痛、包块与梗阻者定为轻度；明显腹痛、腹泻及全身症状与并发症定为重度；介于其间者定为中度。CD 活动指数(CDAI)可正确估计病情及评价疗效。临床采用 Harvey 和 Bradshow 标准(简化 CDAI)较为简便实用。③变变范围：参考影像和内镜结果确定，可分为小肠型、结肠型、回结肠型。此外，如消化道其他部分受累，亦应注明。受累范围 > 100cm 者属广泛性。④外表现及并发症:肠外可有口、眼、关节、皮肤、泌尿及肝胆等系统受累;并发症可有肠梗阻、瘘管、炎性包块或脓肿、出血、肠穿孔等。

诊断举例:CD、狭窄型、中度、活动期、回结肠受累、肛周脓肿。

【鉴别诊断】

1. 与肠结核的鉴别:诊断 CD 应首先排除肠结核。肠结核患者既往或现有肠外结核史,内镜检查病变节段性不明显、溃疡多为横行,浅表而不规则。伴随其他器官结核,血中腺苷酸脱氨酶(ADA)活性升高,应多考虑肠结核。组织病理学特征对鉴别诊断最有价值,肠壁和肠系膜淋巴结内大而致密且融合的干酪样肉芽肿和抗酸杆菌染色阳性是肠结核的特征。亦可作结核菌培养、血清抗体检测或采用结核特异性引物行 PCR 检测组织中结核杆菌 DNA。

如有肠瘘、肠壁或器官脓肿、肛门直肠周围病变、活动性便血、肠穿孔等并发症或病变切除后复发等,应多考虑 CD。病理活检 CD 可有非干酪性肉芽肿、裂隙状溃疡、淋巴细胞聚集。有手术适应证者可行手术探查,除进行切除病变肠段的病理检查外,还要取多个肠系膜淋巴结做病理检查。鉴别有困难者建议先行抗结核治疗。

2. 其他需鉴别的疾病:UC、白塞病、缺血性结肠炎、显微镜下结肠炎、放射性肠炎、转流性肠炎、药物性肠病(如 NASID)、嗜酸细胞肠炎、恶性淋巴瘤和癌等。对于一些难以与 CD 鉴别的疾病,应密切随访观察。

【诊断步骤】

临床怀疑 CD 时,推荐以下诊断步骤(图 4-3):

1. 病史:注意病程,腹痛、腹泻多在 4 ~6 周以上,应特别注意结核病史、院内感染、抗生素和 NSAID 等用药史、吸烟与应激因素,还应注意生长发育和营养状况。

2. 除外肠结核:应行胸部 X 线片、结核菌素(PPD)皮试和血清 PPD 抗体检测等。

3. 结肠镜检查应进入末段回肠;小肠气钡双重造影原则

上均应进行;胃镜、胶囊内镜与双气囊小肠镜可酌情选择。

4. 腹部超声或CT、MRI检查对肠壁病变和肠外并发症诊断有帮助。

5. 常规实验室检查:粪便常规和必要的病原学检查、血常规、血浆蛋白、电解质、红细胞沉降率、C反应蛋白、腹部平片等。有条件的单位亦可做粪便钙卫蛋白、乳铁蛋白、α1抗胰蛋白酶等检查。

6. 活检:病变肠段病理活检有助确诊,应多点活检,必要时应多次活检。

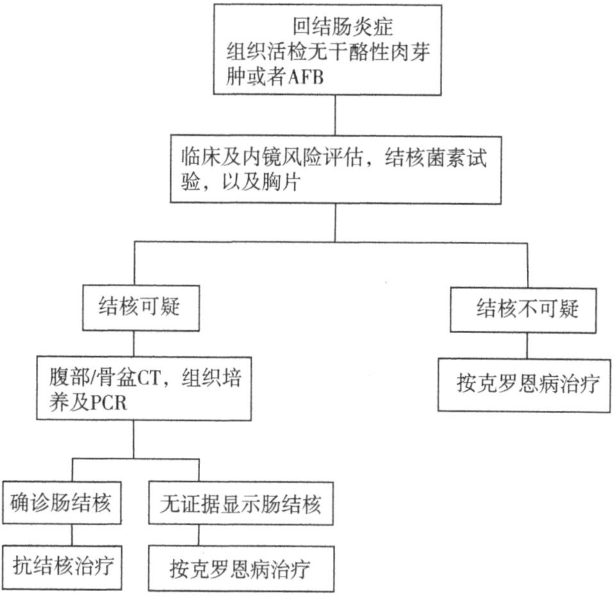

图4-3 肠结核病与克罗恩病的诊断流程

【治疗】

1. CD处理的原则性意见

(1)CD治疗的目标与UC同为诱导和维持缓解,防治并发症,改善患者生活质量。

(2)在活动期,诱导缓解治疗方案的选择主要依据疾病的活动性、严重度、病变部位及对治疗的反应与耐受性。在缓解期必须维持治疗,防止复发。出现并发症应及时予以相应治疗。

(3)与UC相比,CD有如下特点:疾病严重程度与活动性判断不如UC明确,临床缓解与肠道病变恢复常不一致;治疗效果不如UC,疾病过程中病情复杂多变。因而,必须更重视病情的观察和分析,更强调个体化的治疗原则。

(4)尽管相当部分CD患者最终难以避免手术治疗,但CD术后复发率高,因此CD的基本治疗仍是内科治疗。应在CD治疗过程中慎重评估手术的价值和风险以及手术范围,以求在最合适的时间施行最有效的手术。

(5)所有CD患者必须戒烟。注意营养支持、对症及心理治疗的综合应用。

(6)对重症患者均应采用营养支持治疗,可酌用要素饮食或全胃肠外营养,以助诱导缓解。

2. 内科治疗:CD治疗原则与UC相似,治疗方案略有不同。5-ASA类药物应视病变部位选择,作用逊于UC,免疫抑制剂、抗生素与生物治疗剂使用较为普遍。下述推荐中药物剂量与疗程部分引用了国外推荐的剂量,国人在使用中应予以注意。

(1)活动期的治疗

1)回结肠型CD:分为轻度、中度和重度。轻度:口服足量SASP或5-ASA作为初始治疗,用法同UC治疗。有条件者口服布地奈德9mg/d。中度:糖皮质激素作为初始治疗,用法同中度UC。也可用布地奈德,合并感染加用抗生素,如环丙沙星500~1000mg/d或甲硝唑800~1200mg/d。不推荐5-ASA。重度:首先使用糖皮质激素,用法同重度UC治疗。早期复发、激素治疗无效或激素依赖者需加用AZA 1.5~2.5mg/(kg·d)或6-MP 0.75~1.5mg/(kg·d)。不能耐受者可改为甲氨蝶呤(MTX)15~25mg/周肌内注射,或参考药典和教科书。这类药物起效缓慢,有发生骨髓抑制等严重不良反应的危险,使用时应密切监测。上述药物治疗无效或不能耐受者应对手术治疗进行评估,有条件者可使用英夫利昔(infliximab)5~10mg/kg,

控制发作一般需静脉滴注3次,用法亦可参考相关文献。

2)结肠型CD:分为轻度、中度和重度。轻、中度:可选用5-ASA或SASP,SASP有效但不良反应多。亦可在治疗开始即使用糖皮质激素。远段病变可辅以局部治疗,药物与剂量同UC。重度:药物选择同重度回结肠型CD。

3)小肠型CD:分为轻度、中度和重度。轻度:回肠病变可用足量控释5-ASA;广泛性小肠CD营养治疗作为主要治疗方案。中、重度:使用糖皮质激素(布地奈德最佳)和抗生素,推荐加用AZA或6-MP,不能耐受者可改为MTX。营养支持治疗则作为重要辅助治疗措施。上述治疗无效,则考虑英夫利昔或手术治疗。

4)其他情况:累及胃、十二指肠者治疗与小肠型CD相同,加用质子泵抑制剂;肛门病变,如肛瘘时抗生素为第一线治疗,AZA、6-MP、英夫利昔对活动性病变有良效,或加用脓肿引流、皮下置管等;其他部位瘘管治疗与上述中、重度的诱导缓解方案相同,亦可考虑英夫利昔与手术治疗,具体方案需因人而异。

(2)缓解期的治疗:强调戒烟。首次药物治疗取得缓解者,可用5-ASA维持缓解,药物剂量与诱导缓解的剂量相同;频繁复发及病情严重者在使用糖皮质激素诱导缓解时,应加用AZA或6-MP,并在取得缓解后继续以AZA或6-MP维持缓解,不能耐受者可改用小剂量MTX;使用英夫利昔诱导缓解者推荐继续定期使用以维持缓解,但建议与其他药物如免疫抑制剂联合使用。上述维持缓解治疗用药时间与UC相同,一般为3~5年甚至更长。

(3)其他治疗:基于发病机制研究的进展,有多种免疫抑制药物,特别是新型生物治疗剂可供选择。中药作为替换治疗的重要组成部分,可以辨证施治,适当选用。治疗中应注重对患者的教育,以提高治疗依从性、早期识别疾病发作与定期随访。

3. CD的手术治疗和术后复发的预防

(1)手术指征:手术治疗是CD治疗的最后选择,适用于积极内科治疗无效而病情危及生命或严重影响生存质量者、有并发症(穿孔、梗阻、腹腔脓肿等)需外科治疗者。

(2)术后复发的预防:CD 病变肠道切除术后复发率相当高。患者术后原则上均应用药预防复发。一般选用 5-ASA。硝基咪唑类抗生素有效,但长期使用不良反应多。易于复发的高危患者可考虑使用 AZA 或 6-MP。预防用药推荐在术后 2 周开始,持续时间不少于 2 年。

【癌变的监测】

小肠 CD 炎症部位可能并发肿瘤;结肠 CD 癌变危险性与 UC 相近,监测方法相同。

【预后】

本病可经治疗好转,或自行缓解,但常有反复发作,迁延不愈,预后不佳。

(杨玉珍)

十四、溃疡性结肠炎

溃疡性结肠炎(ulcerative colitis)是一种原因不明的直肠和结肠黏膜与黏膜下层的炎症性病变。临床上以腹泻、黏液脓血便、腹痛和里急后重为主要症状,病程漫长,病情轻重不等,常呈活动期与缓解期反复发作过程。

【病因】

病因尚未完全阐明,至今已有多种病因学说:

1. 感染因素:病毒感染或某些细菌感染如溶血性大肠杆菌、变形杆菌及肠道厌氧菌感染可能与本病有一定关系。

2. 免疫异常:体液免疫和细胞免疫均有异常,血液中可检测到结肠抗体、循环免疫复合物;淋巴细胞对正常肠上皮细胞有细胞毒性。一些细胞因子和炎症介质与本病发病有关。

3. 遗传因素:有种族差异性,常有家族史。

4. 精神因素:部分患者有焦虑、紧张及自主神经功能紊乱,可能为本病反复发作的诱因或继发表现。

【病理】

病变主要位于直肠和乙状结肠,亦可上升累及降结肠乃至整个结肠。炎症主要集中在黏膜层,也可累及黏膜下层。病灶呈连续的非节段分布。早期病变为黏膜弥漫性炎症,可形成隐窝脓肿,细小脓肿融合产生溃疡,纵形发展则溃疡面呈大片融合。在结肠炎症反复发作、修复过程中,肉芽组织增生,常出现炎性息肉。由于纤维瘢痕形成,可导致结肠缩短、结肠袋消失和肠腔狭窄。少数患者有结肠癌变。

【诊断】

1. 临床表现:多数起病缓慢,少数急骤,发作诱因常为精神刺激、疲劳、饮食失调、继发感染。病程多在 4 ~6 周或以上。

(1)症状

1)腹部症状:①腹泻为主要症状,腹泻轻重不一,轻者每日 2 ~3 次,重者 1 ~2 小时 1 次,多为糊状便,混有黏液、脓血,常有里急后重。②腹痛,腹痛部位一般局限在左下腹或下腹部,常为阵发性痉挛性疼痛,有腹痛-便意-便后缓解的规律。

2)全身症状:急性发作期常有低热或中等发热,重症可有高热、心率加速等全身毒血症状及水、电解质平衡紊乱,蛋白质肠外丢失所致营养障碍等。

3)肠外表现:主要为关节炎、皮肤黏膜病变和眼部病变,其发生率较 Crohn 病为低。

(2)体征:部分病例可触及如硬管状降结肠或乙状结肠,系肠管增厚或痉挛所致。结肠扩张者,有鼓肠、腹肌紧张、腹部压痛或反跳痛。

2. 结肠镜检查:病变多从直肠开始,呈连续性、弥漫性分布。表现为:①黏膜血管纹理模糊、紊乱或消失、充血、水肿、质脆、出血、脓性分泌物附着,亦常见黏膜粗糙,呈细颗粒状。②病变明显处可见弥漫性、多发性糜烂或溃疡;③缓解期患者可见结肠袋囊变浅、变钝或消失,假息肉及桥形黏膜等。

3. 钡剂灌肠检查:①黏膜粗乱和(或)颗粒样改变。②肠管边缘呈锯齿状或毛刺样,肠壁有多发性小充盈缺损。③肠管短缩,袋囊消失呈铅管样。

4. 黏膜组织学检查:活动期和缓解期有不同表现。

(1)活动期:①固有膜内有弥漫性慢性炎性细胞、中性粒细胞、嗜酸粒细胞浸润。②隐窝有急性炎性细胞浸润,尤其是上皮细胞间有中性粒细胞浸润及隐窝炎,甚至形成隐窝脓肿,脓肿可溃入固有膜。③隐窝上皮增生,杯状细胞减少;④可见黏膜表层糜烂、溃疡形成和肉芽组织增生。

(2)缓解期:①中性粒细胞消失,慢性炎性细胞减少。②隐窝大小、形态不规则,排列紊乱。③腺上皮与黏膜肌层间隙增宽。④潘氏细胞化生。

5. 手术切除标本病理检查:肉眼及组织学上可见上述 UC 特点。

在排除细菌性痢疾、阿米巴痢疾、慢性血吸虫病、肠结核等感染性结肠炎及结肠 CD、缺血性结肠炎、放射性结肠炎等疾病基础上,可按下列标准诊断。①具有上述典型临床表现者为临床疑诊,安排进一步检查。②同时具备上述第 1、2、3 项中之任何一项,可拟诊为本病。③如再加上第 4 或第 5 项中病理检查的特征性表现,则可确诊。④初发病例、临床表现和结肠镜改变均不典型者,暂不诊断 UC,但须随访 3 ~ 6 个月,观察发作情况。⑤结肠镜检查发现的轻度慢性直肠、乙状结肠炎不能与 UC 等同,应观察病情变化,认真寻找病因。

完整的诊断应包括疾病的临床类型、严重程度、病情分期、病变范围及并发症。

(1)临床类型:可分为慢性复发型、慢性持续型、暴发型和初发型。初发型指无既往史、首次发作;暴发型指症状严重,每日解血便 10 次以上,伴全身中毒性症状,可伴中毒性巨结肠、肠穿孔、脓毒血症等并发症。除暴发型外,各型可相互转化。

(2)临床严重程度:可分为轻度、中度和重度。轻度:患者每日腹泻 4 次以下,便血轻或无,无发热、脉搏加快或贫血,红细胞沉降率正常。重度:腹泻每日 6 次以上,伴明显黏液血便,体温 >37.5℃,脉搏 > 90 次/分,血红蛋白(Hb) < 100g/L,红细胞沉降率 >30 mm/h。中度:介于轻度和重度之间。

(3)病情分期:可分为活动期和缓解期。

(4)病变范围:分为直肠、直乙状结肠、左半结肠(脾曲以远)、广泛结肠(脾曲以近)、全结肠。

(5)肠外表现及并发症:肠外可有关节、皮肤、眼部、肝胆等系统受累；并发症可有大出血、穿孔、中毒性巨结肠及癌变等。

【鉴别诊断】

1. 急性感染性结肠炎：各种细菌感染，如痢疾杆菌、沙门菌、大肠杆菌、耶尔森菌、空肠弯曲菌等。急性发作时发热、腹痛较明显，外周血血小板不增加，粪便检查可分离出致病菌，抗生素治疗有良好效果，通常在4周内消散。

2. 阿米巴肠炎：病变主要侵犯右侧结肠，也可累及左侧结肠，结肠溃疡较深，边缘潜行，溃疡间黏膜多属正常。粪便或结肠镜取溃疡渗出物检查可找到溶组织阿米巴滋养体或包囊。血清抗阿米巴抗体阳性。抗阿米巴治疗有效。

3. 血吸虫病：有疫水接触史，常有肝脾大，粪便检查可发现血吸虫卵，孵化毛蚴阳性，直肠镜检查在急性期可见黏膜黄褐色颗粒，活检黏膜压片或组织病理检查发现血吸虫卵。免疫学检查亦有助鉴别。

4. 其他：克罗恩病、大肠癌、肠易激综合征、其他感染性肠炎（如肠结核、真菌性肠炎、出血坏死性肠炎、抗生素相关性肠炎）、缺血性结肠炎、放射性肠炎、过敏性紫癜、胶原性结肠炎、白塞病、结肠息肉病、结肠憩室炎及HIV感染合并的结肠炎应与本病鉴别。此外应特别注意因下消化道症状行结肠镜检查发现的轻度直肠、乙状结肠炎不能与UC等同，需认真检查病因，观察病情变化。

【诊断步骤】

临床表现疑诊为UC时，推荐以下诊断步骤。

1. 病史中注意病程：腹泻腹痛多在4~6周以上，应特别注意新近肠道感染史、抗生素和非甾体抗炎药（NSAID）等用药史、戒烟与应激因素等。

2. 粪便常规与培养：不少于3次，根据流行病学特点做相关检查除外阿米巴痢疾、血吸虫病等。

3. 结肠镜检查兼取活检：重症患者或暴发型患者可缓做或仅做直肠、乙状结肠镜检查。

4. 钡剂灌肠检查：可酌情使用，重度患者不推荐。

5. 常规实验室检查如血常规、血浆蛋白、红细胞沉降率、C

反应蛋白、腹部平片、超声检查,有助于确定疾病的严重度和活动度。有条件亦可作粪便钙卫蛋白、乳铁蛋白等检测,了解炎症活动性。

【治疗】

1. UC 处理的原则性意见

(1)确定 UC 的诊断:强调认真排除各种有因可查的结肠炎;对疑诊病例可按 UC 治疗,进一步随诊,但建议不首先使用糖皮质激素。

(2)掌握好分级、分期、分段治疗的原则:如诊断标准所示,分级指按疾病的严重度,采用不同药物和不同治疗方法;分期指疾病分为活动期和缓解期,活动期以控制炎症及缓解症状为主要目标,缓解期应继续维持缓解,预防复发;分段治疗指确定病变范围以选择不同给药方法,远段结肠炎可采用局部治疗,广泛性结肠炎或有肠外症状者则以系统性治疗为主。溃疡性直肠炎治疗原则和方法与远段结肠炎相同,局部治疗更为重要,优于口服用药。

(3)参考病程和过去治疗情况确定治疗药物、方法及疗程,尽早控制发作,防止复发。

(4)注意疾病并发症,以便估计预后、确定治疗终点及选择内、外科治疗方法。注意药物治疗过程中的不良反应,随时调整治疗。

(5)判断全身情况,以便评估预后及生活质量。

(6)综合性、个体化处理原则:包括营养、支持、心理及对症处理;内、外科医师共同会诊以确定内科治疗的限度和进一步处理方法。

2. 内科治疗

(1)活动期:尽快控制炎症,缓解症状。

1)轻度 UC:可选用柳氮磺胺吡啶(SASP)制剂,每日 3 ~ 4g,分次口服;或用相当剂量的 5 - 氨基水杨酸(5 - ASA)制剂。SASP 1g 相当于美沙拉嗪 0.4g,巴沙拉嗪 1g 相当于美沙拉嗪 0.36g,奥沙拉嗪 1g 相当于美沙拉嗪 1g。病变分布于远段结肠者可酌用 SASP 或 5 - ASA 栓剂 0.5 ~ 1g,每日 2 次;5 - ASA 灌肠液 1～2g 或氢化可的松琥珀酸钠盐灌肠液 100～200mg，每晚 1 次保留灌肠；有条件者可用布地奈德 2mg 保留灌肠，每晚 1 次；亦可用中药保留灌肠。

2）中度 UC：可用上述剂量水杨酸类制剂治疗，反应不佳者适当加量或改服糖皮质激素，常用泼尼松 30～40mg/d 口服。

3）重度 UC：重度 UC 一般病变范围较广，病情发展变化较快，须及时处理，足量给药。治疗方法如下：①如患者未曾使用过口服糖皮质激素，可口服泼尼松或泼尼松龙 40～60mg/d，观察 7～10 天，亦可直接静脉给药；已使用糖皮质激素者，应静脉滴注氢化可的松 300mg/d 或甲基泼尼松龙 48mg/d。②肠外应用广谱抗生素控制肠道继发感染，如硝基咪唑、喹诺酮类制剂、氨苄西林或头孢类抗生素等。③患者应卧床休息，适当输液、补充电解质。④便血量大、Hb＜90g/L 和持续出血不止者应考虑输血。⑤营养不良、病情较重者可用要素饮食，病情严重者应予肠外营养。⑥静脉糖皮质激素使用 7～10 天后无效者可考虑环孢素 2～4mg/(kg·d) 静脉滴注 7～10 天；由于药物的免疫抑制作用、肾脏毒性作用及其他不良反应，应严格监测血药浓度。基于对医院监测条件的综合考虑，主张该方法在少数医学中心使用；顽固性 UC 亦可考虑其他免疫抑制剂，如硫唑嘌呤（AZA）、6－巯基嘌呤（6－MP）等。⑦上述治疗无效者在条件允许单位可采用白细胞洗脱疗法。⑧如上述药物疗效不佳，应及时内、外科会诊，确定结肠切除手术的时机和方式。⑨慎用解痉剂及止泻剂，以避免诱发中毒性巨结肠。⑩密切监测患者生命征和腹部体征变化，尽早发现和处理并发症。

（2）缓解期：继续维持治疗，预防复发。

除初发病例、轻症远段结肠炎患者症状完全缓解后可停药观察外，所有患者完全缓解后均应继续维持治疗。维持治疗的时间尚无定论，诱导缓解后 6 个月内复发者应维持治疗。已公认糖皮质激素维持治疗无效，在症状缓解后应逐渐减量，过渡至用 5－ASA 维持治疗。SASP 的维持治疗剂量一般为控制发作之半，多用 2～3g/d，并同时口服叶酸。亦可用与诱导缓解相同剂量的 5－ASA 类药物。6－MP 或 Aza 等用于上述药物不能维持或对糖皮质激素依赖者。

(3)其他治疗:5-ASA与免疫抑制剂均无效者,应考虑新型生物治疗剂,如抗肿瘤坏死因子-α(TNF-α)单克隆抗体。亦可用益生菌维持治疗。中药方剂中不乏抗炎、止泻、黏膜保护、抑制免疫反应药物,作为替换治疗的重要组成部分,可辨证施治,适当选用,多种中药灌肠制剂也有一定的疗效。治疗中应注重对患者的教育,以提高治疗依从性、早期识别疾病与定期随访。

3. 外科治疗

(1)绝对指征:大出血、穿孔、明确或高度怀疑肿瘤及组织学检查发现重度异型增生或肿块性损害伴轻中度异型增生。

(2)相对指征:重度UC伴中毒性巨结肠、静脉用药无效者;内科治疗症状顽固、体能下降、对糖皮质激素抵抗或依赖的顽固性病例,替换治疗无效者;UC合并坏疽性脓皮病、溶血性贫血等肠外并发症者。

4. 癌变的监测:对病程8~10年以上的广泛性结肠炎、全结肠炎和病程30~40年以上的左半结肠炎、直乙状结肠炎患者,UC合并原发性硬化性胆管炎者,应行监测性结肠镜检查,至少2年1次,并做多部位活检。对组织学检查发现有异型增生者,更应密切随访,如为重度异型增生,一经确认即行手术治疗。

(杨玉珍)

十五、蛋白丢失性胃肠病

蛋白丢失性胃肠病(protein-losing gastroenteropathy)是由于各种原因造成大量血浆蛋白从胃肠道丢失,临床表现为全身水肿和低蛋白血症。

【病因】

引起本病的因素甚多,可分三大类。

1. 胃肠道炎症或溃疡病变:由于胃肠黏膜糜烂或溃疡形

成,黏膜的完整性被破坏,使蛋白大量渗入肠腔而丢失。见于糜烂性胃炎、消化道多发性良性溃疡、胃癌、克罗恩病、溃疡性结肠炎、假膜性肠炎等。

2. 胃肠道黏膜通透性增加:黏膜上皮细胞受损或丧失,细胞间紧密连接变宽,导致胃肠道黏膜通透性增高,大量蛋白可由细胞内或细胞间途径漏入胃肠道。主要病变有巨大肥厚性胃炎(Menetrier)病、肥厚性高分泌性胃病、Whipple 病、急性病毒性肠炎、变态反应性肠病等。

3. 淋巴管阻塞:由于肠黏膜淋巴管回流受阻,压力升高并使之扩张或破裂,淋巴液外漏于肠腔内,导致淋巴液中大量蛋白或乳糜微粒丢失。主要病变有先天性小肠淋巴管扩张、肠系膜淋巴结结核、小肠淋巴瘤、慢性胰腺炎、缩窄性心包炎、充血性心力衰竭等。

因为胃肠道蛋白丢失过多,肠道吸收和肝内合成蛋白质减少,造成体内蛋白负平衡,导致低蛋白血症,其他蛋白质如 IgG、IgM、IgA、转铁蛋白、铜蓝蛋白等均有不同程度降低。此外,血浆中脂质、铁、钙等微量元素和淋巴细胞出现减低。

【诊断】

1. 临床表现:全身性水肿、下肢水肿最常见,严重者可有浆膜腔积液,同时伴有消化道症状,如腹胀、食欲下降、腹泻、脂肪泻及全身乏力、贫血、消瘦和原发病的临床表现。

2. 实验室检查

(1)粪便:质稀,可为乳糜泻,脂肪球较多。

(2)血常规:血红蛋白下降,白细胞减少,尤以淋巴细胞降低明显,红细胞沉降率增快。

(3)低血浆蛋白血症。

(4)^{51}Cr-清蛋白测定:静脉注射 25 微居里^{51}Cr-清蛋白,收集 4 天粪便测定其排出率。正常人 4 天肠道排出率为 0.1% ~0.7%,本病患者则大大超过此值。应用^{99}Tc 右旋糖酐或^{67}Cu-铜盐蛋白测定结果也大致相同。

3. 淋巴管 X 线造影:对淋巴管阻塞性疾病有重要诊断价值。

4. 小肠黏膜活检:是确认黏膜和黏膜下层有无淋巴管扩张的依据。

5. X线检查:胃肠道X线检查对原发病诊断有重要意义,如胃黏膜巨肥症、淋巴瘤、克罗恩病、吸收不良等诊断均有帮助。

6. 鉴别诊断

(1)肝硬化失代偿期:有不同程度的低蛋白血症和水肿。鉴别点:①病史(病毒性肝炎、血吸虫病、长期饮酒史等)。②肝功能不全与门静脉高压的症状与体征。③影像学检查有肝硬化的特征。

(2)肾脏疾患:如肾病综合征、慢性肾炎,鉴别主要依赖病史、尿常规及血肾功能改变。

(3)吸收不良综合征:参见本章“十六、吸收不良综合征”。

【治疗】

1. 病因治疗:明确病因后,按原发病治疗。

2. 对症疗法

(1)饮食:高热量、高蛋白饮食,对高度水肿者应给予低钠饮食。对于淋巴阻塞性疾病给予低脂饮食治疗。

(2)利尿剂:根据水肿或浆膜腔内积液情况,服用不同强度的利尿剂。

(3)纠正低蛋白血症:通过饮食或补充清蛋白,提高血浆蛋白质浓度。

【预后】

本病预后与原发病密切相关。

(杨玉珍)

十六、吸收不良综合征

吸收不良综合征(malabsorption syndrome)是指各种病因所致小肠对营养物质(脂肪、蛋白质、糖、矿物质、维生素等)吸收障碍产生的综合征。临床表现主要有腹泻、消瘦和各种营养物质缺乏，如贫血、水肿、舌炎及出血倾向等。

【病因】

病因很多。按发病机制分为以下三类。

1. 肠腔内消化障碍（腔内相）

（1）胰酶缺乏或活力减低：①胰腺功能不足，如慢性胰腺炎、胰腺癌、胰腺纤维囊肿和胰腺广泛切除术后。②胃酸过多致胰脂肪酶失活（促胃液素瘤）。

（2）胆盐缺乏：①胆盐合成减少（各种严重肝实质病变）。②胆盐丢失增加，末端回肠疾病、末端回肠切除术及引起胆汁排泄障碍性疾病（如胆道梗阻或原发性胆汁性肝硬化）。③胆盐分解增加（小肠细菌过度生长、糖尿病性肠病、硬皮病、盲袢综合征等）。④胆盐与药物结合（新霉素、考来烯胺、碳酸钙、秋水仙碱等。）

2. 肠黏膜吸收不良（黏膜相）

（1）黏膜表面积减少：小肠广泛切除、胃结肠瘘、短路手术后造成吸收面积减少。

（2）黏膜损害：如小肠免疫缺陷病（低丙种球蛋白血症、选择性 IgA 缺乏病）、乳糜泻、热带性脂肪泻、寄生虫病等。

（3）肠黏膜上皮细胞遗传性缺陷：如双糖酶缺乏症、胱氨酸尿症、蛋氨酸吸收不良、葡萄糖－半乳糖载体缺陷、无 β 脂蛋白血症、维生素 B_{12} 选择性吸收不良。

（4）广泛小肠浸润性病变：Whipple 病、肠结核、小肠淀粉样变、嗜酸细胞性肠炎、淋巴瘤等。

3. 淋巴或血流障碍（输送相）

（1）淋巴系统发育畸形（小肠淋巴管扩张）。

（2）淋巴管阻塞（淋巴瘤、结核瘤、Whipple 病）。

（3）肠系膜血液循环障碍（肠系膜动脉硬化、血管炎）。

【诊断】

1. 临床表现

（1）腹泻：常见症状之一，典型脂肪泻，量多，具有恶臭、浅黄或灰白色稀水样或糊状便，表面常飘浮油脂层，同时伴有腹胀、肠鸣或腹痛。

(2)体重减轻、乏力、水肿:为患者的主要症状,但表现的程度不同,是由于营养吸收障碍和水、电解质平衡紊乱造成。

(3)维生素和矿物质缺乏:可有①缺铁性或大细胞性贫血。②出血倾向为脂溶性维生素K吸收不良和低凝血酶原血症的结果。③骨质疏松和手足抽搐,系长期维生素D、钙、镁等吸收不良所致。④周围神经损害、舌炎、口角炎或夜盲等,由于维生素B、A缺乏而引起。⑤脂肪吸收不良致肠内草酸盐吸收过多,可形成尿路结石。

2. 实验室检查

(1)血液检查:贫血、凝血酶原时间延长、血清铁、维生素B_{12}、胆固醇及电解质(钾、钠、镁)降低。

(2)特殊试验:见表4-1。

表4-1 特殊试验

检查方法	正常值	吸收不良综合征
粪脂定量试验	<6g/d 吸收率>95%	>6g/d 吸收率<95%
血清胡萝卜素测定	>100U/dl	脂肪吸收不良时<100U/dl
维生素B_{12}吸收试验($^{60}Co-B_{12}$)	48小时尿>8%	回肠功能不良,肠菌过度生长<8%
^{131}I-三酰甘油吸收试验	72小时粪排出率>5%	<5%
D-木糖吸收(25g法)	5小时尿排出量>4.5g	糖类吸收不良时<3g
BT-PABA(胰功肽)试验	6小时尿PABA排出>50%	胰功能不全时<50%
^{14}C-甘氨胆酸呼气试验(10微居里)	4小时$^{14}CO_2$呼出量小于总量的1%	小肠细菌过度生长长、吸收不良时大于正常值10倍

3. X线钡餐检查：除可了解小肠的功能外，还可以排除胃肠道其他器质性病变。

4. 小肠黏膜活组织检查：经口小肠镜各段做活组织检查，可检出乳糜泻、小肠淋巴管扩张、小肠淋巴瘤、克罗恩病、淀粉病变等。结肠镜通过回盲瓣，可观察回肠末端病变。

【治疗】

治疗原则是：病因治疗，综合替补和饮食疗法。

1. 病因治疗：如乳糜泻患者给予去麦胶饮食，炎症性肠病应给予SASP、激素、硫唑嘌呤治疗。

2. 替补性治疗

(1)维生素补充：即综合性补充营养物质和热量。

1)脂溶性维生素：重症者，维生素A，每日10万～20万U，维持量每日2.5万～5万U；维生素D，每日0.5万～3万U，必要时增加剂量使血清钙正常；维生素K口服，有出血者用维生素K_1静脉滴注，直至凝血酶原时间达正常；维生素E每日口服100mg。

2)水溶性维生素：叶酸开始每日10～20mg，1个月后改维持量每日5～10mg；维生素B_{12}每日100μg，肌内注射2～3周，病情改善后维持量100μg，每月1次；B族维生素B_1、B_2、烟酸等长期口服，严重者可肌内注射。

(2)热量供应：①口服中链三酰甘油(MCT)，MCT可以很快被脂肪酶水解，即使在缺乏胆盐时，亦可被小肠黏膜吸收，对脂肪吸收不良者可以代替长链三酰甘油提供热量。②静脉高营养(TPN)，对严重吸收不良者给予静脉内高营养治疗，可在短期内扭转病情。③要素饮食，是一种含有必需氨基酸、糖类、矿物质和维生素的饮食，含脂肪量少易消化，使用方便。要素饮食有多种商品，以爱伦多为例，每80g提供300kcal(12.5kJ)热量，含糖类90.8%、脂肪0.7%、氨基酸8.3%以及电解质和矿物质，溶于250ml水中口服，每日可用至480g。

(3)矿物质：有水与电解质紊乱者，注意血钠、钾、钙与镁离子的补充。贫血者，根据贫血程度应相应口服或肌内注射铁剂。

(4)补充胰酶:胰酶片每次2~4g,每日3次:Viokase或cotazyme均每日4~12g,分次口服。

(5)抗生素:适用于小肠盲袢综合征或细菌过度生长者,一般采用口服,小剂量分次给药,如氨苄西林、诺氟沙星、呋喃唑酮、甲硝唑等。

(6)清蛋白和丙种球蛋白:对血清蛋白严重减低者,适量补充。对低丙种球蛋白血症和反复感染者,应给予对症治疗。

(7)肾上腺皮质激素:危重患者,每日静脉滴注ACTH 30~40U,连续10~21日或泼尼松每日30~40mg,病情有所缓解时逐渐减量停药。

(8)止泻药:复方地芬诺酯,每次5mg,每日2~3次;咯哌丁胺(易蒙停)2~4mg,每日2~3次。严重者阿片酊,每次10滴,每日2~3次。

(杨玉珍)

十七、短肠综合征

短肠综合征(short bowel syndrome,SBS)是指小肠被手术切除过多(>200cm)而引起严重吸收不良、腹泻、体重减轻与营养不良等表现的临床综合征。

【病因和发病机制】

广泛性小肠切除术后,剩余部分小肠仍有一定的代偿能力。症状的轻重及预后与吸收障碍密切相关。吸收障碍的发生与程度又取决于以下几个因素。

1. 小肠切除的长度:切除30%无症状,切除50%出现吸收不良,如切除80%以上将出现严重的吸收障碍,甚至危及生命。

2. 切除的部位:空肠切除过多对乳糖、水溶性维生素、脂肪、蛋白质等吸收障碍,回肠切除后可引起维生素B_{12}、胆盐吸收障碍。

3. 回盲瓣是否保留:回盲瓣有三个功能,即①减少排便次数;②保证小肠对消化物质充分吸收;③防止结肠细菌向小肠内生长繁殖。回盲瓣若被切除，则产生严重腹泻。

4. 剩余肠段正常与否：对于消化吸收、减少并发症、生活质量以及预后均有重要意义。

5. 肝、胆、胰的功能：对短肠综合征的发生、发展也有一定的代偿或促进作用。

【病理】

短肠综合征的病理变化主要是剩余小肠代偿性改变，包括长度的延长、管腔变粗、黏膜肥厚增生、绒毛变长、隐窝变浅、上皮细胞数量增加，有效吸收面积增加 2～3 倍。

【诊断】

1. 手术史：因小肠疾患行小肠大量切除术。

2. 临床表现：大量小肠切除术后的吸收不良，按术后规律分为三期。

第一期：术后数日至数周。表现为严重腹泻，大量丢失体液和电解质，每日可达 5～10L。严重的吸收障碍致营养不良，可出现消瘦、疲劳、衰弱、免疫功能低下及并发感染。

第二期：数周以后。腹泻减轻，水、电解质紊乱有所好转，而营养素的吸收不良表现突出，患者可有脂肪泻、疲乏、无力、体重下降、手足搐搦、骨痛、骨软化、紫癜及周围神经病变，乃至精神症状。

第三期：又称稳定期。已无明显脂肪泻，可耐受易消化的食物，全身情况稳定，体重低于正常水平，轻度贫血（维生素 B_{12} 缺乏）等。进入此期的患者多在术后 1～2 年，还需要精心的膳食治疗和医学监护。

3. 实验室检查

（1）血液检查：可有贫血和血清钾、钠、钙、镁、清蛋白、胆固醇等浓度降低，以及凝血酶原时间延长。

（2）小肠功能检查：见本章“十六、吸收不良综合征”。

（3）小肠液细菌培养：一般超过 10^5/ml，为细菌生长过度。

（4）胆盐浓度测定：血中结合胆盐浓度下降甚至缺乏。

4. 特殊检查：X 钱钡剂检查可估计和观察剩余小肠的长度及代偿功能。

5. 鉴别诊断:应与剩余短肠本身所致和短肠继发性细菌过度繁殖引起的吸收不良相鉴别,前者可参阅本章“十六、吸收不良综合征”,后者可根据病史、症状、实验室检查如粪培养等确诊。

【治疗】

主要包括饮食、营养疗法、药物及外科治疗。

1. 术前治疗:术前 10 ~ 14 天需加强营养支持及纠正水、电解质紊乱治疗。

2. 第一期治疗:强调胃肠外营养是第一期有效治疗的基础,采用静脉内高营养、补充液体和电解质。近年来提出,辅以“要素饮食”如 Vivonex HN 治疗,效果得到肯定。为减轻腹泻,可用复方地芬诺酯或盐酸洛哌丁胺。一般经过 2 ~ 3 个月治疗,患者肠管开始代偿,腹泻减少。

3. 第二期治疗:可用“要素饮食”或易消化食物,高热量、高蛋白、低脂饮食。宜用中链三酰甘油代替 50% ~75% 的食物脂肪,补充多种维生素及矿物质,暂禁用乳糖制品。有高草酸尿患者,可限制水果、蔬菜入量。如残肠内有过多细菌生长者,可用氨苄西林、甲硝唑等抗生素治疗。

4. 第三期治疗:小肠完全代偿约需 2 年,逐渐适应口服营养,避免高渗饮料,补充矿物质和维生素。出现胆盐性腹泻,可用考来烯胺,每次 4 ~ 5g,每日 3 次。

5. 手术治疗:术后持续吸收不良而保守治疗效果不佳时,可考虑手术。一般宜在前次手术 6 ~ 12 个月以后再考虑。手术方式有倒置肠管术、循环肠袢成形术、肠袢延长或小肠移植术等。

【预后】

若残余有 20% ~25% 形态、功能正常的小肠,则预后尚可;若少于 20% ~25% ,则预后较差。

(杨玉珍)

十八、缺血性结肠炎

缺血性结肠炎(ischemic colitis)系由肠系膜上动脉或肠系膜下动脉的阻塞或灌注不良而引起的缺血性结肠病变。临床上突然起病,急性腹痛伴恶心、呕吐及腹泻,排出暗红色血便。严重者发生肠坏疽,并发肠穿孔及腹膜炎。

【病因】

本病多见于中老年,其中半数患者有原发性高血压、动脉硬化、冠心病、糖尿病,男性略多于女性。主要好发于肠系膜上、下动脉交接的部位,如结肠脾曲及直肠乙状结肠交接部,因弓形动脉在此处发育较差。

【诊断】

1. 临床表现:多见于50~80岁老年人,突发痉挛性腹痛,以左侧腹部多见。持续数小时或数天,多于24小时内出现腹胀、腹泻、排出鲜血便。病程多为自限性,由于侧支循环代偿,病情可在数日内恢复。体检发现左侧腹部压痛和腹膜刺激征。肛指检查指套上有血迹。

2. 实验室检查:可有白细胞升高,血液浓缩,肠坏死者腹穿可获得血性腹水。

3. 特殊检查

(1)结肠镜检查:典型者于结肠脾曲及直肠乙状结肠交接部见黏膜充血糜烂,或多发性溃疡及血痂;活检有典型的缺血坏死,黏膜下水肿、出血和毛细血管扩张。

(2)钡灌肠检查:结肠袋轮廓改变、肠管狭窄、溃疡及浆膜下水肿,出血或有典型的指压痕征。

4. 鉴别诊断:该病有时需与溃疡性结肠炎、结肠Crohn病相鉴别。其要点为:病情变化快,多为一过性、可逆性改变,几天内复查结肠镜可见明显改善。

诊治流程见图4-4。

【治疗】

一般采取保守治疗,全身支持治疗,包括休息、禁食、补液、

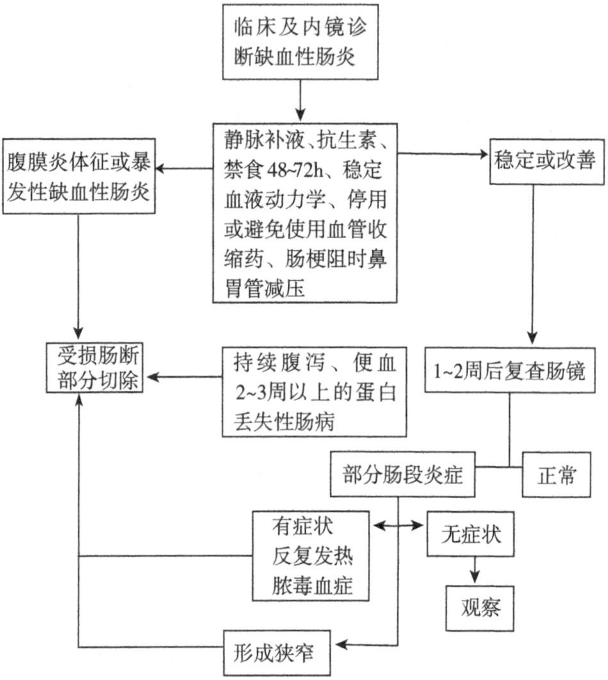

图4-4 美国胃肠病学会推荐的缺血性结肠炎治疗流程

维持水电解质平衡,合理使用抗生素,促进侧支循环代偿。如出现腹痛加重并有明显腹膜刺激征时应及时剖腹探查,有肠狭窄或出血不止时,在原发病情允许的情况下可手术治疗。

【预后】

如原发病情况差或并发肠穿孔者,预后不良。

(王南下)

主要参考文献

Brandt LJ, Boley SJ. 2000. AGA technical review on intestinal ischemia. American Gastrointestinal Association. Gastroenterology,118: 954-968.

十九、假膜性肠炎

假膜性肠炎(pseudomembranous enteritis)是由难辨梭状芽孢杆菌引起的结肠及小肠急性黏膜坏死性炎症,其特点为肠黏膜上有渗出性假膜形成,多发生在长期大量应用抗生素以及危重患者,若处理不当则病死率较高。

【病因和发病机制】

本病由难辨梭状芽孢杆菌引起,常见诱因是长期应用抗生素或免疫抑制剂,造成患者尤其是危重患者肠道菌群失调,难辨梭状芽孢杆菌异常繁殖,产生细胞毒素及肠毒素,后者通过黏膜上皮细胞的 cAMP 系统,使水、盐分泌增加产生分泌性腹泻,甚而引起黏膜出血。

【病理】

多发生于结肠,部分在小肠。病变主要累及黏膜及黏膜下层,肉眼可见肠腔扩张,腔内液体增加,黏膜充血水肿,可有凝固性坏死,被以黄、棕或绿色斑状假膜。坏死一般限于黏膜层,若累及肠壁全层则导致穿孔。

【诊断】

1. 临床表现:多发生在大手术后 5 ~ 10 天的体弱患者和(或)接受抗生素治疗中或停药后 10 天内,起病大多较急,病情进展迅速,主要表现为腹痛、腹泻、发热和外周血象升高。

(1)腹痛与腹泻:最为突出的表现。腹部疼痛有时很剧烈,可误诊为急腹症。轻型腹泻每日 2 ~ 3 次,常在停用抗生素后自愈。严重者大量水泻,甚者每日排便量高达 4000ml,部分有血便,可排出斑块状假膜。常伴有恶心、呕吐与腹胀等症状。

(2)毒血综合征:外毒素的吸收可产生毒血症,表现为心动过速、发热、全身软弱等,有的表现为高热、谵妄、定向力障碍等。由于严重脱水,细菌毒素和坏死组织毒素以及代谢性酸中毒等因素致患者发生休克。此时常伴少尿、肾功能不全表现。

2. 实验室检查:粪便常规检查可见白细胞,隐血试验可呈阳性。大便厌氧培养有难辨梭状芽孢杆菌生长即可确诊。也可用抗毒素中和试验、反向免疫电泳检测以及酶联免疫法确定粪便中难辨梭状芽孢杆菌毒素的存在作为确诊依据。

3. 结肠镜检查:是诊断本病可靠的办法。典型者肠腔扩张,并有大量棕色液体,黏膜呈暗紫色,表面覆以黄白或黄绿色假膜。病变早期,假膜斑约 2 ~ 100mm 大小,呈斑点状跳跃分布,继而病灶扩大隆起,周边红晕。假膜可融合成各种形态。假膜剥脱后可见黏膜凹陷、充血、出血。但轻症病程早期或治疗及时者,内镜无典型表现。

4. X 线检查:腹部平片表现为结肠扩张、结肠袋肥大、肠腔积液和指压痕。钡剂灌肠双重对比显示结肠黏膜紊乱,边缘呈毛刷状,黏膜表面多处形成不规则节状阴影,指压痕及溃疡改变。但此项检查可能导致肠穿孔,故宜慎用。

【治疗】

立即停用有关抗生素,选用对梭状芽孢杆菌敏感抗生素及抗休克治疗。

1. 抗生素治疗:应选用对梭状芽孢杆菌敏感的抗生素如万古霉素、甲硝唑、杆菌肽等。

(1)万古霉素:适用于中、重度患者。有 2 种用法:①每次 125 ~ 500mg,每日一次口服,连服 7 ~ 14 天;②第 1 周:万古霉素 125mg,每 6 小时一次;第 2 周:125mg 每 12 小时一次;第 3 周:125mg,每天一次;第 4、5 周:125mg,每隔 1 天一次;第 6、7 周:125mg,每 3 天一次。此法较第一种服法可减少复发。

(2)甲硝唑:口服,250 ~ 500mg,每天一次,连续 7 ~ 14 天;重者 500mg,每 6 小时静脉滴注 1 次。

(3)杆菌肽:一般用 25 000U,每天 4 次,7 ~ 14 天,用于上述药物无效或复发者。

2. 吸附难辨梭状菌毒素:可结合毒素以减少其吸收,促进回肠黏膜对胆盐的吸收。消胆胺 2 ~ 4g,每天 4 次,7 ~ 14 天,适用于中度患者,忌与万古霉素合用。污泥梭状芽孢杆菌抗毒素 50 000U 静脉滴注,每天 2 次。

3. 扶植肠道正常菌群:微生态制剂可抑制难辨梭状杆菌,

促进肠道正常菌群生长。

4. 抗休克与全身治疗：补充液体，纠正电解质紊乱和酸中毒，必要时使用肾上腺皮质类固醇，血管活性药物及输血。

5. 手术治疗：对并发急腹症者，如中毒性巨结肠、结肠穿孔需采取外科手术治疗。

【预后】

取决于原发疾病及是否能早诊早治。

（王南下）

二十、脾曲综合征

脾曲综合征（splenic flexion syndrome）系指结肠在脾处的弯曲部聚积气体过多引起腹胀、腹痛的一组症状群，目前多与肝曲综合征一起统称为结肠曲综合征（flexion syndrome）。

【病因】

尚不清楚。目前认为，本病属一类结肠功能紊乱性疾病，是一种精神躯体性疾病。该病征多见于神经官能症和自主神经功能失调者，如见于吞气症患者。近年来，有学者认为，本病发病与胃肠激素有关。此外，本病亦见于慢性肝、胆、胰疾病引起的消化不良。

【诊断】

1. 临床表现

（1）腹胀和腹痛：轻者多为上腹部发作性饱胀不适、嗳气、腹痛等，重者有轻重不同的胀痛和剧痛，疼痛程度与胀气程度往往一致，每次发作时间长短不一，半小时至数小时不等。由于积气部位不同，腹胀、腹痛亦有差异。例如，①膈下型（脾下型）脾曲胀气时，主要表现为左下胸部和左上腹部胀痛难受，可能系脾曲结肠胀气同时压迫膈肌所致，临床较少见。②胃后型者，脾曲结肠伸向胃后方、小弯内侧，胀气时，胃、胰及左肾均受压，出现饱胀、嗳气、腹痛等症状，若左肾受压可有左侧腰痛，有时腹痛可引起心前区疼痛，症状似心绞痛，特称为胃－结肠－

心综合征(gastrocolon - cardia syndrome)。

(2)情绪变化可引起症状发作,便秘或进不消化食物后症状可加重,肛门排气、排便后症状可缓解。

(3)体征:症状发作时,脾曲叩诊呈鼓音。

2. X线检查:可见脾曲部位有大量气体聚积,症状缓解后气体消失。

3. 鉴别诊断

(1)因反复发作的腹胀、腹痛,需与慢性胰腺炎、胃炎等鉴别。可行内镜、超声波检查。

(2)除外结肠器质性病变,尤其是脾曲的粘连和结肠狭窄。可行结肠镜、钡剂灌肠等检查。症状发作时类似心绞痛者,需与冠心病、心绞痛相鉴别。

【治疗】

1. 一般治疗:生活要有规律,进食易消化且产气少的食物,养成每日排便的习惯,避免精神刺激。症状发作时,热敷或腹部按摩,可促使腹部排气。

2. 药物治疗:①解痉剂、镇静剂、气体吸附剂,可酌情选用。②中药可选用木香顺气丸、十滴水等中药。③若发现腹腔慢性炎症,应予以抗感染或相应治疗。

【预后】

本病为良性疾病,预后良好。

【随诊】

本病属慢性疾病,一旦症状出现应就诊。

(杨玉珍)

二十一、肠运动障碍性疾病

肠易激综合征

肠易激综合征(irritable bowel syndrome,IBS)是一种常见的

功能性肠病，以腹痛或腹部不适为主要症状，排便后可改善，常伴有排便习惯改变，缺乏可解释症状的形态学和生化学异常。IBS 是一种世界范围内的多发病，IBS 的症状常与其他功能性胃肠病，如功能性消化不良的症状有重叠。IBS 症状常影响患者的学习、生活和工作，对患者的生存质量产生不同程度的负面影响。

【病因】

可能与以下因素有关：①胃肠道动力异常；②内脏敏感性增高；③中枢神经系统感知异常；④脑 - 肠轴调节异常；⑤肠道感染与炎症反应；⑥精神心理异常。

【诊断】

推荐采用目前国际认同的罗马Ⅲ IBS 诊断标准。

诊断前症状出现至少 6 个月，近 3 个月符合以下诊断标准：反复发作的腹痛或腹部不适，最近 3 个月内每月发作至少 3 天，伴有以下 2 项或 2 项以上：①排便后症状改善；②发作时伴有排便频率的改变；③发作时伴有粪便性状（外观）改变。

以下症状未列入诊断标准，但对诊断有支持意义，包括排便频率异常（每周排便少于 3 次，或每日排便多于 3 次）；粪便性状异常（干球粪或硬粪，或糊状粪、稀水粪）；排便费力；排便急迫感、排便小尽、排黏液以及腹胀。

IBS 可分为以下四型：在未用止泻剂或者轻泻药的情况下，①IBS - D（IBS 腹泻型）：至少 25% 的排便为松散（糊状）粪或水样粪，且硬粪或干球粪 < 25% 的排便；②IBS - C（IBS 便秘型）：至少 25% 的排便为硬粪或干球粪，且松散（糊状）粪或水样粪 <25% 的排便；③IBS - M（IBS 混合型）：至少 25% 的排便为硬粪或干球粪，且至少 25% 的排便为松散（糊状）粪或水样粪；④IBS - U（IBS 不定型）：粪便性状异常不符合上述①、②、③中的任一标准。

诊断应注意以下几个方面：①诊断应建立在排除器质性疾病的基础上；②IBS 的肠道症状具有一定的特点，如腹痛或腹部不适与排便的关系，这组症状有别于其他的功能性肠病（如功能性便秘、功能性腹泻、功能性腹痛）；③IBS 常与其他功能性胃肠病共存。

【诊断步骤】

1. 病史和体格检查:当发现警报征象,如发热、体重下降、便血或黑粪、贫血、腹部包块以及其他不能用功能性疾病来解释的症状和体征时,应进行相关的检查以明确排除器质性疾病。对新近出现症状的患者或症状逐步加重、近期症状与以往发作形式有不同、有结直肠癌家族史、年龄≥40岁者,建议将结肠镜或钡剂灌肠X线检查列为常规检查。如无上述情况、年龄在40岁以下、一般情况良好、具有典型的IBS症状者,可行粪便常规检查,根据结果决定是否需要进一步检查。也可以先予治疗,根据治疗反应,必要时再选择进一步检查。

2. 实验室检查和特殊检查:可选择或包括①血、尿、粪常规,粪便细菌培养;②血生化学检查,肝肾功能、血糖、24小时红细胞沉降率;③结肠镜或钡剂灌肠X线检查;④腹部超声检查。

3. 鉴别诊断:需要与IBS鉴别诊断的疾病主要有炎症性肠病、结直肠肿瘤,还要注意IBS-D与乳糖不耐受、小肠细菌过度生长、寄生虫感染等鉴别。

4. 随诊:特别强调随诊的重要性。随诊有助于发现隐匿的器质性疾病,特别是对没有经过检查的患者。

【治疗】

目的是消除患者顾虑,改善症状,提高生活质量。治疗原则是在建立良好医患关系基础上,根据主要症状类型进行对症治疗和根据症状严重程度进行分级治疗。注意治疗措施的个体化和综合运用。

1. 建立良好的医患关系:建立良好的医患关系,及时地健康宣教、安慰治疗是有效而经济的治疗方法,也是所有治疗方法得以有效实施的基础。

2. 饮食治疗:IBS患者宜避免①过度饮食;②大量饮酒;③咖啡因;④高脂饮食;⑤某些具有“产气”作用的蔬菜、豆类等;⑥精加工食粮和人工食品(便秘者),山梨醇及果糖(腹泻者);⑦不耐受的食物(因不同个体而异)。增加膳食纤维主要用于便秘为主的IBS患者。

3. 药物治疗

(1)解痉剂:多用选择性肠道平滑肌钙离子通道拮抗药如匹维溴铵、奥替溴铵等,或离子通道调节剂马来酸曲美布汀,均具有较好的安全性。

(2)止泻药:轻症者可选用吸附剂,如双八面体蒙脱石等。洛哌丁胺或复方地芬诺酯等可改善腹泻,但需注意便秘、腹胀等不良反应。

(3)导泻药:便秘可使用导泻药,一般主张使用温和的轻泻药以减少不良反应和药物依赖性。常用容积性泻药如欧车前或甲基纤维素,渗透性轻泻剂如聚乙二醇(PEG4000)、乳果糖或山梨醇。

(4)肠道动力感觉调节药:5-HT_3受体拮抗药阿洛司琼可改善严重IBS-D患者的腹痛及减少大便次数,但可引起缺血性结肠炎等严重不良反应。

(5)益生菌:调整宿主肠道微生物群生态平衡,对改善IBS多种症状具有一定疗效。

(6)抗抑郁药:上述治疗无效,伴有较明显精神症状者可试用。

(7)中医药治疗:中药、针灸等治疗对IBS具有一定疗效。

4. 心理和行为治疗:症状严重而顽固,具有心理和行为障碍,经一般治疗和药物治疗无效者应考虑予心理行为治疗。包括心理治疗、认知疗法、催眠疗法、生物反馈等。

慢性假性肠梗阻

慢性假性肠梗阻(chronic intestinal pseudo-obstruction)是指肠道的某一区段因动力障碍不能正常收缩,导致排泄缓慢和肠腔扩张,虽有肠梗阻症状和体征,但无引起肠梗阻的肠道局部病变(如肿瘤、粘连或血管病变等)。病程长、反复发作者,称为慢性假性肠梗阻。临床可分为慢性继发性假性肠梗阻和慢性原发性假性肠梗阻两个类型。

【病因】

1. 原发性假性肠梗阻:病因不明,可能与遗传因素有关。

2. 继发性假性肠梗阻:某些全身性疾病引起的肠道平滑肌病变所致,结缔组织病,如系统性红斑狼疮、皮肌炎、硬皮病等;内分泌疾病,如糖尿病、黏液性水肿、甲状腺功能低下、嗜铬细胞瘤等;精神病、空-回肠旁路、热带口炎性腹泻、嗜酸性肠炎等。

【病理及发病机制】

原发性假性肠梗阻部分病例可发现肠管平滑肌和肌层神经丛退行性变,部分病例表现为平滑肌断裂、退变、萎缩、神经膜细胞增生,肠肌间神经丛神经元退变、数量减少,肠道自主神经功能失调导致运动功能障碍。

【诊断】

1. 症状:长期反复发作的腹胀、腹痛、粪便干结。腹部胀痛多在餐后发作,呕吐、排便或排气后部分或全部缓解。有些患者表现为痉挛性全腹疼痛及恶心、呕吐等胃食管反流症状。可有腹泻,但便秘更常见。

2. 体征:可有消瘦、营养不良。部分患者可查及振水声、肠型。肠鸣音减弱或消失。继发性肠梗阻病例有相应系统性疾病的体征。

3. 辅助检查:腹部平片可见某一局部肠段扩张,充气或有气-液平面。钡餐X线检查可见到消化道运动功能异常,并有扩张,钡剂通过时间延长。消化道测压示,食管压力多有异常,表现为食管蠕动消失,LES压力降低;小肠测压表现为压力波的振幅降低,消化间期综合移行波异常传播和不协调活动。

4. 鉴别诊断

(1)机械性肠梗阻:除典型肠梗阻表现外,可找到原发病因,如寄生虫、粪块、肿瘤堵塞肠腔或肠管受粘连带、肿瘤、嵌顿疝外压等。

(2)血运性肠梗阻:多因肠系膜上动脉血栓形成或来自心脏的栓子栓塞引起,发病急,早期腹部剧烈绞痛,而腹部体征较轻,以后出现腹膜刺激征和血性腹水,诊断主要依靠病史、临床表现和选择性动脉造影。

诊治流程见图 4-5。

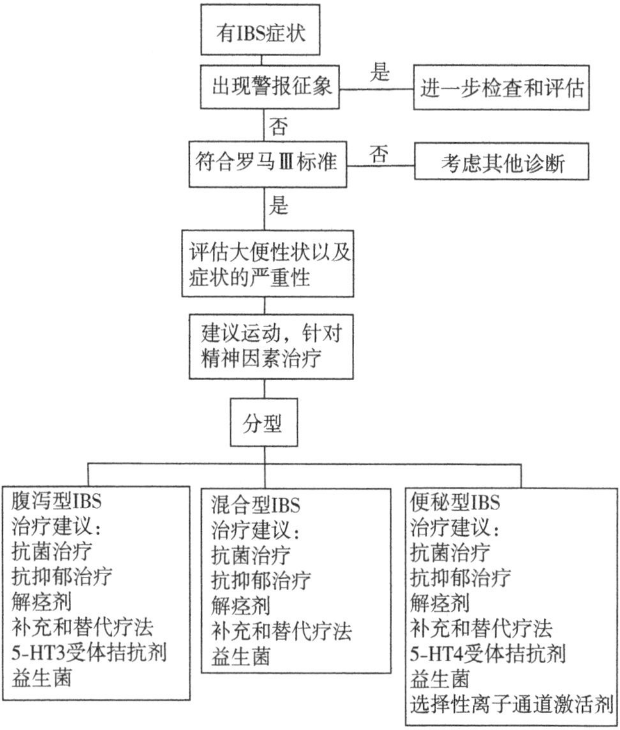

图 4-5　成人 IBS 的诊治流程

【治疗】

本病目前尚无有效的治疗手段，基本上以内科对症治疗为主，手术治疗效果不好，应尽量避免。

1. 治疗原发病：如为继发性肠梗阻，应积极治疗原发病。

2. 饮食及支持疗法：应限制脂肪、乳糖和纤维素饮食，改善营养状态，补充足够热量、多种维生素、电解质，必要时给予肠外营养。

3. 解除梗阻症状：应用胃肠减压可改善恶心、呕吐等症状。

多种促动力药物可能对改善症状有益,如莫沙必利5mg,餐前半小时口服,每日3~4次;其他药物如新斯的明、氯贝胆碱、红霉素也可试用。应避免使用减弱胃肠动力药如抗胆碱类药物。

4. 抗生素用于肠道细菌过度生长或并发感染的患者。

【预后】

家族性慢性假性肠梗阻的预后尚可,散发型预后较差。营养不良是常见死亡原因。

(杨玉珍)

主要参考文献

陈晓宇,施尧,萧树冬,等.2004.幽门螺杆菌感染与十二指肠壶腹部黏膜胃上皮化生的关系.中华消化杂志,24(9):519-522.

陈旻湖.2010.消化病临床诊断与治疗方案.北京:科学技术文献出版社.

萧树冬.2005.上海仁济医院消化内科专题讲座.郑州:郑州大学出版社.

邓长生.2002.十二指肠疾病.北京:人民卫生出版社.

何瑶,陈旻湖.2010.克罗恩病的诊断与鉴别诊断.现代消化及介入诊疗,15(4):236-240.

胡品津.2006.肠易激综合征的诊断和治疗.继续医学教育,20(3):74-77.

黄文柱,张亚历,张振书,等.2003.现代小肠病学.北京:军事医学科学出版社.

江学良,崔慧斐.2005.溃疡性结肠炎.北京:中国医药科技出版社.

李保全.2008.根除幽门螺杆菌在治疗胃、十二指肠疾病中的重要性.中国医药导报,5(7):160-161.

梁矿立,袁吉欣.2011.肠结核的影像学诊断分析.中国现代医药杂志,13(8):90-91.

刘思纯.2007.急性出血坏死性肠炎的诊断和治疗.新医学,38(5):328-329.

刘新光.2006.肠易激综合征与罗马Ⅲ诊断标准.胃肠病学,11(12):736-738.

刘正新 . 2003. 假性肠梗阻 . 中国医刊,38(10):24-26.
刘子会 . 2005. 新编肛肠病学 . 海口:南海出版公司 .
吕其军,周芳 . 2001. 十二指肠病变黏膜 *Hp* 定植与细胞增殖的关系 . 滨州医学院学报,24(1):3-5.
欧阳钦 . 2007. 溃疡性结肠炎临床诊断指南 . 临床消化病杂志,19(1):4-6.
岑川,黄聪武 . 2010. 肠系膜上动脉综合征的临床研究进展 . 中国实用医药,5(11):244-247.
苏少慧,杨晶,甄承恩 . 2006. 假性肠梗阻临床诊治要点 . 临床荟萃,21(22):1667-1669.
王国品 . 2001. Whipple 病及其进展 . 临床荟萃,16(4):190-191.
王晓楠 . 2002. 肠结核的诊断与治疗 . 实用乡村医生杂志,9(6):8-9.
王世鑫 . 1999. 溃疡性结肠炎诊断标准与治疗方案 . 中国临床医生,27(11):23-24.
王东旭 . 2002. 吸收不良综合征病因发病机制及分类 . 世界华人消化杂志,10(12):1415-1418.
王中华 . 2007. 吸收不良综合征 . 西藏医药杂志,28(1):29-31.
王志荣,等 . 2000. 假性肠梗阻 . 国外医学 · 消化系疾病分册,20(3):149-153.
吴云林 . 2002. 临床消化疾病手册 . 上海:上海科技教育出版社 .
吴强 . 2005. Whipple 病 . 贵州医药,29(9):861-862.
杨维良,张好刚 . 2010 . 肠系膜上动脉综合征 . 中国现代普通外科进展,13(7):505-508.
张莉,付小霞 . 2011. 嗜酸细胞性胃肠炎的研究现状 . 中国实用医药,6(10):250-252.
张安忠,杨崇美,朱菊人,等 . 2007. 嗜酸细胞性胃肠炎的临床和内镜特点 . 中国内镜杂志,13(6):602-604.
赵德元,孟淑兰 . 2008. 十二指肠炎的临床特点分析 . 中国医药导报,5(8):149-150.
赵宝明,张书信 . 2004. 大肠肛门病学 . 上海:第二军医大学出版社 .
周国华,左大镒,戈立东,等 . 2006. 回肠末端淋巴滤泡增生症与慢性末端回肠炎的关系探讨 . 中华消化杂志,26(12):826-827.
Bernstein CN, Fried M, et al. 2010. 2010 年世界胃肠病学组织关于炎症性肠病诊断和治疗的实践指南 . 胃肠病学,15(9):548-558.

Ahmed AR, Taylor I. 1997. Superior mesenteric artery syndrome. Postgrad Med J,73(866): 776-778.

Alan LB, MD, MSPH. 2004. The medical and surgical management of short bowel syndrome. Med Gen Med,6(2): 12.

Baig MA, Qadir A, Rasheed J, et al. 2006. A review of eosinophilic gastroenteritis. J Natl Med Assoc, 98(10): 1616-1619.

Chong VH, Lim KS. 2009. Gastrointestinal tuberculosis. Singapore Med J, 50(6):45-638.

Jeejeebhoy KN. 2002. Short bowel syndrome: a nutritional and medical approach. CMAJ,166(10): 1297-1302.

Nightingale JMD. 2001. Management of patients with a short bowel . World J Gastroenterol ,7(6):741-751.

二十二、肠 梗 阻

肠梗阻(intestinal obstruction, ileus)指各种病因导致肠内容物在肠道中通过受阻,是常见的急腹症。该病不仅表现为肠道局部病理及功能障碍,并可继发全身一系列病理生理改变,甚而危及生命。

【病因】

1. 机械性肠梗阻:临床上最常见。多由粘连及粘连带压迫、肠道炎症或肿瘤、肠外肿块压迫、肠套叠或扭转、异物、蛔虫或粪便团块阻塞、嵌顿性外疝或内疝、放射性损伤造成。

2. 动力性肠梗阻:多由肠壁肌肉运动紊乱造成。分为①麻痹性:常发生在腹部大手术后、腹部外伤、腹膜炎、低血钾、严重感染、甲状腺功能减退等疾病;②痉挛性:肠肌痉挛引起肠神经功能紊乱及肠道炎症,可引起暂时性肠痉挛。

3. 缺血性肠梗阻:主要由肠系膜动脉血栓形成或栓塞及静脉血管血栓形成所致。

【病理生理】

各类型肠梗阻病理变化有所不同,但主要病理生理改变为肠积气、积液致使肠膨胀,继而出现体液丢失及酸碱平衡紊乱,肠壁血供障碍,坏死和继发性感染,最后出现毒血症。后者为肠梗阻致死的主要原因。

【诊断】

1. 临床表现:各类肠梗阻症状轻、重不一,典型症状为急腹痛、呕吐、腹胀、停止排气排便以及全身中毒症状。腹部体检可有腹部压痛、反跳痛,腹部包块,肠形和肠蠕动波,肠鸣亢进、气过水声、肠鸣减弱甚至消失。

2. 实验室检查:详见鉴别诊断。

3. X线、多排CT仿真内窥成像检查:详见鉴别诊断。

【鉴别诊断】

肠梗阻诊断一经确立,即应进一步鉴别其类型、部位及病因,且其治疗手段及预后相差甚大。

1. 机械性与动力性肠梗阻的鉴别:机械性肠梗阻除典型的临床症状外,X线检查表现为梗阻肠段上方积气积液,梗阻以下肠袢多不显影。麻痹性肠梗阻多无阵发性腹绞痛,肠蠕动减弱,肠鸣音消失和腹胀较显著。X线检查显示大、小肠普遍胀气并伴有许多大、小不等的液平。痉挛性肠梗阻系由神经反射导致暂时性肠痉挛,应用解痉剂多可缓解。

2. 单纯性与绞窄性肠梗阻的鉴别:绞窄性肠梗阻有肠袢和肠系膜血循环障碍,与单纯性肠梗阻比,则有①发病急、腹痛剧烈且持续加重伴发热;②早期出现腹膜刺激征和休克;③呕吐物、引流物或腹腔穿刺液为血性或有血便;④实验室检查可有白细胞升高,低氯低钾更为突出,血淀粉酶、肌酸磷酸酶明显升高;⑤X线表现为局限性肠腔扩张,形成“咖啡豆征”、“马蹄形”或“CY”肠袢等。

3. 梗阻部位的判断:高位小肠梗阻(十二指肠或空肠)特点为呕吐但腹胀不明显;低位小肠梗阻(远端回肠)则以腹胀为主而呕吐较轻。X线检查:充气肠袢位置高,液平少,肠腔内皱襞显著者提示高位小肠梗阻;充气肠袢液平多,遍及全腹而结肠无充气者,多为低位小肠梗阻;结肠梗阻,充气肠袢位于腹部外围,并可见结肠袋影。疑有大肠梗阻患者应行钡灌肠检查,可明确诊断及梗阻程度;若有条件行CT检查,应避免钡灌肠检查。

4. 判断梗阻是否完全:不完全性肠梗阻发生于慢性肠道病基础上,症状不明显,反复发作,可有排气排便,X线见肠袢充气、扩张不明显。

5. 假性肠梗阻:指有机械性肠梗阻表现而无器质性梗阻存在的一种综合征。病因尚未明了,一般认为是肠肌肉神经变性所致。发作时症状与机械性肠梗阻类似,缓解期可无症状或仅有轻微腹胀。该病必须在排除机械性梗阻因素和继发病后才能考虑诊断。

6. 肠梗阻病因鉴别诊断:病因判断应据年龄、病史、体检、X线或多排CT仿真内窥成像检查等综合分析。如新生儿应考虑肠先天畸形,小儿要想到肠蛔虫、肠套叠;青少年患者常见原因是肠粘连、嵌顿疝;而老年人要想到结肠肿瘤,乙状结肠扭转或粪块阻塞等。有风湿性心脏史患者应考虑肠系膜血管栓塞;以往有腹部手术、创伤、感染、结核者,应考虑到肠粘连或结核性腹膜炎引起的肠梗阻。

【治疗】

基本原则是去除病因,纠正病理生理紊乱和解除梗阻。

1. 纠正水电解质和酸碱平衡紊乱:应根据临床表现与血生化检验结果估计。有明显呕吐者每日补液量约需3000ml,低血压时应在4000ml以上。低位肠梗阻因碱性肠液丢失,多有酸中毒,反之因胃液和钾的丢失多发生碱中毒。临床实施治疗计划时应根据尿量、尿比重、血电解质、二氧化碳结合力、血肌酐以及血细胞比容、中心静脉压测定结果加以调整。

2. 胃肠减压:可解除肠膨胀,改善由于肠膨胀引起的循环和呼吸窘迫症状,并可在一定程度上改善肠梗阻以上肠段的水肿、淤血状况。大肠梗阻没有穿孔、腹膜炎或闭袢性梗阻的征兆时,有条件可考虑置入自膨式金属支架(SEMS);自膨式金属支架(SEMS)是无并发症的左半结肠癌患者大肠梗阻最适宜的姑息性治疗手段。

3. 药物治疗:早期、合理地使用抗生素防治由于肠梗阻时间过长而继发的多种细菌感染(如大肠杆菌、芽孢杆菌、链球菌等),应选用以抗革兰阴性杆菌为主的广谱抗生素。

4. 手术治疗：目的在于解除梗阻。适应于绞窄性肠梗阻如嵌顿疝、肠扭转、肠系膜血管梗死、肿瘤、先天性肠道畸形等。对于无并发症的左半结肠恶性梗阻患者应争取行一期切除－吻合术。有学者认为，小肠梗阻患者伴有弥漫性腹膜炎体征或其他临床病情恶化的征兆，如发热、白细胞高、心动过速、代谢性酸中毒及持续腹痛等，应及时行剖腹探查术。

【预后】

依梗阻种类不同而异，如绞窄性肠梗阻死亡率可达 10% ~ 20%，而单纯性肠梗阻仅在 3% 左右。改善预后的关键在于诊断及时，处理得当。

（王南下）

主要参考文献

Finan PJ, Campbell S, Verma R, et al. 2007. The management of malignant large bowel obstruction: ACPGBI position statement, the association of coloproctology of great britain and ireland. Colorectal Disease, 9 (Suppl 4), 1-17.

Maung AA, Johnson DC, Piper GL, et al. 2012. Evaluation and management of small－bowel obstruction: an eastern association for the surgery of trauma practice management guideline. J Trauma Acute Care Surg, 73: S362-S369.

二十三、肠道憩室

肠道憩室指由不同原因造成的局部肠壁病理性囊袋样膨出，分真性和假性两种。真性憩室为肠壁全层膨出，多为获得性；假性憩室指仅有黏膜与黏膜下层而无肌层膨出。本节主要介绍十二指肠和结肠憩室。

十二指肠憩室

十二指肠憩室（duodenal diverticula）为小肠憩室中最常见

的类型,可发生于任何年龄,以 45 ~ 60 岁为多见,男性多于女性。

【病因和发病机制】

是由于肠壁肌层先天性发育不全,肌张力缺乏,或随年龄增长,肠壁肌层发生退行性病变,在此基础上,受肠腔内压力的长期作用,导致憩室形成(原发性)。少数原因为溃疡瘢痕收缩或胆囊炎粘连、牵拉等肠外病变(继发性)。十二指肠憩室多为单发,其中以降段为多,常位于胆总管开口的 Vater 壶腹附近,这是因为壶腹周围有胆管、血管通过,缺乏结缔组织支持的缘故。

【诊断】

1. 临床表现:单纯十二指肠憩室很少有症状,常于内镜或钡餐检查时意外发现。当憩室较大尤其伴有炎症时,可出现上腹部饱胀不适,胀痛或钝痛,伴有嗳气、恶心,尤其饱餐后加重。如憩室内含异位胃黏膜可伴发溃疡,症状类似消化性溃疡并可发生上消化道出血。壶腹附近的憩室可因炎症水肿压迫胆总管、胰管引起胆道感染及胰腺炎,出现发热、黄疸和急腹症。此外,巨大憩室内细菌过度生长可导致腹泻。

2. 内镜检查:如憩室开口较大,可以直接观察到开口形状及黏膜情况,如黏膜充血、水肿、糜烂等。可做憩室内潴留液培养以确诊有无细菌过度生长。因憩室壁较薄,一般不宜取活检。

3. X 线钡剂检查:表现为凸向肠腔外的圆形、椭圆形、条带形袋影,憩室与肠腔常有一狭窄颈部相连。

4. 鉴别诊断:出血者需与消化性溃疡相鉴别;腹痛、发热伴黄疸者要和胆道疾病、胰腺病变鉴别。确诊依据内镜或 X 线钡餐检查。有消化道出血者应做内镜检查和选择性动脉造影,以明确出血的部位及原因。

【治疗】

十二指肠憩室如无症状不需治疗;伴发憩室炎及并发症者,一般采用内科综合治疗,包括调节饮食、服用制酸药物。采用与憩室开口相反方向的体位,引流出憩室潴留物可缓解症状。并发少量出血者按消化性溃疡治疗，并发胰腺炎者按胰腺炎处理。手术指征包括：合并大出血、穿孔、憩室蒂扭转，十二指肠乳头部憩室致持续性胆总管、胰管梗阻等。

结肠憩室

结肠憩室(colonic diverticulum)可发生在全结肠任何部位，其中乙状结肠发病率占80%～95%，其次为回盲部。发病年龄多在40岁以上，随年龄增长而增加，比十二指肠憩室少见。

【病因】

可能与长期摄入低纤维素食物及肠腔压力持续升高有关，老年人发病与肠壁肌力减弱有关。憩室壁由黏膜层和浆膜层构成，因憩室袋缺少肌层无力排出内容物导致内容物嵌顿、淤滞，继发细菌感染而导致憩室炎。

【诊断】

1. 临床表现：结肠憩室多无症状，有时出现下腹胀，阵发性绞痛或间歇性左、中下腹钝痛不适，有时有腹泻与便秘交替，多由结肠功能改变所致。当憩室并发感染且累及周围腹膜时，左下腹痛加重，伴有腹泻、黏液便，以及发热、白细胞数升高，左下腹明显压痛及肌紧张。炎症邻接膀胱可产生尿频、尿急。憩室穿孔可导致弥漫性腹膜炎，反复感染常引起亚急性肠梗阻，表现为反复绞痛、腹胀及便秘，后期可继发结肠周围脓肿和局限性腹腔脓肿，如处理不及时，则憩室可与邻近器官发生粘连、穿透形成瘘管。少数患者并发出血表现为少量便血或潜在出血，大出血少见，多见于老年人。

2. 结肠镜检查：为确诊手段之一。可直接窥见憩室口，明确观察黏膜有无水肿、糜烂及出血等病变。并可对肿瘤、溃疡性结肠炎、Crohn病作出鉴别诊断。但急性憩室炎时，肠段固定、肠腔狭窄，列为相对禁忌证。

3. 影像学检查：X线钡剂灌肠表现为突向肠腔外圆形、椭圆形或烧瓶状囊袋影并与肠腔有细颈相通。其形状可随体位变动而变化，如憩室内含有粪石及其他滞留物，则外缘表现不规则,急性炎症时可因憩室内黏膜充血、水肿不能滞钡而不能显示。气钡双重造影有穿孔危险。如患者有急性憩室炎表现,可采用非侵入性CT检查。腹、盆腔CT检查是诊断憩室炎最适宜的影像学检查。

4. 鉴别诊断:临床上有发热、腹痛、黏液血便时常需与溃疡性结肠炎、结肠癌、急性阑尾炎、Crohn病等相鉴别,腹痛伴肠功能紊乱者要与肠易激综合征鉴别。

【治疗】

憩室无症状、无并发症时无需治疗,应嘱患者多摄取富含纤维素饮食,保持大便通畅。并发明显炎症时(腹痛、发热、白细胞增多)需住院治疗。

1. 一般治疗:低渣少刺激性半流或流质饮食。急性期避免刺激性泻药和灌肠。

2. 药物治疗:抗生素宜选用喹诺酮类以及甲硝唑等。

3. 手术治疗:结肠憩室如并发大出血、穿孔、肠梗阻、瘘管及脓肿形成应及时手术治疗。

【预后】

一般预后良好。

(黎培员　王南下)

主要参考文献

Rafferty J, Shellito P, Hyman NH, et al. 2006. Practice parameters for sigmoid diverticulitis. Dis Colon Rectum, 49:44-939.

二十四、黑斑息肉综合征

本病又称Peutz－Jeghers综合征,以黏膜皮肤色素沉着和胃肠多发性息肉为特征。

【病因病理】

本病系常染色体显性遗传性疾病,与*STK*11基因突变有关,约50%患者有明显家族史,大多为儿童或青年发病,亦有在老年时才发现。其息肉特点是具有错构瘤的典型组织学表现。其上皮组织与所在部位的上皮相同,但外形呈隆起形;镜下可见黏膜下层中有分支的平滑肌束。该病约有 2% ~3% 发生癌变。

【诊断】

1. 临床表现:其特征为黏膜皮肤黑色素沉着及胃肠道多发性息肉。色素沉着主要分布在唇和口腔内,其次是手指及足趾背掌两面,偶可发生于龟头、阴唇等处。色素沉着呈淡褐色、深褐色、黑褐色和蓝黑色不等,对称散在性分布,圆形、椭圆形或不规则形,直径约 0.2 ~0.3cm,不高出皮肤表面。胃肠道息肉多发,小肠息肉多见,其次为结肠,胃息肉少见。息肉数目多少不一,大小不等,多者可达数百枚,直径多为 0.2 ~0.5cm,大者可达 3 ~4cm。约不到 5% 患者仅有肠息肉而无色素沉着,另有 5% 仅有色素沉着而无胃肠息肉。

胃肠道的首发症状为便血,腹痛。腹痛常见原因为并发肠套叠。

该病临床表现特殊,诊断多无困难。发现口唇黑斑者,应进一步检查胃肠道有无息肉。

2. 内镜检查:镜下可见胃肠多发性息肉,可形成团聚的肿块,质软,呈红色或带紫色斑点。组织活检为错构瘤表现。

3. 胃肠钡剂检查:可见胃肠道多发息肉征象。

4. 鉴别诊断

(1)家族性结肠息肉病:又称家族性结肠腺瘤性息肉病,结肠切除标本平均有息肉 1000 枚左右。多有家族史,属常染色体显性遗传,发病年龄平均在 20 岁左右,可能同时有胃十二指肠或小肠的腺瘤性息肉。常见症状有便血,脓血便或腹泻。先天性视网膜色素性上皮增生被认为是本病的标志,以两侧眼底有 4 处病变为标准。如不切除结肠,最终都要发生癌变。

(2)家族性结肠腺瘤病:发病年龄平均 25 岁。息肉数目在 100 个以上,但多数直径仅几毫米,大小差异少,有家族史。

(3)Gardner 综合征:常染色体显性遗传,有家族史,大肠多发性腺瘤,有高度恶变倾向,同时伴有骨或软组织肿瘤。90%

的患者伴有眼底色素性病变。

(4)Turcot综合征:又称神经胶质瘤－息肉综合征,罕见。大肠多发性腺瘤,易癌变,常合并中枢神经系统肿瘤,有家族史,属常染色体隐性遗传。

(5)Cronkhite－Canada综合征:多在中年以后发病,平均年龄62岁,无家族史。特征为胃肠道多发息肉,指甲萎缩,脱发,皮肤色素沉着以及腹泻和营养不良。

【治疗】

1. 色素斑不必治疗,必要时可试行电灼、二氧化碳冰冻疗法。

2. 对于胃和结肠息肉,可经胃镜或结肠镜电凝切除。小肠息肉不易发现,无症状可密切观察,如发生出血或肠套叠,应及时手术,如无肠套叠,不需作肠段切除,可分别切开肠壁摘除息肉。虽并发肠套叠,但无肠坏死,应以手法复位松解,已发生肠坏死者,则应将套叠肠段切除。术中还应检查胃肠道有无息肉,并摘除全部息肉。由于息肉可以复发,应嘱患者长期随诊。

【预后】

本征少见息肉癌变,预后尚好,但应长期随诊。

(黎培员　王南下)

二十五、类癌及类癌综合征

类癌(carcinoid)是一组起源于肠嗜铬细胞(胺前体摄取与脱羧细胞,amine precursor uptake and decarboxylation cell,APUD)的内分泌瘤,能产生小分子多肽类或肽类激素。其发病率低,生长缓慢,具有恶性倾向。类癌致使血液中5－羟色胺、缓激肽等物质增多,临床上出现皮肤潮红、腹泻、腹痛及哮喘和心脏瓣膜病变等征象,谓之类癌综合征(carcinoid syndrome)。40%类癌发生于胃肠道各部,其中以阑尾、末端回肠多见,其次为直肠。

【发病机制与病理】

类癌细胞内含嗜铬亲银颗粒,属神经内分泌肿瘤细胞,能产生具有生理活性的5-羟色胺、胰血管舒缓素和组胺、缓激肽、儿茶酚胺等多种胺肽类激素,其中产生类癌综合征的主要物质是5-羟色胺和缓激肽,其次为组胺。类癌多为单发,肉眼外观为黏膜下灰黄色、边缘清楚的结节状肿块,质硬,直径多<1.5cm。阑尾类癌常见在阑尾末端形成环绕管腔的黄色环状增厚,少数侵及肌层和浆膜层,局部淋巴结及肝转移少见。镜下类癌细胞密集成群,常排列成菊花状,核在周围呈栅状,这种结构是类癌的典型病理表现。

【诊断】

1. 临床表现:全身症状多为类癌综合征表现,即反复出现皮肤潮红、腹痛、腹泻水样便,可有厌食、乏力、消瘦等肝转移症状;其次为发作性哮喘(可发展为慢性喘息性支气管炎和肺气肿)和心瓣膜病变,以肺动脉瓣和三尖瓣多见;亦可出现智力障碍、精神错乱等中枢系统功能紊乱。妊娠妇女患此病多早产、死胎或胎儿畸形。局部症状常表现为类似急性阑尾炎的右下腹痛、腹块、肠梗阻及消化道出血。少数患者可出现穿孔,肠坏死罕见。常规肛门指检可发现大部分直肠类癌,多位于直肠前壁或侧壁。

2. 实验室检查

(1)全血5-HT(5-羟色胺)浓度测定:正常为0.1~0.3mg/L,该病高达0.5~3mg/L。

(2)尿5-HIAA(尿5-羟吲哚乙酸):正常值2~10mg/24h,大于50mg/24h有诊断意义。

(3)尿组胺:正常值23~90μg/24h,胃类癌可达4.5mg/24h。

3. 鉴别诊断:右下腹痛需与阑尾炎鉴别,末端回肠类癌导致复发性肠套叠出现右下腹包块,需与肠癌或肉瘤鉴别,有时需与Crohn病鉴别。结合病史、肠镜、钡剂灌肠检查有助鉴别。

由于本病缺乏特殊征象且罕见,诊断较困难,若出现典型类癌综合征表现则诊断不难,血中5-HT浓度增加及尿中5-

临床症状提示NETs

面红、腹泻、腹痛、消化不良、脂肪泻、喘鸣、溃疡、低血糖、皮肤病（荨麻疹、糙皮病、褐色斑）

↓

生物学检查

尿5-HIAA、5-HTP、分离肾上腺素、血5-羟色胺、降钙素、胰抑制素、CgA、NKA、胰岛素、PP、催乳素GA、胃泌素、胰高血糖素、IGF2、甲状旁腺激素相关蛋白、胰蛋白酶、组胺、NTx、骨碱性磷酸酶

↓

遗传学检查

RET原癌基因
von Hippel Lindau病（VHL）
I型多发型内分泌腺瘤病（Men-1）
琥珀酸脱氢酶（SDH B、C、D）

↓

肿瘤定位检查

小肠系统影像学
超声内镜
CT
MRI
［^{111}In-DTPA］生长抑素受体显像
^{123}I-间碘苄胍（MIBG）显像
PET

↓

组织学诊断

CgA，Ki67，突触素
特殊激素，如胰岛素、胰高血糖素、胃泌素

图 4-6　胃肠道神经内分泌肿瘤诊断流程

HIAA 排出增多有助确诊。定位诊断及确定有无转移则需结合临床，可选择内镜检查（包括支气管镜）和组织活检、X 线钡餐检查或钡灌肠、胸片、肝脏 B 超或 CT 等检查，超声心动图有助于心瓣膜病变的诊断。妇科检查及肛门直肠指检不可忽视。

诊断流程见图 4-6。

【治疗】

治疗流程见图 4-7。

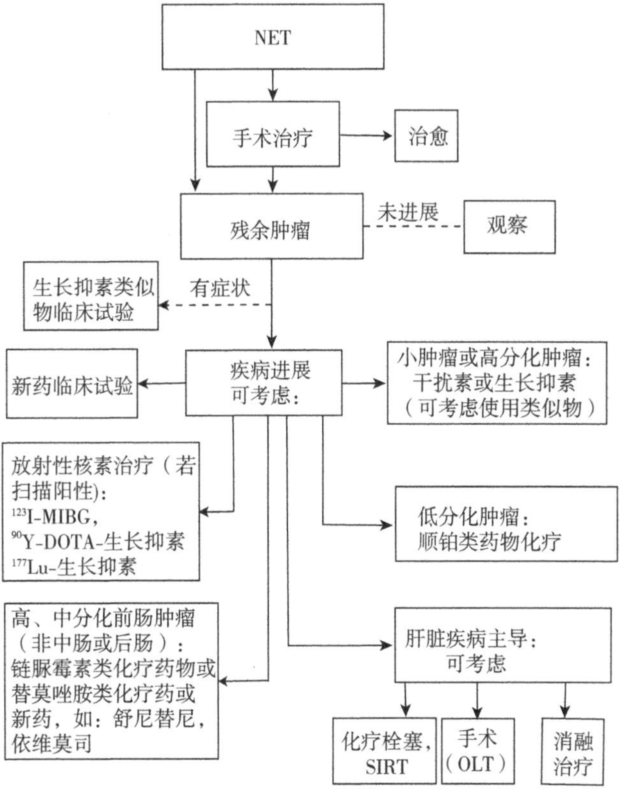

图 4-7　胃肠道神经内分泌肿瘤治疗流程

1. 类癌及类癌综合征的治疗：以手术切除为主。对于没有侵犯肌层及直径小于 2cm 者可行内镜治疗，超声内镜确定病变层次后，可考虑内镜下黏膜剥离术（ESD），难以完成者考虑外科局部切除手术；已侵犯肌层或直径大于 2cm 者，按胃肠道癌的切除范围进行手术。小肠类癌恶变率高，剖腹探查时已多有转移，应尽可能将肉眼病变切除，可明显提高 5 年生存率。

2. 内科治疗:类癌化疗效果较差,对放疗亦不敏感,但对骨转移引起的疼痛有效。对症治疗上,5-HT合成抑制剂2-甲基多巴,每日2g,分3~4次口服。此类药物尚有色氨酸羟化酶抑制剂对氯苯丙氨酸,每日3g,可减少尿中绝大部分5-HIAA,并使腹泻停止,对皮肤潮红无效。5-羟色胺拮抗药:赛庚啶4~8mg,每日3次;二甲麦角新碱(methysergide),2~4mg,每日3~4次,长期应用对类癌综合征伴发严重纤维化(腹后壁、心脏及肺)有效。平喘可口服喘定,每次0.1~0.2g,每日3次,或氨茶碱每次0.1~0.2g,必要时缓慢静注,亦可用异丙肾上腺素或嗽必妥喷雾,但禁用肾上腺素。人工合成的生长抑素奥曲肽(善得定)能有效控制症状,使肿瘤缩小,是治疗类癌危象(低血压或高血压、长时间皮肤潮红、神志恍惚或昏迷)的有效药物,紧急情况下可100~500μg静脉注射,每8小时一次,直到症状控制,改为皮下注射,每次100μg。

【预后】

类癌病程进展缓慢,确诊前多已有10~15年病史,类癌综合征即使已有转移,有的仍能存活5~20年。

(黎培员　王南下)

二十六、大　肠　癌

大肠癌包括结肠癌和直肠癌(carcinoma of the colon and rectum),为消化道常见恶性肿瘤之一,在我国发病率仅次于胃癌和食管癌,居第3位,发病率有上升趋势。由于早期症状多被忽视,多数患者确诊时已是晚期,影响预后。

【病因】

迄今尚未明确,据认为与以下因素有关:①高脂低纤维饮食;②环境因素和地域差异;③遗传因素,约10%的大肠癌与遗传有关,均为常染色体显性遗传。高危人群有:有便血、便频、大便带黏液、腹痛等肠道症状的人群;大肠癌高发区的中老年人;大肠腺瘤患者;有大肠癌病史者;大肠癌患者的家庭成员;

家族性大肠腺瘤病;溃疡性结肠炎;Crohn 病;有盆腔放射治疗史者。

【病理】

国人大肠癌好发部位依次为直肠、乙状结肠、盲肠、升结肠和横结肠。其组织学类型可分为腺癌(包括乳头状腺癌及管状腺癌)、黏液癌、未分化癌、印戒细胞癌、鳞状细胞癌、腺鳞癌等。其中腺癌最常见,约占 80% 。

【诊断】

1. 临床表现:大肠癌生长缓慢,早期多无症状。临床出现的频度右侧结肠癌依次以腹部肿块、腹痛及贫血最为多见。左侧结肠癌依次以便血、腹痛及便频最为多见。直肠癌依次以便血、便频及大便变形多见。

(1)右侧结肠癌:表现为原因不明的贫血、乏力、消瘦、低热等。早期偶有腹部隐痛不适,后期在 60% ~70% 患者中右侧腹部可扪及一质硬肿块。

(2)左侧结肠癌:早期临床上可表现为排便习惯改变,可出现便频、便秘或便频与便秘交替。肿瘤生长致管腔狭窄甚至完全阻塞,可引起肠梗阻表现,约 10% 的患者可表现为急性肠梗阻或慢性肠梗阻症状。

(3)直肠刺激症状:便频、里急后重、肛门下坠、便不尽感,肛门痛等。大便表面带血和(或)黏液,严重时有脓血便。

2. 实验室检查

(1)大便潜血检查:仍是目前筛选大肠癌的常用方法。近年来用人血红蛋白制备抗血清作免疫潜血试验,能提高诊断率。

(2)血常规检查除贫血外无特殊发现。

(3)结肠癌胚抗原(CEA):与病变范围呈正相关,有一定的假阳性及假阴性,不适合作为普查及早期诊断,但对估计预后、监测疗效及复发有一定的帮助。

3. 特殊检查

(1)直肠指检:直肠癌大部分位于距肛缘 7 ~8cm 以内,可为手指触及。遇到患者有便血、直肠刺激、大便变形等症状均应行直肠指检。

(2)结肠镜检查:具确诊价值,能直视病变以及同时做活组织检查。

(3)CT 检查:结肠多排 CT 仿真内窥成像可用于难以耐受结肠镜检查的患者,具有无创性的特点。腹盆腔 CT 可了解有无肝转移、淋巴结及周围器官侵犯情况。

(4)X 线气钡双重对比造影:可清晰显示肠黏膜的肿物、溃疡及狭窄等病变,但受肠道准备情况及操作者的技术水平影响。

(5)其他:B 型超声偶可发现来源于肠道的肿块,可用于判断有无肝转移。超声内镜检查可显示肿块的大小、浸润深度及周围淋巴结转移情况,可用于疾病分期。胸部 X 线可用于判断有无肺转移。

4. 鉴别诊断

(1)内痔:便血是直肠癌多发症状,常误诊为痔。应做直肠指检及结肠镜检查确诊。

(2)肠炎与菌痢:直肠、乙状结肠癌出现脓血便伴有里急后重者,应予以鉴别,治疗效果不佳时应及时行肠镜检查。

(3)阑尾炎、结肠 Crohn 病等:右下腹痛、腹部包块时需考虑与阑尾炎、阑尾脓肿、肠结核、Crohn 病等鉴别,左半结肠及直肠癌需和阿米巴肉芽肿、血吸虫肉芽肿鉴别;女性患者结肠癌性肿块还应与卵巢肿瘤鉴别。

(4)肠梗阻:大肠肿瘤生长到一定体积时可发生肠梗阻,尤其好发于乙状结肠转弯处和回盲瓣等狭窄部位,常伴有鲜血便和排便习惯改变。确诊依据 X 线、多排 CT、肠镜检查加活检。

大肠癌诊治流程见图 4-8。

【治疗】

治疗流程见图 4-9 ~ 图 4-11。

1. 外科治疗:手术切除病变是首选的治疗手段,其基本原则是进行肿瘤所在肠段及其相应的肠系膜和所属区域性淋巴结的切除。手术方法和范围的选择取决于肿瘤的部位和浸润范围。不可切除者可考虑捷径、造瘘等姑息手术。

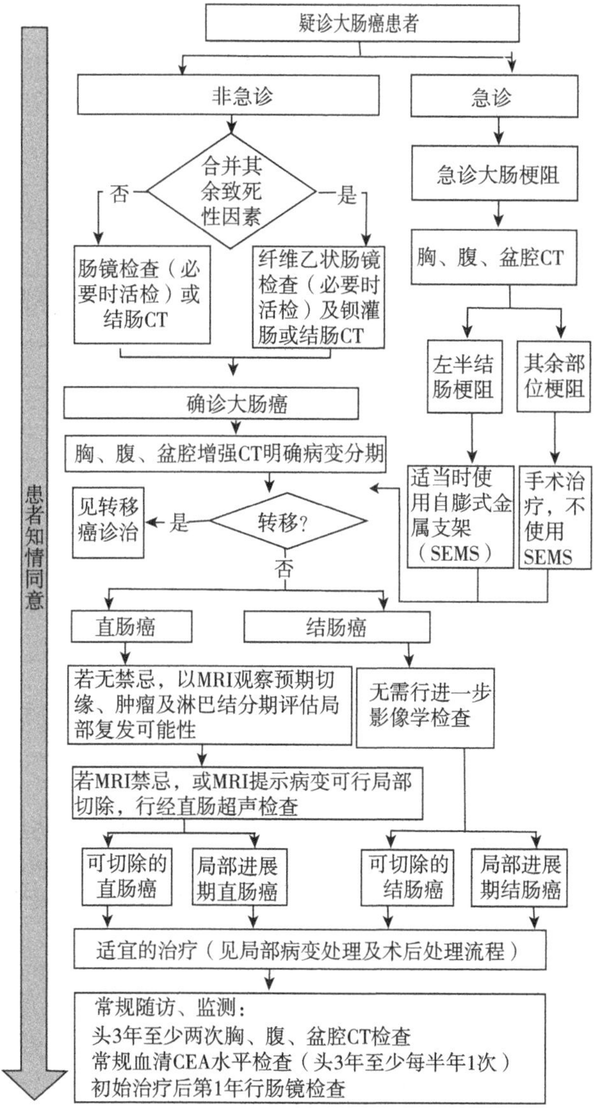

图 4-8　大肠癌诊治流程图

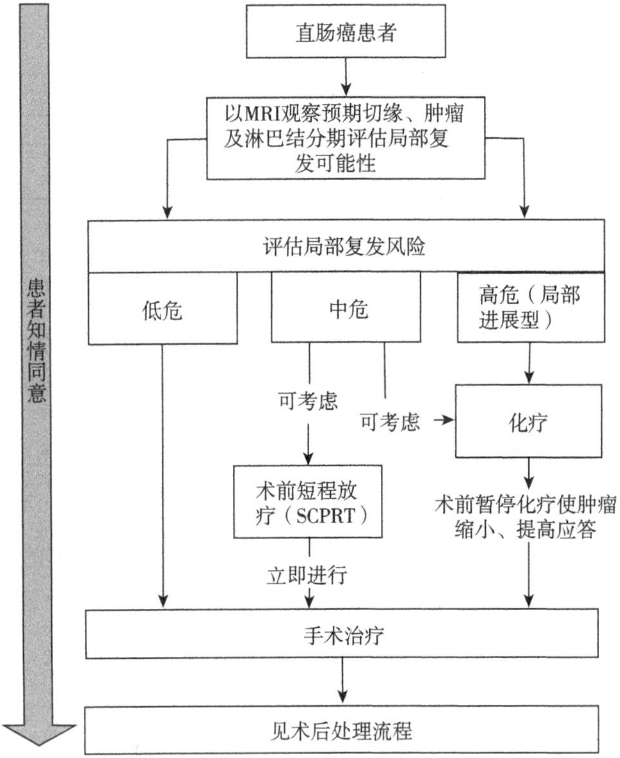

图4-9 直肠癌的处理流程

2. 经结肠镜治疗：结肠腺瘤癌变和黏膜内的早期癌可经内镜下黏膜切除术、剥离术等方法切除。但若切除标本病理检查证实癌细胞累及腺瘤根部则需追加外科手术以彻底根除癌组织。

3. 化学药物治疗：大肠癌对化学治疗一般不敏感，但对于已不能手术根治以及肿瘤术后复发或转移而又无法进一步手术切除的晚期患者，仍不失为主要的治疗手段。早期癌根治后一般不需要化疗。最常用的药物包括氟尿嘧啶类化合物（氟尿嘧啶和卡培他滨）、奥沙利铂和伊立替康。氟尿嘧啶类药物往

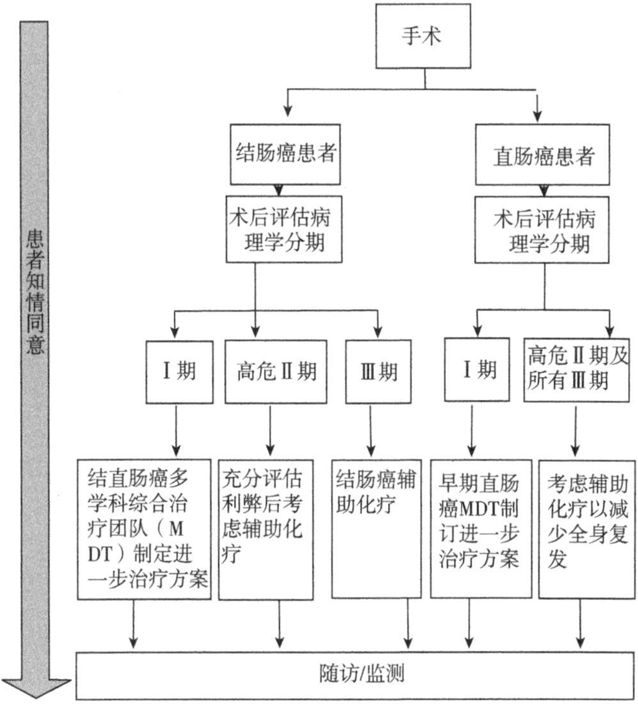

图 4-10　大肠癌的术后处理流程

往与奥沙利铂或伊立替康组成联合方案应用。

4. 放射治疗：用于直肠癌，术前放疗可提高手术切除率和降低术后复发率；术后放疗仅用于手术未达根治或术后局部复发者。放疗有发生放射性直肠炎的风险。

5. 免疫及其他疗法：有报告用 α_2 干扰素合并氟尿嘧啶治疗进展期结肠癌起到一定疗效。

【预后】

未经有效治疗者自然病程平均为 9.5 个月，中位生存期为 7 个月，经根治术后的患者 5 年生存率，结肠癌可达 70% ~ 80%，直肠癌约为 60% ~ 70%。患者术后应定期随访，包括大肠镜、腹盆腔影像学、CEA 等。

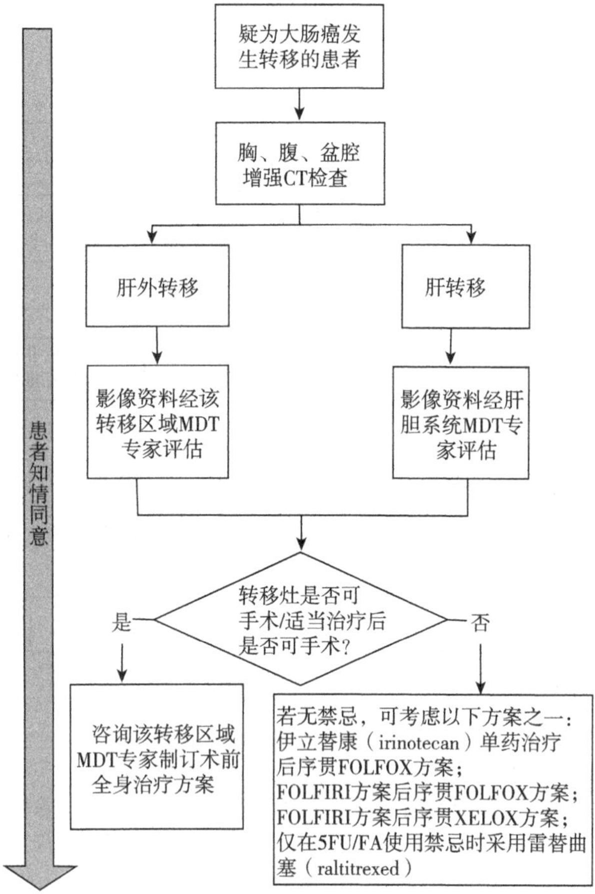

图 4-11　大肠癌远处转移的处理流程

（黎培员　王南下）

第五章 肝脏疾病

一、肝炎后综合征

肝炎后综合征(post - hepatitis syndrome)是指急性肝炎恢复后,在一段时间内(通常数周至数月)仍有乏力、倦怠、食欲缺乏、厌油、腹胀、肝区隐痛等症状,但反复肝功能检查皆无明显异常,肝脏活体组织检查亦无明显形态学异常发现。

【病因】

病因尚不完全明了,一般认为肝炎后综合征与神经精神因素有关,患者多为神经类型不稳定的成年人,对肝炎缺乏正确的认识,并对肝炎的后果颇有顾虑,故有人认为肝炎后综合征是神经官能症在消化系统的表现。

【病理】

肝组织形态学正常。少数肝组织或残留轻微改变,如汇管区淋巴细胞浸润,肝细胞轻度脂肪变,无慢性肝炎及肝纤维化的病理改变。

【诊断要点】

1. 症状出现在急性肝炎恢复期后一年内。消化道症状有食欲缺乏、厌油、上腹部不适、肝区痛、腹胀、腹泻等。神经精神症状,如眩晕、兴奋、情绪不稳、焦虑、抑郁、头痛、失眠、多梦、注意力不集中等。

2. 体检无明显异常发现,有时可有肝脏轻度肿大,轻压痛。

3. 肝功能试验始终正常,偶有转氨酶轻微升高,肝脏 B 超无异常,肝活检正常。

4. 鉴别诊断:本病应与慢性肝炎鉴别,轻度慢性肝炎在症状上与肝炎后综合征相似,但前者肝功能检查异常,肝活检异常。其他慢性肝病亦应慎重排除。

【治疗】

主要进行心理治疗,对患者做必要的解释,解除患者对疾病的顾虑,必要时可给予安慰剂或对症治疗。

【预后】

良好。

(李德民　王家駹)

二、慢性肝炎

慢性肝炎(chronic hepatitis)是由病毒、药物、乙醇、自身免疫等多种原因引起的肝脏炎症,病程一般大于6个月。多年来将慢性肝炎分为:慢性迁延性肝炎(CPH)、慢性活动性肝炎(CAH)和慢性小叶性肝炎(CLH)。根据第十届世界胃肠病大会的建议,现在多主张尽可能按病因分类,如慢性乙型肝炎、自身免疫性慢性肝炎、药物性慢性肝炎等,并以组织学炎症坏死程度分级、以肝纤维化程度分期。

【病因】

1. 肝炎病毒:乙型肝炎病毒和丙型肝炎病毒是主要的病因,乙肝病毒携带者约10%发展为慢性肝炎,丙肝病毒携带者则有8%～32%发展为慢性肝炎。

2. 乙醇:长期大量饮酒,可导致酒精性慢性肝炎。

3. 药物:很多药物可引起慢性肝炎,如异烟肼、利福平、甲基多巴、双醋酚丁、磺胺类、对乙酰氨基酚、阿司匹林等。

4. 遗传性疾病:肝豆状核变性(Wilson 病)和α1-抗胰蛋白酶缺乏。

5. 其他:临床表现及病理学符合慢性肝炎,但病因不明。

【病理】

按照病变程度分为轻、中、重三度。

1. 轻度慢性肝炎(包括原 CPH、CLH 及轻度 CAH)有肝细胞变性，点状或灶状坏死、嗜酸小体；汇管区有或无炎性细胞浸润、扩大，可见轻度碎屑坏死，小叶结构完整。

2. 中度慢性肝炎（相当于原中度 CAH）汇管区炎症明显，伴中度碎屑坏死；小叶内炎症重，伴桥形坏死，纤维间隔形成，小叶结构大部分保存。

3. 重度慢性肝炎（相当于原重度 CAH）汇管区炎症重，或伴重度碎屑坏死；桥形坏死范围广泛，累及多数小叶、多数纤维间隔、小叶结构紊乱，或形成早期肝硬化。

【诊断】

1. 症状

（1）轻度慢性肝炎：症状较轻，乏力、食欲减退、厌油、肝区隐痛不适，可伴腹胀、恶心、腹泻等。

（2）中、重度慢性肝炎：症状较重，多有中度黄疸，疲乏无力、食欲缺乏、恶心、呕吐、厌油、腹胀、肝区隐痛，严重者可出现腹水、下肢水肿、出血倾向及肝性脑病。可伴有肝外表现，如发热、关节炎、胸膜炎、皮肤病变、肾小球肾炎、闭经等。自身免疫性慢性肝炎患者全身及肝外表现更多见。

2. 体征：轻度者，体征多不明显，肝脏大小正常或稍肿大、质软、有轻度压痛，脾脏多无肿大。中、重度者，常有黄疸、蜘蛛痣、肝掌、男性乳房发育、出血倾向。肝脏肿大、质地中等，有压痛和叩痛，大多有脾肿大，部分患者伴腹水。

3. 实验室检查

（1）轻度者：血清转氨酶轻、中度持续性或波动性增高，胆红素多正常或轻度升高，血清蛋白多无异常，血清抗体和免疫球蛋白多正常。BSP 潴留试验可轻度异常。

（2）中、重度者：血清转氨酶、胆红素持续或反复升高，清蛋白合成减少，球蛋白升高，凝血酶原时间延长，γ－谷氨酰转肽酶和腺苷脱氨酶亦常增高，伴肝内淤胆时碱性磷酸酶增高，BSP 滞留明显。免疫球蛋白增高。

4. 病原学检查：病毒性慢性肝炎有相应病毒血清学标志阳性结果，自身免疫性慢性肝炎有多种自身抗体阳性，如抗核抗体（ANA）、抗平滑肌抗体（ASMA）、线粒体抗体（AMA）、肝细胞膜抗体(LSP抗体和抗LMA),但应注意病毒性慢性肝炎偶尔可测到某些自身抗体低浓度升高。

5. 肝穿活检:有助于确定病因、判断肝实质损害及炎症活动程度,估计预后和评价疗效。

6. 鉴别诊断:首先应做病因学鉴别(病毒性、自身免疫性、药物性、酒精性等),根据病史及实验室检查一般不难鉴别。此外,应与下列疾病鉴别:①隐匿性肝硬化。有乏力、食欲缺乏、肝区痛等病史,肝功能正常或轻度异常,鉴别有困难时须做肝活检或作腹腔镜检查。②非特异性反应性肝炎。系由全身性疾病所引起的肝非特异性炎症,临床和病理与慢性肝炎相似,通过了解原发病而鉴别。③肝炎后综合征。在急性病毒性肝炎恢复后患者仍有乏力、食欲缺乏,上腹不适等症状,但肝功能正常,肝活检亦无异常发现。

【治疗】

轻度慢性肝炎一般无需特殊治疗,当自觉症状和体征明显时可做一般对症治疗,应强调适当休息及营养,禁烟酒,避免滥用药物。中、重度慢性肝炎应予以治疗。

1. 一般治疗:活动期卧床休息,给予多种维生素及支持治疗。

2. 抗病毒治疗:对有乙肝或丙肝病毒复制的病例应行积极的抗病毒治疗。对于初治药物,强效低耐药是选择药物的主要指征,同时应考虑药物经济学。

(1)干扰素(interferon,IFN):聚乙二醇干扰素(PEG-IFN)为初治慢性乙型病毒性肝炎患者的一线药物,α-干扰素或重组干扰素α-2b,隔日肌内注射$3\times10^6\sim5\times10^6$单位,连续6个月。对失代偿期患者,禁用IFN治疗。

(2)阿糖腺苷(vidarabine,Vira-A)和单磷酸阿糖腺苷(Vira-AMP):Vira-A因不良反应大,目前已不再使用。Vira-AMP的剂量为10~15mg/(kg·d),静脉滴注,14~28天为一疗程。但由于疗效不够显著,且不良反应大,也使其临床应用受到限制。

(3)核苷类似物:根据2012年亚太地区慢性乙肝防治指

南，基于抗病毒疗效和耐药方面的优势，恩替卡韦（entecavir，ETV）及替诺福韦（tenofovir disoproxil fumarate，TDF）被推荐为一线治疗药物，而替比夫定（telbivudine，LdT）、阿德福韦酯（ADV）及拉米夫定（LAM）为二线药物。推荐ETV和TDF治疗代偿期和失代偿期肝硬化患者。对丙氨酸氨基转移酶（ALT）水平≥5倍正常值上限（ULN）的代偿期肝硬化患者，建议选用ETV和TDF治疗，不建议选用IFN治疗；拉米夫定（LAM）对HBeAg阳性慢性乙型肝炎患者的剂量为100mg，每日1次口服。在达到HBV DNA低于检测下限、ALT复常、HBeAg血清学转换后，再巩固至少1年（经过至少两次复查，每次间隔6个月）仍保持不变、且总疗程至少已达2年者，可考虑停药，但延长疗程可减少复发。对HBeAg阴性慢性乙型肝炎患者，最好选用IFN类或耐药发生率低的核苷（酸）类药物治疗，疗程应更长。恩替卡韦（ETV）0.5 mg，每日1次口服，疗程可参照拉米夫定。

3. 免疫抑制或调节剂：免疫抑制剂可改善症状及生化反应，但可出现不良反应和并发症，并有可能促进HBV复制。泼尼松开始每日剂量为30mg，经2～4周治疗好转后，每周减5mg，直至维持量每日10～15mg，至少需服6～12个月，必要时延长至2年以上。泼尼松疗效欠佳者，可联用硫唑嘌呤，前者每日用量10～20mg，后者每日50mg。免疫调节剂如免疫核糖核酸、聚肌胞、转移因子、胸腺肽、左旋咪唑等可试用，但疗效均未肯定。

4. 护肝治疗：可选用：①细胞代谢促进剂，如肌苷、辅酶A、泛癸利酮、脱氧核糖核酸；②磷脂制剂，如易善复（essentiale forte），口服每日3次，每次1～2粒；③多糖类，如猪苓多糖、云芝多糖；④甘草提取物，强力宁、甘利欣等；⑤疗尔健（hepadif），含肝提取物抗毒成分和卡泥汀乳清酸盐等，能促进肝细胞蛋白质和酶合成。

5. 中医药：辨证治疗对改善症状及肝功能有疗效，但抗病毒作用尚不能肯定。

治疗流程见图5-1。

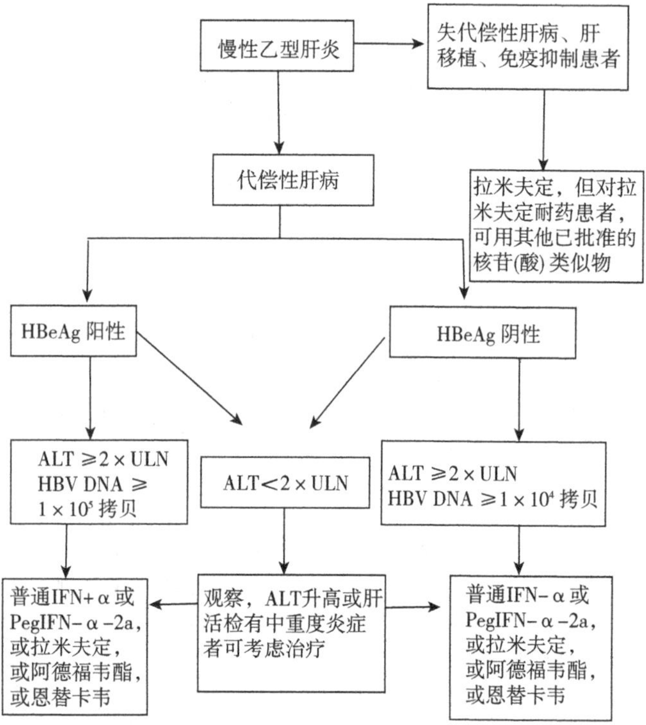

图 5-1　慢性乙型肝炎的抗病毒治疗流程图

【预后】

慢性乙型病毒性或丙型病毒性肝炎可进展为肝硬化，并转化为肝癌。

【随诊】

慢性肝炎病程较长，肝炎病毒抗原阳性及肝功能损害者，应遵医嘱定期随访。

（李德民　王家駹）

主要参考文献

王宇明,汤勃. 2012. 亚太肝脏研究学会新版慢性乙型肝炎指南特点的探讨. 中国医学前沿杂志,4(9):72-74.

中华医学会肝病学分会中华医学会感染病学分会. 2011. 慢性乙型肝炎防治指南(2010年版)胃肠病学和肝病学杂志,20(2):1-14.

Liaw YF, Kao JH, Piratvisuth T, et al. 2012. Asian - Pacific consensus statement on the management of chronic hepatitis B: a 2012 update. Hepatol Int.

三、自身免疫性肝炎

自身免疫性肝炎(autoimmune hepatitis,AIH)是一种原因未明的自身持续性的肝脏慢性活动性炎症性疾病,可造成肝细胞炎症及坏死,最后致肝硬化。其特征主要为门静脉周围性肝炎、高γ-球蛋白血症、自身抗体阳性。本病可伴发其他自身免疫性疾病,本病女:男为(4~6):1。青少年期为发病高峰期,女性绝经期为另一小高峰。本病有明显的种族倾向和遗传背景。在北欧地区、英国、爱尔兰和犹太地区等白种人中发病率高,而在亚洲黄种人中相对少见。

【病因和发病机制】

自身免疫性肝炎的病因和发病机制目前仍不清楚,一般认为是刺激因子,自身抗原,遗传易感性及免疫调节网络等多因素相互影响的结果。在AIH发病机制中流传最广泛的假说是:环境因素(药物或病毒或其他)对肝细胞所表达抗原的免疫耐受造成破坏,继而引起T细胞介导级联反应攻击已存在遗传易感性个体的肝细胞,即使此前并无肝脏损伤亦可导致自身免疫性肝炎的发生。

【临床表现】

大多发生在年轻女性,临床表现与“慢性肝炎”类似,有自身免疫性抗体存在,肝炎病毒指标均为阴性,血清球蛋白,尤其是γ-球蛋白增高,容易反复发作,激素治疗有效。

1. 肝病表现:大多数隐匿起病,逐渐出现疲乏无力、恶心、食欲缺乏、腹胀及体重减轻等肝炎症状。可有轻、中度黄疸和皮肤瘙痒,约20% ~25% 患者的起病类似急性病毒性肝炎。但严重黄疸和皮肤瘙痒常提示其他疾病。肝脾肿大常见,可有肝掌和蜘蛛痣。晚期可出现肝功能失代偿期的表现如腹水形成、肝性脑病、曲张静脉破裂出血和肝肾综合征等。

2. 肝外表现:有时全身性肝外表现掩盖了原有的肝病,易被误诊为关节炎、结缔组织病或月经不调,出现黄疸时才被诊断。

(1)对称性、游走性关节炎,多侵犯大关节,可反复发作,伴疼痛及僵直,无关节畸形。可先有关节酸痛、低热、乏力、皮疹、闭经等。

(2)低热、皮疹、皮肤血管炎和皮下出血。

(3)内分泌失调,有类库欣面容,紫纹,痤疮,多毛,女性闭经;男性乳房发育,桥本甲状腺炎,甲状腺功能亢进,糖尿病等。

(4)肾小管酸性中毒,肾小球肾炎,肾活检示肾小管有结节状免疫球蛋白淤积。

(5)胸膜炎,间质性肺炎、肺不张、纤维性肺泡炎和肺间质纤维化,偶有肺动脉高压症。

(6)血液学改变有轻度贫血、白细胞和血小板减少,后两者由脾功能亢进或免疫性自身抗白细胞或抗血小板抗体所致。

(7)干燥综合征可见于半数病例,偶见溃疡性结肠炎。

【实验室检查】

1. 肝功能试验:转氨酶持续或反复增高,常为正常的3 ~5倍以上,一般为ALT > AST,ALP 及 γ - GT 常增高,清蛋白多正常,γ - 球蛋白增高明显,以 IgG 增高最明显,其次为 IgM 和 IgA,血清胆红素常明显升高。

2. 免疫血清学检查:多种自身抗体阳性为本病的特征性表现。AMA(-), ANA、SMA 或抗 LKM - 1≥1: 80(成人)和1: 20(儿童)。或有其他自身抗体如 pANCA、抗 SLA/LP、抗 LC - 1、ASGPR、抗肌动蛋白抗体等,对诊断本病有相对特异性,但亦可见于其他肝病。

【诊断标准】

要确诊 AIH 不仅需有门静脉周围性肝炎、高丙种球蛋白血症和自身抗体阳性，而且需排除其他原因引起的肝脏病变，如嗜肝病毒感染、过量饮酒、输血或血制品、药物性肝病、胆系疾病、α1－抗胰蛋白酶缺乏、血色病、非酒精性脂质性肝炎、原发性胆汁性肝硬化、原发性硬化性胆管炎和自身免疫性胆管炎等。血清 γ－球蛋白需高于正常 1.5 倍，ANA、SMA 或肝/肾微粒体 I 型抗体滴度在成人至少达 1∶80 或在儿童达 1∶20。表 5-1、表 5-2 为美国肝脏病研究学会 AIH 的诊断标准。

表 5-1　世界自身免疫性肝炎组修订的诊断标准(2010 年)

特征	确诊	疑诊
肝脏组织学	中或重度活动性界面肝炎伴或不伴小叶肝炎或小叶中央－门静脉区桥接坏死，但不伴胆系损伤或界限清晰的肉芽肿或其他提示不同病因的显著病理改变	同左
血清生化	血清转氨酶的任何异常，特别是血清碱性磷酸酶水平并非显著升高。血清 α－抗胰岛素抗体、铜离子及铜蓝蛋白浓度正常	同左，但若 Wilson 病已被检查排除，患者血清铜或铜蓝蛋白浓度异常也可认为疑诊
血清免疫球蛋白	总血清球蛋白、γ－球蛋白或 IgG 大于正常上限 1.5 倍	血清球蛋白、γ-球蛋白或 IgG 浓度大于正常上限

续表

特征	确诊	疑诊
血清自身免疫抗体	血清ANA、SMA阳性,或抗LKM-1抗体滴度大于1∶80(儿童滴度较低也有意义),血清AMA阴性	ANA、SMA或抗LKM-1≥1∶40(成人),或有其他自身抗体(pANCA、抗SLA、抗LC-1、ASGPR、抗LKM-3、抗LKM2、抗LM等)
病毒标志物	甲乙丙型肝炎病毒现症感染标志物阴性	同左
其他致病因素	近期未用过肝毒性药物,酒精摄入量<25g/d	近期未用过肝毒性药物,酒精摄入量<50g/d;大量饮酒或近期服用肝毒性药物的患者如在戒酒或停药后仍有持续性肝脏损伤的明确证据亦可疑诊AIH

注:AIH,自身免疫性肝炎;ANA,抗核抗体;ASGPR,无唾液酸糖蛋白受体抗体;抗LC1,肝特异性胞液抗原型1抗体;抗LKM-1,肝/肾微粒体1型抗体;抗LM,抗肝微粒体抗体;pANCA,核固抗嗜中性粒细胞胞质抗体;抗SLA,可溶性肝抗原抗体;SMA,平滑肌抗体;AMA,抗线粒体抗体。

表5-2 国际自身免疫性肝炎小组(IAIHG)对AIH的简化诊断标准(2008年)

项目	因素	评分
ANA或SMA	≥1∶40	1
ANA或SMA	≥1∶80	2*
ANA或LKM-1	≥1∶40	

续表

项目	因素	评分
ANA 或 SLA	+	
IgG	超过正常值上限	1
	超过正常值上限 1.1 倍	2
肝脏组织学(肝脏炎症的必须证据)	与 AIH 相符	1
	为典型 AIH	2
可排除病毒性肝炎	是	2

注:评分≥6 很可能为 AIH;评分≥7 可确诊为 AIH。

* 为对所有自身免疫抗体的附加分(最高 2 分)。

【分型】

临床上根据免疫学标记的不同将自身免疫性肝炎分为三型(表 5-3)。Ⅰ型又称经典自身免疫性肝炎,以女性多见,有抗核抗体及抗平滑肌抗体或抗肌动蛋白抗体;Ⅱ型则以儿童多见,以存在抗肝、肾微粒体Ⅰ型抗原的抗体为特征;Ⅲ型以存在抗肝脏可溶性抗原的抗体为特征。Ⅱ、Ⅲ型较少见。III 型的分型根据则为某些临床价值仍未确定的自身抗体如可溶性肝抗原抗体(抗-SLA)和肝/胰抗体(抗-LP),但因抗-SLA 在 I 型和 II 型中亦能被找到,故此型已被取消。

表 5-3　自身免疫性肝炎的分型

	Ⅰ型	Ⅱ型	Ⅲ型
诊断抗体	SMA ANA 抗肌动蛋白	LKM-1 P-450 IID6 Synthetic core and motif peptides 254-271	抗 SLA 髫 抗 LP Cytokeratins 8 18
年龄	双峰(10~20 岁和 45~70 岁)	儿童(2~14 岁)成人罕见 4%	成人(30~50 岁)

续表

	Ⅰ型	Ⅱ型	Ⅲ型
女性比率(%)	78	89	90
同时有其他免疫性疾病(%)	41	34	58
同时有其他器官特异性抗体(%)	4	30	不清楚
γ-球蛋白增高	+ + +	+	+ +
IgG 降低	无	可见	无
HLA 相关性	B8,DR3,DR4	B14,DR3,CA-QQ	不清楚
过敏危险因子	DRB1 * 0301 DRB1 * 0401 DRB3 * 0101 DRB4 * 0103	不清楚	不清楚
激素治疗反应	+ + +	+ +	+ + +
进展为肝硬化	45	82	75

【治疗】

1. 一般治疗:活动期要求卧床休息、限制体力活动,禁酒,忌用对肝脏有损害的药物,进食富含维生素饮食。出现肝功能失代偿期表现可对症治疗。

2. 糖皮质激素或皮质激素合并硫唑嘌呤治疗:治疗的指征主要为肝细胞炎症反应的严重程度而非肝功能状况。患者有凝血酶原时间延长或有高胆红素血症但肝组织无明显炎症不需用免疫抑制剂治疗;组织学上有肝硬化但有显著的炎症也不是治疗禁忌证。治疗的绝对适应证包括:血清 AST≥正常上限值 10 倍;血清 AST≥正常上限值 5 倍且 γ-球蛋白≥正常上限 2 倍;病理检查有桥接坏死或多腺泡坏死;出现失能症状。相对适应证包括:有症状(乏力、黄疸、关节痛);血清 AST 和

(或)γ-球蛋白未达到绝对适应证的标准;界面肝炎;骨质减少;情绪不稳定;高血压;糖尿病或血细胞减少(白细胞计数≤2.5×10^9/L或血小板计数≤50×10^9/L)。

治疗方案(表5-4)有单用糖皮质激素和低剂量皮质激素联合硫唑嘌呤治疗两种方案,联合治疗时因激素用量较小,激素的不良反应相对较少,因此建议优先选用,但必须在治疗全程中监测白细胞和血小板计数,以防出现骨髓抑制。表5-3为成人治疗方案。儿童开始治疗方案为:泼尼松2mg/(kg·d),最大量为60mg/d,共2周,单用或与硫唑嘌呤[1~2mg/(kg·d)]联合应用;维持治疗方案为:泼尼松在6~8周内逐渐减至0.1~0.2mg/(kg·d)或5mg/d,硫唑嘌呤剂量不变,硫唑嘌呤必须用至泼尼松完全停用后。停药指征为:肝功能正常1~2年,间隔用药期间无复发,肝活检示无炎症。

硫唑嘌呤的药物性不良反应有:淤胆型肝炎、胰腺炎、恶心、呕吐、皮疹、机会感染、骨髓抑制及恶性肿瘤。5%患者在用药早期即出现恶心呕吐、关节痛、发热、皮疹或胰腺炎等不良反应,应立即停药。因硫唑嘌呤的主要不良反应是骨髓抑制,故在严重血细胞减少时(WBC<2.5×10^9/L或血小板<50×10^9/L)应禁用硫唑嘌呤。临床上对于WBC<4.0×10^9/L的患者就应考虑慎用硫唑嘌呤。另外,肝硬化患者也容易在使用硫唑嘌呤后发生骨髓抑制。硫唑嘌呤所致骨髓抑制一般在停药后可自行恢复,但应避免因随访疏忽造成粒细胞缺乏和重症感染的发生。关于硫唑嘌呤使用后如何随访血细胞检查尚未达成一致,建议使用硫唑嘌呤后每周检测血常规连续4次,每2周检测血常规连续4次,然后以每3~4周的间隔进行血常规监测。

约65%联合治疗患者在3年治疗期间可进入缓解期,其中50%患者停止治疗后6个月内复发,再治病仍有效,但复发可能性越来越大,有过一次以上复发者必须小剂量维持治疗,治疗无效者可考虑增加剂量,予以大剂量泼尼松(60mg/d)或泼尼松(30mg/d)+硫唑嘌呤(150mg/d)联合治疗;或换用其他新药疗法,如环孢素、他克莫司或吗替麦考酚酯等。吗替麦考酚酯或环孢素是在治疗失败的患者中应用最多的试验性替代免疫抑制剂。目前吗替麦考酚酯(2g/d)的应用前景最佳。

治疗期间每6个月需重新评估患者的各项指标,包括组织学检查。组织学上有明显的多小叶坏死治疗过程中无明显改善或治疗2周后胆红素水平无下降提示近期死亡率较高,此种患者如出现肝功能失代偿期表现应考虑行肝移植(图5-2)。

3. 肝移植治疗:下列AIH患者需考虑肝移植,急性肝功能衰竭、失代偿期肝硬化且MELD≥15分,或符合肝移植标准的肝癌患者。

表5-4 成人治疗方案

时间	单用泼尼松治疗(mg/d)	联合治疗		
		泼尼松(mg/d)	硫唑嘌呤(mg/d)	USA EU[mg/(kg·d)]
第1周	60	30	50	1~2
第2周	40	20	50	1~2
第3周	30	15	50	1~2
第4周	30	15	50	1~2
维持量	20或以下	10	50	1~2
优先选择的理由	血细胞减少	绝经后状态		
	硫嘌呤甲基转移酶缺乏	骨质疏松症		
	怀孕	脆弱性糖尿病		
	恶性肿瘤	肥胖		
	病程短(≤6个月)	痤疮		
		情绪不稳定		
		原发性高血压		

【预后】

自身免疫性肝炎的预后与炎症活动严重程度及宿主遗传

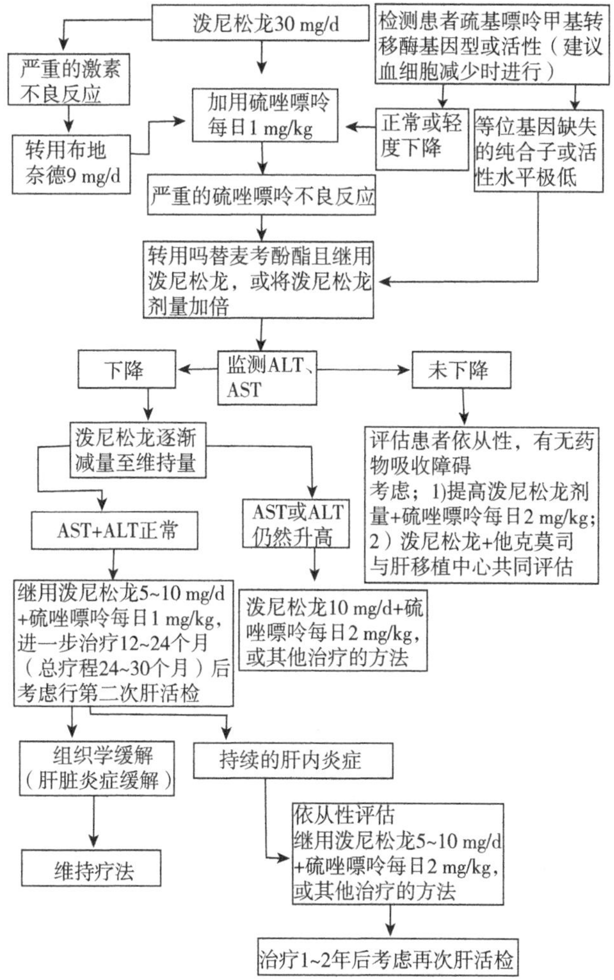

图 5-2　自身免疫性肝炎治疗流程图

素质有关，重症患者未经治疗 40% 在确诊后 6 个月内死亡，未治疗者 10 年死亡率为 90% 。至少 40% 的患者进展至肝硬化，出现肝硬化后，54% 的患者在 2 年内出现食管静脉曲张，其中

20% 死于出血。血清转氨酶持续升高10倍、或升高5倍但伴血清γ-球蛋白升高2倍者死亡较早。病理有桥接坏死或多腺泡坏死的患者,82% 在5年内发展为肝硬化,病死率为45%。容易反复发作。MLADR3 阳性患者发病年龄较早,炎症活动程度高,并较易发展为肝衰竭。

(赵　秋)

主要参考文献

王绮夏,邱德凯,马雄. 2012. 英国胃肠病学会2011年自身免疫性肝炎指南解读. Chinese Hepatology,17(7).

Czaja AJ, Freese DK. 2002. Diagnosis and treatment of autoimmune hepatitis. Hepatology,36(2):479-497.

Hennes EM,Zeniya M,Czaja AJ,et al. 2008. Simplified criteria for the diagnosis of autoimmune hepatitis. Hepatology,48(1):169-176.

Manns MP,Czaja AJ,Gorham JD. et al. 2010. Diagnosis and management of autoimmune hepatitis. Hepatology,51(6):2193-2213.

Malik TA,Saeed S. 2010. Autoimmune hepatitis:a review. J Pak Med Assoc,60(5):381-387.

四、药物性肝病

药物性肝病(drug-induced liver disease)是指使用的药物本身或其代谢产物引起的肝脏损害,表现为肝细胞坏死、炎症反应、胆汁淤积、脂肪沉积或纤维化等。药物性肝病约占所有药物反应病例的10% ~15%,仅次于药物黏膜损害和药物热。

【病因】

引起肝损害的药物可分为两类:一类为可预测的肝损伤,其损伤程度与药物剂量有关,由药物本身引起肝损伤(直接损害),如甲氨蝶呤等;或药物干扰肝细胞正常代谢的某个环节(间接损害),如四环素、利福平、甲睾酮等;另一类为不可预测的肝损害,系因患者特异体质或对某种药物过敏所致,其肝损害程度与用药量无关,如氯丙嗪、磺胺、甲基多巴、对氨基水杨酸等。

较常见的损肝药物:①抗生素,包括抗真菌药;②内分泌激素,如抗甲状腺药物、甲睾酮和蛋白同化激素、口服避孕药等;③解热镇痛药及抗风湿药,如对乙酰氨基酚、保泰松、吲哚美辛、水杨酸、别嘌醇等;④抗结核药,如异烟肼、利福平;⑤神经镇静药,如氯丙嗪、三氟拉嗪、地西泮等;⑥抗肿瘤药,如6-巯基嘌呤、硫唑嘌呤、氨甲蝶呤、氟尿嘧啶等;⑦麻醉药,如氟烷、甲氧氟烷、三氟乙基乙烯醚;⑧其他:中草药,心血管药、降血糖类药等。

【病理】

药物性肝病主要有两型:即肝炎型和胆汁淤积型,其病变和严重程度因药物及剂量、用药时间不同而异。轻者仅有点状坏死或灶性坏死,重者可为带状或大片状坏死,甚至网状支架塌陷;汇管区和小叶内可有炎症细胞浸润、胆汁淤积和库普弗细胞增生。如异烟肼、甲基多巴引起弥漫性肝炎,对乙酰氨基酚引起片状肝坏死,四环素可引起肝细胞内脂肪沉积,甲睾酮,口服避孕药、氯丙嗪可致肝内胆汁淤积。此外,药物还可引起肝脂肪性变、血管病变及肿瘤性病变等。

【诊断】

1. 症状

(1)用药后1~4周(少数潜伏期可更长)出现肝细胞损害和(或)胆汁淤积表现:如乏力、食欲缺乏、恶心、呕吐、腹胀、黄疸等。病初可有发热、皮疹、瘙痒、过敏表现。

(2)肝外表现:部分患者出现关节炎、皮损、肾炎、或其他脏器受损症状。

2. 体征:黄疸见于胆汁淤积及肝细胞受损明显者。常有肝脏肿大及压痛,此外肝外表现如皮疹等。

3. 实验室检查

(1)肝功能试验:血清胆红素不同程度升高、血清转氨酶升高、重者凝血酶原时间延长,ICG滞留。

(2)外周血象:部分患者外周血嗜酸粒细胞增多。

(3)病毒性肝炎血清学标记阴性。

(4)过敏型患者部分出现巨噬细胞移动抑制试验或淋巴细胞转化试验阳性。

4. 鉴别诊断:本病首先应与中毒性肝病鉴别,后者是指各种毒物所造成的肝损害,通过详细询问病史可鉴别,此外尚应与病毒性肝炎、全身细菌感染、胆系疾病(如术后肝内胆汁淤积、胆管损伤)等鉴别。

中华医学会消化病学分会肝胆疾病协作组根据急性药物性肝病的主要临床特点,将其诊断线索归纳为:①排除肝损伤的其他病因;②具有急性药物性肝损伤血清学指标改变的时序特征;③肝损伤符合该药已知的不良反应特征。

根据上述临床线索,则列出3种药物性肝病的关联性评价。

(1)诊断标准:①有与药物性肝损伤发病规律相一致的潜伏期;②有停药后异常肝脏指标迅速恢复的临床过程;③必须排除其他病因或疾病所致的肝损伤;④再次用药反应阳性。

符合以上诊断标准的①+②+③,或前3项中有2项符合,加上第④项,均可确诊为药物性肝损伤。

(2)排除标准:①不符合药物性肝损伤的常见潜伏期;②停药后肝脏异常升高指标不能迅速恢复;③有导致肝损伤的其他病因或疾病的临床证据。

如具备第③项,且具备第①、②项中的任何1项,则认为药物与肝损伤无关。

(3)疑似病例:①用药与肝损伤之间存在合理的时序关系,但同时存在可能导致肝损伤的其他病因或疾病状态;②用药与发生肝损伤的时序关系评价没有达到相关性评价的提示水平,但也没有导致肝损伤的其他病因或临床证据。对于疑似病例,应采用国际共识意见的RUCAM评分系统进行量化评估。

【治疗】

目前尚无特效治疗,治疗原则与中毒性肝炎相同。

1. 立即停用有关药物或可疑损肝药物。

2. 注意休息,高热量高蛋白饮食,补充维生素,维持水、电解质平衡及护肝治疗。

3. 对过敏、胆汁淤积严重者,可用肾上腺皮质激素,待病情改善后逐渐减量,可连续应用2~3周。

4. 胆汁淤积型患者,可试用苯巴比妥,每次口服30~60mg,1日3~4次。腺苷蛋氨酸(ademetionine,SAMe)可用于肝内胆汁淤积的治疗,用法为每日1~2g静脉滴注,持续2周,以后改为每日1~6g,分2次口服,一般用4~8周。

5. 根据具体药物给予相应特殊治疗:如异烟肼中毒,可用较大剂量维生素 B_6 静脉滴注;对乙酰氨基酚引起肝坏死可用*N*-乙酰半胱氨酸,首次剂量为每千克体重140mg,口服或胃管注入,以后减半量每4小时1次,共72小时。

【预后】

如诊断治疗及时,预后良好。

(李德民 王家駹)

主要参考文献

陈东风,孙文静,熊吉.2012.药物性肝损伤的诊断与治疗中华肝脏病杂志,20(03):170-172.

五、中毒性肝病

由各种毒物(包括化学物质)所造成的肝损害以及细菌感染时毒血症所引起的肝损害等,统称为中毒性肝病(toxic liver disease)。

【病因】

中毒性肝病由肝毒素引起,各种不同的肝毒素引起的肝损害程度各异,其共同特点为:对肝脏有特殊损伤性、人群普遍易感性、损伤程度与剂量大小有关、能复制动物模型、可预测肝损害。

损肝毒物的分类:①剧毒类,磷、三硝基甲苯、二硝基氯苯、硝基苯、四氯化碳、氯萘等;②高毒类,苯肼、苯胺、四氯乙烷、二氯乙烯、二氯甲烷、氯仿、砷化氢、二甲基甲酰胺、砷、锑、汞、硒等;③低毒类,二硝基酚、甲苯二胺、二氯苯、氯苯、氯甲烷、六六六、苯、乙烯、乙醚、有机磷、氯化物、丙烯腈、铅、铬、铍等。

【病理】

不同毒物引起的肝脏病理变化有差异。一般急性中毒以肝细胞变性、坏死为主,而慢性中毒则以纤维组织增生为特征。同一毒物、不同剂量所引起的损害程度不一,如低剂量四氯化碳可引起脂肪沉积,而大剂量时则引起广泛坏死。不同毒物引起肝损害的部位也不尽相同,如锰为小叶周围区坏死、苯胺能引起广泛坏死,四氯化碳则主要为小叶中央区坏死。有些毒物还可引起胆汁淤积。

【诊断】

1. 有职业接触或意外接触毒物史。

2. 急、慢性中毒性肝炎的表现:急性中毒潜伏期很短(1~2天或数天),慢性中毒潜伏期可长达数月或更长。急性中毒性肝炎症状与急性肝炎相似,常见消化道症状,有或无黄疸。慢性中毒性肝炎症状则与慢性肝炎相似。

3. 可同时伴有其他脏器损害:如肾炎、关节炎、溶血、心脏受损、神经系统症状等。

4. 肝功能试验:不同程度的肝功能异常,但轻度肝损伤时肝功能试验可正常。

5. 排泄物和生物组织内毒物测定:血、尿、粪、头发、指甲等检出毒物或代谢物对诊断有参考意义。

6. 随访观察:脱离接触后一般恢复较好,再度接触毒物症状又可重现。

7. 鉴别诊断

(1)药物性肝病:药物性肝病在症状上与中毒性肝病相似,但前者是指在药物治疗过程中或稍后引起的肝脏损害(见“四、药物性肝病”)。

(2)其他:应与病毒性肝炎、酒精性肝病、肝硬化和胆道疾病等鉴别。

【治疗】

治疗原则是：脱离接触毒物、用相应特殊解毒剂、促进毒物排泄、护肝、支持和对症治疗。

1. 尽快脱离中毒环境，排出毒物、减少吸收，如清洗皮肤、洗胃导泻等。

2. 及早应用特殊解毒剂：如铅中毒用 $CaNa_2$ - EDTA；锑、砷、汞、锇、铬等用二巯基丙磺酸钠及二巯丁二钠；磷、磷化锌中毒用0.5%硫酸铜120～160ml口服；四氯化碳中毒以20%碳酸氢钠或1∶4000高锰酸钾洗胃等。对乙酰氨基酚中毒应尽早使用 *N* - 乙酰半胱氨酸，异烟肼引起的肝损害可应用大剂量的维生素 B_6 静脉滴注治疗。

3. 护肝治疗：补充维生素C和B族维生素，静脉注射高渗葡萄糖、肌苷、谷胱甘肽、细胞膜保护剂多烯磷脂酰胆碱等，其他尚有猪苓多糖、香菇多糖、甘利欣等，肝衰竭时应用支链氨基酸、胰高糖素、1,6二磷酸果糖（FDP）等。胆汁淤积者使用腺苷蛋氨酸。

4. 对过敏、淤胆明显或病情较重者可试用肾上腺皮质激素，待病情改善后逐渐撤药。

5. 对症治疗：治疗其他脏器损害，防治水、电解质平衡紊乱、休克、多器官衰竭等发生。

【预后】

如诊断治疗及时，则预后较好。

（李德民　王家駹）

六、非酒精性脂肪性肝病

非酒精性脂肪性肝病（non - alcoholic fatty liven disease, NAFLD）是一种与胰岛素抵抗（insulin resistance, IR）和遗传易感性密切相关的代谢应激性肝脏损伤，其病理学改变与酒精性肝病（ALD）相似，但患者无过量饮酒史，疾病谱包括非酒精性单纯性脂肪肝（nonalcoholic simple fatty liver, NAFL）、非酒精性脂肪性肝炎(NASH)及其相关肝硬化和肝细胞癌。

【病因】

NAFLD 的危险因素包括:高脂肪高热量膳食结构、多坐少动的生活方式,IR、代谢综合征及其他(肥胖、高血压、血脂紊乱和2型糖尿病)。全球脂肪肝的流行主要与肥胖症患病率迅速增长密切相关。由于肝脏是体内脂肪代谢的重要器官,肝细胞内脂质尤其是三酰甘油沉积是形成 NAFLD 的先决条件,因脂质摄入异常或肝细胞内的细微结构如线粒体等的功能障碍,造成脂质代谢在合成、降解和分泌过程中失衡,使脂质在肝细胞内异常沉积而形成 NAFLD。NAFL 进展很慢,随访 10 ~ 20 年肝硬化发生率低(0.6% ~3%),而 NASH 患者 10 ~ 15 年内肝硬化发生率高达 15% ~25%,NASH 为 NAFL 发生肝硬化的必经阶段。

【病理】

NAFLD 的病理改变为以大泡性为主的肝细胞脂肪变,依肝内脂肪变、炎症和纤维化的程度,NAFLD 可分为单纯性脂肪性肝病、脂肪性肝炎、脂肪性肝硬化。

1. 单纯性肝肪性肝病:肝小叶内 >30% 的肝细胞发生脂肪变,以大泡性脂变性为主。肝细胞无炎症、坏死。

2. 脂肪性肝炎:腺泡 3 带有气球样肝细胞,腺泡点灶状坏死,门管区周围炎症,有时可出现灶性纤维化。

3. 脂肪性肝硬化:肝小叶结构完全破坏,代之以假小叶形成和广泛纤维化。

【诊断】

1. 诊断标准

(1)临床诊断:明确 NAFLD 的诊断需符合以下 3 项条件。

1)无饮酒史或饮酒折合乙醇量小于 140g/周(女性 <70g/周)。

2)除外病毒性肝炎、药物性肝病、全胃肠外营养、肝豆状核变性、自身免疫性肝病等可导致脂肪肝的特定疾病。

3)肝活检组织学改变符合脂肪性肝病的病理学诊断标准。

鉴于肝组织学诊断难以获得,NAFLD 临床诊断可为:肝脏影像学表现符合弥漫性脂肪肝的诊断标准且无其他原因可供解释;和(或)有代谢综合征相关组分的患者出现不明原因的血清 ALT 和(或)AST、GGT 持续增高半年以上。减肥和改善 IR 后,异常酶谱和影像学脂肪肝改善甚至恢复正常者可明确 NAFLD 的诊断。

(2)病理学诊断:NAFLD 病理特征为肝腺泡 3 区大泡性或以大泡为主的混合性肝细胞脂肪变,伴或不伴有肝细胞气球样变、小叶内混合性炎症细胞浸润以及窦周纤维化。与成人不同,儿童 NASH 汇管区病变(炎症和纤维化)通常较小叶内严重。推荐 NAFLD 的病理学诊断和临床疗效评估参照美国国立卫生研究院 NASH 临床研究网病理工作组指南,常规进行 NAFLD 活动度积分(NAFLD activity score,NAS)和肝纤维化分期。

(3)影像学诊断:规定具备以下 3 项腹部超声表现中的两项者为弥漫性脂肪肝,①肝脏近场回声弥漫性增强("明亮肝"),回声强于肾脏;②肝内管道结构显示不清;③肝脏远场回声逐渐衰减。CT 诊断脂肪肝的依据为肝脏密度普遍降低,肝/脾 CT 值之比 <1.0。其中,肝/脾 CT 比值 <1.0 但 >0.7 者为轻度,$\leqslant 0.7$ 但 >0.5 者为中度,$\leqslant 0.5$ 者为重度脂肪肝。

(4)代谢综合征的诊断:推荐代谢综合征的诊断采用改良的 2005 年国际糖尿病联盟标准,符合以下 5 项条件中 3 项者诊断为代谢综合征:①肥胖症,腰围 >90cm(男性),>80cm(女性),和(或)BMI >25kg/m^2。②三酰甘油(TG)增高,血清 TG $\geqslant$1.7mmol/L,或已诊断为高 TG 血症。③高密度脂蛋白胆固醇降低,HDL－C <1.03mmol/L(男性),<1.29mmol/L(女性)。④血压增高,动脉血压 $\geqslant$130/85mmHg(1mmHg = 0.133kPa)或已诊断为原发性高血压。⑤空腹血糖(FPG)增高,FPG $\geqslant$ 5.6mmol/L 或已诊断为Ⅱ型糖尿病。

2. 排除标准

(1)在将影像学或病理学脂肪肝归结于 NAFLD 之前,需除外酒精性肝病(ALD)、慢性丙型肝炎、自身免疫性肝病、肝豆状核变性等可导致脂肪肝的特定肝病;除外药物(他莫昔芬、胺碘酮、丙戊酸钠、甲氨蝶呤、糖皮质激素等)、全胃肠外营养、炎症性肠病、甲状腺功能减退症、库欣综合征、β 脂蛋白缺乏血症以及一些与 IR 相关的综合征(脂质萎缩性糖尿病、Mauriac 综合征)等可导致脂肪肝的特殊情况。

(2)在将血清转氨酶和(或)GGT 增高归结于 NAFLD 之前,需除外病毒性肝炎、ALD、自身免疫性肝病、肝豆状核变性、α1-抗胰蛋白酶缺乏症等其他类型的肝病;除外肝脏恶性肿瘤、感染和胆道疾病,以及正在服用或近期内曾经服用可导致肝脏酶谱升高的中西药物者。

(3)对于无过量饮酒史的慢性 HBV 以及非基因 3 型 HCV 感染患者,并存的弥漫性脂肪肝通常属于 NAFLD 范畴。对于血清转氨酶持续异常的 HBsAg 阳性患者,若其血清 HBV DNA 载量低于 10^4 拷贝/ml 且存在代谢危险因素,则转氨酶异常更有可能是由 NAFLD 所致。

(4)每周饮用乙醇介于少量(男性 <140g/周,女性 <70g/周)和过量(男性 >280g/周,女性 >140g/周)之间的患者,其血清酶学异常和脂肪肝的原因通常难以确定,处理这类患者时需考虑酒精滥用和代谢因素并存的可能。同样,对于代谢综合征合并嗜肝病毒现症感染和(或)酒精滥用者,需警惕病毒性肝炎与脂肪性肝病以及 ALD 与 NAFLD 并存的可能。

【治疗】

鉴于 NAFLD 为代谢综合征的重要组分并且大多数患者肝组织学改变处于 NAFL 阶段,治疗 NAFLD 的首要目标为改善 IR,防治代谢综合征及其相关终末期器官病变,从而改善患者生活质量和延长存活时间;次要目标为减少肝脏脂肪沉积并避免因"二次打击"而导致 NASH 和肝功能失代偿,NASH 患者则需阻止肝病进展,减少或防止肝硬化、肝癌及其并发症的发生

1. 健康宣传教育,改变生活方式:推荐中等程度的热量限制,低糖低脂的平衡膳食,减少含蔗糖饮料以及饱和脂肪和反式脂肪的摄入并增加膳食纤维含量;中等量有氧运动,每周 4 次以上,累计锻炼时间至少 150 分钟。

2. 控制体重,减少腰围:合并肥胖的 NAFLD 患者如果改变生活方式 6~12 个月体重未能降低 5% 以上,建议谨慎选用二

甲双胍、西布曲明、奥利司他等药物进行二级干预。除非存在肝衰竭、中重度食管-胃静脉曲张,重度肥胖症,患者在药物减肥治疗无效时可考虑上消化道减肥手术。NAFLD 患者的血清酶谱异常和肝组织学损伤通常随体重下降而显著改善。

3. 改善 IR,纠正代谢紊乱:采用相关药物治疗代谢危险因素及其并发症。

4. 减少附加打击以免加重肝脏损害:NAFLD 特别是 NASH 患者应避免体重急剧下降,禁用极低热卡饮食和空-回肠短路手术减肥,避免小肠细菌过度生长,避免接触肝毒物质,慎重使用可能有肝毒性的中西药物和保健品,严禁过量饮酒。

5. 保肝抗炎药物防治肝炎和纤维化:目前并无足够证据推荐 NAFLD/NASH 患者常规使用这类药物,作为辅助治疗可用于肝组织学确诊的 NASH 患者;存在明显肝损伤和(或)进展性肝纤维化者;使用伤肝药物者;合并嗜肝病毒现症感染或其他肝病者。药物可选用多烯磷脂酰胆碱、水飞蓟素(宾)、甘草酸制剂、双环醇、维生素 E、熊去氧胆酸、S-腺苷蛋氨酸和还原型谷胱甘肽等 1~2 种中西药物,疗程通常需要 6~12 个月以上。

6. 积极处理肝硬化的并发症。

(计叔钧)

七、酒精性肝病

酒精性肝病(alcoholic liver disease)是由于长期大量饮酒所致的肝脏损害,包括酒精性脂肪肝、酒精性肝炎、酒精性肝纤维化和酒精性肝硬化。

【病因】

乙醇及其中间代谢产物乙醛和乙酸等损伤肝细胞,是造成肝损害的基本原因。肥胖、高脂血症、糖尿病对酒精性脂肪肝有促进作用。此外,种族、遗传、营养和免疫等因素可有一定影响。

【病理】

重要的肝脏病理组织学表现为肝细胞脂肪变性、气球样变及肝小叶炎症。大泡性脂肪变性多于小泡性。气球样变以肝腺泡Ⅲ区明显。肝小叶炎症多为轻度的散在性多形核白细胞及单个核细胞浸润。酒精性透明小体(Mallory小体)在本病有一定特征性意义。有时可同时见到肝纤维化或肝硬化的表现。

【诊断】

主要根据为有长期大量饮酒的病史。长期大量饮酒一般是指饮酒量男性≥40g/d,女性≥20g/d持续5年以上,或2周内有大量饮酒史,折合乙醇量>80g/d。但应注意性别、遗传易感性等因素的影响。

乙醇40g相当于50度白酒100ml。具体换算法:乙醇(g)=含乙醇饮料(ml)×乙醇含量(%)×0.8(乙醇比重)。

此外根据症状及检查确定酒精性肝病的诊断。

1. 轻症酒精性肝病:肝脏生物化学指标、影像学和组织病理学检查基本正常或轻微异常。酒精性脂肪肝:影像学诊断符合脂肪肝标准,血清ALT、AST或GGT可轻微异常。

2. 酒精性脂肪肝(alcoholic fatty liver,AFL)

(1)症状:可无症状或轻度不适,重者可出现乏力、食欲缺乏、腹胀、恶心、呕吐、肝区不适或疼痛等。

(2)体征:多数患者有肝脏肿大,肝脏质地软或充实,表面光滑,边缘钝,有轻度压痛;脾脏肿大不常见,部分患者有轻度黄疸。

(3)实验室检查:血清转氨酶可有轻度到中度升高,约1/3患者血清胆红素增高,磺溴肽钠(BSP)排泄延迟,大多在20%以下。并发淤胆者,血清胆红素明显升高,伴碱性磷酸酶、γ-谷氨酰基转移酶(γ-GT)增高,血清甘油三酯、胆固醇、β-脂蛋白可有轻到中度升高。

(4)肝脏B超:对诊断脂肪肝有帮助。具备以下3项腹部超声表现中的2项者为弥漫性脂肪肝:①肝脏近场回声弥漫性增强,回声强于肾脏;②肝脏远场回声逐渐衰减;③肝内管道结构显示不清。可粗略判断弥漫性脂肪肝的程度,以及是否存在肝硬化，但其不能区分单纯性脂肪肝与脂肪性肝炎，且难以检出 <33% 的肝细胞脂肪变。应注意，弥漫性肝脏回声增强以及 CT 密度值降低也可见于其他慢性肝病。

（5）CT 检查诊断：弥漫性肝脏密度降低，肝脏/脾脏的 CT 值 <1。弥漫性肝脏密度降低，肝脏/脾脏 CT 比值 <1.0 但 >0.7 者为轻度；肝脏/脾脏 CT 值≤0.7 但 >0.5 者为中度；肝脏/脾脏 CT 值≤0.5 者为重度。

3. 酒精性肝炎

（1）症状：症状轻重不等，一般较酒精性脂肪肝为重，重者可出现明显食欲缺乏、消瘦、恶心、呕吐、腹痛、黄疸，甚至发生腹水、肝性脑病。

（2）体征：大多有肝大、黄疸，脾大见于 10% ~70% 患者，少数伴腮腺肿大及掌挛缩症（Dupuytren 挛缩）。

（3）实验室检查：常有贫血及白细胞增高，血清胆红素升高，70% ~80% 患者血清 AST 增高，80% 以上患者碱性磷酸酶升高，凝血酶原时间有不同程度延长，血清酒精性透明小体抗原及抗体的检出有诊断意义。

4. 酒精性肝纤维化和酒精性肝硬化

（1）症状：早期常无明显症状，常见症状包括体重减轻、食欲缺乏、乏力、倦怠、右上腹胀痛等。黄疸多表明同时合并酒精性或病毒性肝炎，肝内胆汁淤积或溶血。

（2）体征：营养状态差，面色黝黑、肝掌、蜘蛛痣、男性乳房发育较多见，腮腺肿大、掌挛缩亦可见到，肝大常见，但晚期也可不大或缩小，可出现脾大及其他门静脉高压体征如腹水、食管和胃底静脉曲张等。

（3）实验室检查：脾功能亢进可致全血细胞减少，血清蛋白降低、球蛋白增高，IgA、IgG、IgM 增高。血清胆红素和转氨酶可不同程度增高，碱性磷酸酶、γ - GT、γ - GT/ALT 值显著升高。

（4）肝穿刺活体组织病理学检查，可确诊本病的病变类型。

【鉴别诊断】

需要与嗜肝病毒现症感染以及药物、中毒性肝损伤和自身免疫性肝病等鉴别。

1. 非酒精性脂肪肝:询问是否有长期饮酒史对鉴别有帮助。

2. 病毒性肝炎:无饮酒史,肝炎标志物阳性,应注意临床上不少情况二者可以合并存在。

3. 非酒精性肝硬化:通过询问病史并注意各种不同病因所致肝硬化的特点一般鉴别不难,但亦应注意临床上常可合并存在。

【治疗】

治疗原则:戒酒和营养支持,减轻酒精性肝病的严重程度;改善已存在的继发性营养不良和对症治疗酒精性肝硬化及其并发症。

1. 一般治疗:及时戒酒为治疗的前提(注意部分患者可出现戒断综合征),饮食应以高蛋白、高维生素、高糖为主,重症患者尤其应注意休息,并给予静脉支持疗法。

2. 药物治疗

(1)维生素C及B族维生素、维生素K和叶酸。

(2)胰岛素及胰高糖素:每日静脉滴注胰岛素及胰高糖素12小时,治疗3周,可使肝功能得到一定程度改善。

(3)氧自由基清除剂:甘草酸制剂、水飞蓟宾类、多烯磷脂酰胆碱和还原性谷胱甘肽等药物有不同程度的抗氧化、抗炎、保护肝细胞膜及细胞器等作用,临床应用可改善肝脏生物化学指标。S-腺苷蛋氨酸治疗可以改善酒精性肝病患者的临床症状和生物化学指标。

(4)抑制肝纤维化:干扰素、秋水仙碱及中药桃仁、丹参、当归等(见“十四、肝硬化”)。

(5)糖皮质激素:目前看法不统一,对严重病例,如深度黄疸、发热、凝血酶原显著延长者可用泼尼松30mg,每日一次,用2~3周后减量。

3. 积极处理酒精性肝硬化的并发症(如门静脉高压、食管胃底静脉曲张、自发性细菌性腹膜炎、肝性脑病和肝细胞肝癌等)。严重酒精性肝硬化患者可考虑肝移植,但要求患者肝移植前戒酒3~6个月,并且无其他脏器的严重酒精性损害。

【预后】

酒精性脂肪肝经戒酒后可好转,预后较好。酒精性肝炎预后与病变程度有关,合并腹水、出血、脑病、肾衰者预后极差,酒精性肝硬化预后与戒酒早晚及有无并发症有关,早期戒酒可使五年生存率提高。

（李德民　王家珑）

八、肝内胆汁淤积

胆汁淤积(cholestasis)是指肝细胞生成、排泌胆汁功能障碍,或肝内、外胆管通道梗阻,使胆汁流入十二指肠量减少,以致一些正常从胆汁排泄的物质如胆红素、胆酸和胆固醇在血液中蓄积的一类综合征。临床表现为黄疸、瘙痒并伴有血液生化检查异常。肝内胆汁淤积(intrahepatic cholestasis)可由肝内胆管梗阻和非梗阻病变引起,但一般将肝内胆汁淤积狭义地限定为是由于肝细胞对胆酸和胆红素摄取、转运和分泌过程障碍,而并非肝内胆管梗阻所致的胆汁淤积。肝内胆汁淤积可单独出现,或与肝细胞损害并存。

【病因】

中毒、缺氧、心衰、低血压、炎症、毒素、激素和药物、感染、妊娠、静脉营养、先天性胆红素代谢缺陷病、浸润性疾病使肝细胞浆膜结构、功能与物理性能改变、细胞骨架或细胞器受损、毛细胆管通透性改变、胆汁内溶质改变等均可引起肝内胆汁淤积。肝内胆管梗阻,如肝内胆管结石、肝细胞和(或)胆管炎症、肝肿瘤、胆道闭锁或发育不全等也可引起胆汁淤积。

【病理】

可见肝细胞内有胆色素沉着,毛细胆管扩张并有胆栓,在肝小叶中央区尤为显著,病程长久者还可见羽毛状变性。

【诊断】

1. 黄疸:最为常见。瘙痒可在黄疸之前、同时之以后出现,皮肤多有抓痕。肝脾大的程度和性状与病因有关。

2. 脂肪代谢障碍:长期肝内胆汁淤积者可出现脂肪泻、脂溶性维生素缺乏、骨质疏松、黄色瘤等。

3. 原发疾病的临床表现:如胆汁淤积型病毒性肝炎、原发性胆汁性肝硬化、中毒、感染、妊娠肝内胆汁淤积症等,详见各有关章节叙述。

4. 实验室检查:血清总胆红素增加,直接胆红素常大于总胆红素的60%。胆汁淤积指示酶(碱性磷酸酶、γ-谷氨酰基转移酶、5′-核苷酸酶、亮氨酸氨肽酶)明显增高。谷丙转氨酶、谷草转氨酶正常或轻、中度增加。空腹及餐后结合胆酸明显增高。血胆固醇增加,胆固醇脂多正常。血脂增加。脂蛋白X增加对胆汁淤积有诊断价值。尿胆红素阳性,尿胆原极少或无。

5. 影像学检查:包括B超、逆行性内镜胰胆管造影(ERCP)、经皮肝穿刺胆道造影(PTC)、CT、肝胆核素扫描以及选择性腹腔动脉造影等有选择性地应用,可排除肝外胆汁淤积,或可能提示肝内胆汁淤积的原因。

6. 在诊断困难时,可考虑腹腔镜检查或剖腹探查。腹腔镜检查发现胆囊正常及胆总管不扩张时,可在直视下作肝穿刺检查。高度怀疑肝外胆管梗阻病变时,则考虑剖腹探查。

7. 鉴别诊断:应特别注意与肝内、外梗阻性黄疸鉴别。肝内、外梗阻性黄疸时影像学检查可发现肝内或肝外胆管梗阻性病变。

【治疗】

1. 抗生素:由细菌感染所致者应使用抗生素,多选用Gram阴性杆菌的药物或广谱抗生素。

2. 肾上腺皮质激素:每日口服泼尼松30~60mg,可试用于胆淤型急性病毒性肝炎、药物或免疫反应等引起的肝内胆汁淤积。

3. 苯巴比妥:常用量为30~60mg,一日3次,对某些肝内胆汁淤积有效。

4. 熊去氧胆酸(ursodeoxycholic acid,UDCA):可应用于雌二醇、石胆酸、静脉营养及环孢菌素等所致的肝内胆汁淤积,原发性硬化性胆管炎及原发性胆汁性肝硬化等。常用量为每日

400～600 mg，分次服用。

5. *S*－腺苷甲硫氨酸（*S*－adenosyl－*L*－methionine，SAMe，思美泰）：为谷胱甘肽合成中的重要转甲基物质。可用于急慢性肝病、妊娠、良性复发性及性激素等引起的肝内胆汁淤积。常用口服剂量为800～1600mg/d。

6. 利福平：对慢性胆汁淤积的瘙痒有治疗作用，剂量为300～600mg/d。

7. 纳洛酮（naloxone）和nalmefene：均为阿片受体拮抗药，能减轻胆汁淤积患者的瘙痒症状。纳洛酮静脉滴注或皮下注射，长期应用有所不便。Nalmefene口服生物利用度高，半衰期长。宜从小剂量开始，由2mg每日2次，在几周内逐渐递增至维持量。恩丹西酮为5－羟色胺拮抗药，对慢性胆汁淤积的瘙痒有很好治疗作用，剂量为8mg/d。

8. 血浆置换：可试用于瘙痒明显而顽固者。

9. 有脂溶性维生素缺乏表现者，补充维生素A、D、K、E。

10. 中医中药对胆汁淤积性肝病的辩证治疗。

【预后】

有些病因引起的肝内胆汁淤积，如药物、妊娠、心衰、静脉营养等，在消除病因后可逐渐恢复正常。病因不能消除者，预后较差。

（李德民　王家駹）

九、阿米巴肝脓肿

阿米巴肝脓肿（amebic liver abscess）是指肝脏溶组织内阿米巴感染，产生局灶性坏死和融合，形成单个或多个肝内脓肿。临床上以发热、右上腹或肝区疼痛、进行性衰弱和白细胞增加为主要表现。本病多见于热带与亚热带地区。男性比女性多见，好发于青壮年。

【病因】

溶组织内阿米巴是引起人体阿米巴病的病原体。成熟阿米巴包囊经口感染后，在肠内脱囊后分裂增殖，滋养体经大肠黏膜进入门静脉，在肝脏形成脓肿病灶。

【病理】

阿米巴肝脓肿80%位于肝右叶，左叶者占10%，两叶受累者约10%，早期为多个小脓肿逐渐融合后形成大脓肿。因脓肿内含有阿米巴溶组织酶，引起坏死物质与陈旧血液、胆汁混合后成巧克力色。病程较长时常有细菌继发感染，脓液则呈黄绿色，或有臭味，由于组织内阿米巴分泌溶组织酶，对肝和周围组织起溶解破坏作用，故易并发脓肿穿破，常穿破横膈进入胸腔，引起脓胸或肺脓肿，也可破溃至腹腔，引起阿米巴性腹膜炎；左叶肝脓肿可穿破左侧胸腔或心包。

【诊断】

1. 临床表现：发热，右上腹痛和肝大压痛是三大常见症状。

(1)发热：最为常见，多呈不规则或弛张热，常伴有寒战和大汗。病程较长者有消瘦，贫血，下肢水肿及全身衰弱。

(2)右上腹痛或肝区痛：疼痛与脓肿距肝包膜远近及脓肿进展急缓有关，呈持续性胀痛或钝痛，可向右下胸部或右肩放射。脓肿位于左叶时，疼痛部位可位于中上腹、左上腹。

(3)肝大：肝大程度不一，上界可达第5肋间，下界多在右肋缘下3～5cm，少数可达10cm左右。肝表面多光滑、质软，肿大肝脏有轻重不一的压痛。如脓肿离体表越近，压痛则越明显，同时局部有凹陷性水肿，或邻近的肋间隙有压痛。这是因为脓肿压迫肝内胆管或肝组织受损范围较大。

2. 实验室检查

(1)血常规与生化：轻度贫血，白细胞计数中度升高，中性粒细胞80%左右，ALT、γ-GT增高，血清蛋白降低，血胆碱脂酶活力下降，红细胞沉降率明显增快。

(2)脓液检查：多呈巧克力色，有肝腥气味，因阿米巴滋养体多附于脓腔壁上，从脓液中检出阿米巴滋养体阳性率仅36%左右。若脓液有臭味或呈黄绿色，则提示合并细菌感染，抽出的脓液应做细菌培养，有条件时应加作厌氧菌培养。

(3)粪便检查：本病虽然继发于肠阿米巴病，但从粪便中能找到病原体不及 30% ,粪便需立即送检,且不能混有尿液。

(4)免疫血清学抗体检测:抗体阳性率可达 90% 以上,敏感度较高者有间接红细胞凝集反应(IHA)、免疫荧光(TF)、酶联免疫吸附(ELISA)等,但抗体阳性持续时间长,故抗体阳性又有阿米巴肝脓肿临床表现时才有诊断意义。

3. 特殊检查

(1)X 线检查:可见右侧横膈抬高,膈肌运动受限,右侧胸膜反应性胸腔积液及右下肺炎症。

(2)B 超检查:诊断准确性高达 90% 以上,早期肝脓肿病灶为高回声区,当脓肿形成时,内部则呈低回声区,可见液平段。

(3)CT:肝动脉造影,病灶呈环行低密度区,增强扫描后更清楚,脓腔壁呈环行增强。

(4)MRI:可显示肝内占位性病变。

4. 诊断依据:临床上有发热、右上腹痛及肝大压痛,而 B 超或其他影像学检查不能得出明确结果时,如具下述任何一项,诊断即可确立。

(1)肝穿刺抽脓呈巧克力色。

(2)脓液中找到阿米巴滋养体。

(3)经抗阿米巴治疗(甲硝唑)后迅速取得显著效果者。

5. 鉴别诊断

(1)肝癌:多有肝硬化史,肝大明显,甲胎蛋白阳性,定量明显增高,癌灶液化多从中心开始,腔壁不规则。

(2)细菌性肝脓肿:起病快,发热高。黄疸比阿米巴肝脓肿明显,脓液呈黄色或绿色,抗生素治疗有效。

【治疗】

卧床休息,高热量饮食,加强支持疗法,如输液、补充维生素及适当输血或清蛋白。

1. 抗阿米巴药物治疗

(1)甲硝唑(灭滴灵,metronidazol,Flagyl):是治疗本病的首选药物,0.4 ~0.6g,口服,一日 3 ~4 次,10 ~30 天为一个疗程,治愈率 90% 以上,不能口服者,改静脉滴注。

(2)氯喹(choloquine):第 1、2 天 0.5g,一日 2 次口服,以后

改为0.25g,一日2次。对有心肌病,视力障碍,老年体弱者慎用。

(3)盐酸依米丁:30mg肌内注射,一日2次,6天一疗程。治疗中应密切注意本药对心脏的毒性。

(4)抗生素治疗:有混合感染,视细菌种类选用抗生素。

2. 肝穿刺排脓引流:适用于脓肿较大,毒性症状较重或可能发生穿破并发症者;宜在服用抗阿米巴药物3~5天后进行,每次尽量抽尽脓液,脓液200ml以上者,可间隔3~5天穿刺一次,脓液黏稠者,先用生理盐水或糜蛋白酶5mg加生理盐水5ml冲洗。近年来出现介入性治疗,经导管作持续闭合引流可免去反复穿刺、继发性感染之缺点,有条件者可采用。

3. 抗肠内阿米巴药:一般用双碘喹啉0.6,每日3次口服。

4. 外科治疗:脓肿穿破至腹腔、胸腔或心包者,巨大肝脓肿,脓肿部位深在、穿刺排脓有困难者等,脓肿位置特殊、贴近肝门大血管,或位置过深(大于8cm),宜外科手术切开引流或闭式引流。应注意的是在外科手术治疗的同时,仍需服用抗阿米巴药物。

【预后】

本病通常可治愈,多发肝脓肿预后良好;若脓肿向腹腔或胸腔穿破,形成肺脓肿或胸膜-肺-支气管瘘、心包炎,则预后险恶。

(曹振华)

十、细菌性肝脓肿

由化脓性细菌感染所致肝脏内化脓性病变称细菌性肝脓肿(bacterial liver abscess)。男女之比2∶1,临床多急性起病,以寒战、高热、肝区疼痛、肝大压痛为主要表现,亦可发生脓肿穿破等并发症。

【病因】

1. 细菌感染途径与原发病:分胆管炎性与非胆管炎性

两类。

（1）胆管炎性：肝内外胆管结石、肿瘤、胆管蛔虫、胆管手术后胆管狭窄等。细菌逆行感染至肝内占本病首位。

（2）非胆管炎性：①门静脉（继发于化脓性阑尾炎、急性胰腺炎、肠道感染）；②肝动脉（骨髓炎、疖痈、败血症）；③邻近脏器化脓性病灶直接波及（胆囊坏死、胃穿孔、右肾周脓肿）；④肝脏外伤等。

2. 病原菌：通常为革兰阴性菌，如大肠杆菌、类链球菌、变形杆菌、克雷伯或肠杆菌等，在我国金黄色葡萄球菌亦常见。近几年来厌氧菌感染如类杆菌、微需氧或厌氧链球菌等，亦日益引起重视。据报道，细菌性肝脓肿以混合感染多见。

【病理】

除逆行性胆管炎病变外，脓肿常为多发，散布于全肝，或局限于一叶，大小及数目不一，小则肉眼看不见，大的直径可超过10cm，大脓肿呈蜂窝状，可由许多小脓肿融合而成，亦可向邻近组织或器官侵袭，引起穿破并发症。

【诊断】

1. 临床表现：与阿米巴肝脓肿相似，但病情较重。多急性起病，寒战，高热呈弛张热或稽留热型，常伴大汗，全身状况日益衰弱，可伴有黄疸。局部表现主要为右上腹或中上腹持续疼痛，常放射至右肩；肝大伴显著压痛，右季肋区局部压痛或叩击痛。脓肿可穿破至膈下、胸腔和腹腔。

2. 实验室检查

（1）血常规与生化：白细胞总数及中性粒细胞增高，50% 有贫血。红细胞沉降率加快，ALP 明显升高，ALT 中度升高，胆红素升高，清蛋白降低。

（2）脓液细菌培养：肝穿刺抽出脓液诊断即可确定。脓液呈黄绿、黄白或灰黄色，常有臭味，细菌培养可阳性。

3. 特殊检查

（1）X 线检查：肝影增大、右膈肌抬高及活动受限，可伴有右侧反应性胸腔积液、右下肺炎或肺不张。

（2）B 超检查：脓腔可多发或单发，病灶边缘不甚清晰，内部回声不均。个别可呈多房性较大囊状。B超下可定位、引导穿刺。

(3)CT检查:可发现脓肿大小及形态,初期病灶境界不清晰、内部不均,增强后边缘染色加深,内部为类圆形。脓肿中偶可显示气体。

(4)经皮胆管造影(PTC):注入造影剂后若与肝内胆管有交通,则为胆源性肝脓肿的可靠证据。肝内交通明显,造影剂显示呈梅花形;肝外胆管有狭窄者,病灶常分布于肝两叶。

(5)MRI检查:脓肿形成在图像上为低强度信号区,脓肿壁系炎性肉芽结缔组织,信号强度亦较低。

4. 鉴别诊断:①阿米巴肝脓肿,有阿米巴肠病病史,多起病较缓慢,毒血症相对较轻,肝大较显著,肝脓液呈巧克力色,继发细菌感染时脓液可呈黄白色。不足50%的病例可查到阿米巴滋养体,阿米巴血清学检查可阳性,抗阿米巴治疗疗效显著。②细菌性肝脓肿,由于感染细菌的种类各异,脓液可呈黄、白、黄白色、黄绿色等。

应注意与右膈下脓肿、肝内结石合并感染、肝内胆管囊性扩张(Caroli病)等相鉴别。

【治疗】

多发性肝脓肿一般以抗生素治疗为主,单发性肝脓肿主张引流加抗生素治疗。

1. 加强一般支持治疗:同阿米巴肝脓肿。

2. 抗生素:应用的原则是①针对革兰阴性杆菌及厌氧菌;②根据细菌培养结果及药敏试验选用;③两种或两种以上抗生素联合应用;④全身用药加脓肿局部注射;⑤剂量与疗程应充分。

(1)对大肠杆菌等肠杆菌科细菌、肠球菌属或厌氧菌感染,临床上常首选氨苄西林或哌拉西林(氧哌嗪青霉素)加氨基苷类;亦可选用头孢曲松(菌必治)加环丙沙星。如病原菌为铜绿杆菌则常选用头孢他啶(复达欣)。

(2)病原菌为金黄色葡萄球菌者,常选用苯唑西林或氯唑西林加哌拉西林,也可选用第三代头孢菌素。

(3)混合细菌感染者常选用哌拉西林加阿米卡星(丁胺卡那霉素)加甲硝唑,或选用第三代头孢菌素或氟喹诺酮加甲硝唑。

(4)在抗生素治疗期间,临床医师应密切观察患者症状与体征、周围血象、肝肾功能等变化,作为抗生素取舍、剂量调整的重要依据。此外,因长期大量使用抗生素,宜定期检测有无真菌感染。

3. 肝穿刺排脓:为加强抗生素治疗效果,对大脓肿应在超声引导下穿刺排脓,有时亦可置入硅胶管或塑料管作持久引流,并局部注入抗生素。

4. 经皮经肝胆管引流:当有肝内胆管扩张时,应尽速作PTC和PTCD,以判断胆管梗阻病因并及时引流。

5. 外科手术治疗:同阿米巴肝脓肿。腹腔内原发化脓性病灶,亦应予以根治。

【预后】

取决于感染病原菌的种类、脓肿大小、有无穿破等并发症、治疗是否及时有效以及原发病情况等。

(曹振华)

十一、肝　结　核

肝结核(tuberculosis of the liver)系肝脏粟粒性分枝杆菌感染,伴肉芽肿形成,偶可引起胆管损害或结核瘤。肝结核亦可发生在仅有肺结核而无肝脏直接感染者。患者一般有结核病的全身性症状和肝病局部表现,如肝大、压痛,偶伴脾大、黄疸或腹水。慢性肺结核死亡病例中有肝结核者可达79%～99%。

【病因】

结核杆菌感染肝脏,多通过血行播散(肝动脉、门静脉)、也可通过淋巴管或直接蔓延,在肝内引起病变,有时可累及胆道。

【病理】

如结核病变局限于肝包膜,称之为肝浆膜结核。肝包膜有结核结节及纤维结缔组织增生,称之为糖衣肝。肝结核基本病变是结核性肉芽肿,干酪样坏死在融合的结核结节中亦可见到,可发现抗酸杆菌。病变大多分布在肝实质和门静脉区。肝结核可分为三种类型:①粟粒型(小结节型),占 80%,是全身结核血行播散的一部分;②结核瘤型(巨结节型),少见;③肝内胆管型(结核性胆管炎)。

【诊断】

1. 临床表现:青壮年居多,女性略多,男女比例约为 1:1.2,常于围生期发病。以结核中毒症状为主,75% 有发热、盗汗、食欲缺乏、体重下降,黄疸并不多见。肝大程度不等,中等硬度,有压痛。脾大者占半数,腹水少见。可并发肺脓肿、肝性脑病、消化道出血。

2. 实验室检查:80% 有轻、中度贫血,红细胞沉降率增快多见。结核菌素试验阳性。约半数有肝功能轻中度损害,如球蛋白增高和清蛋白降低,γ - GT 增高。

3. 特殊检查

(1)X 线检查:在腹部平片上,约半数有肝区钙化影。肝结核主要继发于肺结核及肠结核,半数患者有胸腔结核病变。钡剂灌肠或肠系钡餐检查,约 1/3 患者有肠结核改变。

(2)腹部 B 超或 CT 检查:可显示弥漫性肝大及不均质改变,可发现结核瘤。

(3)腹腔镜检查:可见肝包膜增厚,多纤维粘连及灰白色散在、大小不等或粟粒状结节。肝活组织病理检查,可找到结核杆菌。但仍有少数(14%)患者经剖腹探查甚至尸检(30%)才能确定诊断。

4. 鉴别诊断:对肺外结核伴有肝大、压痛、发热者,应考虑肝结核的可能。应注意与病毒性肝炎、肝硬化等鉴别;有肝大、高热、贫血及恶病质时,应与肝脓肿、肝癌、淋巴瘤等相鉴别。

【治疗】

1. 宜加强一般支持疗法。

2. 抗结核治疗:如经肝活检、剖腹探查证实为肝结核,或症状典型又不能除外其他肝病时,可行抗结核诊断性治疗。通常在治疗 1 个月后即可取得明显效果。肝功能轻度损害(如 ALT 升高)不是应用抗结核药物的禁忌证,治疗后肝功能大多恢复正常。但治疗期间应定期复查肝功能的变化,可适当延长疗程。常用三联抗结核药物如异菸肼(INH)+利福平(RFP)+乙胺丁醇(EMB),可参照肺结核,连续用药 6 个月,然后 INH + RFP 3~6 个月。如中毒症状较重,可短期内加用类固醇激素。

3. 手术治疗:少数病例对规范化抗结核治疗无效,对结核性肝脓肿较大者,可采用手术引流或肝叶切除术。

【预后】

肝脏结核性肉芽肿经抗结核药物规范化治疗,病变可以消失,预后良好;粟粒性或播散性结核可为耐药菌株所致,并伴多脏器受累,预后不佳。

(曹振华)

十二、肝肉芽肿

肝肉芽肿(hepatic granuloma)亦称肉芽肿性肝病或肉芽肿性肝炎,是一种由多种病因引起的伴有肝脏炎性反应和纤维化的浸润性状态,并非为一种独立的疾病。一般而言,凡有肝细胞炎症坏死或胆汁淤积性肝损害者均可合并有肝肉芽肿形成,这可能是机体对致病因素的全身免疫反应在肝脏的局部表现。

【病因】

细菌、病毒、真菌、寄生虫、螺旋体、立克次体感染,其他如肿瘤、药物、肝胆疾病等,均可引起肝肉芽肿的形成。临床上以结节病、原发性胆汁性肝硬化、血吸虫病、丙型病毒性肝炎为多见。

【病理】

肝肉芽肿系由上皮细胞所构成之圆形结节,界限清楚,是一种慢性增生性炎症。肉芽肿周围有淋巴细胞、浆细胞、结缔组织及其他慢性炎症细胞浸润。个别病例有嗜酸粒细胞浸润。中央有成熟的单核巨噬细胞,结节直径为 0.6~2.0mm。肝肉芽肿多分布于肝实质或汇管区内。各种病因所致的肝肉芽肿病理改变并无明显差异。仅于结核性肝肉芽肿内 Langhan 细胞质内吞噬有结核菌,可有干酪样坏死;原发性胆汁性肝硬化汇管区有间隔胆管破坏和胆汁淤积;霍奇金病有 Reed - Sternberg 细胞;梅毒有树胶肿。

【诊断】

1. 临床表现:肝肉芽肿发病时的表现部分取决于原发病因。一般可有发热、上腹或右上腹不适或疼痛、食欲下降、体重减轻、夜间多汗和瘙痒等。体征包括肝脾大、淋巴结肿大、红斑结节,偶有黄疸。在原发性胆汁性肝硬化、血吸虫病和结节病时,可出现门静脉高压的表现。

2. 实验室检查

(1)血常规与肝功能检查:碱性磷酸酶升高最常见,其他可有转氨酶升高、贫血、嗜酸粒细胞增多、红细胞沉降率加快等。

(2)免疫学检查:对原发病因诊断可能有帮助。如结核菌素或纯蛋白衍化物皮肤试验,在结核病可呈阳性;疑为血吸虫病性肉芽肿,可作环卵沉淀试验或酶联免疫吸附试验;结节病时作 Nickerson - Kveirn 试验,62% ~92% 呈阳性反应;又如做梅毒血清试验,肝炎病毒(HCV、HBV)感染标志物测定等。

3. 影像学检查:可见肝大并密度增高,脾大、腹腔淋巴结肿大,有时有门静脉高压的征象。加强磁共振符合慢性炎性 MR 表现,建议治疗后复查,排除转移瘤。

4. 肝穿刺活组织检查:是形态学诊断的主要手段,可证实肝内多发性肉芽肿。但证实肝肉芽肿并不一定能明确病因诊断,故需将肝穿刺活组织进行微生物培养,以及对肉芽肿和其周围肝组织进行细致检查,或可发现对病原学诊断有价值的佐证。例如,①虫卵(血吸虫卵);②微生物(结核杆菌);③干酪样坏死(结核、球孢子菌病、梅毒);④嗜酸性肉芽肿(药物性、寄生虫性);⑤肉芽肿坏死(布鲁杆菌病、巨细胞病毒、EB 病毒等);⑥脂质肉芽肿(酒精性)等。

5. 病原学诊断:引起肝肉芽肿的病因很多,其诊断有赖于详细的病史、体检、胸片、血或骨髓培养、免疫学检查、淋巴结或肝穿刺活组织检查等，并仔细寻找诱发因素和伴随的全身性表现。这些相关因素包括各种感染、全身疾病、原发肝脏疾病、中毒、长期服用药物等，借以综合判断。

【治疗】

主要针对原发病治疗，其他为护肝与对症治疗。

【预后】

取决于原发疾病。

（曹振华）

十三、肝寄生虫病

棘球蚴病

棘球蚴病(hydatidosis, hydatid disease)又称棘球蚴病(echinococcosis)，是棘球绦虫的幼虫感染人体或其他动物引起的严重疾病。该病为人畜共患寄生虫病。幼虫主要寄生于肝脏，故称肝棘球蚴病(liver hydaid disease)。

【病原及感染途径】

目前公认有4种棘球绦虫的幼虫可引起本病，在我国寄生于人体的幼虫有细粒棘绦虫(echincoccus granulosus)及泡状(或多房)棘球绦虫(echinococcus alveolaris s. multilocularis)两种，引起细粒棘球蚴病和泡状棘球蚴病，以前者更为常见。前者又称为囊型棘球蚴病或单房性棘球蚴病，后者又称泡型棘球蚴病或多房性棘球蚴病。本节只讨论细粒棘球蚴病。

细粒棘球绦虫是寄生在狗小肠内的小型绦虫。成虫主要寄生在狗的小肠内，狗是最重要的终宿主和传染源，除粪便中含有大量虫卵外，其皮毛、畜舍等处也常被虫卵污染。人类感染主要是由于和狗密切接触，如儿童喜欢玩弄动物，手指沾染虫卵，食下后即可发生感染。被孕节或虫卵污染的水或食物被中间宿主如羊、牛、猪、家兔、骆驼等家畜及人食入后，即在胃或十二指肠内孵化,六钩蚴脱壳而出,先附着于小肠黏膜,再钻入肠壁血管,随血流经门静脉到达肝,故肝棘球蚴病最多见。少部分可通过肝经右心到肺,极少数可通过肺循环而到达全身其他器官。

【临床表现】

症状轻重与包虫寄生部位、囊肿大小及有无并发症有关。早期当六钩幼钻入肠壁,经门静脉入肝时,可有低热、食欲缺乏、腹泻及过敏性皮疹,但常被忽视。幼虫随血入肺时可引起呼吸道症状,常不为人注意。随囊肿生长,逐渐出现占位性病变的症状和体征。常见寄生部位依次为肝、肺、肠系膜、网膜、胸腔、脾、脑、骨、女性盆腔、肌肉皮下、眼眶、心、甲状腺等。

1. 肝棘球蚴病:为最常见者,多见于右叶,囊肿多为单个,位于膈面,向腹腔突出,也可为多个。肝包虫囊肿生长缓慢,长大后其主要而常见的并发症为继发感染和囊肿破裂。继发感染主要由于被包入外囊中的小胆管破入包虫囊肿腔内引起,也可因外伤、穿刺及血道感染引起。感染后引起的病理变化似肝脓肿,但症状较轻。肝包虫囊肿破裂多由继发感染、外伤或穿刺引起,以破入腹腔的后果最为严重,此时可导致过敏性休克而致患者死亡,甚至产生腹腔内继发性包虫囊肿。如子囊破入胆管或肝静脉内,可造成胆道阻塞及肺动脉栓塞。

2. 肺棘球蚴病:肺包虫囊肿多见于右肺下叶,多位于肺的周边区,生长较快,可压迫周围肺组织,引起肺萎陷和纤维化。由于肺包虫囊肿的纤维外膜及包虫囊的角皮质较薄,故易破裂。破入支气管,则囊内容物和囊可被咳出而自行痊愈;大量囊液破入支气管时可引起窒息。少数病例可破入胸腔,引起包虫性胸膜炎。

3. 脑棘球蚴病:发病率低(1% ~2%),多见于儿童,以顶叶为常见,临床表现为癫痫发作与颅内压增高症状。包囊多为单个,多数位于皮质下,病变广泛者,可累及侧脑室,并可压迫、侵蚀颅骨,出现颅骨隆凸。

心、肾、脾、骨骼、肌肉、胰腺等棘球蚴病均属少见,其症状似良性肿瘤。人感染棘球蚴病后,常因少量抗原的吸收而致敏;如囊肿穿破或手术时囊液溢出可致皮疹、发热、气急、腹痛、腹泻、昏厥、谵妄、昏迷等过敏反应,重者可死于过敏性休克。

【诊断】

1. 临床表现:早期为毒性反应和过敏反应,后期为肝棘球蚴病及肺、脑等棘球蚴病表现。

2. 流行病学史:有在流行区居住、工作、旅游或狩猎史,家养动物或野生动物接触或产品加工史。

3. 血清学检验:包虫囊液皮内试验(Casoni 试验);补体结合实验;间接血凝试验。

4. 病原学检查:为确诊依据,如手术取出棘球蚴,或从痰、胸腔积液、腹水或尿等检获棘球蚴碎片或原头蚴等。

5. 可疑者可采用 X 线、B 超、CT、MR 及放射性核素扫描等物理诊断方法,特别是 CT 和 MR,不仅可早期诊断出无症状的带虫者,且能准确地检测出各种病理形态影像。

【鉴别诊断】

本病需与多囊肝、肝脓肿、胆总管囊肿、肺囊肿、肺脓肿、肾积水、结核病及颅内肿瘤等鉴别。

【治疗】

一般有定期复查,手术治疗,药物治疗及穿刺引流与刮吸四种治疗方案。无症状者可临床动态观察,有症状者视病情确定治疗方案。

1. 手术治疗:仍为根治本病的主要手段。肝囊性包虫手术的原则是清除内囊,防止囊液外溢,消灭外囊残腔,预防感染。按病变范围分别做肝叶、半叶或肝部分切除术。肺棘球蚴病可做肺叶切除,但术后复发或残留率约有 10%,常需配合药物治疗。

2. 药物治疗:不能手术治疗的有症状患者,甲苯达唑和阿苯达唑为目前首选药物。甲苯达唑治疗单房性棘球蚴病剂量为 13～136mg/(kg·d),3 个月一疗程;治疗多房棘球蚴病需 26～169.5mg/(kg·d),一般常用 50mg/(kg·d),时间一年。阿苯达唑每日 800mg,28 天为一个疗程,共 3 个疗程,其间间隔 14 天。吡喹酮 25～35mg/(kg·d),常在术前服用 5～10 天。

本病的预后取决于包虫囊的部位、大小以及有无并发症等因素。

3. 穿刺引流与刮吸治疗(PAIR):是近年来出现的风险最小、临床效果最好的疗法。注意硬化剂宁多勿少,预防过敏。

【预防】

加强宣教,注意个人卫生和饮食卫生。加强犬的管理。患本病死亡的羊、牛等尸体应深埋或焚毁,以防止狗吞食。对患有绦虫的狗,应予治疗或杀灭。

主要参考文献

Sayek I, Tirnaksiz MB, Dogan R. Cystic hydatid disease: current trends in diagnosis and management. Surg Today 34: 987-996.

WHO Informal Working Group on Echinococcosis. 1996. Guidelines for treatment of cystic and alveolar echinococcosis in humans. Bulletin of the World Health Organization, 74 (3): 231 - 242.

肝片形吸虫病

肝片形吸虫病(fascioliasis hepatica)是由肝片吸虫(fasciola hepatica)寄生于肝脏胆道所引起的疾病,是牛羊及其他哺乳动物胆道内的常见寄生虫病,人偶感染,多因生食水生植物或饮用生水所致。急性期有高热、腹痛、肝大,慢性期可出现阻塞性黄疸、并发胆道出血,长期的重复感染会导致胆汁性肝硬化。

【病原学】

肝片吸虫成虫寄生在牛、羊及其他哺乳动物肝内外胆管内。中间宿主为椎实螺类,在我国主要为小土螺、截口土蜗等。虫卵随终宿主胆汁入肠道,并随粪便排出,在适宜温度的水中,卵内发育为毛蚴,毛蚴逸出后主动侵入中间宿主,在螺体内发育为胞蚴、母雷蚴、子雷蚴、尾蚴。尾蚴从螺体逸出,游至水生植物上形成囊蚴。被终宿主(人或动物)吞食后,囊蚴进入小肠,幼虫(后尾蚴)脱囊而出,穿过肠壁,进入腹腔,48 小时后从肝表面穿入到肝实质,最后寄生在胆管。也可经肠系膜静脉或淋巴管进入胆道。整个生活史过程约 10 ~ 15 周。成虫在绵羊体内可存活 11 年，牛体内存活期短，为 9 ~ 12 个月，在人体内的寿命可长达 12 年。本虫雌雄同体，但以异体受精为主。

【流行病学】

牛、羊肝片吸虫病感染率多为 20% ~60% 。人的感染率很低，一般为散发性，偶有流行。牛羊是本病的主要传染源，其次为游牧的牧民和驴、狗、猫、兔等哺乳动物。如池塘、湖泊、水库、小溪、沟渠等处有椎实螺存在，则虫卵发育繁殖而成囊蚴，人通过生食含有囊蚴的水生植物（如水芹菜、莴苣叶、菱角等）或饮用受囊蚴污染的生水而受感染。

【发病机制与病理变化】

病理变化主要在肝脏。病理变化的程度主要与穿过小肠壁和侵入肝胆管的虫体数有关。早期是童虫在体内移行引起组织损伤性的炎症改变，形成嗜酸性脓肿灶，病灶间相互沟通成肉眼可见的隧道样坏死。虫卵在肝内形成肉芽肿，肝内可有包囊童虫的纤维囊。此阶段肝脏外观肿大，表面凹凸不平，遍布如绿豆、黄豆大小不等的乳黄色突起病灶。

后期是由于成虫寄生胆管，虫体本身的机械刺激及其代谢产物的影响引起慢性胆管炎、慢性肝炎和贫血，最后导致肝硬化。此时肝脏外观缩小变硬，表面有白色条索穿行于肝组织中，甚至凸出肝表面。每条成虫每天可使宿主失血近 0.5ml，虫体可引起胆管广泛出血，严重者可发生胆道大出血。

肝片吸虫的异位损伤有腹壁肌肉及皮下、肺、支气管、腹膜、眼、脑及膀胱等处，可表现为肉芽肿和钙化，在这些部位寄生的虫体不会发育成熟。

【临床表现】

潜伏期由数天至 2 ~3 个月不等，人患肝片吸虫病多数为亚临床型的，常由粪便普查或因嗜酸粒细胞增多而检查病因时才发现。典型表现分三期。

急性期：亦称侵袭期，此期相当于童虫通过腹腔到达肝脏并在肝内移行的阶段，由童虫的机械损害及其毒性和过敏反应所致。表现为畏寒、高热、腹痛，发热波动在 38 ~ 40℃，持续 1 ~2 周，甚至长达 8 周以上。腹痛为胀痛，以脐周及右上腹为主,咳嗽及活动后加剧。多数患者有食欲减退、呕吐、胀气、腹泻、便秘等胃肠症状及干咳、胸痛、哮喘等呼吸道表现,伴明显乏力、消瘦。早期可有荨麻疹、划痕征,右肺基底部捻发音和胸膜摩擦音,肝明显肿大,质较硬,有压痛,脾亦可肿大,腹水常见,可自行消失。血液嗜酸粒细胞明显增加,红细胞沉降率及肝酶升高。本期持续2~4个月。

潜隐期:本期为幼虫在胆管内成熟并开始排卵时开始,一般无明显不适,可持续数月至数年。

慢性期:亦称阻塞期,此时成虫在胆管内寄生,引起慢性胆管炎和胆管阻塞。临床上出现上腹部及右肋下明显胀痛或绞痛、恶心、食欲缺乏、黄疸、瘙痒等症状。右上腹触痛,肝大,有压痛。可并发胆道出血和胆汁性肝硬化,胆道慢性出血者贫血明显。

本虫的人体异位寄生见于皮下、腹壁肌肉、腹膜、脑、肺、眼、膀胱等,以皮下组织较多。在有生食牛、羊的肝、肠习惯的地区,肝片吸虫可暂时附于人的咽喉黏膜,引起局部水肿、充血,出现暂时性呼吸困难、耳聋以至窒息,称为哈尔宗(Halzoun)病,即咽部肝片吸虫病。

【实验室检查】

1. 血常规和生化检查:白细胞及嗜酸粒细胞增多,不同程度贫血,红细胞沉降率增快。急性期出现ALT、AST明显增高;慢性期则以血清胆红素增高为主,呈阻塞性黄疸表现;低清蛋白血症与高免疫球蛋白血症;IgG、IgM、IgE均升高,IgA正常。

2. 病原学检查:主要从粪便或十二指肠引流液沉淀检查发现虫卵。此外,剖腹探查可发现胆管中有成虫或虫卵。腹腔镜肝组织活检可发现虫卵肉芽肿或成虫切面,但阳性率不高。

3. 免疫检查:补体结合试验、免疫荧光试验、对流免疫电泳、ELISA、IHA等均有较高的敏感性。

4. 其他:腹水为草黄色炎性渗出液,细胞数在1000×10^6/L以上,嗜酸粒细胞比例明显增高。肺部摄片可发现吕弗勒肺部浸润,肝脏超声波和CT检查可见假性肝肿瘤。胆道超声波或造影有时发现肝片吸虫阴影。

【诊断】

主要靠粪便或十二指肠引流液沉淀检查发现虫卵为确诊，并结合临床表现作出判断。急性期或异位寄生病例免疫学方法有一定参考价值。粪检虫卵应与姜片虫卵、棘口吸虫卵相鉴别。

【治疗】

药物治疗首选硫氯酚(bithionol)，又名别丁(bitin)。常用剂量为50 mg/(kg·d)，分3次口服，隔日一次服用2～3周。不良反应主要为胃肠道反应。

依米丁(1mg/kg/d)肌内或皮下注射，每日一次，10天。此药可引起心、肝、胃肠道及神经肌肉的毒性反应，需在严格的医学监督下使用。

其他有三氯苯达唑、阿苯达唑、吡喹酮等。药物治疗效果不佳者可使用聚维酮碘治疗，酌情外科干预。

【预后】

本病死亡罕见，死亡原因主要是胆管大量出血或重度感染者急性期中严重肝损伤。

【防治原则】

防治人体感染主要是注意饮食卫生，勿生食水生植物。注意灭螺，灭螺同时治疗病畜，以防虫卵播散。

华支睾吸虫病

华支睾吸虫病(clonorchiasis sinensis)是由华支睾吸虫病寄生于人体胆道统内引起的一种慢性寄生虫病。轻者无任何症状，重者可引起胆石症、胆系感染、胆道梗阻和肝硬化。

【病原和流行病学】

中华分支睾吸虫(clonorchis sinensis)简称华支睾吸虫，又称肝吸虫(Chinese liver fluke)。成虫寄生于人或哺乳动物的胆管内，虫卵随胆汁进入消化道混于粪便排出。进入水中被第一中间宿主淡水螺吞食后，在螺体消化道孵出毛蚴，穿过肠壁发育为胞蚴，然后经雷蚴发育为成熟的尾蚴从螺体逸出，遇到第二中间宿主淡水鱼类,侵入鱼体内肌肉等组织发育为囊蚴。终宿主(人)因食入含有囊蚴的鱼而被感染。囊蚴在十二指肠内脱囊。一般认为脱囊后的后尾蚴沿胆汁流动的逆方向移行,经胆总管至肝胆管;也可经血管或穿过肠壁经腹腔进入肝胆管内。通常在感染后1个月左右发育为成虫。成虫在人体的寿命可长达26年以上。人主要通过进食含有华支睾吸虫囊幼的生鱼、半生鱼虾受感染,另外生鱼肉污染的餐具饮水等也可引起感染。人群对本病普遍易感。

【发病机制和病理】

病变主要在肝的次级胆管。胆管局限性扩张,管壁增厚。大量虫体可引起阻塞、胆汁滞留以及肝内多发性结石。如合并细菌感染可引起胆管炎和胆管肝炎。慢性感染可有大量的纤维结缔组织增生,附近的肝实质可有明显萎缩。另外,华支睾吸虫感染与胆管上皮癌、肝细胞癌的发生有一定关系。成虫也可在胆囊内(约占9%)及胰腺导管内(占6%～37.5%)寄生。

【临床表现】

潜伏期约1～2个月。一般可将本病分为以下临床类型。

1. 肝炎型:最为常见,有乏力、上腹不适、腹胀、食欲减退、肝区不适或隐痛。体检有肝脏轻、中度肿大,常无压痛,部分患者血清转氨酶轻度升高。如不注意询问流行病史,易将本病误诊为病毒性流行性肝炎。

2. 胆管炎型:患者有畏寒、寒战、发热、同时伴有上腹阵发性绞痛,有时有黄疸。此型患者常并发胆管炎或胆囊结石。

3. 胃肠炎型:表现为腹胀、腹泻、大便约3～4次/日,无脓血,镜检常无异常发现。

4. 肝硬化型:表现为肝大、质硬,腹水,脾大、血浆清蛋白降低,贫血和下肢水肿。此型在流行区以儿童为多见,多伴有营养不良。

5. 侏儒型:此型亦发生在流行区域儿童病例。表现为发育障碍,第二性征缺如,但智力发育尚可。此型常同时伴有肝硬化。

6. 隐匿型:此型最为多见。轻度感染者一般并无症状,常在体检或因其他疾病就诊时发现。

7. 混合型:在发病期间同时有上述多型的表现。

【并发症】

胆石形成、急性胆囊炎、化脓性胆管炎最为常见,其次为肝脓肿、胆管狭窄,较少并发门静脉性肝硬化。流行地区肝细胞癌或肝管癌的发生率明显增高。成虫阻塞胰管可引起胰管炎或胰腺炎。

【实验室检查】

1. 血象:急性期白细胞增高,可高达 $50\times10^9/L$,嗜酸粒细胞一般在 10% ~40% 。

2. 病原检查:检获虫卵是确诊的主要依据。多采用各种集卵法(如水洗离心沉淀法,乙醚沉淀法等)和十二指肠引流胆汁进行离心沉淀检查。现已发展 LAMP 法鉴别粪便中虫卵 DNA,该方法操作迅速,且特异性及敏感度均很高。

3. 免疫诊断:不能用作确诊,现仅作为流行病学调查初筛之用。近年夹心酶联免疫吸附试验等法检测循环抗原,其灵敏性及特异性优于循环抗体检测法。

4. B 超和 CT 检查:可呈弥漫性肝内胆管扩张管、管壁增厚,可发现胆囊内漂浮物、胆系结石或肝硬化改变。

【诊断和鉴别诊断】

诊断主要依据流行病学资料、临床表现和实验室检查。确诊有赖于粪便和十二指肠液中找到虫卵或胆道手术中找到成虫。需与病毒性肝炎、肝硬化、原发性肝癌、肝片吸虫等吸虫病相鉴别。

【治疗】

吡喹酮:轻度感染者吡喹酮总剂量为 75mg/kg,2 日疗程;中度感染 100mg/kg,2 日疗程;重度感染 150mg/kg,2 日疗程;疗效达 95% 以上。

阿苯哒唑:可 8mg/(kg · d)分一次或两次口服,连服 7 日为一疗程。或每日 10 ~20mg /kg,分两次口服,连服 7 日为一疗程。虫卵转阴率达 93% ~100% 。

也可用甲苯达唑、六氯对二甲苯等治疗。合并急慢性胆囊炎、胆石症、胆管炎或胆道梗阻时,应即予以手术治疗,继发细菌感染者同时加用抗菌药物,术后予以抗病原治疗。重症感染有较重营养不良或肝硬化者,应予以支持疗法,如增强营养、保护肝脏、纠正贫血等。

【预防】

本病主要是食物传播。做好卫生宣传,不吃生或半生鱼、虾为预防本病最简单而有效的措施。加强粪便管理,不使人类或猫、犬等动物宿主粪便污染水源或鱼塘。在流行地区对居民进行普查普治。对猫、犬等家畜也要加强管理,不喂给生鱼,有条件者予以驱虫。此外,结合生产的需要,清理塘泥、消毒鱼塘,对杀灭螺类有一定效果。

十四、血吸虫病

血吸虫病(schistosomiasis)是由于血吸虫成虫寄生于人体门静脉系统所引起的寄生虫病。在我国流行的主要是日本血吸虫病,偶见感染埃及血吸虫或曼氏血吸虫病例。

【病原生活史】

日本血吸虫的生活史包括在终宿主体内的有性世代和在中间宿主钉螺体内的无性世代的交替。生活史分成虫、虫卵、毛蚴、母胞蚴、子胞蚴、尾蚴、童虫等7个阶段。自尾蚴侵入宿主至成虫开始产卵约需24天,虫卵成熟需11天左右。成虫在人体内存活时间因虫种而异,日本血吸成虫平均寿命约4.5年,最长可活40年之久。疫水对人、畜均具有感染性,通过接触疫水而发病。

【发病机制与病理】

1. 蚴及童虫所致损害:尾蚴穿过皮肤可引起皮炎,局部出现丘疹和瘙痒,是一种速发型和迟发型变态反应。童虫在宿主体内移行时,所经过的器官(特别是肺)出现血管炎,产生局部细胞浸润和点状出血。

2. 成虫所致损害:成虫的代谢产物、虫体分泌物、排泄物、虫体外皮层更新脱落的表质膜等,在机体内可形成免疫复合物,对宿主产生损害。血吸虫病的肾小球病变与免疫复合物的沉积有关。

3. 虫卵所致的损害:是血吸虫病的主要致病因素。虫卵主要沉着在宿主的肝及结肠肠壁等组织,所引起的肉芽肿(又称虫卵结节)和纤维化是血吸虫病的主要病变。

【临床表现】

日本血吸虫病可分为急性、慢性和晚期三期。

1. 急性血吸虫病:多见于来自非流行区无免疫力而新近接触大量尾蚴的患者,夏秋季较多见。当尾蚴侵入皮肤后,局部出现丘疹或荨麻疹,称尾蚴性皮炎。在接触疫水 1 ~2 个月后,雌虫开始大量产卵时,可出现发热等急性变态反应性症状。起病较急,先有畏寒,继而发热,称钉螺热(Katayama fever),一般在 39℃上下,以下午及晚上较明显,体温曲线如锯齿状。发热可持续半个月至 1 ~2 个月。热度高低和持续时间与感染程度成正比。此外,尚有腹痛、腹泻、大便带血和黏液、咳嗽、肝大压痛、嗜酸粒细胞增多,粪便检查血吸虫卵或毛蚴孵化结果阳性。

2. 慢性血吸虫病:90% 的血吸虫患者为慢性血吸虫病,常见于流行区内反复多次感染的农民。多数患者无明显症状和不适,仅在普查时发现。慢性患者的症状以腹痛、腹泻为常见,大便每日 2 ~3 次,稀、偶尔带血,时发时愈,可有贫血、低清蛋白血症和消瘦等。主要体征为肝脾大。有时有腹水及黄疸。一般在感染后 5 年左右。

3. 晚期血吸虫病:多见于流行区反复重度感染的患者,表现为肝硬化、门静脉高压症,主要症状有巨脾和脾功能亢进、腹水等。食管胃底曲张静脉破裂时可发生上消化道大量出血。在儿童期得病的,如不及时治疗,可因发育障碍而形成侏儒症,现已少见。

4. 异位寄生与异位损害:常见的异位损害在脑和肺。罕见的异位损害可见于皮肤、甲状腺、心包、肾等处。

【实验室检查和诊断】

1. 病原诊断:从粪便内检查虫卵,或孵化毛蚴以及直肠黏膜活体组织检查虫卵。

2. 免疫诊断:包括皮内试验(IDT)、检测抗体、检测循环抗原(Cag)等。

在重流行区,仍以粪检为主;而在基本消灭血吸虫病地区,则应以免疫诊断为主。

【治疗】

1. 西医治疗

吡喹酮:首选。急性血吸虫病总剂量按120mg/kg计,分12次4天服完,辅以糖皮质激素类药物控制超敏反应导致的发热。慢性血吸虫病总剂量按60mg/kg计,分6次2天服完。

硝硫氰胺(7505):疗效不及吡喹酮,不良反应较大,目前较多用于治疗耕牛血吸虫病。总剂量6~7mg/kg,等分3次口服,每天1次。

青蒿素衍生物可抑制未成熟血吸虫,用于急性血吸虫病的预防。

2. 中医治疗:可采用单验方,如复方槟榔片(枣泥、槟榔、雄黄、茜草、红藤)治疗慢性血吸虫病。半边莲45g,水煎服,15日为一疗程。

3. 治疗晚期患者伴腹水:驱虫的同时对症处理消化道失血、低清蛋白血症及门静脉高压症,必要时可行门体分流术或脾切除术。

4. 护理:急性期患者应卧床休息。多吃蛋白质,少吃脂肪类饮食,患者粪便应单独处理,防止污染水源,造成流行。

【预防】

1. 查治患者、病牛,消灭传染源。

2. 控制和消灭钉螺。

3. 加强粪便管理,搞好个人防护。

(赵　秋)

主要参考文献

Christmann M, Henrich R, Mayer G, et al. 2002. Infection with fasciola hepatica causing elevated liver - enzyme results and eosinophilia - serologic and endoscopic diagnosis and therapy. Z Gastroenterol,40(9):801 - 806.

Gryseels B, Polman K, Clerinx J, et al. 2006. Human schistosomiasis. The Lancet,368(9541):1106 - 1118.

Hong ST, Fang Y. 2012. Clonorchis sinensis and clonorchiasis an update. Parasitol Int,61(1):17 - 24.

Kuntz E, Kuntz HD. 2008. Parasitic infections and the liver. Hepatology Textbook and Atlas. 3th ed. Wetzlar:497 - 516.

Pottinger. PS, Spitzer A, Yeung RR. 2010. Echinococcal/Hydatid cysts of the liver// Murray KF, Larson AM. 2010. Clinical Gastroenterology: Fibrocystic Diseases of the Liver:387 - 409.

十五、肝　硬　化

肝硬化(cirrhosis of liver)是由一种或多种原因长期或反复作用于肝脏引起的肝脏慢性、进行性、弥漫性损害,肝细胞广泛变性坏死,残存肝细胞形成再生结节,结缔组织增生及纤维化,导致正常肝脏结构破坏、假小叶形成,在此基础上出现以肝功能损害和门静脉高压为主的临床表现。

【病因】

1. 病毒感染:在我国以病毒性肝炎为主要病因,约占肝硬化病因的60% ~80% ,可由乙肝病毒(HBV)、丙肝病毒(HCV)或丁肝病毒(HDV)与乙肝病毒重叠感染所致的慢性肝炎演变而成,即肝炎后肝硬化。甲型和戊型病毒性肝炎不发展为肝硬化。

2. 酒精中毒:欧美国家以慢性酒精中毒多见。在我国约占15% ,近年来有上升趋势。慢性酒精中毒者,由于乙醇及其中间代谢产物的毒性作用,导致肝脏胶原合成增加,久之发展为肝硬化。

3. 非酒精性脂肪性肝炎:随着世界范围肥胖的流行,非酒精性脂肪性肝炎(NASH)的发病率日益升高。新近国外研究表明,约20% 的非酒精性脂肪性肝炎可发展为肝硬化。

4. 胆汁淤积:肝外胆管阻塞或胆汁淤积持续存在时可引

起原发性或继发性胆汁性肝硬化。

5. 循环障碍:慢性心力衰竭、缩窄性心包炎、肝静脉或下腔静脉阻塞,可致肝脏长期充血,肝细胞缺氧、变性、坏死,最终发展为心源性/淤血性肝硬化。

6. 药物或毒物:长期服用某些药物如双醋酚丁、甲基多巴、四环素等或接触工业毒物如四氯化碳、磷、砷等可引起药物性或中毒性肝炎,最后演变为肝硬化。

7. 代谢和遗传性疾病:如血色病、肝豆状核变性、α1-抗胰蛋白酶缺乏等。

8. 寄生虫感染:血吸虫卵沉积在汇管区可刺激结缔组织增生,主要引起肝纤维化。华支睾吸虫偶引起继发性胆汁性肝硬化。

9. 自身免疫性肝炎可演变为肝硬化。

10. 营养不良:可降低肝细胞对其他致病因素的抵抗力,可能为肝硬化的间接病因。

11. 原因不明:隐源性肝硬化。

【病理】

基本病理演变为:肝细胞广泛变性坏死,残存肝细胞形成不规则的再生结节,结缔组织增生形成纤维间隔,包绕再生结节或将残存肝小叶重新分割,改建为假小叶。假小叶形成是病变进入肝硬化的标志,此时肝内外血流动力学亦相应发生紊乱,形成门静脉高压。其中肝纤维化是形成肝硬化的一个关键过程。

肝硬化按结节形态分为4种病理类型:①小结节性肝硬化,结节较均匀,一般在1cm以内;②大结节性肝硬化,结节粗大不均,一般在1~3cm;③大小结节混合型;④再生结节不明显性肝硬化,纤维间隔向小叶内伸展,但肝小叶不完全被分隔。

【诊断】

1. 存在肝硬化相关病因:有HBV或HCV感染、血吸虫病、长期大量饮酒等病史。

2. 肝功能损害的表现:肝病面容、消瘦、乏力、营养不良及消化道症状,如厌油、腹胀、恶心、呕吐等;出血倾向;黄疸见于半数以上患者，重度黄疸提示肝细胞有进行性或广泛坏死。内分泌失调：①雌激素增多、雄激素减少的表现，如肝掌蜘蛛痣、男性性功能减退、乳房发育、女性闭经、月经减少；②继发性醛固酮和抗利尿激素增多；③高血糖/低血糖；④高 rT_3 血症；⑤骨质疏松或骨软化。肝脏质地坚硬有结节感，是诊断肝硬化的重要体征。

3. 门静脉高压的表现：脾大及脾亢；侧支循环开放（如食管、胃底静脉曲张、腹壁静脉曲张、痔静脉扩张）；腹水、胸腔积液等。

4. 肝功能试验：主要为蛋白代谢异常。血清蛋白降低，球蛋白升高。其次，凝血酶原时间延长也较常见。ALT、AST 和血清胆红素升高仅用于判断病情活动性。

5. 特殊检查

（1）肝纤维化指标：如检测血清Ⅲ型前胶原（PⅢP），单胺氧化酶（MAO）、脯氨酸羟化酶、胶原酶、*N*－乙酰－β－氨基－葡萄糖苷酶（NAG）、层黏蛋白（LN）、透明质酸（HA）等，指标异常有助于肝硬化的诊断。

（2）影像学检查：B 超检查对门静脉高压诊断较为准确，可提供肝脏外形、边缘、肝内回声及门静脉、肝静脉内径等有关信息；CT 或磁共振可发现肝脏变形、肝密度降低、肝门增宽和胆囊移位、腹水等征象；胃镜检查可发现食管胃底静脉曲张。

（3）肝活组织检查：若发现假小叶，则可确诊。

6. 鉴别诊断

（1）其他原因所致肝大：主要有慢性肝炎、原发性肝癌、肝脂肪浸润及寄生虫性或代谢性疾病等。

（2）其他原因所致腹水：腹水患者尤应注意腹水病因的鉴别诊断（见第一篇“十、腹水”）。

（3）其他原因所致上消化道大出血：尤其是消化性溃疡、糜烂出血性胃炎，应注意的是肝硬化患者常合并存在消化性溃疡。

【并发症】

失代偿在肝硬化常出现严重并发症。主要包括：①上消化道出血,主要为食管、胃底静脉曲张破裂出血,部分患者并发消化性溃疡或急性胃黏膜病变;②肝性脑病;③感染,常见自发性腹膜炎,其他各系统感染均可发生;④功能性肾衰竭,主要表现为自发性少尿或无尿、氮质血症、稀释性低钠血症和低尿钠、肾脏无重要病理改变;⑤电解质及酸、碱平衡紊乱;⑥原发性肝癌;⑦肝肺综合征;⑧门静脉血栓形成。

【治疗】

本病无特效治疗,在早期主要针对病因或相关因素,并加强一般治疗,使病情缓解,失代偿期主要是综合治疗,防治各种并发症。

1. 一般治疗:代偿期应注意休息,失代偿期应强调卧床休息。饮食宜以高热量、高蛋白质及维生素丰富的食物为主,如有肝性脑病先兆,则应限制蛋白质摄入,重症患者应静脉补充能量和多种维生素,并给予支持治疗。

2. 药物治疗:并无特效"护肝"药物,应给予多种维生素,消化道症状明显时可给予助消化药,常用的细胞代谢促进剂如肌苷、辅酶 A、泛癸利酮、脱氧核糖核酸可选择 1 ~ 2 种。

抗肝纤维化治疗:可阻止乃至逆转纤维化进程,故目前已受到重视,可选用干扰素、秋水仙碱。秋水仙碱每日 1mg,分 2 次服,每周服药 5 天。因长期用药,需注意胃肠反应和粒细胞减少。

抗纤维化中药:可用①丹参注射液,每日 10 ~ 20ml(相当于生药 15 ~ 30g),加入 10% 葡萄糖溶液 250ml 静脉滴注,30 天一疗程,一般用 3 疗程。或丹参饮片每日 15 ~ 30g,水煎服,用 3 ~ 6 个月;②桃仁 8 ~ 15g 煎汤,每天分 2 ~ 3 次服;苦杏仁苷注射液 0.5 ~ 1.5g,加 5% 葡萄糖 500ml 中静脉滴注,隔日一次,用 3 个月;③当归每天 8 ~ 15g,水煎,分次服;④其他中药如黄芪、冬虫夏草、粉防己碱等均可选用。

对病毒复制活跃的病毒性肝炎肝硬化患者可予抗病毒治疗。

(1)慢性乙型肝炎

中华医学会肝病分会推荐治疗方案如下:

1)肝功能较好、无并发症的乙型肝炎肝硬化患者 HBeAg 阳性者的治疗指征为,HBV DNA > 10^5 拷贝/ml,HBeAg 阴性者为 HBV DNA≥10^4 拷贝/ml,ALT 正常或升高。治疗目标是延缓和降低肝功能失代偿和 HCC 的发生。①拉米夫定:100mg,每日 1 次口服,无固定疗程,需长期应用。②阿德福韦酯:对出现 YMDD 变异后病情加重的患者有较好效果,每日 1 次,10mg 口服,无固定疗程,需长期应用。③干扰素:因其有导致肝功能失代偿等并发症的可能,应十分慎重。如认为有必要,宜从小剂量开始,根据患者的耐受情况逐渐增加到预定的治疗剂量。

2)肝功能失代偿乙型肝炎肝硬化患者,治疗指征为 HBV DNA 阳性,ALT 正常或升高。治疗目标是通过抑制病毒复制、改善肝功能,以延缓或减少肝移植的需求,抗病毒治疗只能延缓疾病进展,但本身不能改变终末期肝硬化的最终结局。干扰素治疗可导致肝衰竭,因此,肝功能失代偿患者禁用。对于病毒复制活跃和炎症活动的肝功能失代偿肝硬化患者,在其知情同意的基础上,可给予拉米夫定治疗,以改善肝功能,但不可随意停药。一旦发生耐药变异,应及时加用其他能治疗耐药变异病毒的核苷酸类似物。

(2)慢性丙型肝炎积极抗病毒治疗可以减轻肝损害,延缓肝硬化的发展。目前美国肝病学会推荐治疗方案如下。

肝功能代偿的肝硬化(Child - Pugh A 级)患者,尽管对治疗的耐受性和效果有所降低,但为使病情稳定、延缓或阻止肝衰竭和 HCC 等并发症的发生,建议在严密观察下给予抗病毒治疗。方案如下:

1)PEG - IFN-α 联合利巴韦林治疗方案:PEG - IFN-α-2a 180μg 每周 1 次皮下注射,联合口服利巴韦林 1000mg/d,至 12 周时检测 HCV RNA。如 HCV RNA 下降幅度 <2 个对数级,则考虑停药;如 HCV RNA 定性检测为阴转,或低于定量法的最低检测界限,继续治疗至 48 周;如 HCV RNA 未转阴,但下降≥2 个对数级,则继续治疗到 24 周;如 24 周时 HCV RNA 转阴,可继续治疗到 48 周;如 24 周时仍未转阴,则停药观察。

2)普通干扰素联合利巴韦林治疗方案:IFN - α 3 ~ 5MU,

隔日1次肌内或皮下注射,联合口服利巴韦林1000mg/d,建议治疗48周。

3)不能耐受利巴韦林不良反应者的治疗方案:可单用普通IFN-α、复合IFN-α或PEG-IFN,方法同上。

(3)肝功能失代偿肝硬化患者,多难以耐受IFN-α治疗的不良反应,有条件者应行肝脏移植术。

3. 腹水治疗

(1)限制水钠入量:每日进水量限制在1000ml左右,氯化钠0.6~1.2g。应用利尿剂时,可适当放宽钠摄入量。

(2)增加水钠排出

1)利尿剂:使用原则是先单一、后联合。首选醛固酮拮抗药,无效时再加用其他利尿药物;先小量,后逐渐增量;同时谨防电解质紊乱发生。常用螺内酯(spironolactone,安体舒通)20~60mg,每日2~3次,联合用药可加用呋塞米(furosemide,速尿)。使用螺内酯和呋塞米的剂量比为100mg: 40mg。最大剂量为螺内酯400 mg/d和呋塞米160mg/d。

2)导泻:利尿剂效果不明显或合并功能性肾衰、低钠血症者,可服甘露醇20g,每日1~2次。

(3)难治性腹水的处理

1)提高血浆胶体渗透性:难治性腹水常有显著低清蛋白血症(25g/L),每周定期、多次静脉输注清蛋白可提高血浆胶体渗透压,促进腹水消退。

2)扩容+利尿:先扩容以增加肾脏血流量及肾小球过滤率,恢复利尿剂的敏感性,使腹水暂时缓解。可用20% 甘露醇快速静脉滴注(1小时内),同时加用呋塞米。

3)腹水浓缩回输:利用自身腹水中的蛋白提高有效血容量,每次放出腹水5000ml,浓缩处理(超滤或透析)成500ml静脉输注。应防治感染、电解质紊乱等不良反应。

4)腹腔穿刺放液加输注清蛋白:大量放腹水可暂时改善症状,但易并发电解质紊乱、感染、肝肾综合征、肝性脑病等。现主张放腹水同时输注清蛋白,并掌握适应证:①大量腹水影响心肺功能;②腹水压迫肾血管引起少尿、下肢水肿;③同时并发自发性腹膜炎。一般每次放腹水 4000 ~ 6000 ml。同时输注清蛋白 40g，每周可进行 2 ~ 3 次。

5）腹腔颈静脉引流：LeVeen 引流法。利用腹-胸腔压力差，腹腔放置装有单向阀门的硅管，另一端插入颈内静脉，将腹水引向上腔静脉。

6）淋巴液引流术：肝淋巴液自肝包膜表面不断漏入腹腔是难治性腹水的重要原因，采用胸导管-颈内静脉吻合术，可增加淋巴引流量，减轻腹水的形成。治疗腹水不但可减轻症状，且可防止在腹水基础上发展的一系列并发症，如 SBP、肝肾综合征等。

7）肝移植：顽固性腹水是肝移植优先考虑的适应证。

4. 门静脉高压的外科治疗：各种分流、断流术，目的在于降低门静脉压力和消除脾亢，但应掌握适应证和手术时机。一般情况差，肝功能损害明显者，分流术易并发肝性脑病，死亡率较高。

5. 并发症治疗：本文主要介绍食管、胃底静脉曲张破裂出血的处理措施。

（1）药物治疗：分两类，内脏血管收缩药物以减少门静脉血流量，血管扩张药以降低门静脉血管阻力。常用的血管收缩药物有血管加压素（VP）及衍生物、β－受体阻滞剂、生长抑素等；常用的扩血管药物有硝酸酯类、α 受体阻滞剂、α_2 受体兴奋剂、S_2 受体阻断剂及钙通道阻滞剂等。

1）血管加压素（vasopressin，VP）＋硝酸酯类：在我国常用神经垂体素加硝酸甘油。神经垂体素以每分钟 0.2 ~ 0.4U 持续静脉滴注 12 ~ 24 小时，血止后减半量维持 24 小时。硝酸甘油按每千克体重每分钟静脉滴注 0.20μg（根据患者血压以调整剂量），使用时间同神经垂体素；或舌下含服硝酸甘油 0.6mg，每 30 分钟 1 次。

特利加压素（三甘氨酰赖氨酸加压素，可利新，glypressin）：为 VP 衍生物，生物半衰期较长，不良反应较 VP 少。首剂 1 ~ 2mg 静脉注射，以后每 4 ~ 6 小时 1mg，持续 36 ~ 48 小时。本药亦可与硝酸甘油联用。

2)生长抑素:有两种人工合成制品,施他宁(stilamin)为生长抑素 14 肽,首剂 250μg 静脉注射,继以每小时静脉滴注 250μg,持续给药 24 ~ 48 小时或更长。注意滴注不能中断。奥曲肽(octreotide)又称善宁(sandostatin)为生长抑素 8 肽。首剂 100μg 静注,以后每小时 25 ~ 50μg,持续 36 ~ 48 小时。上述药物治疗期间,如患者再发出血,宜追加首次剂量 1 次。

3)H_2 受体拮抗药和质子泵抑制剂。

4)抗生素的应用:可使用喹诺酮类抗生素,对喹诺酮类抗生素过敏者,可使用头孢类抗生素。

(2)三腔二囊管压迫止血:一般胃囊注气 150 ~ 200ml(囊内压 50 ~ 70mmHg),食管囊注气 100 ~ 150ml(囊内压 35 ~ 45mmHg),每 1 ~ 2 小时应抽吸胃内物,观察有无继续出血,24 小时后,每间隔 6 小时放气观察 30 分钟,一般压迫时间为 2 ~ 5 天,拔管前先放气 24 小时,如不再出血,口服 20ml 液状石蜡后再拔管。因出血复发率高,目前只用于药物治疗无效的患者,或作为内镜治疗前的过渡方法,以获得内镜治疗的时机。

(3)内镜治疗:内镜下直视止血,可局部喷洒 1% 去甲肾上腺素、凝血酶、硬化剂、组织胶注射治疗及静脉套扎等。

(4)手术治疗:经积极的非手术疗法仍不能止血者可考虑采用分流手术或门奇静脉断流术,但分流术后肝性脑病发病率高、死亡率高。

(5)经颈静脉肝内门体静脉支架分流术(TIPS):如内科止血治疗不理想可施行。一般多用于 Child C 级不能耐受手术或等待做肝移植的患者。

预防再次出血:在第一次出血后,70% 的患者会再出血,且死亡率高,因此在急性出血控制后,应采取措施预防再出血。在控制活动性曲张静脉出血后,可以在内镜下对曲张静脉进行套扎。如果无条件做套扎,可以使用硬化剂注射。对胃底静脉曲张宜采用组织胶注射治疗。也可根据设备条件和医师经验联合使用上述内镜治疗方法。没有条件的地方可采用药物预防再出血。首选药物为 β 受体阻滞剂普萘洛尔,该药通过收缩内脏血管、降低门静脉血流而降低门静脉压力,普萘洛尔由

10mg/d 开始，逐日加 10mg，逐渐加量至静息心率降为基础心率 75% 左右，或心率不低于 55 次/分。普萘洛尔合用 5－单硝酸异山梨醇酯可能更好降低门静脉压力。近期有报道长效生长抑素类似物可有效降低肝静脉压力梯度，试用于二级预防。

预防首次出血：对中重度静脉曲张伴有红色征的患者，需采取措施预防首次出血。普萘洛尔是目前最佳选择之一，普萘洛尔治疗的目的是降低肝静脉压力梯度至 12mmHg 以下。如果普萘洛尔无效、不能耐受或有禁忌证者，可以慎重考虑采取内镜下食管曲张静脉套扎术或硬化剂注射治疗。

其他并发症处理详见各有关章节。

【预后】

与病因、病理类型、肝功能代偿程度及有无并发症有关。肝炎性肝硬化大结节或混合性硬化，肝代偿功能差，出现一种或多种并发症者预后甚差。

（李德民　王家駹）

主要参考文献

陆再英，钟南山．内科学（第七版）．北京：人民卫生出版社：446-456．

中华医学会消化病学分会，中华医学会肝病学分会，中华医学会内镜学分会．2009．肝硬化食管胃静脉曲张破裂出血的防治共识（2008 年杭州）内科理论和实践，4(2)：152-158．

十六、胆汁性肝硬化

原发性胆汁性肝硬化

原发性胆汁性肝硬化（primary biliary cirrhosis，PBC）是一种原因未明的慢性进行性胆汁淤积性肝脏疾病。其病变特点是肝内细小胆管的慢性非化脓性破坏、汇管区炎症、慢性胆汁淤积、肝纤维化，进而演变为再生结节不明显性肝硬化。

【病因和发病机制】

原因尚未阐明。一般认为本病是一种自身免疫性疾病,细胞免疫和体液免疫均发生异常。抗原特异性T细胞与自身抗原、病原体发生交叉反应使T细胞打破自身耐受,激活的$CD4^+$和$CD8^+$T淋巴细胞持续损伤胆小管,肝细胞和胆管上皮细胞HLA Ⅱ类分子表达上调,使其对激活的T淋巴细胞敏感性增强,加重了免疫介导的细胞损伤。体液免疫异常主要表现为抗线粒体抗体的出现,90%以上的原发性胆汁性肝硬化患者抗线粒体抗体阳性。免疫调节紊乱或自身免疫反应引起肝内或肝外胆管系统的损伤或长期梗阻,最终导致肝硬化。

【诊断】

1. 临床表现:多见于中年女性。皮肤瘙痒为本病最常见的初发症状。瘙痒常发生在黄疸出现之前,日轻夜重。黄疸开始可有波动,后进行性加重。长期淤胆使胆汁酸分泌排泄减少,致脂肪及脂溶性维生素吸收障碍,出现脂肪泻、皮肤粗糙和夜盲症(维生素A缺乏)、骨软化和骨质疏松(维生素D缺乏)、出血倾向(维生素K缺乏)等。血清脂类和胆固醇升高,并有黄瘤形成。大多数有肝、脾肿大,晚期出现腹水、水肿、食管静脉曲张等。部分患者伴有结缔组织病或自身免疫性疾病,如类风湿关节炎、干燥综合征、甲状腺炎、硬皮病等。

2. 实验室检查

(1)尿、粪检查:尿胆红素阳性,尿胆原正常或减少,粪色变浅。

(2)肝功能试验:主要为胆汁淤积性黄疸的改变。血清胆红素一般中度增高,以直接胆红素增高为主;血清胆固醇可有增高,在肝衰竭时降低;碱性磷酸酶(ALP)与γ-谷氨酰转移酶(γ-GT)在黄疸及其他症状出现前多已增高,比正常高出2~6倍,ALP、IgM和抗线粒体抗体(AMA)的检测有助于发现早期病例;血清蛋白含量在早期无变化,晚期减少,球蛋白增加,白、球比例下降,甚至倒置。肝转氨酶可以轻度增高;凝血酶原时间延长,早期患者注射维生素K后可恢复正常,晚期由于肝细胞不能利用维生素K,注射维生素K仍不能纠正。

(3) 免疫学检查：血清免疫球蛋白增加，特别是 IgM；90% ~95% 甚至以上患者血清抗线粒体抗体阳性，滴度 >1∶40 有诊断意义，AMA 的特异性可达 98%，其中以 M2 型的特异性最好；约 50% 的患者抗核抗体阳性，主要是抗 GP210S 和抗 SP100 阳性，具有一定特异性。

3. 影像学检查：B 超常用于排除肝胆系统的肿瘤和结石，CT 和 MRI 可排除肝外胆道阻塞、肝内淋巴瘤和转移性腺癌。影像学检查还可提供其他信息，PBC 进展到肝硬化时，可观测到门静脉高压的表现，在此阶段每 6 个月复查超声可早期发现肝恶性肿瘤。ERCP 检查在 PBC 患者常提示肝内外胆管正常。

4. 组织学检查：肝活检组织学检查有助于明确诊断和分期，也有助于与其他疾病相鉴别。

【治疗】

1. 一般治疗：给予高蛋白、高热量、低脂肪饮食（脂肪摄入量低于每日 40 ~ 50g），补充脂溶性维生素，适当输注清蛋白、新鲜血浆等。

2. 对症治疗：减轻瘙痒可用考来烯胺，每次 4 ~ 5 g，每日 2 ~ 3 次。针对脂溶性维生素缺乏，肌注维生素 A、D_3、K。晚期出现肝硬化并发症给予相应对症治疗。熊去氧胆酸（ursodeoxycholic acid，UDCA）对本病的疗效已得到肯定，13 ~ 15mg/(kg · d)。对熊去氧胆酸无效病例可视病情试用糖皮质激素、甲氨蝶呤、硫唑嘌呤、环孢素、秋水仙碱等，但这些药物疗效均未肯定。

3. D－青霉胺：可降低肝铜含量和减轻纤维化。开始剂量为每日 0.125g，每 2 周增加 0.125g，直至维持量每日 0.5g 为止，如有严重皮疹、粒细胞减少等不良反应则应停止用药。

4. 免疫抑制剂：可使临床症状改善，对病程无明显影响。泼尼松或泼尼松龙，开始剂量每日 30mg，以后可每日 10 ~ 15mg 维持；环孢素 A，每日每千克体重 10mg。

5. 肝移植：晚期患者可用肝移植，能在一定程度上延长生存时间。

【预后】

原发性胆汁性肝硬化无症状者或症状轻微者可存活 10 年以上。老年、黄疸加深、腹水、黄瘤消失者预后差。常见的死亡原因为肝硬化晚期并发症。肝移植可显著改善患者的生存期和生命质量。

继发性胆汁性肝硬化

继发性胆汁性肝硬化(secondary biliary cirrhosis)是由已知病因导致长期肝内或肝外胆汁淤积所引起的胆汁性肝硬化。其病变特点是胆汁淤积、肝实质损害和进行性肝纤维化。

【病因】

继发性胆汁性肝硬化系由肝内外胆管结石、肿瘤、胆管硬化、炎症、寄生虫感染胆管术后狭窄、胆管先天性狭窄或闭锁、慢性胰腺炎、某些药物如氯丙嗪、甲睾酮等导致肝内或肝外胆管系统的损伤或长期梗阻所致。

【病理】

继发性胆汁淤积造成汇管区水肿、肝细胞羽毛状变性及溶解坏死。病情发展,可出现胆小管增生,胆管周围纤维化,胆管萎缩、消失,亦可出现窦周纤维化。梗阻长期存在,严重胆淤的后果是肝细胞碎屑样坏死、胆汁性肝纤维化,最终再生结节形成。

【诊断】

1. 临床表现:慢性起病,有胆囊结石、感染、胆囊手术等相关病史。间歇性黄疸、伴发作性寒战、发热、腹痛。黄疸虽有波动,但很少退尽,黄疸重时尿色黄,粪便颜色变浅。梗阻持续时,黄疸由间歇转为持续性,常伴皮肤瘙痒。肝功能损害症状发展较慢,早期常无明显症状,或有乏力、食欲缺乏,可有脂肪泻及脂溶性维生素缺乏症。肝、脾肿大持续至疾病后期,部分患者胆囊肿大。

2. 实验室检查:淤胆的生化改变同原发性胆汁性肝硬化。凝血原时间可延长。免疫检查见于原发性胆汁性肝硬化的各种自身抗体均为阴性。

3. 影像学检查：超声、CT、ERCP 等检查可发现结石、胆管狭窄或扩张、肿瘤等证据。

4. 鉴别诊断

(1)原发性胆汁性肝硬化与继发性胆汁性肝硬化鉴别：后者可发现原发病灶，除肝硬化的表现外，尚有原发病的各种症状、体征和实验室检查结果。

(2)原发性硬化性胆管炎：病因不明，男性多见，主要表现为大胆管狭窄，临床上呈进行性阻塞性黄疸，常合并溃疡性结肠炎、克罗恩病等，血清胆红素与 ALP 显著升高，AMA、ANA 为阴性，诊断主要靠 ERCP、手术探查、术中胆管造影等。

(3)其他：与其他原因所致肝硬化、慢性肝炎、药物性肝病、中毒性肝病等进行鉴别，参见有关章节。

【治疗】

关键是治疗原发病，如外科或介入治疗解除胆管梗阻。一般治疗及对症治疗同原发性胆汁性肝硬化。

【预后】

继发性胆汁性肝硬化患者病因早期解除后预后较好。

（李德民　王家駹）

主要参考文献

陆再英，钟南山．内科学(第七版)．北京：人民卫生出版社：443-445.

十七、淤血性肝硬化

长期充血性心力衰竭或肝静脉流出道梗阻导致的肝硬化称为淤血性肝硬化(congested cirrhosis)。由于原发疾病不同，分为心源性肝硬化、Budd－Chiari 综合征和肝小静脉闭塞病。

心源性肝硬化

心源性肝硬化(cardiogenic cirrhosis)是在原有心脏病基础

上发生心力衰竭,反复或持续发作引起肝淤血、坏死及纤维化。

【病因】

病因以缩窄性心包炎、三尖瓣关闭不全较常见。其他如慢性风湿性二尖瓣膜病、肺心病、限制性心肌病等反复发作、右心衰竭,亦可导致本病。

【病理】

心源性肝硬化的肝结节为均一型,切面淤血,可呈深棕色与淡黄色斑点相互混杂,构成所谓豆蔻肝。镜下主要有肝静脉与肝小叶中心静脉管壁增厚,小叶中心显著充血伴坏死,而代以纤维组织增生,并与邻近的中心静脉或小叶下静脉联结,将肝细胞分割成不规整的细胞团。此时,门静脉区位于假小叶中央(反常假小叶)。

【诊断】

1. 临床表现:原发心脏疾病的病史,反复发作充血性心力衰竭的临床表现,并除外其他病因引起的肝硬化。

2. 实验室检查:肝功能包括血清转氨酶、胆红素及碱性磷酸酶增高。

3. 特殊检查

(1)影像学检查:如胸部摄片、心脏超声等检查,可发现心包钙化、心瓣膜或心肌疾病的征象。

(2)肝活检组织病理检查:可显示特征性病理改变,如小叶中心区肝静脉扩张、淤血,肝小叶中心性坏死和“反常肝小叶”。

4. 鉴别诊断:应与单纯性心力衰竭引起的肝脾大和腹水相鉴别。后者的肝大、压痛、脾大和腹水与心力衰竭程度相一致,心力衰竭控制后肝脾大回缩,腹水消退;进展至心源性肝硬化时,肝质地变硬、脾逐渐增大、腹水持续存在。

【治疗】

1. 积极治疗原发病及控制心力衰竭,是防治心源性肝硬化的主要措施。

2. 给予易消化、高热量饮食,补充足够的蛋白质、糖及维生素,必要时给予静脉内高营养疗法。

3. 加强护肝治疗。

4. 缩窄性心包炎在心力衰竭控制后施行外科手术。

Budd – Chiari 综合征

Budd – Chiari 综合征（Budd – Chiari syndrome，BCS）是指肝静脉主干和（或）肝段下腔静脉血栓或瘤栓形成、膜性狭窄或闭塞，导致窦后性门静脉高压症。随着检查技术的进步，本病的发现率有逐年增加的趋势。

【病因】

Budd – Chiari 综合征的病因，主要是可产生血栓和膜性狭窄的疾病，如真性红细胞增多症、夜间阵发性血红蛋白尿、下腔静脉蹼、妊娠、凝血机制异常、肿瘤（包括肝细胞癌和肾癌）、肝硬化、放射病、创伤及应用口服避孕药。可能尚有先天发育异常致膜性狭窄的因素。

【病理】

1. 肝静脉和（或）肝段下腔静脉阻塞，有三种类型：Ⅰ型为下腔静脉膜性狭窄不伴肝静脉阻塞，Ⅱ型为单侧肝静脉阻塞，Ⅲ型为全部肝静脉阻塞。

2. 肝脏组织病理学根据阻塞的程度及病期可出现各级肝静脉扩张、淤血、血栓形成和血管壁增厚，小叶中央肝细胞坏死、萎缩，小叶中央纤维化及假小叶形成等。

【诊断】

1. 临床表现：按其病程，可分为急性型和慢性型。急性型非常近似急性肝炎或急性重型肝炎，突发上腹部疼痛、肝大伴压痛、迅速出现腹水；而慢性患者临床症状隐匿，逐渐出现肝静脉阻塞和下腔静脉阻塞的症状。查体可发现肝大、门体静脉侧支循环开放（腹壁及背部浅表静脉的扩张）和腹水三联征。

2. 实验室检查

（1）肝功能：急性型者可有明显异常，亚急性型及慢性型基本正常或类似于肝硬化。

（2）血液学：急性型可有血白细胞升高，部分患者有多血症。亚急性及慢性者，除显性红细胞增多症外，一般无明显变化。

(3)腹水检查:BCS时,腹水蛋白浓度大于25～30g/L,也可低于此值。

3. 影像学检查

(1)实时超声:BCS时,常常肝右叶萎缩,肝左叶和尾叶增大。

(2)多普勒超声:可准确判断有无血流信号及血流方向,确定肝静脉或下腔静脉有无阻塞。

(3)肝静脉和下腔静脉造影:是明确BCS病变部位的最重要方法,可了解肝静脉及下腔静脉形态和血流动力学变化。

(4)CT扫描:特征性表现是下腔静脉和肝静脉内出现高度衰退的腔内充盈缺损,并可显示肝右叶缩小、尾叶明显增大。

(5)MRI:可清晰显示肝静脉和下腔静脉的开放状态,甚至可以将血管内新鲜血栓与机化血栓或瘤栓区别开来,还可显示肝内蜘蛛网样的侧支循环。

4. 鉴别诊断

(1)急性型BCS需与急性肝炎和急性重型肝炎相鉴别。

(2)慢性型BCS常常伴有肝硬化,因此应注意与其他肝硬化鉴别,这对治疗方法的选择至关重要。影像学检查有重要的鉴别诊断意义。

【治疗】

1. 病因治疗:有明确病因或诱因者应予去除。如由良、恶性肿瘤引起者,应行肿瘤切除、化疗、放疗等;与口服避孕药或嗜酒有关者,应停用避孕药或戒酒。

2. 非手术治疗

(1)对症支持治疗:有腹水者,给予利尿剂;发生食管静脉曲张出血、肝性脑病者,应给予相应治疗。支持疗法的意义在于为明确诊断和手术治疗争取时间和创造条件。

(2)抗凝和溶栓疗法:对于由血栓形成所引起的BCS患者,应及时给予溶栓疗法。可经导管局部给药,也可全身用药。

(3)经皮血管成形术有两种方法:①气囊扩张血管成形术,适用于膜性梗阻或纤维性狭窄。②激光辅助血管成形术。

3. 手术疗法

(1)腹膜颈静脉分流术:可减轻症状,但不能阻止肝硬化进展。

(2)膜切除术:不伴有明显周围纤维化的较薄的或不完全性下腔静脉膜性梗阻,可用手指或瓣膜刀经心房行膜切除术。

(3)门体分流术:可减轻肝淤血和损害,防治肝硬化和门静脉高压症。

(4)原位肝移植:主要用于 BCS 并发的暴发性肝衰竭和晚期肝硬化。

【预后】

BCS 仅极少数可自行缓解,绝大多数病情呈进行性加重,预后恶劣。主要死亡原因有:肝衰竭、食管静脉曲张破裂出血和肝细胞癌。

肝小静脉闭塞病

肝小静脉闭塞病(veno - occlusive disease of the liver,VOD)是肝小叶中央静脉和小叶下静脉受损伤而发生管腔狭窄甚至闭塞。此病很少见,较多发生于 2 ~ 5 岁的儿童。

【病因】

1. 野百合碱中毒:误食含野百合碱的植物如狗舌草(又名千里光)、猪屎豆、天芥菜和西门肺草(又名倒提壶)等,是文献中报道最多的病因。

2. 化疗药物:骨髓移植患者术前使用大量化疗药物如长春新碱、阿糖胞苷、硫唑嘌呤、达卡巴嗪等可引起本病。

【病理】

肝脏组织学特点为最初有肝中央静脉血栓形成阻塞导致小叶中心性坏死,以后有疏松结缔组织沉积。亦可形成继发性淤血性肝硬化。

【诊断】

1. 病史:有相关的病因或诱因,如服用相关的草药史,接受化疗、放疗以及免疫抑制剂等。

2. 临床表现:VOD 的临床表现非常近似 BCS,主要是肝静脉流出梗阻,出现肝大、腹水和水肿。

3. 实验室检查:与 Budd - Chiari 综合征相似。

4. 特殊检查

(1)超声检查可发现肝脏增大及肝静脉血流减少。

(2)肝静脉造影可见肝内小静脉管腔及其走行不规则。亦可发现肝实质有斑点样充盈。

5. 鉴别诊断:最易与本病混淆的是 BCS,应注意二者的鉴别。①BCS 半数以上有侧腹部、下胸部和腰背部浅表静脉曲张及下肢水肿,而 VOD 则无。②肝静脉及下腔静脉造影可明确 BCS 的梗阻部位,而 VOD 则无阳性发现。③肝活检时二者的病变特点不同。

【治疗】

本病缺乏特异性治疗方法,有明确病因者应予以去除或避免接触。急性期可试用抗凝疗法,慢性期可行门体分流术,肝衰竭和晚期肝硬化可行原位肝移植。VOD 有一定自限性,支持疗法和腹水的控制有助于病情改善。

(刘　梅)

十八、门静脉高压症

门静脉系统血流受阻和(或)血流量增加,导致门静脉压力超过 1.47kPa(11mmHg)或肝静脉嵌塞压力梯度大于 0.67kPa(5mmHg),称为门静脉高压(portal hypertension)。临床主要表现有腹水、侧支循环开放和脾大等。

【病因和分类】

1. 窦前性门静脉高压:包括门静脉血栓形成、脾静脉血栓形成、血吸虫病、动脉-门静脉瘘、肝再生性增生、原发性胆汁性肝硬化、肝脏门静脉硬化、门静脉纤维化、骨髓异常增生综合征、结节病、先天性肝纤维化以及某些毒素如氯乙烯、砷和铜等。

2. 肝窦性门静脉高压：包括肝炎后肝硬化、酒精性肝硬化、严重的肝炎以及肝脏肿瘤等。

3. 窦后性门静脉高压：包括 Budd－Chiari 综合征、缩窄性心包炎、充血性心力衰竭、静脉阻塞性疾病以及急性酒精性肝炎等。

【诊断】

1. 临床表现：门静脉高压症的诊断，需结合病史、症状、体征以及有关的检查而确诊。脾大、侧支循环开放和腹水是门静脉高压症的三大临床表现。尤其侧支循环开放，对门静脉高压症的诊断有特征性意义。

2. 影像学检查

(1)超声显像及彩色多普勒血流测定：可以确定门静脉扩张情况及血流减慢或血液逆流、腹膜后侧支循环，肝脏呈肝硬化表现，有腹水和脾大。

(2)CT 及 MRI：可了解门静脉及其属支有无扩张，血栓形成或瘤栓，以及下腔静脉和肝静脉有无血栓或赘生物等。

(3)核素扫描：不仅可以确立有无分流，而且可以区分肝内外分流并进行定量，区别肝硬化性与非肝硬化性门静脉高压。

(4)X 线钡餐检查：可发现食管和胃底静脉曲张。

(5)血管造影：可通过腹腔动脉或肠系膜上动脉造影间接使门静脉显影，或直接经肝穿刺、经脾窦穿刺注射造影剂来进行门静脉造影。

3. 内镜检查

(1)胃镜：是诊断门静脉高压的重要手段之一，可发现食管和胃底静脉曲张。

(2)腹腔镜：对门静脉高压具有确诊价值，门静脉高压时可见圆韧带、镰状韧带及网膜血管显著增多，静脉扩张，高度充盈、迂曲，并可见腹水与脾大。

4. 门静脉压力测定：肝静脉导管检查，可以测定肝静脉嵌塞压、肝静脉自由压及下腔静脉压。亦可术中直接测定门静脉压力。

【治疗】

1. 原发病的治疗:如肝硬化、门静脉血栓形成及 Budd - Chiari 综合征等的治疗,可参见各相应章节。

2. 门静脉高压症所致上消化道出血时的紧急治疗

(1)重症监护:此类患者应安置在 ICU 病房,由专科医护人员处理。吸氧、保持呼吸道通畅;严密监测血压、脉搏、出血量(呕血及血便)、每小时尿量及患者神志、皮肤色泽、温度与湿度,有条件或需要时应进行心电监护及中心静脉压测定;定期检测血红蛋白、红细胞、白细胞、血小板计数、肝功能、肾功能、电解质及血气分析。

(2)补充血容量:迅速建立有效静脉输液途径,当血红蛋白低于 70g/L、收缩压低于 12kPa(90mmHg)时,应立即输新鲜血。输血量约为出血量的 1/2 ~ 2/3,维持血压在 12.0/8.0kPa(90/60mmHg)便可。

(3)药物治疗:近几年来研究表明,药物治疗门静脉高压及所致的上消化道出血效果肯定。血管加压素必须与硝酸甘油同时使用,特利加压素可有效治疗食管胃底静脉曲张出血及门静脉高压性胃病急性出血。生长抑素及其类似物止血成功率在 80% 以上。

1)神经垂体素 + 硝酸甘油:神经垂体素每分钟 0.2 ~ 0.4U,持续静脉滴注 12 ~ 24 小时,血止后减半量继续 24 小时停药。硝酸甘油 0.6mg 舌下含服,每半小时 1 次,连用 6 次,或以 1% 硝酸甘油 1ml/400ml 生理盐水静脉滴注,每分钟 15 ~ 20 滴。

2)特利加压素:即三甘氨酰赖氨酸加压素(商品名可利新)。首剂 2mg 静脉注射,以后每 4 ~ 6 小时 1mg,持续 36 ~ 48 小时。几乎无血管加压素心、脑血管不良反应。

3)生长抑素:十四肽(施他宁),首剂 250μg 静脉注射,继以每小时 250μg,持续静脉滴注 24 ~ 48 小时,注意滴注不能中断。八肽类似物(奥曲肽),首剂 100 ~ 200μg 静脉注射,继以每小时 25 ~ 50μg 连续静脉滴注 36 ~ 48 小时,出血停止后逐渐减量。

4)三腔二囊管气囊填塞:应规范化操作及患者良好配合,止血成功率可达90%。拔管后复发出血率高,但可为准备其他治疗争取时间。

5)内镜治疗:内镜下硬化疗法、套扎术和组织胶注射术是有效预防治疗食管胃底静脉曲张出血的重要手段。

6)TIPS:适用于经药物、内镜治疗无效者,或反复出血又不允许外科手术的患者。

3. 预防门静脉高压症首次出血或血止后再发出血的治疗

(1)β受体阻滞剂:普萘洛尔,其用法目前多按Lebrec模式,使静息心率减慢25%作为有效剂量。日用量从10mg开始,逐渐调整和增加至有效剂量。据报道,国内患者的用量一般为20～60mg/d。但每分钟心率低于55次时,应停药。

(2)5-单硝酸异山梨醇酯(Is-5-Mn):属长效有机硝酸酯类药物,它不经肝脏转化即发挥药理作用,半衰期约5小时,口服20～40mg,1小时后可降低肝静脉压力梯度10%～18%。每日服用2次,每次20～40mg。

(3)利尿剂:螺内酯(安体舒通),每日用量100mg,分3次口服。

(4)以上药物可选择其中两种,联合用药的益处在于可增强降低门静脉压力的效应,并减少各自的用量,从而降低不良反应。

(5)内镜治疗:详见第三篇第十章。

(刘 梅)

十九 自发性细菌性腹膜炎

自发性细菌性腹膜炎(spontaneous bacterial peritonitis, SBP)是在无腹腔内邻近器官直接细菌感染来源(如肠穿孔、肠脓肿)的情况下发生于腹腔的感染,其主要临床表现为发热、腹痛和腹部压痛、腹胀及腹水迅速发生或加重,常伴有血压下降或中毒性休克,以及肝肾衰竭,病死率甚高。SBP常发生于晚期肝硬化、重症肝炎以及肾病综合征的患者。

【病因与发病机制】

1. 原发疾病:最常发生于失代偿期肝硬化,也见于其他严重肝脏疾患,如重型病毒性肝炎、肝癌、暴发性肝功能衰竭等。肾病综合征和心源性腹水也可合并SBP。

2. 致病细菌:60～80%为需氧革兰阴性菌,其中大肠杆菌占首位(40%～50%),依次为D组或其他链球菌、肺炎克雷伯菌、肠球菌、葡萄球菌等,偶有厌氧菌感染。细菌侵入腹腔主要通过血循环感染(菌血症)和细菌直接穿透肠壁进入腹腔。

3. 发病机制:①机体防御功能低下,包括全身性免疫系统、肝脏单核-巨噬细胞系统功能低下,以及肝硬化腹水杀菌活力和调理素活性降低,构成了细菌逃避清除的条件。②门静脉高压时肠壁黏膜屏障作用削弱、肠道内细菌过度繁殖及向近端小肠移位,细菌可穿透肠壁或移位至肠系膜淋巴结进入腹腔。③侧支循环开放,肠道细菌进入门静脉系统后,经侧支循环直接进入体循环。另有研究证实,SBP发生前患者常有呼吸道、泌尿或胆道感染,约1/3患者有非肠道细菌血源性感染。

【诊断】

1. 临床表现:SBP临床表现差异较大,急性起病者典型表现为畏冷、发热、腹痛、腹部压痛、反跳痛及腹水迅速发生与肠鸣音减弱等,重者可有低血压和肝性脑病,轻症者或亚急性起病者,可仅有腹胀不适、低热或肝功能逐渐恶化,有的则表现为高度腹胀和顽固性腹水等。临床表现与感染菌种无明显关系。

2. 实验室检查

(1)血培养:约50%患者血培养可检出与腹水培养相同的细菌,特别是1/3腹水培养阴性的患者,血培养可阳性。

(2)腹水培养:为SBP的确诊指标。但传统的培养方法阳性率低,约为42%,故易漏诊。近年来采用血培养瓶将10ml腹水床边接种的方法,将阳性率提高到92%～93%,而且缩短了培养时间。

(3)腹水白细胞和中性粒细胞计数:多数学者将腹水白细胞和中性粒细胞计数视为诊断本病最快捷和最可靠的指标。

腹水白细胞 $>0.5\times10^9/L$，多形核白细胞（polymorphonuclear leukocyte，PMN）$>0.25\times10^9/L$，即可诊断为 SBP。

3. 诊断建议（“2010 年 EASL 肝硬化自发性细菌性腹膜炎临床实践指南”建议）

（1）所有肝硬化和腹水患者在入院时均应进行诊断性穿刺以排除 SBP。对有胃肠道出血、休克、发热或其他全身炎症表现、胃肠道症状以及肝功能和（或）肾功能恶化、出现肝性脑病的患者也应进行诊断性穿刺。

（2）镜检发现腹水中性粒细胞数量 $>0.25\times10^9/L$ 即可诊断 SBP。现有证据尚不足以支持推荐用自动化细胞计数方法或反应试纸快速诊断 SBP 。

（3）即便采用血培养瓶，腹水培养结果也常为阴性，因而腹水培养并非诊断 SBP 所必需，但对指导抗生素治疗有意义。怀疑 SBP 的所有患者在开始抗生素治疗前均应做血培养。

（4）部分患者腹水中性粒细胞计数 $<0.25\times10^9/L$，而腹水培养阳性，则称之为细菌性腹水。若患者有全身炎症或感染征象，应予抗生素治疗。或者当培养结果显示阳性时，进行二次腹腔穿刺，重新计数，若腹水中性粒细胞 $>0.25\times10^9/L$ 者应按 SBP 处理，反之则随访。

（5）自发性细菌性胸腔积脓可并发肝性胸腔积液。对有胸膜渗出和疑似感染的患者应进行诊断性胸腔穿刺，并将穿刺液接种到血培养瓶中。在没有肺炎时，若胸腔积液培养阳性、中性粒细胞数 $>0.25\times10^9/L$，或胸腔积液培养阴性、中性粒细胞数 $>0.5\times10^9/L$，可诊断自发性细菌性胸膜积脓。

（6）怀疑继发性腹膜炎的患者应进行适当的影像学检查，如 CT 扫描。不推荐用其他方法，如检测腹水中葡萄糖或乳酸脱氢酶含量诊断继发性腹膜炎。

4. 鉴别诊断

①继发性腹膜炎。有认为肝硬化腹水继发性腹膜炎需达到以下条件：乳酸脱氢酶活性腹水高于血清，腹水中至少可找到两种病原菌，有明确的腹腔内感染灶如穿孔、阑尾感染等。肝硬化腹水合并空腔脏器穿孔至少应有下列条件中的两项：腹

水总蛋白 > 10g/L、葡萄糖 < 500mg/L、乳酸脱氢酶 > 225U/L。但以上标准均不令人满意,实际工作中仍应根据临床综合判断(图 5-5)。②结核性腹膜炎:肝硬化腹水合并结核性腹膜炎时,起病及病情发展缓慢,一般情况较好,腹痛轻而无反跳痛,腹壁柔韧,有时可触及肿块。有研究表明,以 ADA > 33U 为界,诊断结核性腹膜炎的敏感性及特异性均在 95% 以上。最主要的是,腹水以淋巴细胞增加为主,抗结核治疗有效,病原学检查可获得证据。③与其他感染性疾病所致持续发热相鉴别。

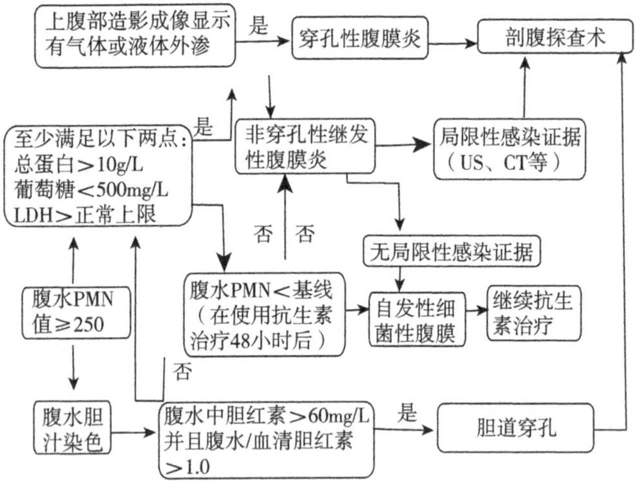

图 5-3 继发性与自发性细菌性腹膜炎诊治流程

【治疗】

对确诊或疑诊为 SBP 者,均应立即治疗。抗菌治疗应遵循早期、足量、联合、广谱、避免肝肾毒性的原则。“2010 年 EASL 肝硬化自发性细菌性腹膜炎临床实践指南”对治疗有如下建议。

诊断 SBP 后应立即开始经验性抗生素治疗。最常见的 SBP 致病菌为革兰阴性需氧杆菌如大肠杆菌,因而首选三代头孢作为一线治疗。备选方案包括阿莫西林/克拉维酸和喹诺酮(如盐酸环丙沙星或氧氟沙星)。但对于正在服用喹诺酮药物预防 SBP 的患者、在喹诺酮耐药菌高流行地区或对于院内感染的 SBP 患者,不应考虑使用喹诺酮。

SBP 用抗生素治疗后的治愈率约 90% ,判定标准为腹水中性粒细胞计数 $<0.25\times10^9/L$,腹水培养阴性(若诊断时为阳性)。开始治疗后 48 小时,进行二次腹腔穿刺有助于了解抗生素的疗效。若临床表现和症状加重和(或)无显著减轻,或腹水中性粒细胞数量较诊断时水平增加,应怀疑治疗失败。这通常是由于细菌耐药或继发性腹膜炎所致。一旦排除继发性腹膜炎可能,应根据体外分离细菌的药敏结果更换抗生素,或换用其他经验性广谱抗生素。

自发性细菌性胸膜积脓的处理与 SBP 类似。另外,单用抗生素治疗的 SBP 患者约有 30% 可发生肝肾综合证,生存率低。注射清蛋白(诊断时 1.5g/kg,第 3 天 1g/kg)能降低肝肾综合证的发病率,改善生存率。

除指南所建议的外,还应积极预防及治疗中毒性休克、肝性脑病、纠正水及电解质紊乱等并发症,加强原发病治疗及全身支持治疗。另外,SBP 治愈后容易复发,故有必要采取措施预防复发。多推荐诺氟沙星作为预防用药,每日 400mg 口服,长期或间断使用。亦有人介绍每周口服环丙沙星 750mg,亦取得良好预防效果。

【预后】

SBP 的预后很差,死亡率高达 50% ~78% ,多死于肝肾衰竭、败血症性休克等。关键在于早期诊断、立即治疗,生存率可提高至 30% ~50% 。提示预后不良的指标主要有:①出现肝性脑病或肾衰竭;②血清总胆红素 >136.8mol/L 和(或)肌酐 >185.6mol/L 时其病死率达 91% ,即使治愈,亦易于复发;③腹水蛋白含量低于 10g/L 者;④腹水 pH <7.15,可能反映腹水感染严重;⑤腹水 LDH 高水平亦提示病情凶险。

（程　斌）

主要参考文献

李光明,范建高. 2011. 2010年欧洲肝病学会肝硬化腹水、自发性细菌性腹膜炎、肝肾综合征指南解读. 中华肝脏病杂志,3:40-42.

全敏,邢卉春. 2012. 肝硬化合并自发性细菌性腹膜炎诊断的研究进展. 中华实验和临床感染病杂志,6(2):156-158.

全国腹水学术讨论会. 1989. 肝硬化腹水并发自发性细菌性腹膜炎诊断参考标准. 中华消化杂志,9:359.

Mostafa MS, El-Seidi EA, Kassem AM, et al. 2011. Detection of ascitic fluid infections in patients with liver cirrhosis and ascites. Arab J Gastroenterol, 12(1):20-24.

Rimola A, Garcia-Tsao G, Navasa M, et al. 2000. Diagnosis, treatment and prophylaxis of spontaneous bacterial peritonitis: a consensus document. International Ascites Club. J Hepatol, 32(1):142-153.

二十、肝性脑病

肝性脑病(hepatic encephalopathy)是由急性肝衰竭、严重慢性肝病和(或)伴有门体分流,导致的可逆性大脑功能紊乱,出现以精神神经症状为主的综合征。可从开始的情绪或行为改变、衣着不整和大脑反应迟钝,发展至昏睡及深度昏迷。

【病因】

大部分肝性脑病是由各型肝硬化(肝炎病毒性肝硬化最多见)与门体分流手术引起,小部分见于重症病毒性肝炎、中毒性肝炎和药物性肝病的急性肝衰竭。其余见于原发性肝癌、妊娠期急性脂肪肝、严重胆道感染。

肝性脑病特别是门体分流性脑病常有明显的诱因,常见的有上消化道出血、大量排钾利尿或放腹水、高蛋白饮食、安眠镇静药、麻醉药、尿毒症、外科手术、继发感染等。

【发病机制】

肝性脑病的发病基础是肝细胞衰竭和门、腔静脉之间的侧支分流。来自肠道的许多毒性代谢产物,未被肝脏解毒和清除,或经侧支进入体循环,透过血-脑屏障,引起大脑功能紊乱。

【诊断】

1. 临床有严重肝功能障碍和(或)广泛门体侧支循环形成的证据,可有肝性脑病的诱因,临床上出现扑击样震颤和精神紊乱、昏睡或昏迷。

2. 实验室检查可有明显肝功能损害或血氨增高。

3. 特殊检查

(1)脑电图检查可有典型的慢波(每分钟 4~7 次 θ 波)或高波幅 δ 波等脑电图改变。

(2)简易智力测验(数字连接试验、书写等)与诱发电位检测有助于诊断早期和亚临床型肝性脑病。

4. 鉴别诊断:肝性脑病需与精神病以及可引起昏迷的其他疾病,如脑血管意外、糖尿病、低血糖、尿毒症、脑部感染和镇静剂过量等相鉴别。

诊断流程见图 5-4。

【治疗】

1. 消除诱因:肝性脑病患者大脑的敏感性增加,应慎用或禁用麻醉、止痛、安眠、镇静等药物。对继发感染和消化道出血,应及时治疗。避免快速和大量的排钾利尿与放腹水,注意纠正水、电解质和酸碱平衡失调。

2. 减少肠内毒物的生成和吸收

(1)饮食:开始数日内禁食蛋白质,神志清醒后可逐渐增加蛋白质。

(2)灌肠或导泻:清除肠内积食、积血或其他含氮物质,可用生理盐水或弱酸性溶液。

(3)抑制肠道细菌生长:口服新霉素、甲硝唑或选服巴龙霉素、卡那霉素、氨苄西林均有良效。乳果糖口服后在结肠中被细菌分解为乳酸和乙酸,使肠腔呈酸性而减少氨的形成和吸收。其剂量为每日 30~100ml,分 3 次口服,从小剂量开始,以调节到每日排粪 2~3 次、粪 pH 5~6 为宜。

3. 促进有毒物质的代谢清除,纠正氨基酸代谢的紊乱

(1)降氨药物:鸟氨酸门冬氨酸 20g/d 加入生理盐水或葡萄糖溶液中静脉滴注。

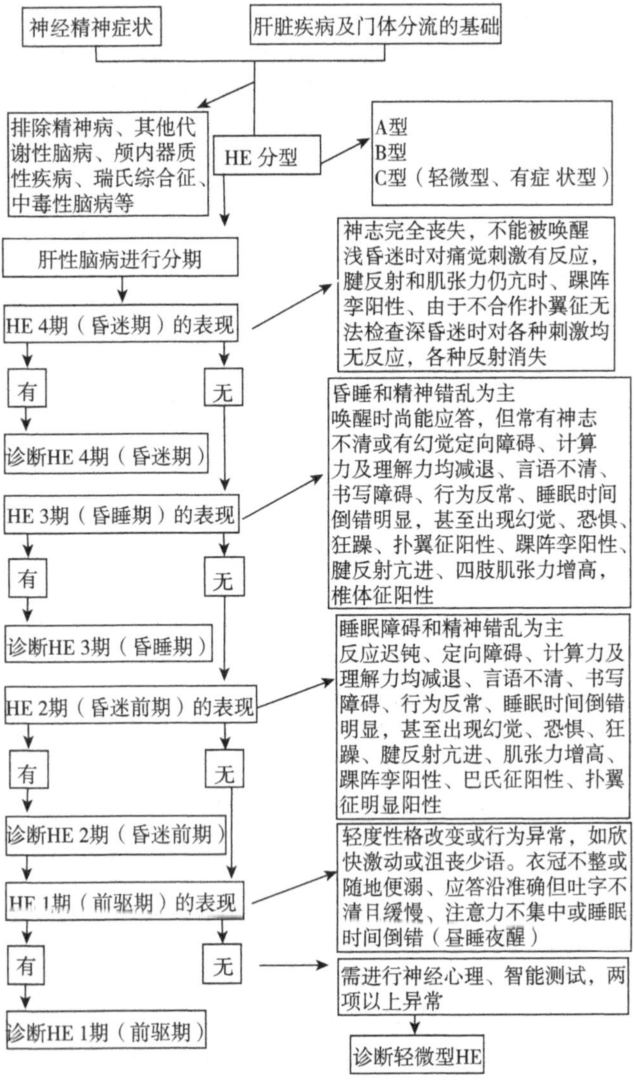

图 5-4　肝性脑病的诊断流程

(2)支链氨基酸:可纠正氨基酸代谢的不平衡,抑制大脑中假神经递质的形成,但对门体分流性脑病的疗效尚有争议。

4. 其他对症治疗:如纠正水、电解质和酸碱平衡失调、保护脑细胞功能、保持呼吸道通畅、防治脑水肿等。

【预后】

本病预后取决于病因。由急性肝细胞衰竭(如重型病毒性肝炎或药物性肝炎)引起的肝性脑病的预后,比肝硬化伴门体分流者更严重。如有可治疗的诱因(感染、消化道出血等),则预后较好。伴脑水肿、肾衰竭时,预后差。

(刘　梅)

二十一、肝肾综合征

肝肾综合征(hepatorenal syndrome,HRS)是指严重肝病时发生的以肾灌流量和肾小球滤过率下降为主的功能性肾衰竭。其临床特征为自发性少尿或无尿、氮质血症、稀释性低钠血症和低尿钠,病死率很高。

【病因】

引起肝肾综合征的病因主要是晚期肝硬化、原发性肝癌和急性重型肝炎的末期。

【发病机制】

1. 始动因素:舒血管物质(NO、PGs、Glucagon、CGRP 等)生成增加或肝脏降解减少,或经过门体分流泛溢于体循环,引起内脏和外周动脉舒张,产生有效动脉血容量(EABV)相对充盈不足。

2. 适应性反应:全身(系统)的适应性反应通过激活 SNS、RAAS、AVP 等,介导肾血管收缩、钠水潴留,旨在恢复 EABV 的充盈不足。而肾内的适应性反应通过合成与释放舒血管激素(前列腺素、血管舒缓素——激肽),介导肾血管扩张与排钠利尿,以拮抗系统适应性反应所致的肾血管收缩与钠、水潴留。

3. 急、慢性严重肝病患者,如系统适应性反应与肾内适应性反应保持相对平衡时,则不发生 HRS;随着疾病的进展恶化,系统适应性反应持续存在与不断加剧,肾内适应性反应失调(舒肾血管激素合成减少、缩肾血管激素释放增多),加上严重肝病时肠源性内毒素血症(IETM),直接增加肾血管阻力并激活许多脂类炎性介质和缩血管物质(TXA_2、白三烯 C4、D4、ET-1 等),结果 EABV 极端充盈不足、内源性缩血管物质最大活化,最终肾血流灌注下降而形成 HRS。

【诊断】

1. 诊断标准

2007 年国际腹水俱乐部制订的 HRS 诊断标准:①肝硬化合并腹水;②血肌酐 > 133mmol/L(1.5mg/dl);③在应用清蛋白扩容及利尿剂 2 日后,血肌配水平未降到 133mmol/L 以下,清蛋白的推荐剂量为 1.0g/(kg. d),最大可达 100.0g/d;④无休克;⑤近期无肾毒性药物使用史;⑥无器质性肾脏疾病,定义为蛋白尿 < 500mg/d,无镜下血尿(每高倍镜电视野 < 50 个红细胞)和肾脏超声正常。

2. 临床分型

Ⅰ型:又称急进型,其特征为肾功能迅速进展恶化,在数日至 2 周内,血清肌酐水平增加 1 倍,并超过 221μmol/L(2.5mg/dl),肌酐清除率较开始降低 50%,低于 20ml/min,伴有少尿、稀释性低血钠,多见于晚期肝衰竭。

Ⅱ型:亦称渐进型,其血清肌酐水平与肌酐清除率达不到Ⅰ型标准,其发生和发展呈慢性经过,持续数周或数月,常见于严重肝病尚保持一定程度的代偿功能且较稳定者,其临床特征主要为对利尿剂有抵抗。

3. 鉴别诊断:肝肾综合征需与其他病因引起的急性氮质血症相鉴别,可参见表 5-5。

表 5-5 急性氮质血症的鉴别诊断

鉴别项目	肾前性氮质血症	肝肾综合征	急性肾小管坏死
尿钠浓度	< 10mmol/L	< 10 mmol/L	> 30 mmol/L

续表

鉴别项目	肾前性氮质血症	肝肾综合征	急性肾小管坏死
尿/血浆肌酐	>30:1	>30:1	<20:1
尿/血渗透压之比	>1.5	>1.5	1
尿沉渣镜检	正常	无异常	有管型及红白细胞

【治疗】

1. 原发病及诱因的治疗：肝病好转后，肾功能不全可随之好转。要对易诱发或加重肾衰竭的因素加以预防，如迅速控制上消化道大出血、忌大量放腹水、及时处理继发感染等。

2. 扩充血容量：宜早期扩容以增加血浆流量和肾小球滤过率，亦可放腹水与扩容联合治疗。可用新鲜血浆、清蛋白、右旋糖酐以及自身腹水浓缩回输等，但速度不可过快。应观察每小时尿量，如大于30ml/h，表明有效。

3. 血管活性药物的应用

(1)小剂量多巴胺：非升压剂量多巴胺[2～3μg/(kg·min)]持续静脉滴注，能选择性地扩张肾血管，对全身血流动力学无明显影响，可改善肾血流动力学、GFR及促进钠和水排泄，单独应用多无效，多与呋塞米或小剂量血管加压素合用。

(2)8－鸟氨酸加压素(ornipressin或8－ornithin vasopressin)：是较强的体循环缩血管药物，但对肾动脉和心脏冠状动脉无明显收缩作用，它能降低外周血管阻力及封闭其动静脉分流，从而改善体循环及肾血流动力学变化及肾功能异常。药物不良反应包括室性期前收缩、缺血性肠炎、舌缺血性溃疡。

(3)三甘氨酰赖氨酸加压素(特利加压素，terlipressin)：是合成的血管加压素类似物，该药作用与ornipressin相同，但体内作用时间长，一次注射后其作用时间约为后者的10倍。近年报道，在清蛋白扩容基础上，每日静脉滴注特利加压素2～6mg，持续7～15天，常可见到排尿量与肾功能显著改善，无心脑血管的不良反应。目前认为，特利加压素可作为HRS接受肝移植的桥梁。

(4)奥曲肽(octreotide)+米多君(midodrine):奥曲肽选择性收缩内脏血管平滑肌,还能抑制某些舒血管物质的活性,可改善EABV的相对充盈不足。米多君为一新型α受体激动剂,与去甲肾上腺素的缩血管作用相似,具有升压作用。研究表明奥曲肽及米多君联合用药治疗HRS-Ⅰ型患者,是一种有效且安全的方法。

(5)乙酰半胱氨酸(*N*-acetylcystein,NAC):是一种含巯基(—SH)的氨基酸,能促进还原型谷胱甘肽(GSH)的合成,具有清除自由基、抗氧化性应急反应的作用。NAC治疗早期HRS,在提高生存率方面,优于现已报道的其他药物治疗。

(6)抗利尿激素(ADH)/AVP-V2型血管加压素受体拮抗药及K-阿片样激动剂:前者与肾集合管上皮细胞表面的AVP-V2型受体结合,选择性地拮抗AVP的抗利尿作用,阻断水的重吸收。后者抑制神经垂体,减少AVP的释放,又直接作用于肾集合小管,抑制水的重吸收。这两类药只促进水的排泄,对钠的排泄无作用或作用甚微,与血浆扩容及缩血管药物联合应用,可使HRS逆转。

4. 其他疗法

(1)大量腹腔穿刺抽液+扩容:HRS难治性腹水经大量腹腔穿刺抽液+扩容治疗后,可使心排出量增加,门静脉压降低,血浆肾素活性及血浆醛固酮水平含量下降,血清肌酐含量及血尿素氮水平亦有所改善,但仅作为HRS难治性腹水的对症处理。

(2)血液透析:可将中小分子物质清除,降低血尿素氮和肌酐水平,是暂时性的支持疗法,使患者度过肾衰竭危重阶段。终末期肝衰竭在接受肝移植的准备阶段,可作为过渡治疗。

(3)肝移植:是解决肝肾综合征的根本办法,但多因患者情况差、供肝来源等问题而不易施行。

(4)TIPS术:国内外均有报告TIPS术治疗HRS成功的病例。

(5)腰交感神经节封闭:进行腰交感神经节封闭,阻断SNS对肾血管的收缩作用,有可能提高肾灌流量及改善肾功能,可作为试验性治疗。

（刘　梅）

二十二、肝肺综合征

肝肺综合征（hepatopulmonary syndrome，HPS）是一个临床三联征：①存在基础肝脏疾病；②在室内正常供氧条件下，肺泡－动脉氧分压差（A－a DO_2）增大，动脉血氧分压（PaO_2）降低；③肺内血管扩张。

【病因】

病因主要是肝硬化和各种原因的肝功能不全和（或）肝衰竭，其他也有非肝硬化性门静脉高压和血吸虫病性肝纤维化、特发性门静脉高压和肝外门静脉阻塞等并发动脉低氧血症的报告。

【病理】

HPS 的基本病理改变为肺微血管扩张和动静脉分流（包括肺内分流、门-肺分流和胸膜分流）。扩血管因子与缩血管因子失衡导致肺血管扩张，而肺内动静脉短路和通气/血流比例失衡则是 HPS 动脉低氧血症发生的主要原因。

【诊断】

1. 临床表现：无原发性心肺疾病，而有各型肝硬化或暴发性肝衰竭的临床表现和呼吸系统症状。最明显的肺部症状是呼吸困难，运动后或站立位（斜卧位呼吸）时加重，最明显的体征是杵状指、发绀，胸部体检常无阳性体征。

2. 实验室检查

（1）血气分析：低氧血症是 HPS 的基本特征之一，由于过度通气和高动力循环，只检测 PaO_2 可能会低估其血氧异常的程度，A－a DO_2 对于描述氧含量异常可能更准确。

（2）肺功能检测：HPS 患者肺功能检测可正常，部分患者因肺间质水肿、胸腹水的形成使得横膈上抬、胸腔容积缩小，肺组织受压而致通气不足，表现为肺活量、功能残气量、最大通气量、肺总量、1秒用力呼气容积等指标明显下降。

(3)影像学诊断

1)二维对比超声心动图:是目前公认最有效及最敏感的非损伤性检查方法。有经胸腔对比超声心动图(transthoracic contrast echocardiography, TTCE)、经食管对比超声心动图(transesophageal contrast echocardiography, TOCE)两种。TOCE对肺内血管扩张的诊断和分级较TTCE更敏感,并且与气体交换异常有更好的相关性,但TTCE则更为实用。

2)^{99m}Tc标记的巨聚清蛋白(^{99m}Tc - labeled macroaggregated albumin, ^{99m}Tc - MAA)肺灌注扫描:是另一种可证实肺内血管扩张的非损伤性检查方法。应用这项技术可对肺血管扩张程度进行量化分析,并有助于区别血管和非血管因素引起的缺氧。

3)肺血管造影:为一种损伤性检查技术,可了解HPS肺血管病变范围。有严重缺氧但对吸入100%纯氧疗效不佳者应行肺血管造影,同时栓塞治疗以消除动静脉交通是一种可供选择的治疗方法。

4)胸片:HPS患者胸片多正常或可见双下肺间质结节状阴影,胸片对HPS的诊断无特异性价值。

Krowka提出HPS的诊断标准(2000年):①慢性肝脏疾病;②动脉血氧分压<9.3kPa(70mmHg),肺泡-动脉氧分压差>2.7kPa(20mmHg);③经影像学证实有肺内血管扩张。

【治疗】

目前尚无有肯定疗效的治疗方法。

1. 治疗原有的肝病:肝硬化失代偿者出现的低清蛋白血症,顽固性胸、腹水等均可加重低氧血症。因此,应积极改善和处理这些有关的并发症。

2. 氧疗:纠正低氧血症是治疗HPS的根本措施。对于单纯的前毛细血管、毛细血管扩张的患者,氧疗可收到较好效果。一般开始鼻导管给予低流量氧(2~4L/min)以后由于氧气需要量的增加,对部分患者可以气管内给氧。

3. 药物治疗:有研究表明,甲基蓝(NOS抑制剂)、前列腺素抑制剂(吲哚美辛)、阿米脱林双甲酰酸、奥曲肽、大蒜素等药物对 HPS 有一定治疗效果,但由于研究例数较少,确切疗效尚待以后进一步研究明确。

4. 肺血管栓塞:采用弹簧圈栓塞肺血管也是治疗 HPS 的一种可供选择的方法。

5. 肝移植:肝移植对 HPS 的治疗作用尚有争议。既往认为低氧血症是肝移植的绝对禁忌证,后来人们发现肝移植后低氧血症可以被纠正。目前多数学者认为肝移植是治疗 HPS 唯一有效的措施。

(刘　梅)

二十三、肝　囊　肿

肝囊肿(cyst of the liver)分寄生虫性和非寄生虫性两大类。后者按病因又可分为先天性、外伤性、炎症性和肿瘤性四种,其中以先天性囊肿最常见,亦有仅呈单个孤立性肝囊肿;有家族倾向,女性多于男性。由于 B 超广泛应用,检出率日益增多。

【病因】

目前认为肝囊肿是一种先天性胆管发育异常疾病。胚胎发育时期染色体异常,肝内胆管在退行性变中未及时吸收所出现之囊状扩张,或后天寄生虫性肝包虫囊肿。

【病理】

肝体积与囊肿数目和大小有关。囊肿多者肝增大、变形。肉眼及切面观见大小不等扩张之囊肿,囊肿大小自针尖至 20cm 不等。囊肿以右叶多见,呈单个或多房,囊液呈淡橙黄色,囊液自数毫升至数千毫升不等。多囊肝患者约 50% 并发多囊肾,偶可并发胰腺、卵巢、肺囊肿与脑膜基底动脉瘤。孤立性肝囊肿常多发于肝右叶,可生长于肝内或肝外,肝内大囊肿可致肝脏明显肿大,致压迫腹腔脏器与血管。囊腔内肝实质可正常或被压缩,病程长者可致组织增生,形成门静脉高压。

【诊断】

1. 临床表现:多生长缓慢,患者多无症状,当囊肿体积逐渐增大、压迫肝实质或邻近器官或发生并发症时,方有临床症状。

(1)腹胀不适,腹痛,上腹膨隆或发现肿块最为常见。

(2)压迫症状:可压迫胃、十二指肠或结肠,可出现食后饱胀,食欲减退,恶心呕吐;肝门邻近囊肿可压迫肝管或肝总管,此时可出现黄疸。

(3)约 50% 的多囊肝患者同时合并多囊肾,出现水肿、高血压、血尿、肾功能不全等症状。肝大,质地较硬,表面可触及大小不等的结节状囊肿,无压痛,合并多囊肾者可同时触及肿大的肾脏。

(4)并发症:少数肝囊肿并发囊肿扭转、囊内出血或穿孔时,可突然剧烈腹痛或出现腹膜炎体征。

2. 实验室检查:肝功能大多正常。当压迫致有肝实质退行性变者可有胆红素和转氨酶轻度升高。合并多囊肾时,可有蛋白尿、血尿或氮质血症。肝包虫囊肿,包虫皮试阳性。

3. 影像学检查:是确诊肝囊肿的主要手段。B 超为首选诊断方法,敏感性高,小于 1cm 也易检出,病灶境界清楚,液性暗区内为一低回声区,后方回声增强,有时可见囊腔内为多房。磁共振、CT 图像中显示边界清晰的圆形低密度区,多囊肝则可在肝内出现多个病灶,或在脾、肾有类似显像。腹腔动脉造影检查、腹部血管造影可发现肝影增大,囊肿呈现为圆形清晰区域,其周围血管被推移或变形。腹腔镜对多囊肝或浅表的孤立性肝囊肿有诊断价值,并可直视下穿刺抽液。

【鉴别诊断】

应注意与小肝癌或肝癌坏死液化区分,进一步检查包括甲胎蛋白、γ-GT II、CT、血管造影。肝囊肿继发感染易与肝脓肿混淆,宜仔细鉴别。

【治疗】

囊肿直径小于 5cm 而无症状者不必特殊治疗,直径大于 5cm 者可在超声波引导下穿刺抽液以减轻压迫症状,但缓解期不长。目前主张抽液后无水酒精囊内注射,将内衬有分泌功能柱状上皮细胞凝固坏死,使其失去分泌功能,对孤立性肝囊肿效果好。每周穿刺一次,约 3 次即可,囊液继发感染时,亦可同时囊内注入抗生素,吸出液后注入硬化剂处理。

对有囊肿破裂、扭转、出血或巨大囊肿压迫邻近脏器者,应手术治疗。

【预后】

本病进展缓慢,预后良好。多囊肝合并多囊肾,有肾功能不全时,预后较差。

（曹振华）

二十四、肝脏良性肿瘤

肝脏的良性肿瘤(benign liver tumors)比较常见,以血管瘤最常见,其次为局部结节性增生、腺瘤、畸胎瘤,其他良性肿瘤则属罕见(表 5-6)。常无临床表现。大多数病例通过超声或其他影像学检查偶然发现,部分病例因肝大、右上腹不适或腹腔内出血而被发现。

肝脏海绵状血管瘤

肝脏海绵状血管瘤(hemangioma of the liver)见于 5% ~7%的成人,约占肝脏良性肿瘤的 40% ~70%。病因尚不明确。可发生于任何年龄,以 30 ~50 岁多见。男女之比为 1: (5 ~10)。

表 5-6　肝脏肿瘤的种类

	原发性肿瘤		继发性肿瘤
	恶性	良性	
常见	肝细胞癌	肝海绵状血管瘤	胃肠道、呼吸系统、泌尿生殖系统等肿瘤
		肝囊肿病	
少见	胆管细胞癌	肝细胞腺瘤	
	肝母细胞瘤	局灶性结节增生	

续表

	原发性肿瘤		继发性肿瘤
	恶性	良性	
罕见		肝肉瘤	血管内皮细胞瘤
		血管肉瘤	毛细血管瘤
		纤维肉瘤	胆管细胞腺瘤
		淋巴肉瘤	淋巴管瘤
		未分化间叶瘤	脂肪瘤
		胆管囊腺癌	纤维瘤
		鳞状细胞癌	平滑肌瘤
			畸胎瘤
			间质错构瘤

【病理】

肝海绵状血管瘤最小者需在显微镜下确诊,巨大者占据一个肝叶甚至可达盆腔,大部分直径小于2cm。可发生于肝脏任何部位,多为单发,多发者约占10% 。肉眼观察肿瘤呈紫红色或蓝紫色,圆形或楔形,切面呈海绵状,常见有血栓形成;肿瘤外被纤维膜,与周围肝实质分界清楚,有时包膜钙化。

【诊断】

1. 临床表现:随肿瘤部位、大小、增长速度及肝实质受累不同而异。瘤体直径 <4cm 时可无任何症状。直径 >10cm 的海绵状血管瘤患者90% 有临床症状,但无特异性,包括右上腹或背部疼痛、腹胀、恶心、呕吐、发热等。少数因肿瘤自发性破裂或瘤蒂扭转而呈急腹症表现。腹块位于上腹部,表面光滑,质地软硬不一,有囊性感。边界清楚,与肝脏相连,随呼吸上下移动,一般无压痛,部分病例在病变区可闻及血管杂音。

2. 实验室检查:肝功能试验正常,但巨大血管瘤(直径为4cm 或6~12cm)可见轻度的肝脏酶学异常。不常见的表现有血小板减少、弥散性血管内凝血(DIC)和纤维蛋白原减少等,可能与其血栓形成活跃消耗凝血因子有关。

3. 特殊检查

(1)B 超:可分辨 1 ~2cm 直径的肿瘤,瘤体回声增强。

(2)腹部平片:可显示肝大、密度增高的软组织影或钙化影。

(3)CT:平扫时为低密度病变,CT 增强扫描时病变周围早期出现增强的晕环,呈现“环形征”或“半环征”,随后向中心弥散,使病变延迟充盈。

(4)放射性核素显像:采用^{99m}Tc 标记的自体红细胞行放射性核素血池填充扫描,对本病有确诊意义。5 分钟左右开始在血管瘤的部位有放射性核素浓聚,逐渐增浓,1 小时后仍不消散,这种缓慢的放射性过度填充现象是诊断肝脏海绵状血管瘤的特征性依据。

(5)MRI:对本病的检出率可达 100%,且特异性高。T_1 加权像表现为界限清楚的低密度灶。

此外,腹腔镜检查对本病诊断也有一定价值,肝穿刺活组织检查有导致出血的危险,应属禁忌。

4. 本病的诊断不难,多数无症状、无肝炎史,AFP(-),结合 2 个或 2 个以上的典型影像学表现而确诊。本病需与肝脏恶性肿瘤及其他良性肿瘤鉴别。原发性肝癌多合并有肝硬化,进展快,病程短,AFP 阳性等可资鉴别。肝转移癌可根据结直肠癌、胃癌等原发病史做出诊断。

【治疗】

肝海绵状血管瘤的治疗取决于其大小、部位、生长速度以及有无临床症状。大多数较小的肿瘤因其生长缓慢而不需要特殊处理,但需门诊定期 B 超复查,如肿瘤明显增大可考虑外科手术治疗。对于较大和局限的肝脏海绵状血管瘤则以手术切除为最佳疗法。肝脏海绵状血管瘤的手术指征为:①瘤体直径 >10cm;②瘤体直径 5 ~10cm,位于肝脏边缘,有发生外伤性大出血可能;③瘤体直径 3 ~5cm,有明显症状,不能完全排除肝癌的病变。

【预后】

肝血管瘤多为单发,瘤体较小,生长缓慢,预后良好。

局部结节性增生

局部结节性增生(focal nodular hyperplasia,FNH)是仅次于海绵状血管瘤的常见肝脏良性肿瘤。任何年龄均可发生,80%以上见于40岁以上的妇女。

【病因】

FNH的病因不明。有报告认为本病与口服避孕药有关。

【病理】

FNH一般为单发,大小不等,直径多小于5cm,常见于肝右叶,典型时可如茎块状突出于肝表面。血管高度丰富,由单一动脉血液供应而与门静脉系统无关。

【诊断】

大多FNH无临床症状,10% ~20% 的FNH患者有明显的腹痛或轻度腹部不适。FNH极少出现自发性出血。因有出血危险,一般不做活检。CT扫描可见中央性、放射状的纤维血管区带即中央性瘢痕,是FNH特征性的表现。MRI检测中央性瘢痕比CT扫描更敏感。

【治疗】

无症状的FNH一般不必手术。由于FNH肿块较大而产生临床症状的患者,应进行切除。

肝 腺 瘤

肝腺瘤(hepatic adenoma)是由类似肝细胞的细胞构成的良性肿瘤。口服避孕药物的广泛应用,使其发病率呈逐年增加趋势。多发生于中年女性,以肝右叶常见。

【病因】

肝腺瘤的发病原因尚未阐明。婴幼儿病例可能与先天胚胎发育异常有关。而后天性肝腺瘤的发病率则与肝硬化,肝细胞结节状增生,服用避孕药的时间、剂量、年龄(>30岁),促蛋白合成甾类药物、代谢紊乱如Ⅰα型糖原贮积症密切相关。服避孕药至发现肝腺瘤的时间，短者半年，长者达15年，但半数在5年以上。

【病理】

肝腺瘤一般体积较大，多为单发，10%～20%为多发，常见于肝右叶，大多位于肝实质内逐渐向肝表面凸出，血管丰富。肿瘤可由数个细胞厚的肝小梁构成。瘤细胞比肝细胞大，瘤体表面包膜常完整，内无胆管，但可见大的薄壁静脉及血栓。肝腺瘤有可能恶变。

【诊断】

1. 临床表现：无特异性。可无任何症状，当肿瘤增大压迫正常肝细胞或影响邻近器官的功能时，可出现上腹部胀痛不适、恶心、食欲缺乏和上腹牵拉感等症状，约1/3的患者上腹部可触及表面光滑、质硬的肿块。瘤内出血者，常有发作性右上腹痛、发热，偶有黄疸或寒战，右上腹肌紧张、压痛、白细胞计数及中性粒细胞增高等表现。肿瘤破裂引起腹腔内出血者，可突发腹膜刺激症状，严重者可出现休克。肝腺瘤生长缓慢，停用避孕药后，部分患者可缩小甚至消失。但肝腺瘤有自发性出血及恶变倾向。

2. 特殊检查

(1)B超显像和放射性核素肝扫描：能检出80%～96%的病例，是首选的检查方法。

(2)75%的肝腺瘤患者具有典型的CT表现：平扫示边界清晰的局限性低密度灶，若有瘤内出血，则为高密度。增强扫描示瘤内不同密度的病灶混合存在。

(3)肝动脉造影几乎能证实全部腺瘤。

(4)MRI虽只能检出75%的病例，但其特异性可达100%。

(5)经肝穿刺活检或剖腹活组织检查有助于肝腺瘤的定性诊断，但可能引起出血，故对典型病例一般不予采用。

3. 鉴别诊断：肝细胞腺瘤有时与肝内结节性肝细胞增生并存，两者容易混淆。肝腺瘤易误诊为原发性肝癌。

【治疗】

大多数肝腺瘤有急性出血和少数可癌变的倾向,所有的单发肝腺瘤都应成为手术切除的指征。腺瘤破裂急性出血者,不能耐受手术切除,可暂行肝动脉结扎等姑息疗法。

【预后】

本病较少恶变,手术切除后极少复发,故预后较好。

(常 莹 林菊生)

二十五、肝脏恶性肿瘤

原发性肝癌

原发性肝癌(primary hepatic carcinoma,PHC)包括来源于肝细胞的肝细胞癌(HCC)和来源于胆管上皮细胞的胆管细胞癌(CCC),以及来源于二者的混合型肝癌。其中肝细胞癌占PHC的85%。在我国癌症死因中,PHC仅次于肺癌而占第2位,高发于东部及沿海地区,男女性别之比为(3~4):1。HCC常发生在肝硬化基础上,可有局部血管和淋巴道转移。

【病因】

1. 慢性乙型肝炎病毒(HBV)和丙型肝炎病毒(HCV)感染。

2. 肝硬化与HCC关系密切,大约80%的HCC有肝硬化,每年约有2%~5%的肝硬化患者转变为HCC。

3. 黄曲霉毒素(aflatoxin,AFT)与HBV感染在致HCC中具有协同作用。

4. 沟塘水中生长的蓝绿藻产生的藻类毒素可能与肝癌有关。

5. 尽管没有实验证据表明乙醇本身是致癌的,但大量流行病学的研究仍指出,饮酒与HCC危险性的增加有关。

6. 其他危险因素:①寄生虫病(华支睾吸虫)。②遗传因素,如酪氨酸血症、血色病等。③性激素。④胶质二氧化钍及其他致癌物质,如二甲基偶氮苯、六氯苯等。

【病理】

1. 大体解剖可分4型:①块状型,最多见,瘤块直径在5cm以上,超过10cm者称巨块型,呈膨胀性生长。②结节型,结节大小数目不等,直径一般不超过5cm,常伴有肝硬化。③弥漫型,瘤组织遍布肝内,此型最少见。④小癌型,单个癌结节直径小于3cm,或相邻两个癌结节直径之和小于3cm。

2. 组织学类型:①肝细胞癌(HCC),最多见,癌细胞由肝细胞发展而来。分化差者癌细胞异型明显,常有巨核及多核。②胆管细胞癌(CCC),较为少见,是由胆管上皮细胞发生的癌。其组织结构多为腺癌或单纯癌。较少合并肝硬化。③肝细胞及胆管细胞混合癌,更为少见,具有肝细胞癌及胆管上皮癌两种结构。

【诊断】

1. 临床表现

(1)腹痛:最常见首发症状,发生率为74%～95%。常为持续性钝痛。

(2)乏力、消瘦:常呈进行性加重,继之伴有食欲减退和消瘦。

(3)上腹部包块:肝脏肿大到一定程度,可扪及,质地坚硬,表面凸凹不平,有结节感及压痛。约20%患者在肿瘤上方可听到收缩期粗糙杂音。

(4)黄疸、发热:常为晚期表现,肿瘤浸润到胆管引起堵塞时,也可早期出现。50%以上的患者有发热。

(5)其他:常见有腹水、腹壁静脉曲张和脾大等表现。

2. 实验室检查

(1)甲胎蛋白(AFP):与肝癌的大小有一定的相关性,HCC时AFP阳性率为70%～90%。其诊断标准为:①AFP定量>400μg/L持续1个月者。②AFP由低浓度逐渐升高不降者。③AFP>200μg/L持续2个月以上并排除假阳性者。注意排除妊娠、活动性肝病以及生殖系胚胎源性肿瘤。

(2) γ - GTⅡ (γ 谷氨酰转肽酶同工酶Ⅱ):在 AFP 阴性或低浓度时,γ - GTⅡ也可有较高的阳性率,在小肝癌中 γ - GTⅡ阳性率为 78.6% 。与 AFP 同步检查,能提高小肝癌的早期诊断率。

(3) AP (异常凝血酶原):亦称 γ - 羧基凝血酶原。用放射免疫法测定 AP,以 > 300μg/L 为阳性,则肝细胞癌患者的阳性率约为 67% 。

(4) AFU (α - L - 岩藻糖苷酶):AFU 超过 110nKat/L 时,应考虑为肝细胞癌,AFP 阴性的肝癌及小肝癌阳性率约 70% 以上。

3. 特殊检查

(1) B 超:最常用方法,可确定肝脏占位性病变的存在,能够分辨直径≥1cm 的病灶,提示病灶性质(囊性或实性);协助定位诊断,提示播散或转移;简便,利于早期发现病灶。

(2) CT:对于 4 ~ 15mm 特别是直径≤10mm 的小病灶依然容易漏诊。

(3) MRI:有助于发现直径 < 3cm 的病灶。对脂肪肝背景下的病灶的分辨能力也较强,可鉴别原发癌和转移癌。

(4) DSA(数字减影血管造影):对 1 ~ 2cm 直径的小肝癌可做更精确诊断,判断肝内播散与重要血管解剖关系及手术切除彻底性。造影时,亦可对不能手术的患者进行栓塞化疗。

(5) 正电子发射计算机体层成像技术(PET):灵敏度高,定位准确。

(6) 活体组织病理学检查或腹腔镜检查:可确诊。

(7) 剖腹探查(必要时)。

4. 诊断标准:晚期诊断并不难。HCC 早期起病隐匿,缺乏典型症状。对有肝病病史的中年人,尤其男性,如有不明原因的肝区疼痛、消瘦、进行性肝大者,应行 AFP 测定和 B 超检查,争取尽早诊断。2011 版中国原发性肝癌诊疗规范建议如下:(1) +1) 两项或者(1) +2) +(3) 三项时,可以确立 HCC 的临床诊断。

(1) 具有肝硬化及 HBV 和(或) HCV 感染[HBV 和(或)

HCV 抗原阳性]的证据。

(2)典型的 HCC 影像学特征:同期多排 CT 扫描和(或)动态对比增强 MRI 检查显示肝脏占位在动脉期快速不均质血管强化,而静脉期或延迟期快速洗脱。

1)如果肝脏占位直径≥2cm,CT 和 MRI 两项影像学检查中有一项显示肝脏占位具有上述肝癌的特征,即可诊断 HCC。

2)如果肝脏占位直径为 1~2cm,则需要 CT 和 MRI 两项影像学检查都显示肝脏占位具有上述肝癌的特征,方可诊断 HCC,以加强诊断的特异性。

(3)血清 AFP≥400μg/L 持续 1 个月或≥200μg/L 持续 2 个月,并能排除其他原因引起的 AFP 升高,包括妊娠、生殖系胚胎源性肿瘤、活动性肝病及继发性肝癌等。

5. 鉴别诊断

(1)肝脏良性肿瘤:AFP 阴性,肝穿刺活体组织病理学检查可鉴别。

(2)肝脓肿:AFP 阴性,肝穿刺可抽到脓液。

(3)慢性肝脏疾病:尤其是慢性肝炎活动期和肝硬化,有时易与 HCC 混淆。B 超、CT 等影像学检查多可鉴别。

(4)慢性血吸虫病:有明显的肝左叶肿大,AFP 阴性。

(5)转移性肝癌:最为常见者为大肠癌,其次是胃癌,胰腺癌及肺部、泌尿生殖系统、乳腺等肿瘤处转移至肝脏引起。常有原发癌史,多无肝病背景,体检癌结节多较硬而肝较软,影像学检查常示肝内大小相仿、散在的多发占位性病变,动脉血供常不如原发性肝癌丰富,AFP 多阴性。但个别如胃癌、胰腺癌也可出现 AFP 阳性。确诊关键在于病理检查和找到肝外原发癌证据。

(6)肝脏邻近脏器的肿瘤:胰腺、右半结肠、右肾、肾上腺的肿瘤以及腹膜后的软组织肿瘤。超声检查有助于区别肿块的部位和性质,AFP 检测阴性。

诊断流程见图 5-5。

【治疗】

治疗原则:早期治疗,综合治疗,积极治疗。

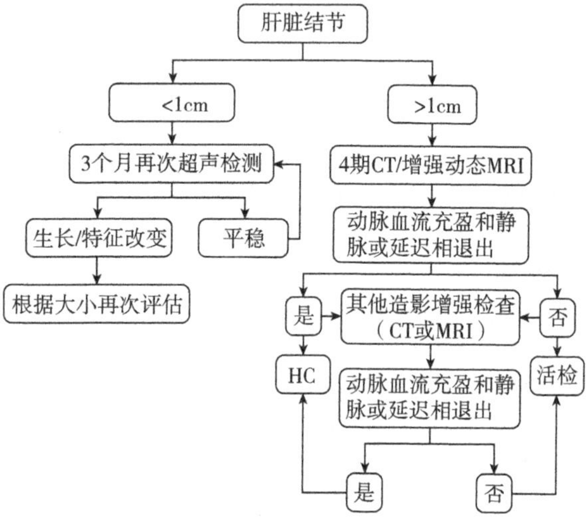

图 5-5　肝癌影像学诊断流程

处理流程见图 5-6。

肝癌治疗以外科治疗为主,部分病例可采用多种方法的综合序贯治疗。小肝癌切除效果最好,其次为肝动脉结扎合并插管基础上的综合治疗,尤其是合并肝动脉内放射免疫治疗,再次为局部治疗,单纯药物治疗最差。巴塞罗那临床肝癌(Barcelona Clinic Liver Cancer,BCLC)分期有利于治疗方案的选择。

1. 外科治疗

(1)手术切除:仍为获得肝癌长期生存(>5 年)的最重要手段。手术切除主要用于早期诊断的小肝癌。小肝癌诊断一经确立,应于2 周内施行手术切除。手术越早,生存率越高。

(2)肝移植:国际上多推荐符合 Milan 标准的患者接受肝移植治疗。

2. 非手术治疗

(1)动脉血管化疗栓塞:已成为非手术治疗的首选,可治疗不能手术的肝癌。

(2)经皮消融治疗:对不适宜接受切除或移植的早期 HCC

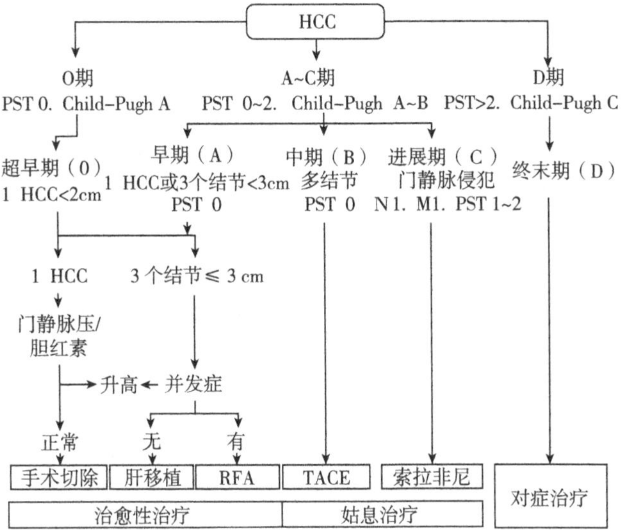

图 5-6　肝癌治疗处理流程

HCC，肝细胞癌；PST，Performance Status Test，体力状况分析；RFA，射频消融治疗；TACE，肝动脉化疗栓塞

患者是最佳的治疗方法之一。注射化学物质（乙醇、乙酸或沸盐水）或者改变温度（射频、微波、激光、冷冻）可以达到摧毁肿瘤细胞的目的。现在，射频消融是局部消融的首选，乙醇注射也是重要的治疗手段。对于≤5cm 的肝癌，研究显示消融治疗与手术切除者生存率并无明显差别，但在无瘤生存期（DFS）和复发率方面，手术具有优势。因此，局部消融对于无法手术切除的患者是安全有效的治疗方案，或者可作为移植的过渡治疗。

（3）分子靶向药物：新型多靶向性抗肿瘤的口服药物索拉非尼（sorafenib）可以延长患者寿命约 3 个月。对于无法接受其他有效治疗的 HCC，有条件者可以使用索拉非尼治疗。

（4）中医治疗：辨证施治，多用攻补兼施的方法。治疗原则有活血化瘀、软坚散结、清热解毒等。可提高机体免疫力，改善症状。

3. 综合与序贯治疗:上述方法各有优缺点,可能有互补作用。肝癌的治疗应由单一的治疗模式转变为综合治疗模式。

4. 并发症治疗与对症治疗:肝癌结节破裂时,应考虑肝动脉结扎、大网膜包裹填塞、喷洒止血药或紧急肝动脉栓塞等。其他并发症如上消化道出血、肝性脑病、感染等应行相应处理。

【预后】

本病的预后取决于HCC诊治的早晚、肿瘤大小、有无转移等。瘤体小于5cm、能早期手术者,肿瘤包膜完整、尚无癌栓者预后尚好。已有肝外转移或癌破裂者,合并失代偿期肝硬化者,ALT显著升高者,预后差。

【预防】

一级预防:“改水,防霉,防肝炎”七字方针。

二级预防(三早):早期发现,早期诊断,早期治疗。

三级预防(临床治疗):局部,积极,综合三方面。

(常　莹　林菊生)

转移性肝癌

转移性肝癌(metastatic carcinoma of the liver)是常见的肝脏肿瘤之一。其原发部位最为常见者为大肠,其次是胃和胰腺。

【肿瘤转移途径】

1. 血行转移:肿瘤可沿门静脉(胃、肠、胰腺肿瘤)、肝动脉(乳腺、肾脏及皮肤癌等)、偶可经下腔静脉(肾细胞癌)转移至肝脏。

2. 淋巴转移:乳腺癌、淋巴肉瘤可沿淋巴管扩散至肝脏。

3. 直接蔓延:邻近器官肿瘤可直接浸润肝脏。

【病理】

肝脏大小及转移癌数目不一。可仅有1~2个微小结节,亦可整个肝脏充满转移的肿瘤而极度肿大。在胃、胰腺、结肠转移瘤,由于结节中心坏死或纤维化,肉眼观可呈典型的“脐样凹陷”。

【诊断】

1. 临床表现:2/3 的肝脏转移癌有临床表现。病程发展相对缓慢,可有或无原发肿瘤的表现。患者可有乏力、厌食、发热和体重下降等非特异性症状。肝脏大小可正常,当发生广泛转移时,可见明显肝大。肝区杂音及胸膜炎样胸痛伴压迫性摩擦音是本病特有体征,但并不常见。肿瘤结节坚硬或有压痛。一般仅有轻度黄疸或无黄疸,但堵塞胆管时可出现深度黄疸。转移瘤出血见于肾细胞癌、甲状腺癌、神经内分泌腺瘤和血管肉瘤。

2. 实验室检查:少数来源于消化道肿瘤病例 AFP 可呈阳性。CEA 在原发于大肠癌时可显著升高。当出现明显的临床症状时,AKP、γ - GT Ⅱ、5 - 核苷二磷酸同工酶异常,其阳性率有时可高达 60% ~80% 。

3. 特殊检查

(1)B 超:呈典型的“牛眼征”。中央液化坏死时,超声检查可见圆形无回声区。

(2)CT 及 CT 血管造影检查:CT 上呈“圈状”图像。多年来,CT 血管造影被认为是诊断转移性肝癌的金标准。

(3)MRI 检查:比 CT 有更高的敏感性(80% ~95%)与更好的特异性(88%),并对小于 2cm 的癌的检测有优越性。

(4)原发病灶的筛查诊断可帮助查明转移性肝癌的来源。

(5)腹腔镜检查可直接看到肝表面肿瘤,取活检病理检查可明确诊断。

【治疗】

对限于肝脏一叶而无其他肝外扩散者,可考虑行肝叶切除。其他治疗同原发性肝癌。

【预后】

一般预后不良,生存时间取决于原发肿瘤的类型和转移情况,一般结肠、直肠肿瘤的转移性肝癌预后相对较好。

(常　莹　林菊生)

二十六、妊娠期肝病

妊娠期特有的肝病包括:妊娠剧吐的肝损害、妊娠期肝内胆汁淤积、妊娠期急性脂肪肝以及妊娠高血压综合征(pregnancy - induced hypertension syndrome, PIH,简称妊高征)等。它们分别发生于妊娠过程中的各个不同时期。妊娠剧吐的肝损害多发生在妊娠初始三个月,妊娠期肝内胆汁淤积发生于妊娠中、后期,妊娠急性脂肪肝一般发生在妊娠 26 ~ 40 周,而妊高征的肝损害则发生在妊娠末三个月或后半期。

妊娠剧吐的肝损害

妊娠剧吐(hyperemesis gravidum)是指妊娠期出现严重而持久的呕吐,以致脱水、体重下降或酮症,甚或需要住院治疗者。其中约有 13% ~33% 出现肝功能异常,约 10% ~13% 出现黄疸。

【病因】

病因不明,可能与失水和营养不良有关。

【病理】

绝大多数患者肝组织学检查无明显病理改变,少数患者有肝内胆汁淤积。据 19 例妊娠剧吐尸检报告,显示肝小叶中央区色素沉着,无炎性细胞浸润和肝细胞坏死,或有中等程度的大囊泡性脂肪沉积。

【诊断】

1. 肝功能异常多发生在妊娠初始 3 个月,常在妊娠剧吐后的 1 ~ 3 周内发现。临床上出现黄疸,尿色茶红,偶有皮肤瘙痒。

2. 血胆红素轻度或中度升高(正常的 2 ~ 3 倍)。少数患者 ALP 增高,BSP 试验异常。

3. 鉴别诊断:应注意与妊娠合并病毒性肝炎、急性胰腺炎或糖尿病等鉴别。妊娠合并病毒性肝炎可见于妊娠的任何时期，而不是只在妊娠早期；而且呕吐也不会像妊娠剧吐肝损害那样严重而持久。急性胰腺炎常有暴饮暴食或胆系病史，血、尿淀粉酶增高及B超检查有助诊断。糖尿病常有多饮、多食、多尿或体重减轻等临床表现，血糖升高及尿糖阳性有助诊断。

【治疗】

主要是镇吐，纠正水、电解质紊乱和补充营养等。

【预后】

预后较好。

妊娠期肝内胆汁淤积

妊娠期肝内胆汁淤积（intrahepatic cholestasis of pregnancy，IHCP）是一个综合病征，它包括：妊娠瘙痒，妊娠期复发性肝内胆汁淤积和妊娠期黄疸等。发生于妊娠中、后期，其主要临床表现是瘙痒和黄疸，分娩后好转，再次妊娠时可能再发。

【病因】

IHCP病因尚未阐明，可能与遗传和激素因素有关。本病有家族性。有人认为IHCP患者在遗传上具有对雌激素致胆汁淤积作用的过敏反应。

【病理】

肝组织学的典型表现是小叶中央区胆汁淤积、毛细胆管内有胆栓以及肝细胞内有胆色素沉积。胆汁淤积可能呈局灶性。无炎性反应和肝细胞坏死。门静脉区和叶间胆管正常。所有的病理改变在分娩后恢复正常。

【诊断】

1. 瘙痒是首发症状，皮肤瘙痒70%以上发生在妊娠晚期，平均发病孕周为30周，大多在分娩后24～48小时缓解，少数在1周或1周以上缓解。瘙痒发生后2～4周内部分患者出现黄疸，发生率为20%～50%，多数仅轻度黄疸，多于分娩后1～2周内消退。再次妊娠时可能再发。此外，常有唾液分泌过多，或有恶心、呕吐或腹部不适。患者一般情况较好。

2. 实验室检查和影像学检查：可伴肝功能异常，主要为

ALT 和 AST 轻、中度升高,胆红素轻度升高,以直接胆红素为主。分娩后迅速恢复正常。空腹胆汁酸水平升高≥10.5μmol/L(正常为 5.6μmol/L)或总胆汁酸水平升高 10μmol/L。肝脏 B 超检查对于 IHCP 诊断意义不大,仅对排除孕妇有无肝胆系统基础疾病有重要意义。

3. 疾病严重程度判断

(1)轻度:血清总胆汁酸 10 ~ 39μmol/L,肝胆酸 10.75 ~ 43μmol/L,总胆红素 <21μmol/L,直接胆红素 <6μmol/L,ALT <200U/L,AST <200U/L,临床症状以瘙痒为主,无明显其他症状。

(2)重度:血清总胆汁酸≥40μmol/L,肝胆酸≥43μmol/L,总胆红素≥21μmol/L,直接胆红素≥6μmol/L,ALT≥200U/L,AST≥200U/L。瘙痒严重,伴有其他症状;<34 孕周发生 IHCP、合并多胎妊娠、妊娠期高血压疾病、复发性 IHCP、曾因 IHCP 致围产儿死亡者。

4. 鉴别诊断:应注意与病毒性肝炎、其他原因引起的肝内胆汁淤积鉴别。

【治疗】

详见“八、肝内胆汁淤积”。

【预后】

母婴预后均好。再次妊娠或服用口服避孕药时可能出现类似临床表现。

妊娠急性脂肪肝

妊娠急性脂肪肝(acute fatty liver of pregnancy)是一种少见的出现于妊娠晚期的急性肝脂肪性变。其病理特征为肝细胞内含有大量脂肪微囊泡,属于微囊泡性脂肪病(microvesicular fat disease)。本病罕见,但近年来由于轻症病例不断发现,发病率稍有上升。

【病因】

本病病因不明。可能与妊娠时雌激素、生长激素及肾上腺素增加,使组织中的脂肪被动员进入肝脏,并影响脂蛋白的合成和脂肪的运转等有关,妊娠期静脉滴入四环素,有诱发本病可能。

【病理】

肝脏缩小,质地柔软,外观黄色。肝内有大量脂肪存积,呈微囊泡状集聚于肝细胞内,肝细胞肿大。脂肪浸润以肝小叶中央区最为明显。肝小叶结构多正常,无明显炎性细胞浸润或肝细胞坏死。电镜下见脂肪微囊泡在胞质、光面和粗面内质网中堆积,高尔基体因脂滴浸润而膨胀,线粒体肿大、变形或破裂,嵴减少,其基质内含结晶包涵物。

【诊断】

1. 临床表现呈暴发性经过。多见于初产妇、双胎妊娠或男胎妊娠。一般发生在妊娠26~40周。

2. 开始有消化道症状,如恶心、呕吐、上腹痛等。继之发热、全身不适。常有先兆子痫样表现,如高血压、下肢水肿及蛋白尿等。黄疸迅速出现并进行性加重,常伴有腹水。

3. 常并发肝性脑病、消化道出血、DIC及急性肾衰竭等。

4. 实验室检查血清胆红素明显增加,谷丙酶(ALT)及谷草酶(AST)活性增高。碱性磷酸酶(ALP)、γ-谷氨酰基转移酶(GGT)及5′核苷酸酶(5′-NT)增高,血清胆固醇多有不同程度的升高,胆固醇脂一般正常。凝血酶原时间延长。有时出现低血糖、高血氨等。

5. 超声检查脂肪肝呈强回声的“明亮”肝,肝外形和大小变化较小。CT检查肝密度普遍降低,甚至低于脾及肝内血管的密度,而使血管更清晰可见。近年来认为动态CT对急性妊娠期脂肪肝的诊断有帮助。

6. 鉴别诊断:本病须与病毒性肝炎鉴别,HAV、HBV及HCV标志物检测最有帮助,亦须注意与妊娠期的其他黄疸如妊娠肝内胆汁淤积、妊娠良性复发性黄疸等鉴别。

【治疗】

1. 唯一有效的治疗是立即终止妊娠,施行剖宫产手术,以挽救孕妇生命。因发病多在28周后,早期取出胎儿,可明显提高胎儿存活率。

2. 对肝衰竭及其他并发病采取积极的救治措施，详见各有关章节。

【预后】

诊断不及时者，妇婴死亡率均甚高（均在50%以上）。如及时终止妊娠母婴死亡率为0～20%。患者症状及肝功能可于数周内恢复，不致演变为慢性肝病，并可再次妊娠。

妊娠高血压综合征的肝损害

妊娠高血压综合征（妊高征）表现为先兆子痫（pre－eclampsia）、子痫（eclampsia）或溶血、高肝酶及低血小板综合征（hemolysis，elevated liver enzymes and low platelet count，HELLP）等。妊高征时可以有不同程度的肝损害，如轻度的肝细胞坏死、肝包膜下出血甚至肝破裂。

【病因】

妊高证的发病原因至今尚未阐明。血管对内源性升压物质和儿茶酚胺的反应性增加，致全身小动脉痉挛为本病的基本病变。全身各器官组织因缺血和缺氧而受到损害，严重时有肝细胞损害。

【病理】

病理特征表现为肝窦内纤维素沉积、肝细胞局灶性或弥散性缺血性坏死，以及门静脉区其周围出血等，甚至可出现肝包膜下血肿，肝内血肿和肝破裂。

【诊断】

1. 妊娠的最后3个月或后半期出现高血压、水肿和蛋白尿。严重者有恶心、呕吐、右上腹疼及压痛。

2. 有不同程度的肝损害表现。轻者仅有血清转氨酶升高，或有AKP增高。黄疸不常见，如有黄疸则表明病变严重，常与溶血和弥散性血管内凝血有关。

3. HELLP表现为溶血，血清ALT及AST增高、血小板减少等，血压可能正常或无蛋白尿的表现。半数患者可能有腹水征。

4. 肝包膜下血肿和肝内血肿可用B超或CT证实。肝破裂时有腹痛、休克等腹腔内出血的临床表现,腹腔诊断性穿刺有血液。

【治疗】

加强对症和支持治疗(详见妇科分册有关章节)。严重时考虑终止妊娠。

(李德民 王家駹)

主要参考文献

中华医学会妇产科学分会产科学组.2011. 妊娠期肝内胆汁淤积症诊疗指南. 中华妇产科杂志,46(5):391-395.

二十七、Gilbert综合征

Gilbert综合征(Gilbert syndrome)是显性常染色体遗传性疾病,系肝细胞内胆红素尿苷二磷酸葡萄糖醛酸基转移酶(bilirubin UDP-glucuronosyl transferase, BGT)部分缺乏所致。临床特征是血中非结合胆红素呈轻度持续性增高,除黄疸外,无明显临床表现,呈慢性良性经过。

【病因】

可能不是单一病因所致,故名综合征。发病与肝细胞缺乏BGT有关,主要的基因突变发生在定位于染色体2q37上尿苷二磷酸葡萄糖醛酸转移酶(UGT)1A1。也可能同时伴有肝细胞膜摄取非结合胆红素能力下降,或后者与其附着的清蛋白的分离障碍。

【病理】

肝组织学正常,或有脂褐素沉着。

【诊断】

1. 患者多在青少年时发病,常在体检或因其他疾病做实验室检查时被发现。主要临床表现为黄疸,可呈隐性或间断性。因饥饿、感染、发热、手术、酗酒、妊娠或劳累而诱发或加重,甚至有报告妇女月经期,胆囊造影或静注葡萄糖液而使黄疸加重。或有乏力、消化不良或肝区不适等。患者发育正常,一般情况良好,肝脾多不肿大。

2. 实验室检查:大多为轻度黄疸,血清胆红素在22.1~51μmol/L,少数可达85~102μmol/L,主要是非结合胆红素增高。肝功能试验正常,无溶血证据。

3. 特殊检查:胆囊造影或无异常。少数患者磺溴酞钠(BSP)试验或靛氰绿(ICG)试验可能异常。

4. 饥饿试验:给低热量饮食(300kcal/d)。两天后,如血清胆红素增加26μmol/L以上,或较试验前水平增加2倍,有诊断意义。

5. 苯巴比妥治疗试验:口服苯巴比妥60 mg,每天3次,共2周,黄疸显著改善者有诊断意义。

6. 烟酸试验:静脉注射或口服烟酸,可使血清胆红素浓度增高,但对于鉴别Gilbert综合征与溶血无价值。

7. 鉴别诊断:应注意与病毒性肝炎、溶血性黄疸鉴别。前者有肝炎病毒感染史(密切接触、输血或应用血液制品等),常有明显的消化道症状。除黄疸外,常有转氨酶增高及其他肝功能试验异常。血HAV、HBV及HCV标志物检测有重要诊断价值。后者溶血试验阳性,大多有红细胞形态学异常,或发现引起溶血的外因(如脾大、红细胞抗体等)或内因(如红细胞膜异常、红细胞酶缺乏、血红素异常等)。

【治疗】

本病无需特殊治疗。黄疸较深者可试用苯巴比妥60mg,每天3次。避免导致黄疸加重的诱因并戒酒。

【预后】

本病预后良好,不影响健康。

(李德民 王家珑)

主要参考文献

陆伦根,曾民德. 胆汁淤积性肝病,Gilbert综合征. 北京:人民卫生出版社:517-519.

二十八、Crigler－Najjar 综合征

Crigler－Najjar 综合征(Crigler－Najjar syndrome)又称先天性葡萄糖醛酰转移酶缺乏症,是新生儿的一种家族性非溶血性黄疸,系肝细胞内胆红素葡萄糖醛酸基转移酶缺乏所致。Gilbert 综合征为该酶的轻度缺乏,而 Crigler－Najjar 综合征则为中、重度缺乏。胆红素葡萄糖醛酸基转移酶中度缺乏者为 Crigler－Najjar Ⅱ型,完全缺如者为 Crigler－Najjar Ⅰ型。

【病因】

Crigler－Najjar Ⅱ型为常染色体显性遗传,Ⅰ型为常染色体隐性遗传。

【病理】

肝组织学检查正常。

【诊断】

1. 患儿多有黄疸,一般在出生后出现,Ⅰ型者出现较早(多在出生后第 2～4 天),Ⅱ型者稍晚,有时也可能在儿童期或青春期出现。

2. 胆红素脑病:Ⅰ型者常见,表现为痉挛、角弓反张;Ⅱ型者罕见。

3. 实验室检查:血清胆红素增高,Ⅰ型多达 340～770μmol/L,Ⅱ型一般为 102～340μmol/L,以非结合胆红素增高为主。其他常规肝功能试验正常。

4. 鉴别诊断

(1)注意除外溶血性黄疸(参见第一篇"黄疸")。

(2)与 Gilbert 综合征的鉴别诊断见表 5-7。

【治疗】

1. Ⅰ型患儿因酶的完全缺如,酶诱导剂(如苯巴比妥)无效,光照疗法可暂时降低血清非结合胆红素浓度。可试行换血或血浆置换,可除去抗体和致敏红细胞。锡或锌原卟啉或中卟

表 5-7　Gilbert 综合征和 Crigler – Najjar 综合征的鉴别

表现	轻度（Gilbert 综合征）	中度（Crigler – Najjar Ⅱ 型）	重度（Crigler – Najjar Ⅰ 型）
遗传性	不清，可能为显性	显性常染色体遗传	隐性常染色体遗传
肝细胞 BGT 活性	轻度降低（约为正常的 30% ~50%）	明显降低	缺如
肝细胞对胆红素摄取功能	降低	无改变	无改变
血胆红素 μmol/L(mg/dl)	17 ~102(1 ~6)	102 ~340(6 ~20)	340 ~770(20 ~45)
伴有溶血现象	50%患者可有轻度	无	无
肝组织学检查	正常，或有脂褐素沉着	正常	正常
肝汁中结合胆红素	有，胆红素单葡萄糖酸苷百分比增加	减少，以胆红素单葡萄糖酸苷为主	无或极少
发病年龄	常在青春期，少数在少儿期	常在出生后短期内	出生后 2 ~4 天
临床表现	无特殊或无症状，有时有黄疸	胆红素脑病罕见	胆红素脑病常见
苯巴比妥治疗	有效，但常不需要用药	有效	无效
预后	如正常人	一般尚好	多在出生后 18 个月内死亡

啉有抑制血红素分解的作用，减少胆红素生成，因有一定毒性，不宜长期应用。有条件可行肝细胞或原位异体肝移植。

2. Ⅱ型患者用苯巴比妥可降低血清胆红素浓度。

【预后】

Ⅰ型患儿多在出生后18个月内死于胆红素脑病。Ⅱ型者预后较好。

（李德民　王家骁）

主要参考文献

陆伦根，曾民德．胆汁淤积性肝病，Crigler－Najjar综合征．北京：人民卫生出版社，526-530.

二十九、Dubin－Johnson综合征

Dubin－Johnson综合征（Dubin－Johnson syndrome）又称慢性特发性黄疸，是肝细胞对胆红素和BSP的摄取和结合过程正常，而在肝细胞内运转以及在向毛细胆管排泌过程存在遗传性缺陷。本综合征的临床特点是一种慢性良性间歇性黄疸，以血清结合胆红素增加为主。

【病因】

本综合征是一种良性、常染色体隐性遗传性疾病。分子学基础为染色体10q23—q24上*MRP*2基因突变。*MRP*2是一种ATP依赖性结合输出泵。纯合子为患者，无黄疸的杂合子有BSPTm值低下和尿内粪卟啉异构体Ⅰ增高，并有报道肝细胞可有色素颗粒沉着。

【病理】

肝脏肉眼观呈黑褐、石板蓝或暗灰色，肝穿刺所得活体组织亦呈黑色。组织学检查肝结构正常，无炎性改变及肝细胞坏死，但见肝细胞内有色素颗粒沉着，以肝小叶中央区及毛细胆管周围区多见。电镜观察表现为电子密度的膜包涵体，可能是含色素的溶酶体。色素的性质可能是脂褐素（lipofuscin）或黑

色素的衍生物。

【诊断】

1. 本综合征虽为先天性疾病,但发病年龄多在青少年,常被偶然发现巩膜黄染,或因其他疾病做实验室检查时发现高胆红素血症。黄疸大多轻微,劳累、感染、饮酒、妊娠或口服避孕药等或可使黄疸加深。

2. 患者一般情况好,多无自觉症状,或有乏力、恶心、或肝区不适等。肝脏正常或稍大,或有轻压痛,脾脏不大。

3. 实验室检查:血清胆红素一般在 34.2~85.5μmol/L,偶可达 510μmol/L,其中以结合胆红素为主(约占 60%)。尿胆红素阳性,尿胆原增加。血清碱性磷酸酶正常或轻度增加。

4. BSP 试验呈双峰曲线,对 Dubin-Johnson 综合征有诊断意义,即 BSP 静注后第 45 分钟,血浆 BSP 潴留量正常或轻度升高,90 分钟时 BSP 潴留量再度升高,且大于第 45 分钟的浓度。

5. 口服胆囊造影时,75% 患者胆囊不显影,或显影较淡;静脉胆管造影亦有半数不显影。

6. 本综合征的另一特点是尿中粪卟啉的排泄有特征性改变。正常尿中粪卟啉Ⅲ的含量占尿中粪卟啉总排泄量的 75%,而 Dubin-Johnson 综合征患者,尿中粪卟啉总排泄量正常或轻度增加,但其中粪卟啉Ⅰ所占比例明显增加(>80%)。

7. 腹腔镜检查肝脏外观和颜色,以及肝穿刺活体组织检查有助于诊断。

8. 鉴别诊断

(1)肝内胆汁淤积:常有中毒、缺氧、心衰、低血压、炎症、毒素、激素或药物等病因。大多有全身一般症状和消化道症状,瘙痒明显。BSP 试验无双峰曲线。肝穿刺有肝内胆汁淤积,但无色素颗粒沉着。

(2)肝外梗阻性黄疸:影像学检查可发现肝外胆道梗阻。

【治疗】

苯巴比妥可暂时改善黄疸和 BSP 排泄,但一般无需任何治疗。

【预后】

本综合征预后良好，也不会演变为慢性肝病。

（李德民　王家駹）

主要参考文献

陆伦根，曾民德．胆汁淤积性肝病，Dubin－Johnson 综合征．北京：人民卫生出版社：520-522.

三十、Rotor 综合征

Rotor 综合征（Rotor syndrome）为慢性家族性高结合胆红素血症，其临床表现在很多方面与 Dubin－Johnson 相似，但其发病率较 Dubin－Johnson 综合征更低。

【病因】

本综合征是一种良性、常染色体隐性遗传性疾病。

【病理】

肝脏肉眼观无特殊异常。组织学检查肝结构正常，无炎性改变及肝细胞坏死，肝细胞内无特殊色素沉着。本综合征是胆红素在肝细胞内结合过程正常，而在肝细胞内运转以及在向毛细胆管排泌过程存在遗传性缺陷。

【诊断】

与 Dubin－Johnson 综合征相似，其不同点在于以下几方面。

1. BSP 试验：注射 BSP 后，第 45 分钟时 BSP 潴留量增加，但至第 90 分钟时不再回升，即没有 Dubin－Johnson 综合征时的双峰曲线。

2. 胆囊造影绝大多数正常。

3. 尿中粪卟啉总排泄量增加，可达正常人的 250% ~ 300%，但粪卟啉Ⅰ及Ⅲ所占比例与正常人相似。

4. 核素肝胆显像：Rotor 综合征患者的肝、胆囊和肝内胆管到 2 小时都不显像或仅有少量核素摄取。

【治疗】

无需特殊治疗。

【预后】

良好。

(李德民　王家駹)

主要参考文献

陆伦根,曾民德. 胆汁淤积性肝病,Gilbert 综合征. 北京:人民卫生出版社:517-519.

三十一、Wilson 病

Wilson 病又称肝豆状核变性,是一种先天性铜代谢障碍性疾病。临床上以肝损害、锥体外系症状与角膜色素环等为主要表现。本病多见于青少年和儿童,有显著的家族性,其发生率约为 1/30 000 人。

【遗传病因与病理变化】

Wilson 属常染色体隐性遗传病,其基因位点均位于 13 号染色体长臂,遗传方式为子代有 1/4 为纯合子,1/4 正常,另 1/2 为无临床症状的杂合子,故在患者的近血缘家族中发病率很高,用遗传连锁分析法,能在早期诊断出无症状患者。

本病病理生理基础为遗传缺陷使肝细胞溶酶体排泄铜至胆汁减少及肝合成铜蓝蛋白减少,导致大量铜沉积于肝内及血清铜与清蛋白疏松结合进入血循环,并沉积于脑、肾、角膜、骨关节等组织。

中枢神经系统病理变化突出,呈广泛对称的退行性变,尤其脑基底部豆状核萎缩,软化最显著;肝脏肿大,肝小叶内活动性炎症、坏死,伴门静脉周围脂肪变,肝细胞质、溶酶体内铜沉积,病变发展最终形成大结节型肝硬化;角膜缘的后弹力层和远端肾小管有铜颗粒沉积。

【诊断】

1. 临床表现:85% 患者在 10~25 岁,6 岁前与 50 岁后几乎不发病。大多数呈慢性退行性,少数急性起病。

(1)肝损害:肝脏病变常早于中枢神经系统损害,多为起病隐匿,疲乏、食欲缺乏及其他胃肠道症状,肝功能轻度异常,当神经症状出现时,已有肝硬化和门静脉高压症表现;其次为慢性活动性肝炎表现,有发热、黄疸和肝大等,症状时好时坏,迁延不愈逐渐发展成肝硬化;少数为 10 岁以前患者,呈急性或亚急性重型肝炎病程,同时伴有血管内溶血,常于病后数周或数月死亡。

(2)中枢神经系统症状:以锥体外系运动障碍最显著而常见。表现为不自主运动和肌强直:①震颤(手腕、手指、上臂、下肢、头颈部、面肌、舌及躯体其他部位),手足徐动,扭转痉挛等;震颤有安静时持续,动作时加重及睡眠时停止的特点。②肌强直表现为动作迟缓、构音困难或书写凌乱、面肌张力过强则表情木讷、口半张似哭似笑、涎液外流。③精神异常则表现为情绪不稳、行为幼稚、忧郁等。

(3)角膜色素环(Kayser-Fleischer 环):见于 90% 以上的患者,是本病特征性体征,亦是早期发现无症状杂合子的重要依据。在裂隙灯下见角膜缘有色泽甚美的色素环或弧,呈黄绿、蓝绿或棕红色等,驱铜治疗后色素变淡或消失。

2. 病理生化检查:是确诊本病的证据,亦有助于不典型患者诊断。详见表 5-8。

3. 诊断依据:典型病例诊断不难,可依据:①发病年龄与家族史特点。②肝大、黄疸、腹水。③锥体外系表现,如不自主运动与肌强直。④角膜色素环。⑤病理生化指标(表 5-8)。

4. 鉴别诊断:长期胆汁淤积及少数原发性胆汁性肝硬化患者,可出现角膜色素环,尿铜与肝铜含量亦可增加,可依据发病年龄与家族史、无锥体外系症状等予以区别。只有肝损害而未出现角膜色素环和神经精神症状的本病患者,应与慢性活动性病毒性肝炎鉴别,后者血中可查出肝炎病毒相应的抗原抗体标志物。

表 5-8 Wilson 病的病理生化检查结果

	正常人	Wilson 病
血清铜(μmol/L)	13～24(80～150μg/dl)	<11～13(<70～80μg/dl)
血清铜蓝蛋白(mg/L)	250～400	0～200
尿铜(μg/24h)	<100	>400
尿氨基尿素(mg/24h)	<400	>500
肝铜(μg/g 干重)	<50	>1500

注:综合 Lange、Walsh、Sternlieb 等的资料。

【治疗】

治疗原则为早期诊断、早期与长程给予驱铜治疗。

1. 促进尿铜排出:Wilson 病驱铜治疗至为重要。早期正规给药,大多数患者症状可得以控制,尤其对早期患者和无症状患者效果最佳。

(1)*D*-青霉胺:为半胱氨酸衍化物,具有增加细胞膜通透性及铜络合作用,与组织内铜络合后形成水溶液物质,经肾脏排出。依 Lange、Sternlieb 长期应用经验,每日 1～2g,分 4 次餐前半小时服下,直至神经精神症状好转,角膜色素环减轻,改用维持量,每日 0.75g,长期服用。

(2)锌制剂:乙酸锌、硫酸锌亦有络合铜和促进铜排出的作用,适用于对 *D*-青霉胺不能耐受的患者。硫酸锌每次 0.2g,一日 3 次。

2. 限制铜摄入:避免含铜量高的食物,如坚果、巧克力、猪肝、羊肝、动物血、乌贼、鱿鱼、虾蟹等食物;铜制食具和用具亦应禁用。

3. 支持治疗与对症处理:补充 B 族(B_1,B_2,B_6)维生素。给予护肝药、调节营养神经系药等;患者生活常不能自理,需他人照料以防意外。震颤和肌强直可给苯海索、左旋多巴、氢溴东莨菪碱等口服。

4. 肝移植:可显著改善肝豆状核脑变性症状与病理生化

指标。

【预后】

病程发展与预后取决于确诊的早晚。*D*-青霉胺早期应用可阻止疾病发展或达到相对稳定，晚期病例虽用铜络合剂，预后仍不佳。

（计叔钧）

三十二、血　色　病

血色病（hemochromatosis）又称特发性血色病（idiopathic hemochromatosis，IHC），是先天性铁代谢障碍致铁吸收增加及体内过度蓄积，形成肝硬化、糖尿病、性功能减退及皮肤色素沉着等表现的遗传性疾病。多在中年男性发病。

【遗传病因与病理】

IHC 属常染色体隐性遗传，有明显的家族性，其遗传基因靠近第 6 对染色体短臂上的 HLA－A 位点，常为 *HLA－A3*、*HLA－B7*，*HLA－B14* 等位基因。家族中 HLA 分型检查，有助于了解基因频率和早期发现有铁负荷过重的无症状患者。

长期铁负荷过重是 IHC 的病变基础。患者体内含铁总量可达 15～60g，超出常人的 5～10 倍。过量的铁以含铁血黄素、铁蛋白、黑色素等形式沉积于全身组织脏器。肝脏肿大，肝细胞与胆管细胞内有大量含铁血黄素沉积，少量炎性细胞浸润，汇管区与门静脉分支周围纤维化，进展至肝硬化时肝呈铁锈色或黄褐色；胰腺呈黄色结节状肿大，皮肤基底层与真皮、垂体、睾丸、肾上腺与甲状腺，以及心肌纤维等组织脏器，均有含铁血黄素和黑色素颗粒沉着及不同程度的纤维化。

【诊断】

1. 临床表现：IHC 起病隐匿，进程缓慢。发病多在 40～50 岁，男性远较女性多见（10∶1 以上）。早期表现为乏力、食欲减退、肝区隐痛、皮肤色素逐渐增加等。肝硬化、皮肤色素沉着和糖尿病为典型的三联征。

(1)肝硬化:100%有肝大,肝区或右上腹痛、肝掌、男性乳房发育、毛发脱落等,半数有脾大,但黄疸、腹水少见,肝功能试验改变不显著。约1/3肝硬化患者并发肝细胞癌。

(2)皮肤色素沉着(90%):约25%~40%为最早表现,皮肤损害为全身性,呈青铜色或灰褐色。患者面部、颈、前臂伸侧、手背、外阴部等色素沉着更为突出,少数口腔黏膜、眼结膜有色素沉着。

(3)糖尿病(60%~80%):约35%为最初症状,有"三多一少"表现,也有做葡萄糖耐量试验时始发现轻度糖尿病,一般对胰岛素治疗反应良好。

(4)内分泌异常:表现有性欲减退或缺失,阴毛、腋毛稀少和闭经。血中促性腺激素和催乳素水平下降,男性睾酮浓度降低。

(5)其他有心肌病与关节痛:表现为心律失常、指掌关节、踝、膝、髋关节疼痛。

2. 实验室检查:IHC铁代谢障碍指标有特异改变(表5-9)。

表5-9 IHC的铁代谢障碍

	正常人	Wilson病
血清铁[μmol/L(mg/dl)]	9~27(50~150)	32~54(180~300)
总铁结合力[μmol/L(mg/dl)]	45~66(250~370)	36~54(200~300)
转铁蛋白饱和和(%)	22~46	50~100
血清铁蛋白(μg/L)	10~200	900~6000
尿铁排泄量*(mg/24h)	0~2	9~23
肝铁含量(干重)(μg/100mg)	30~140	600~1800

*肌内注射0.5g去铁胺后(引自Harrison's principles of internal medicine,1991)

应着重指出:转铁蛋白饱和度大于62%时,强烈提示为IHC纯合子。铁蛋白水平>1000μg/L,是诊断本病的实验室依据之一。

3. 肝活体组织检查:是确诊IHC最主要的方法,病理组织呈色素性肝硬化改变,肝铁含量异常显著地增高。

4. 影像学检查:CT 显示肝弥漫性密度增高,CT 值达 80 ~ 120HU,同时胰腺、脾脏和腹腔淋巴结亦有类似改变。MRI 显像可作为肝铁含量重要的指标。

5. 诊断依据:①中年患者有肝硬化、皮肤色素沉着和糖尿病,临床可诊断为 IHC;②铁蛋白 < 1000μg/L、转铁蛋白饱和度 > 62% ,诊断 IHC 已无疑问;*C282Y* 和 *H63D* 基因型检测可用于诊断;③肝穿刺活组织病理检查及铁含量测定可确定诊断。

6. 鉴别诊断:主要应与继发性肝铁质沉着症相鉴别。如严重贫血长期大量输血及铁剂治疗者、长期大量饮酒致铁负荷过量、反复溶血性贫血患者等。

【治疗】

IHC 无病因学治疗,主要为去除铁沉积治疗。

1. 放血疗法:是去除脏器铁沉积的最好方法。开始每周 1 ~ 2 次,每次 500ml,可去除铁 250mg。IHC 患者需去除 25g 的铁,一般在 2 年内放血 50 ~ 150 次。定期检查血清铁蛋白和转铁蛋白饱和度,直至检测数值达到正常时,改为间歇放血,每 2 ~ 3 个月 1 次以维持疗效。

2. 铁络合剂:用于不能接受放血疗法的患者,可肌内注射去铁胺(desferroxamine)0. 5g,一日 2 次(可去除 10 ~ 20mg 铁),连续注射 1 年,可排除铁 5 ~ 12g。

3. 控制铁摄入:禁止输血及补充铁剂,不食含铁丰富的猪、鸭、牛、羊肉,血和血制食品,弃用铁制炒锅和容器等。

4. 对症处理:控制糖尿病、肝功能不全、心律失常或心衰等。

【预后】

早期确诊或无症状纯合子经放血疗法,预后良好;合并肝癌的 IHC 预后不佳。

（计叔钧）

三十三、α1-抗胰蛋白酶缺乏症

α1-抗胰蛋白酶缺乏症(α1 - antitrypsin deficiency),是血清中正常α1 - 抗胰蛋白酶(α1 - AT)缺乏引起的一种遗传代谢酶缺陷性疾病,由常染色体隐性基因遗传。临床表现为新生儿肝炎、儿童和成人的肝硬化和肺气肿等。

【病因与遗传学】

α1-AT是血清中的一种拮抗蛋白酶的成分,具有抑制胰蛋白酶、糜蛋白酶等作用。由于α1-AT的拮抗,才使组织细胞的完整性得以维持。肝脏是生成α1-AT的主要器官,其合成由第14染色体上的蛋白酶抑制物(*Pi*)显性等位基因决定,目前已知有76种以上的不同的*Pi*等位基因的表型,不同变异基因决定了血清α1-AT的浓度,正常人血清中α1-AT中是由纯合子MM基因型决定,称MM型α1-AT;遗传缺陷时,体内形成由纯合子ZZ基因型决定的病理性α1-AT,称PiZZ。由于它多肽链排列异常,且相对分子质量小而溶解度低,故不能从肝脏向血中释放,大量积存于肝细胞内,使肝内组织受损导致慢性肝炎和肝硬化。故α1-AT缺乏所致的肝病,实际上是指正常的α1-AT缺乏。

【病理】

本病肝硬化多为小结节性,大结节性者少见。肝细胞胞质内有一种大小不等,红色球形小体,过碘酸Schiff染色阳性,称PAS包涵体,在肝小叶周围的肝细胞内尤为明显。约为70% ~ 80% PiZZ纯合子在中年以前发生肺气肿。

【诊断】

本病临床表现多种多样,男女均可患病。

1. 临床表现

(1)新生儿肝炎:约10% ~15% PiZZ纯合子的新生儿发生胆汁淤积为主的新生儿肝炎综合征,有少数婴儿于出生时已发病,但常在2个月时才出现淤胆表现,且半数病儿有肝大和脾大,有的伴脐疝或股疝。

(2)肝硬化:幼年性肝硬化常继发于新生儿肝炎,常在6岁以前因肝硬化的并发症而死亡,成年人肝硬化发病年龄较早,临床表现类似于胆汁性肝硬化,且门静脉高压征象显著,可伴有肺气肿,出现失代偿期肝硬化表现后常于数月内死亡。少数患者可并发肝细胞癌。

(3)肺气肿:约70% ~80%存活至成年,PiZZ纯合子在中年以前发生肺气肿及反复肺部感染,常出现咳嗽、气急、肺功能明显减退等症状。

2. 实验室检查:本病进展时,血清总胆红素增高,转氨酶增高,ALP显著增高、血清蛋白降低、蛋白电泳分析中α1-球蛋白缺乏。

3. 诊断依据:诊断本病依靠家族史、新生儿胆汁淤积,同时伴有肺气肿及反复肺部感染,蛋白电泳中α1-球蛋白缺乏。确诊依赖α1-AT含量测定、Pi表型分析、肝穿刺活检(PAS染色阳性)。

【治疗】

无特殊治疗,故产前遗传咨询十分重要,父母为PiZZ杂合子,其胎儿发生PiZZ的危险性可达25%,宜取胎儿脐血作Pi表型分析,必要时终止妊娠。对α1-AT缺乏的肝硬化和肝癌者,用PiMM表型的供者肝脏行肝移植术,可望改善病情及提高存活率。

【预后】

本病无特殊治疗,预后不良。

(计叔钧)

三十四、肝性卟啉病

肝性卟啉病(hepatic porphyria)是卟啉代谢与血红素生物合成过程中,因肝脏先天性酶缺陷导致卟啉和卟啉前体形成增加,并在体内积聚而产生的遗传性疾病。主要表现为腹痛、光敏性皮肤损害、周围神经损害、精神异常等。依病变部位分为4

型:①急性间隙性卟啉病(acute intermittent porphyria, AIP);②迟发型皮肤型卟啉病(porphyria cutanea tarda, PCT);③遗传性卟啉病(hereditary coproporphyria, HCP);④变异型卟啉病(variegate porphyria, VP)。以AIP及PCT较常见。

【病因】

4型肝性卟啉病均属常染色体显性遗传,纯合子与杂合子均有临床症状;虽都是先天性酶缺陷,但多在青壮年期发病;急性发作期常由外因如服用某些药物或饮酒诱发;症状显著时尿内δ-氨基-γ-酮戊酸(简称ALA)与卟胆原(PBG)排泄量及肝内ALA合成酶活性均增加。

【诊断】

本病的诊断主要依靠医师的警觉性和对该疾病特征的认识,结合实验室检查,参考家族遗传史等予以确定。

1. 急性间隙性卟啉病(AIP):是肝性卟啉病中最多见的一种,女性比男性多见。发病机制是肝内尿卟啉原-Ⅰ-合成酶缺乏,致尿卟啉原Ⅲ的前体PBG及ALA堆积由尿排出;又由于血红素生成减少,负反馈抑制作用减弱,使ALA合成酶活性增加,产生大量PBG和ALA。

(1)临床表现:患者常因服用某些药物(如苯巴比妥、氯氮䓬、类固醇特别是雌激素、磺胺类、苯妥英钠等)及精神刺激、感染、创伤、饮酒等诱发,常表现急性腹痛、神经精神症状及棕红色尿三联征。

1)腹痛:多突然发生,呈剧烈绞痛,腹痛可波及全腹,常呈阵发性或持续性阵发性加剧,时间长短不一,常伴有便秘或呕吐。腹壁柔软且无固定压痛点,用解痉药无效,腹痛发作后常伴神经精神异常。

2)神经精神异常:表现多种多样,周围神经受累时为肢体上行性瘫痪,严重时出现延髓麻痹;表现为多汗、心动过速、血压升高等;精神症状主要为类似精神分裂症、癔症和神经衰弱症等。

3)棕红色尿:发病时尿如葡萄酒样,呈棕红色或赤褐色,有时尿刚排出时颜色正常,但经日晒、加酸或加热后可转成红色,对本病诊断有帮助。

(2)实验室检查

1)尿 ALA 与 PBG 排出量显著增高,可超出正常的 10 倍至几百倍,为诊断本病的重要依据。

2)肝细胞内 PBG 与 ALA 合成酶活性均增加。

2. 迟发型卟啉病(PCT):也是较常见的肝性卟啉病,男性比女性多见。系尿卟啉原脱羧酶缺乏,致尿卟啉Ⅲ、尿卟啉Ⅰ在体内蓄积。由于卟啉Ⅲ沉积于皮肤,具光敏性皮疹特征,但无腹痛与神经精神症状。本病可因饮酒、服用铁剂、女性激素等诱发。

(1)临床表现

1)皮肤损害:主要为光敏性皮损害,暴露部位在日晒后出现红斑疱疹,破溃继发感染后数周才能愈合并遗留色素沉着。皮肤受机械性撞击也易损伤。

2)肝损害:系卟啉与铁质在肝沉积所致,产生继发性肝铁质沉着症或肝硬化。

(2)实验室检查

1)尿卟啉Ⅲ和尿卟啉Ⅰ排出增加。

2)尿 ALA 与 PBG 排出量正常。

3)皮肤疱疹液体内可测出卟啉物质。

3. 遗传性粪卟啉症(HCP):系粪卟啉原氧化酶缺乏所致,临床少见。

(1)临床表现:患者常病情隐匿而无症状,可因巴比妥、甲丙氨酯、苯妥因钠等作用而诱发。

1)自主神经功能紊乱:可发生腹泻、呕吐、便秘等。

2)光敏性皮肤损害:约 30% 患者可发生,患者常于日晒后数小时发生皮肤损害。

3)神经系统:和 AIP 相似,但较轻,偶有四肢瘫痪和呼吸麻痹。

(2)实验室检查

1)粪卟啉Ⅲ增加。

2)尿粪卟啉Ⅲ、ALA、PGB 增加。

4. 变异型卟啉病(VP):发病原理未明。因临床表现可同时有皮损害、腹痛及神经症状,但也不完全固定,又称混合型卟啉病。

(1)临床表现

1)皮肤损害:80% 患者可发生,皮肤暴露处易擦伤而起疱,愈合后常留瘢痕、色素、且呈退行性。

2)神经系统:与 AIP 相似。

(2)实验室检查

1)粪中原卟啉及粪卟啉呈持续性增加,即使间隙期亦增加。

2)尿中 ALA、PGB 及粪卟啉增加。

5. 鉴别诊断

(1)急腹症:本病发病时,常易误诊为急性阑尾炎、胰腺炎、胆囊炎、肠梗阻、肾绞痛等,甚至需做手术探查。但此类疾病除固有的特征外,无棕红色尿,PBG 试验阴性。

(2)铅中毒:铅中毒可因卟啉代谢障碍而发生腹绞痛,和 AIP 相似。但铅中毒者有铅接触史、血铅及尿铅增多、PBG 正常。

(3)糙皮病:皮肤改变易和本病相混淆,但糙皮病者常有舌炎、口腔炎及营养障碍史,尿中卟啉及其前体不增高,尿 PBG 试验阴性。

(4)症状性卟啉尿:可见于多种疾病,如肝病、血液病、金属中毒、药物中毒等,但症状性卟啉尿以粪卟啉为主,而尿卟啉不明显,卟啉前体不增多,尿 PBG 试验阴性。

(5)神经精神病:有相应表现时应与脑炎、癔症、精神分裂症等鉴别。

【治疗】

1. 避免诱因:禁用可能诱发之药物,禁酒。有光敏性皮肤损害者应避免日晒。

2. 高糖:高糖可抑制 ALA 合成酶,使病情迅速缓解。急性发作时,每小时静脉注入 10% 葡萄糖液 100~150ml 或 25% 葡萄糖液 40~60ml,连续 24 小时,每日给予葡萄糖 400g 左右,配合高糖类饮食,能使症状迅速缓解。

3. 激素:少数血卟啉病发作与月经周期有关,可应用雄激素、雌激素或口服女性避孕药等。但雌激素或避孕药之应用必须个体化，有的患者发作可能与之有关。有的患者应用泼尼松，每日30～60mg，分三次口服，可获良效，尤对有直立性低血压者。

4. 腹痛：可使用酚噻嗪类如氯丙嗪、甲哌氯丙嗪、阿司匹林、丙氧基苯等，也可使用冬眠疗法或普鲁卡因、络合剂（如依地酸EDT）。

5. 血红素：可防止周围神经瘫痪、呼吸麻痹引起死亡的危险，是抢救危重急性卟啉病的有效方法。可用羟铁血红素，每千克体重3～4mg，溶于生理盐水中静脉缓慢注射，病情需要时每12小时重复一次，一般经24～48小时后可获迅速改善，使临床及生化检查得到缓解。

6. 静脉放血：对PTC患者有效，放血疗法后肝铁沉着可得到改善。

7. 对症治疗：纠正电解质紊乱、便秘、高血压、心动过速等。如有咽下困难或昏迷者，应加强监护及护理。

【预后】

本组疾病一般均潜伏存在，常在外因影响下（如某些药物、饮酒、日照等）诱发起病，注意防止外因，患者寿命可能不受影响。

（计叔钧）

第六章 胆系疾病

一、胆 石 症

胆管(胆管、胆囊)内有结石存在,统称胆结石,由此引起的一系列症状则称胆石症(cholelithiasis)。结石根据存在部位分为胆囊结石、肝外胆管结石(胆总管、总肝管)和肝内胆管结石。

【病因】

按结石成分不同,可分为胆固醇结石、胆色素结石、混合性结石三种。结石形成可能与以下因素有关。

1. 代谢障碍:主要为胆红素及胆固醇代谢障碍。胆盐、磷脂、胆固醇等比例失调时,胆固醇含量增多或胆盐减少,胆固醇即在胆汁中析出结晶而形成胆固醇结石。当胆汁中游离胆红素增多时与钙结合即形成胆红素钙结石。

2. 慢性胆管感染:胆管感染改变了胆汁 pH,使胆固醇易于沉淀。加之感染后炎性细胞、脱落上皮细胞增多,可成为结石核心。若蛔虫进入胆管后,除带入细菌外,其虫体虫卵以及脱落的胆管上皮细胞等亦可为结石核心。

3. 胆管解剖及功能异常:如胆管狭窄、胆总管开口狭窄致胆汁淤滞易形成结石;后天性,迷走神经切断术或毕氏Ⅱ式胃大部分切除术后,逆行性胆管感染机会多;糖尿病患者胆汁中胆固醇饱和度增加,胆囊收缩功能差及并发胆囊炎概率增多,有利于胆固醇结晶析出;肝硬化、溶血性贫血、心换瓣术后亦可并发胆管结石。

无论何种原因所致结石,主要病理变化是引起胆管梗阻、继发性感染和不同程度肝损害。

【诊断】

1. 临床表现：腹痛、寒战发热、黄疸为主要症状，即 Charcot 三联征。腹痛剧烈，以右上腹明显，可放射至右肩或右背部，伴恶心、呕吐。2/3 患者有寒战高热，腹痛后 12～24 小时后出现黄疸。如嵌顿结石退回胆囊或排入十二指肠，梗阻暂时缓解，则症状可消失。不少患者反复发作，也有间歇数月或数年再发作。发作时剑下或右上腹压痛明显，局部腹肌紧张，有时可触及肿大胆囊，Murphy 征阳性。肝内胆管结石可无任何症状，或疼痛较轻，多为钝痛或胀痛。

2. 实验室检查：除白细胞计数、胆红素升高外，常伴有一过性 ALT、AST 升高。同时 ALP、γ－GT 明显升高。并发胰腺炎时血、尿淀粉酶升高。

3. 特殊检查

（1）B 超：能确定结石大小、部位、数量及有无胆管扩张，为普遍采用的诊断方法。

（2）X 线检查：腹部普通平片可发现 10%～15% 含钙较多的结石影。口服碘阿芬酸做胆囊造影，可显示透 X 线的结石阴影，并了解胆囊大小和收缩功能。经皮经肝胆管造影（PTC）有利于了解结石部位、大小以及胆管扩张、狭窄程度和部位。胰胆管造影（ERCP）可同时了解肝内胆管有无狭窄、梗阻及肝外胆管梗阻病因。

（3）CT：其诊断价值与 B 超检查相似。

4. 鉴别诊断：胆石症发作时，应与下述疾病鉴别。

（1）急性胰腺炎：胆结石常为急性胰腺炎的病因，急腹痛为持续性，多在上腹偏左、可向左腰部放射，血、尿淀粉酶、腹水淀粉酶升高明显。

（2）胆管蛔虫病：多见于青少年。阵发性剑下痛，间歇期可毫无症状，腹部柔软，压痛不明显。症状重而体征少为其特点。

（3）心肌梗死：少数可有上腹痛，心电图 Q 波出现、ST 抬高、T 波倒置，心肌酶谱升高。

【治疗】

1. 内科治疗

(1)饮食控制:少食高胆固醇食物,如脑、肝、肾、鱼卵、蛋黄等。急性发作期应禁食脂肪类食物。

(2)胆绞痛发作时处理:禁食、静脉输液、补充维生素和电解质。解痉镇痛可用硝酸甘油酯0.6mg,舌下含服,每3~4小时1次,或阿托品0.5mg,肌内注射,每4小时1次,可同时并用异丙嗪25mg,肌内注射;镇痛剂哌替啶50~100mg肌内注射,与解痉剂合用可增强镇痛效果,一般禁用吗啡,因促使Oddi括约肌痉挛进而增加胆管内压力。

(3)溶石疗法:可用熊去氧胆酸(UDCA),仅适用于胆固醇结石。UDCA 100mg,每日3~4次,溶石率约20%~30%,且需坚持用药半年到一年。

2. 介入治疗:内镜下十二指肠乳头肌切开取石,使胆总管结石排出或用网篮取出结石。内视镜气囊扩张术(EPBD),即在内镜下经乳头开口放置气囊,充气扩张,可避免切开乳头、防止逆行感染,为最近开展的新疗法。经皮经肝胆管镜碎石取石,较大的结石可用激光、高频电流及机械碎石,较小的结石用取石器取出。

3. 外科治疗:单纯胆囊结石作胆囊切除术。腹腔镜胆囊切除术,可减轻患者手术创伤,瘢痕小、恢复快、术后粘连轻微。肝外胆管结石可行胆总管切开取石,如胆总管狭窄须加做Oddi括约肌切开或成形术,或做胆肠吻合术。肝内胆管结石如肝门部或左叶的肝内胆管结石,可进行肝门部第一、二、三级胆管切开手术或做病变肝叶部分切除术。对肝右叶胆管内结石可做肝部分切除加肝胆管空肠吻合术、肝胆管成形术。

【预后】

一般胆石症的治疗效果良好,但若出现胆囊坏疽穿孔、化脓性胆管炎、急性坏死型胰腺炎等并发症可以致死。

(曹振华)

二、急性胆囊炎

急性胆囊炎(acute cholecystitis)是由于胆囊管或胆总管梗阻和细菌感染而致胆囊急性炎症，主要临床表现有发热、右上腹痛及压痛、恶心呕吐及白细胞增多等。梗阻大多由于胆囊结石或胆管蛔虫阻塞引起。胆囊的急性炎症可单独存在，亦可为胆管急性感染的一部分。

【病因】

1. 胆囊出口梗阻：90% 以上系由胆石梗阻于胆囊管或胆囊颈部，引起胆汁郁积和浓缩，刺激囊壁引起化学性炎症，少数亦可因肿瘤、蛔虫而致出口梗阻。

2. 细菌感染：胆囊管梗阻后由于胆囊壁缺血、损伤、抵抗力下降，继发细菌感染。主要为大肠杆菌、产气杆菌、铜绿杆菌、变形杆菌、梭状芽孢杆菌等。感染途径可经上行、血循环、淋巴管等途径至胆囊。其他亦可发生于手术、创伤、严重烧伤后，细菌可从创伤处直接侵及胆囊。

【病理】

病初胆囊肿大、胆囊壁增厚、黏膜充血、水肿、白细胞浸润、黏膜下出血及片状坏死，治疗及时病变消退。如 3 ~ 7 天后炎症不消散，可发生壁内脓肿、胆囊积脓以至坏疽穿孔。病变以胆囊底和嵌塞胆石的颈部为著。若在炎症过程中，胆囊与邻近组织器官发生粘连，则形成胆瘘，并可引起胆汁性腹膜炎。

【诊断】

1. 临床表现：右上腹疼痛，多在餐后 30 ~ 90 分钟发作，钝痛或剧烈绞痛。疼痛可放射至右肩胛下方或右肩。常伴恶心、呕吐和低热，病情加重或胆囊有化脓性病变时则出现寒战、高热，如炎症累及胆总管或胆石嵌顿于胆总管时可出现黄疸。局部体征为右上腹肌紧张、压痛、叩击痛明显。30% ~ 50% 可触及肿大胆囊。用手轻按右肋缘下，患者深吸气有触痛而突然停止，称为 Murphy 征阳性，如有胆囊壁坏死、穿孔则全腹紧张。

2. 实验室检查：血白细胞计数增加，中性粒细胞核左移。

如胆总管结石则血清胆红素增高。继发胆管感染,肝细胞继发性损害,血清 ALT、AST 亦轻度升高,但 ALT 小于 400U。ALP、血清淀粉酶亦可升高。

3. 特殊检查

(1)X 线检查:约 10% ~15% 患者腹部平片可见右上腹有结石影。口服胆囊造影剂如胆囊不显影,可支持本病诊断。

(2)B 超:可了解胆囊大小、结石、胆囊壁厚度。当胆囊横径 >5cm、囊壁厚度≥3.5mm,有重要参考价值。

(3)CT:对胆囊增大、囊壁增厚、毛糙及结石存在有诊断价值。

4. 鉴别诊断

(1)急性胰腺炎:腹痛位于上中腹部或左上腹,血、尿淀粉酶明显升高,B 超、CT 胰腺肿大、包膜水肿、边界模糊不清。

(2)冠心病心绞痛型:老年多见、心电图有特异改变。

(3)消化性溃疡穿孔:病初无发热,上腹痛剧烈且迅速蔓延至全腹、腹膜刺激征明显、肝浊音界消失、膈下游离气体,有助于鉴别。

【治疗】

1. 一般治疗:禁食或限制饮食。胃肠减压、纠正水及电解质失调、适当解痉镇痛,以不掩盖临床症状为宜。

2. 抗菌治疗:宜尽早静脉应用抗生素。常用氨苄西林或哌拉西林(氧哌嗪青霉素)加氨基糖苷类,也可用头孢哌酮、环丙沙星,由于常有厌氧菌感染,故宜加用甲硝唑静脉滴注。抗菌治疗应待发热退尽、腹痛及压痛消失、全身状况显著改善后停用。

3. 手术治疗:经保守治疗无效,或急性化脓性坏疽性胆囊炎,有可疑穿孔者均需急诊手术处理,多数患者应在抗生素治疗及全身情况改善后进行手术。

4. 内镜治疗

(1)乳头肌切开取石:胆总管或复发结石及乳头狭窄者,切开乳头肌扩张网篮取石。

(2)腹腔镜下胆囊摘除:适用于单纯胆囊结石并发炎症控

制后、慢性胆囊炎而与周围组织无粘连者，对胆囊息肉、胆囊腺肌瘤等亦可摘除。

【预后】

急性胆囊炎及时抗菌治疗预后良好，老年患者伴糖尿病、心血管疾病者，死亡率可达5% ~10%，胆囊穿孔、胆汁性腹膜炎死亡率高达25%。

（曹振华）

三、慢性胆囊炎

慢性胆囊炎（chronic cholecystitis）是指胆囊慢性炎症性病变，呈慢性迁延性经过，临床上有反复发作特点。病因多与胆结石有关，但目前临床上非结石性慢性胆囊炎亦相当多见。大多以慢性起病，也可由急性胆囊炎反复发作迁延而来。

【病因】

除结石并发急性胆囊炎反复迁延而来外，非结石胆囊炎可能与下列因素有关。

1. 感染：细菌可来自肠道、胆管上行至胆囊，亦可由血液或淋巴途径到达胆囊。有时慢性胆囊炎亦可由病毒感染引起，15%胆囊炎患者过去有肝炎史，其他如蛔虫、梨形鞭毛虫感染。

2. 运动障碍：迷走神经切断术后，胆囊的动力和张力发生异常，排空时间延长，胆囊增大，渐渐出现胆囊壁纤维化，伴慢性炎性细胞浸润。

3. 代谢因素：某种原因致胆汁酸代谢改变时、胆盐长期化学性刺激、胰液反流亦可引起化学性慢性胆囊炎症。

4. 血管因素：胆囊壁血管病变可导致胆囊黏膜损害。胆囊浓缩功能和弹力减退，可致胆囊壁纤维化。

【病理】

胆囊炎症时，常致囊壁充血、水肿、纤维增生和钙化，并与周围组织粘连。由于瘢痕组织收缩，囊腔变小甚至完全闭合，即胆囊纤维化。如胆囊管被胆石嵌顿、胆汁潴留、浓缩成胶状小块形成胆泥。亦有胆囊黏膜仍不断分泌白色黏液,胆囊可膨胀、囊壁变薄、囊腔内充满稀胆汁,继发感染后可致胆囊积脓。如胆石长期刺激、压迫囊壁,可致囊壁溃疡或慢性穿孔。

【诊断】

1. 临床表现:主要表现为反复发作右上腹或中上腹疼痛,可向右肩或左肩放射。平日不耐受脂肪饮食,饭后常上腹饱胀不适、嗳气,常有低热及倦怠。如结石嵌顿则可产生绞痛,同时可伴有恶心、呕吐及发热。体征有右上腹压痛,偶有 Murphy 征阳性。如有胆囊增大,局部可扪及囊性包块。25% 患者可出现黄疸。

2. 实验室检查:发作时白细胞总数及中性粒细胞均增高。血清胆红素与总胆固醇可稍增加。十二指肠液引流检查可发现"B"胆汁混浊,有大量被胆汁染色的黏液和絮状物,显微镜下高倍视野白细胞 >30 个,甚至满视野,也可见到许多脱落的柱状上皮细胞,有时可找到梨形鞭毛虫及蛔虫卵。胆汁细菌培养可有细菌生长。

3. 影像学检查

(1)X 线检查:胆囊造影可发现结石及胆囊缩小、变形,收缩与排泄功能差。

(2)B 超:了解胆囊大小、有无结石,在慢性胆囊炎时除合并结石外,胆囊壁肥厚可能是唯一的征象。

(3)CT:与 B 超作用相似。

4. 鉴别诊断

(1)非胆囊疾病的胆囊壁增厚:正常胆囊壁 B 超检查应 <3mm,若 >3.5mm 往往怀疑为胆囊疾病,但低清蛋白血症和门静脉高压症也常有胆囊壁增厚。如血浆清蛋白 <35g/L,胆囊壁因水肿可变厚;门静脉高压时因胆囊血液、淋巴液回流障碍及腹水等原因,胆囊壁可明显增厚。此时不宜切除胆囊,否则会加速肝硬化进展。

(2)胆囊息肉样病变:1/2 胆囊息肉伴有胆囊炎症、1/4 可伴有结石,息肉脱落阻塞亦可有绞痛样发作。B 超或口服胆囊造影检查对胆囊壁隆起或息肉样病变很有帮助。如发现胆囊息肉症状较重，或息肉直径 > 10mm 及基底较宽，可手术切除。

【治疗】

1. 内科治疗：治疗原则为抗炎、利胆、低脂饮食。有腹痛、消化不良等症状应予对症处理。

2. 药物治疗

（1）抗菌治疗：有发热、胆汁细菌培养阳性者应给予抗生素（参见急性胆囊炎）。

（2）利胆剂：合并结石可服用胆石通 4 ~ 6 片，每日 3 次，熊去氧胆酸（UDCA）50 ~ 100mg，每日 3 次。

3. 手术治疗：慢性胆囊炎一般不需手术治疗，但如合并较大结石或多发结石、胆囊功能已丧失者，可手术治疗。

【预后】

慢性胆囊炎通过治疗预后良好。

（曹振华）

四、胆囊息肉样病变

胆囊息肉样病变（polypoid lesion of gallblader）系指胆囊壁向腔内呈局限性隆起病变的总称。通常包括胆固醇息肉、腺瘤样息肉、炎性息肉及胆囊腺肌病四种。

【病因病理】

发病原因尚不完全清楚。

胆固醇息肉：多与血脂过高有关，胆固醇代谢失调、造成胆汁中胆固醇明显升高，致使胆固醇结晶沉积，后被囊壁细胞吞噬堆积于黏膜固有层，表面覆以正常黏膜上皮，逐渐形成并向黏膜表面突起。可分两种类型：弥漫型，为粟粒样黄色小结节，广泛分布于整个胆囊黏膜表面；局限型，可呈桑葚状，有细蒂与胆囊黏膜相连。胆固醇息肉质脆易脱落，属非肿瘤良性病变。

炎性息肉：由慢性胆囊炎症、胆结石，长期直接刺激胆囊壁而引起的肉芽肿，呈乳头状红色。组织学特点为固有膜内慢性炎性肉芽组织伴有炎性细胞浸润、间质水肿。炎性息肉多为单个,直径常小于1.0cm,有一较宽基底附于胆囊壁上,在伴有胆结石患者,比单纯炎性息肉癌变率高。

腺瘤样息肉:属胆囊良性肿瘤,常为单发,但亦可多发,有时合并结石,息肉直径常为5~10mm,附于胆囊壁上。组织学上可分为乳头状腺瘤、管状腺瘤、管乳头状腺瘤三种。可能癌变。其中息肉为多发者,合并结石,无蒂,息肉直径大于1.0 cm时,易有癌变倾向。

胆囊腺肌增生症:本病为一种增生性疾病,以胆囊黏膜和肌层增生为特点,病理上胆壁增厚,壁内憩室形成,同时伴有囊肿和罗阿窦(Rokitansky - Aschoff sinus,RAS)增殖。按分布范围不同又可分为 ①弥漫型:整个胆囊壁呈弥漫性增厚。②节段型:于胆囊壁中段出现环状增厚且互相连通之两个小腔,使胆囊形似葫芦状。③局限型:胆囊底部较多。本病如伴有明显临床症状,应考虑癌前病变可能。最近资料表明,在原发型硬化性胆管炎患者,胆囊息肉通常为恶性。

【诊断】

1. 临床表现:胆囊息肉样病变,临床症状无特异,大部分为检查时发现,偶有右中上腹隐痛,饱胀感。以30~50岁较多,中青年为主。多发性息肉以良性胆固醇息肉较多。

2. 影像学检查:以超声检查对胆囊息肉样病变诊断率最高,比CT、ERCP及血管造影均优越,但B超容易受腹壁肥厚及肠管影响,对可疑患者应行多体位、多方向及加压或脂肪餐后扫查。

【鉴别诊断】

胆囊息肉样病变与早期胆囊癌鉴别比较困难,胆囊息肉样病变表现为隆起性病变,而早期原发性胆囊癌90% ~98%亦表现出息肉样隆起,反复经影像学检查,从病变部位、大小、形状、回声性质等方面加以分析,从而为鉴别诊断提示有益的信息。①胆囊息肉样病变好发于体部,而胆囊癌则以颈底部多见。②良性息肉样病变多<1cm,其中多为胆固醇息肉。胆囊癌如系腺瘤恶变则多>1cm,单发者多。③从形状来看,息肉样病变多为乳头状,表面光滑,有细蒂,但胆固醇息肉有时呈桑葚状,表面略毛糙。胆囊癌以菜花状多见,基底较宽。④胆囊癌多为低回声或混合回声,而息肉多呈中强回声。⑤以胆囊壁改变来分辨。胆囊癌之囊壁多明显增厚,成模糊不清及中断改变。胆囊息肉样病变囊壁一般正常或仅有毛糙。⑥息肉样病变较少伴发结石,而胆囊癌80%伴发结石。⑦超声胃镜检查。将超声胃镜探头插入十二指肠壶腹部来观察胆囊,可排除肠内气体过多或胆汁黏稠等干扰。在镜下观察,胆囊壁可分三层,内层为高回声黏膜、中层为低回声的肌纤维层、外层为高回声浆膜下层及浆膜层。息肉样病变时,胆囊壁完整,而胆囊癌时囊壁三层有不同程度的浸润破坏。⑧B超引导下胆囊穿刺,早期胆囊癌在胆汁中64%可找到癌细胞,病变胆囊细胞学检查阳性率更高。此外尚可在穿刺时抽取胆汁作癌胚抗原测定。

【治疗】

胆囊息肉样病变,以胆固醇息肉占绝大多数,属良性非肿瘤性疾病,临床症状不多,无需特殊处理,伴有血脂升高者,降血脂可能有益,但息肉不会消失。

手术治疗:目前较公认手术指征为①单发无蒂息肉;②息肉直径>1 cm;③基底宽;④50岁以上有症状者;⑤胆囊壁增厚;⑥位于胆囊颈部的息肉样病变或伴有结石者。

(曹振华)

五、胆管蛔虫病

胆管蛔虫病(biliary ascariasis)系指寄生于小肠的蛔虫进入胆管后,引起奥狄氏括约肌强烈痉挛收缩而发生剧烈上腹痛、呕吐、发热、黄疸等症状。多见于卫生条件较差的儿童、青壮年,女性尤多。

【病因】

蛔虫成虫通常寄生于小肠中下端,具有钻孔癖性,喜碱性,当人体出现消化管功能紊乱、饥饿、高热时,或者由于驱虫不当、手术刺激等,虫体受到激惹而出现异常活动,常上窜至十二指肠,然后再钻入胆总管,偶可进入肝内胆管,真正进入胆囊者,并不多见。这是因为胆囊与胆总管呈锐角相交,加之胆囊颈 Heister 瓣也有阻碍蛔虫进入胆囊的作用。发病前如原有胆管疾病,导致奥狄氏括约肌收缩不良,蛔虫易进入胆管,除引起奥狄括约肌收缩外,尚可由虫体引起不完全胆管阻塞,当虫体将细菌带入胆管可致严重感染,并发化脓性胆管炎、肝脓肿、胆源性胰腺炎。蛔虫死亡后其尸体、虫卵常成为胆结石之核心。

【诊断】

1. 临床表现

(1)腹痛:多为突发阵发性剑突下钻顶样剧烈绞痛,患者面色苍白、坐卧不安、大汗淋漓。腹痛可向右肩及背部放射。持续时间长短不一,可突然缓解,间歇期可如常人安静。腹痛虽剧烈,但上腹仅有轻度压痛,并无腹肌紧张。如继发胆系感染时则腹痛又可发生而且持续。当合并肝脓肿时,可有肝区疼痛、高热,偶有致胆管穿孔者,可并发胆汁性腹膜炎,除持续性剧痛外,常有腹肌紧张、肠鸣音消失等体征。

(2)恶心、呕吐:多与腹痛同时发生,吐出物中常含有胆汁,少数可吐出蛔虫,有时恶心较重,并无胃内容物吐出。

(3)发热、畏寒、黄疸:体温升高多在38℃左右,由于虫体与胆管壁间总有空隙,即使进入蛔虫较多,也仅引起不完全梗阻,故黄疸并不太深。如出现寒战、高热、明显黄疸,白细胞明显升高,提示合并胆管严重感染。

2. 实验室检查:早期白细胞及中性粒细胞正常或轻度升高,亦可有嗜酸粒细胞增高,如有并发症时则白细胞显著升高。十二指肠引流液或粪便中可找到虫卵。合并胰腺炎时,血、尿淀粉酶升高。胆管感染严重或继发败血症时,血培养阳性以及肝功能受损。

3. 影像学检查:B 超检查胆管蛔虫超声图像特点为①胆管扩张;②在扩张之胆管内出现长条平行回声带,前端圆钝,边沿光滑,系由蛔虫体形成;③如虫体存活时可见蠕动;④蛔虫死后,萎缩虫体易与胆管结石混淆。

【鉴别诊断】

1. 胆石症:疼痛性质临床表现大致相似,但胆石症以中年以上女性多见,城市与农村均可发生,B 超可见结石存在。

2. 急性胰腺炎:发病前常有饮酒暴食,同时伴有血、尿淀粉酶升高。

3. 胃十二指肠穿孔:可突然发病,初期腹痛可于右上腹,不久即弥漫全腹。同时有腹肌紧张,肠鸣音消失等急性腹膜炎体征。

【治疗】

1. 保守治疗

(1)解痉镇痛:山莨菪碱,10～20mg 加入葡萄糖中静脉滴注。10% 硫酸镁,10ml 加入葡萄糖中静脉滴注。必要时哌替啶 50mg 肌注。亦可口服食醋,普鲁苯辛 15mg 每日 3 次,硝酸异山梨酯 10mg 每日 3 次,维生素 K_1 10mg 肌内注射。

(2)驱虫:阿苯达唑(zentel),成人及 2 岁以上儿童,400mg(二片)顿服即可。

(3)控制继发感染,补充液体,如氨基糖苷类抗生素、甲硝唑等。

2. 胃镜下钳出蛔虫,将胃镜迅速送至十二指肠降部、找到乳头开口处,如有虫体即用活检钳钳出。无论取出蛔虫或未见虫体,均可用硅胶管插入乳头开口内,然后再注入 1000～1500ml 氧气及 33% 硫酸镁溶液 50～100ml,有助于缓解症状,亦可驱出进入胆管之蛔虫。

3. 手术治疗:手术指征为①合并急性化脓性胆管炎、胆囊炎者;②合并肝脓肿、胆管出血,中毒性休克者;③合并急性出血坏死性胰腺炎,经保守治疗一周后病情无缓解;④合并胆结石,术中可作胆总管探查,取出结石、蛔虫,同时行胆汁引流。

(曹振华)

六、急性化脓性胆管炎

急性化脓性胆管炎(acute suppurative cholangitis)原称急性梗阻性化脓性胆管炎,系指胆管(胆总管、肝总管或肝内胆管)急性梗阻后胆管内压增高和细菌感染引起的急性化脓性炎症。临床上有右上腹痛、发热、黄疸、严重者血压下降或休克和意识障碍。起病急、病情急、变化快、死亡率高,被列为胆管疾病中病死率最高的疾病。

【病因与发病机制】

1. 胆管梗阻:结石嵌顿为最常见病因,梗阻部位多为胆总管末端,肝总管、肝内胆管结石亦可引起。其次为胆管蛔虫、胆管手术后或胆管肿瘤引起胆管狭窄,少数为淋巴结转移癌、胰头癌外压胆管而导致阻塞。

2. 细菌感染:病原菌以大肠杆菌为主,占半数,其次为Kleb杆菌属、变形杆菌、厌氧杆菌、粪链球菌、铜绿假单胞菌等,通常以混合感染多见。细菌主要由胆管逆行感染,也可经门静脉或肝动脉进入胆管。

病变基础是胆管梗阻,发病的中心环节为胆管内压不断增高和细菌大量繁殖。化脓性炎症沿胆管及向四周蔓延和扩散,破坏各级胆管黏膜屏障及肝组织。细菌及其毒素和炎性物质通过胆管壁或与肝窦沟通进入血循环,引起胆源性败血症、感染中毒性休克及多器官衰竭。

【病理】

胆总管显著扩张,半数管腔超过3cm,黏膜充血水肿、糜烂,常有溃疡;胆管内充满脓性胆汁,切开时见脓液喷出,常可见结石嵌顿、蛔虫阻塞或胆管狭窄病灶;胆囊肿大,囊壁充血水肿,胆囊胆汁混浊或呈脓性;肝脏充血肿大,呈急性炎症改变,可见广泛肝细胞坏死及多发性肝脓肿。

【诊断】

1. 临床表现:多有胆绞痛或胆管感染反复发作病史。急性上腹剧痛、寒热、黄疸三大症状为本病特征(Charcot三联征)。

上腹或右上腹剧痛最先出现，呈持续性并阵发性加重，旋即寒战、高热，常一日数次出现，黄疸多在腹痛后 2～3 天内发生。右上腹或剑突下显著压痛与叩击痛并腹肌紧张，肝脏肿大触痛，部分有胆囊肿大。重症患者三大症状出现不久，即烦躁不安、血压下降或休克，以及神志模糊、谵妄、以致昏迷，称为 Reynold 五联征。由于胆管梗阻部位不同，上述临床表现只是在严重程度上有所差异。

2. 实验室检查：白细胞数显著升高，常 $>20\times10^9/L$，伴核左移和中毒性颗粒；血清胆红素、ALT、AST、γ-GT 活性升高，黄疸以胆汁淤积性为主；术中胆汁培养有致病菌生长，血液培养细菌阳性率 42.8% ～83.3%；并发急性胰腺炎时血尿淀粉酶升高。严重患者可有血液凝固障碍（DIC）、肾衰竭及酸碱平衡失调等血液生化改变。

3. 影像学检查：对病因诊断与外科手术决策有极重要价值。

（1）B 超检查：能显示肝内外胆管扩张、胆管梗阻的病因（如结石）和部位（如胆总管末端梗阻、左肝或右肝内胆管梗阻等）、并发肝脓肿、膈下或肝下方脓肿、弥漫性腹膜炎等。

（2）CT 扫描或 MRI 显像：其意义同 B 超检查。

（3）ERCP 检查：仅适用于胆总管末端梗阻的病因检查，并可切开 Oddi 括约肌钳取结石或蛔虫虫体，解除胆管梗阻。PTC 检查应慎重，由于胆管高压，脓性胆汁可能有渗漏入腹腔的危险。

4. 诊断依据：既往有胆管感染或胆绞痛病史，急性起病出现上腹或右上腹绞痛、寒战高热、黄疸三大症状，B 超证实有胆管梗阻征象，临床可拟诊急性化脓性胆管炎。中华医学会外科学会于 1983 年决定以"重症急性化脓性胆管炎"，取替旧称"急性梗阻性化脓性胆管炎"。其诊断标准除上述表现外，并有收缩压低于 9.3kPa（70mmHg），或有两项以上的下列症状：①精神症状；②脉搏 >120 次/分；③白细胞 $>20\times10^9/L$；④体温高于 39℃或低于 36℃；⑤血培养阳性；⑥手术见胆汁呈脓性伴胆管内压力明显增高。

5. 鉴别诊断：本病应与急性胆囊炎、肝脓肿穿破、腹腔脏器穿孔鉴别，左侧肝内胆管梗阻以剑突下或左上腹为主，应与急性胰腺炎、心肌梗死鉴别。

【治疗】

治疗原则包括:积极控制感染、及时解除胆管梗阻、防治中毒性休克及维护肝肾功能。

1. 加强监护与支持疗法:常规按重症监护,密切观察生命征、神志意识改变,做血尿、生化及血气等检查;支持治疗包括给氧、胃肠减压、解痉镇痛、输液及维持水电解质与酸碱平衡,补充维生素及护肝药物等。

2. 抗生素控制感染:抗生素是救治本病首要措施,亦是纠正和防治中毒性休克的有效手段。选用对 G^+ 和 G^- 细菌有效的抗菌药,大剂量、二联或三联治疗。第三代头孢菌素在胆汁中和胆管壁内浓度高,作用时间长,应为首选,如头孢哌酮(先锋必)、头孢曲松(菌必治)、头孢他啶(复达欣)等,常分别与氨苄西林、哌拉西林、环丙沙星联合应用。因常混合厌氧菌感染,甲硝唑常与上述抗菌药联用。

上述1、2治疗措施,不论手术与否和术前术后均非常重要,不可偏颇。

3. 抗休克:主要为迅速提高有效循环血容量、纠正酸中毒、改善微循环、酌情应用血管活性药物和肾上腺糖皮质激素等。

4. 手术治疗:迅速降低胆管高压和解除梗阻是挽救患者的根本措施。以胆总管末端梗阻为例,多主张48小时内进行急诊手术,虽然病情危笃如高热、神志模糊、低血压乃至休克,给手术带来困难,但当切开胆总管迅速排出脓性胆汁,病情随即改善,继而探查胆管尽可能地排除梗阻病因,并放置口径较粗的T形引流管。若梗阻病情复杂则留待二期手术处理。只作胆囊切除不作胆总管切开,效果不佳。25%患者为肝外肝内胆管复合梗阻,外科手术亦十分棘手。

【预后】

本病预后不良。取决于胆管梗阻的类型、病因、诊断的早晚与治疗的决策。

(曹振华)

七、原发性硬化性胆管炎

原发性硬化性胆管炎(primary sclerosing cholangitis,PSC)为一种病因不明的慢性炎症性纤维化疾病,导致胆总管、总肝管及肝内胆管逐渐狭窄乃至闭塞,临床表现为持续时间不一的胆汁淤积,最终进展为胆汁性肝硬化,常伴有溃疡性结肠炎。

【病因】

目前认为可能与基因易感性及自身免疫有关,PSC 的等位基因 $HLA-B_8$、DR_3 出现频率增加,70% 患者合并溃疡性结肠炎,也可伴有腹膜后纤维化、Riedel 甲状腺肿等纤维化疾病。

【病理】

胆总管呈硬索状,基本病理变化为黏膜下层与浆膜下层的炎症和纤维化,致胆管壁增厚、硬化和管腔狭窄,但黏膜正常。肝内胆管受累时,出现胆管周围炎症和纤维化、门静脉炎症和门静脉周围纤维化,并见小叶中心性胆汁淤积及肝细胞界板部分破坏,最终形成继发性胆汁性肝硬化。

【诊断】

1. 临床表现:本病多见于男性,男女比为 3∶1。起病隐匿,病初仅有进行性疲乏,食欲降低,继之以皮肤瘙痒、黄疸及上腹不适或隐痛、体重减轻、发热等为主要表现。但典型的急性胆管炎并不常见。体征有黄疸、肝大、右上腹轻触痛,晚期有门静脉高压所致腹水与脾肿大。但临床上没有胆石症、胆管手术的病史。

2. 实验室检查:有小细胞低色素贫血,白细胞计数增多。肝功能:70% ~80% 血清总胆红素轻~中度升高,以 1 分钟胆红素升高为主;85% AST、ALT 也轻度增高;血清 ALP、γ-GT 即使没有黄疸也升高;总胆酸浓度亦多升高,多在正常值三倍以上。血清免疫学检查:抗线粒体抗体(AMA)、抗 M_2 抗体以及抗平滑肌抗体(ASMA)、抗核抗体(ANA)阴性,仅抗嗜中性粒细胞抗体(ANCA)约 80% 阳性。

3. 影像学检查

(1)内镜逆行性胰胆管造影(ERCP)、经皮经肝胆管造影(PTC):常有特殊表现,尤其ERCP检查更具诊断价值。表现为肝外胆管和(或)肝内胆管呈多处节段性狭窄,呈串珠状,狭窄胆管长度一般为1~2cm;肝外胆管除节段性狭窄改变外,也可呈整个管腔全长狭窄。肝外和肝内胆管狭窄可单独出现,也可同时受累。但必须指出,在PSC病程中可合并有胆石症或胆管癌,诊断时应注意。

(2)B超:可表现为看不见胆总管或肝外胆管、管腔细窄、管壁增厚且回声增强。

(3)CT:主要用于除外其他疾病,如证实肝内、外胆管不扩张、胰腺癌等胆管梗阻性疾病。

4. 诊断依据:①中青年男性,有慢性胆汁淤积性黄疸的临床表现与生化检查所见;②没有胆石症、胆管手术或胆管损伤病史;③排除肝外胆管肿瘤;④ERCP检查肝外胆管弥漫性或节段性狭窄伴有或不伴有肝内胆管受累。

5. 鉴别诊断

(1)原发性胆汁性肝硬化(PBC):女性多见,血IgM升高显著,线粒体抗体(AMA)90%以上高浓度阳性,影像学检查胆管无改变。

(2)其他继发性胆汁性肝硬化:如胆石症、胆管良恶性肿瘤、壶腹部周围肿瘤等,影像学检查可见胆管扩张及其病因。

【治疗】

1. 内科治疗:可试用类固醇激素抑制炎症和免疫反应,治疗后症状减轻,黄疸消退,化验指标改善,但不能改变预后。激素需长期使用,病情较轻者疗效尚好。亦可同时加用秋水仙碱、硫唑嘌呤或6-巯基嘌呤等免疫抑制剂。摄高蛋白、低脂肪饮食,补充维生素A、D、K。合并胆管感染者,给予抗菌治疗。

2. 手术治疗

(1)内引流:适用于局部狭窄者,如切除胆总管狭窄段,并作胆总管空肠Roux-Y吻合。

(2)外引流:适用肝外胆管弥漫狭窄者,可切开胆总管,置入 T 管作外引流以支撑管腔。一般引流至症状缓解为止。

(3)肝内外各级胆管多处狭窄者,可考虑肝脏移植。

【预后】

预后不良,60% 死于胆汁性肝硬化、门静脉高压或肝衰竭,早期病例肝内胆管正常者,经胆管引流结合皮质类固醇治疗,可望收到较好效果。

(曹振华)

八、胆囊切除术后综合征

胆囊切除术后患者原有症状继续存在,或经过一段时间缓解后原有的症状复发,或出现新的症状,统称胆囊切除后综合征(postcholecystectomy syndrome)。

【病因】

由于各家统计病例种类不一,其发病率差异甚大,为 4% ~ 40% 。病因可归纳如下。

1. 胆管内病变:①胆管结石。包括胆管内结石残留或结石复发,其中以残留结石最常见;结石复发则由于胆汁淤滞而形成。亦可能原来无结石,在胆囊切除后代谢紊乱,如甲状腺功能减退、肥胖、胆固醇增高、寄生虫感染等,产生结石;②残留胆囊管。系手术时胆囊管遗留过长,可逐渐扩张,继之又发生结石或癌变;③胆管炎症。残留或复发结石合并感染引起炎症。

2. 术后胆管外病变:①胆管损伤致术后出血、胆汁性腹膜炎、局部脓肿或胆瘘形成;②术后胆囊床和胆总管周围粘连;③术中遗漏病变,如壶腹部肿瘤、胰头、胆总管细小的肿瘤被忽略。

3. 继发性胆管运动障碍:术后近期内频繁发作右上腹痛、胀气、腹泻等症状系由于胆囊被摘除后,胆汁流入十二指肠的调节障碍,十二指肠张力过高,内容物反流使胆总管扩张及压力增加。经数月后胆总管括约肌功能才恢复,症状亦自行缓解。

4. 术前诊断有误:胆囊炎及胆石症的临床表现与许多疾病相似,如消化性溃疡、慢性胃炎、十二指肠憩室、胰腺炎、冠状动脉供血不足。如考虑不周、轻率地切除胆囊,术后症状依然存在。

【诊断】

1. 临床表现:多有恶心、呕吐、嗳气、腹胀、右季肋区不适或疼痛,如系继发性胆管运动障碍者,舌下含服硝酸甘油可迅速缓解或历经数月后自行缓解。如右上腹绞痛、黄疸、发热,表明有急性胆管炎,抗菌治疗数日症状消失。

2. 实验室检查:肝功能可了解肝损害程度,ALT、γ-GT、ALP对判断胆管梗阻情况亦有帮助。

3. 影像学检查:B超可提示胆总管和肝内胆管有无扩张、有无肝内胆管结石。ERCP或PTC可了解有无胆总管狭窄或闭塞、确定有无残余结石和胆管运动功能不良等。胃镜检查除可发现十二指肠壶腹部有无粘连、憩室外,还可直接发现胆瘘。

4. 鉴别诊断:胆囊切除后综合征患者应通过内镜、B超、肝功能试验、心电图等检查与消化性溃疡、慢性胃炎、慢性胰腺炎、肝炎和冠状动脉供血不足等疾病鉴别。

【治疗】

1. 一般治疗:摄取低脂肪饮食、少食多餐。胆囊切除后综合征患者多心情忧虑,惧怕做侵入性检查,故应耐心细致做好说服工作,争取患者的充分合作。

2. 药物治疗

(1)排胆剂:胆维它(anetholtrithin)25mg,每日3次;肠促胰液肽(secretin)50U,肌内注射,一日2次;利胆醇胶囊(苯乙醇,livonalum)100mg,每日3次;中药利胆化瘀片3~4片,每日3次。

(2)继发性胆管运动障碍:虽有胆石样绞痛,但时间短、发作频繁,且与情绪有关,腹痛发作时无寒战、黄疸。对疼痛发作可舌下含服硝酸甘油片0.5mg,需要时舌下含服硝苯地平(心痛定)10mg,维生素 K_3 8mg或山莨菪碱10mg肌内注射。

(3)抗菌治疗:合并胆管感染者应予抗生素治疗。

3. 外科治疗:再次手术适应证为①胆石残留或复发;②粘

连及胆管狭窄；③胆囊管残留过长；④胆汁性腹膜炎及腹腔出血等。外科手术时应常规系统地检查肝、胰、胃、十二指肠，以及肝外胆管，必要时做活组织检查。凡放置“T”管者，拔管前必须作经“T”管胆管造影。

【预后】

经药物或再次外科手术治疗预后一般良好，并发胆汁性腹膜炎者有生命危险。

（曹振华）

九、胆总管囊肿

胆总管囊肿（cyst of the common bile duct）先天性胆总管扩张、胰胆管合流异常，均属先天性胆管异常范畴。典型的临床表现为黄疸、腹痛和肿块三大症状。女性比男性多见。

【病因与分类】

目前认为以先天性发育畸形多见，由于胆管壁薄弱和胆总管远端梗阻，致胆总管内压升高后使之管壁扩张。后天性因素引起胆管扩张较少，可能与炎症、瘢痕、结石、胆管内或周围肿瘤、淋巴结压迫致胆总管远端狭窄。胰胆管合流异常是指胰管与胆管在十二指肠壁外畸形汇合，结果使得胰液逆流入胆总管引起胆管炎、胆管结石、壶腹炎等致胆总管远端梗阻。

胆总管扩张形态通常分三型：①囊状扩张型，最常见，占80%以上。胆总管呈梭状或囊状扩张、末端狭窄。②憩室型，较少见。胆总管一侧膨出或憩室样，其余胆管则正常或轻度扩张。③十二指肠内胆总管膨出，极少见，又称十二指肠内胆总管囊肿。

【病理】

囊肿多呈圆形，大小不一，内径为2～2.5cm，囊壁厚约1～10mm，可因慢性炎症而增厚。囊壁内缺乏完整的上皮，由纤维组织构成，常有炎症反应，可能有出血点或有溃疡，囊肿远端胆管狭窄。囊内为稀薄棕色液体、无菌，完全梗阻时偶见结石，继发感染后囊液变混。胆囊较小，偶有增大。肝内胆管正常或轻度扩张。

胆总管远端梗阻时常致肝内淤胆、肿大、甚有胆汁性肝硬化。

【诊断】

1. 临床表现:症状出现多见于儿童或成年期,女性多见。黄疸、腹痛、腹部肿块为三大主要表现。黄疸最多见,可为间歇性或进行性,婴儿黄疸进行性加重,应考虑为先天性胆管闭锁;黄疸程度与胆管狭窄和感染有关;腹痛可为上腹不适至剧烈绞痛不等;多可在上腹或右季肋部触及囊性类圆形肿块,伴发感染时肿块明显触痛并有反跳痛。十二指肠内胆总管囊肿可引起十二指肠梗阻症状,如腹痛、恶心和呕吐。

2. 实验室检查:血清总胆红素升高,以直接胆红素为主,γ-GT、ALP 升高显著,ALT、AST 轻度升高。

3. 影像学检查:对胆总管囊肿诊断、判断囊肿类型和大小及治疗方法的选择等均有重要价值。

(1) X 线低张造影:胃十二指肠受压移位,十二指肠曲增大。

(2) 胆囊造影:多不显影。仅在黄疸未出现时,静脉胆管造影可能显示囊肿存在。但大的囊肿因造影剂被囊液稀释亦不显影。

(3) 逆行胰胆管造影、术中胆管造影、经皮经肝胆管造影:对诊断均有价值,对了解胆胰合流异常、囊肿轮廓、有无结石、肝内胆管状态均有帮助。ERCP 可能诱发胰腺炎为不足之处。

(4) B 超、CT:能提示囊肿部位、大小和轮廓,并显示肝内胆管有无扩张。

(5) 超声内镜检查:为最好诊断方法,阳性率可达 80% ~ 90%,可将探头按 ERCP 方法或经胆管镜放入管腔内,胆管壁层次、有无扩张、结石、癌变均可清晰显示。

【治疗】

诊断一旦确定,应予手术治疗。根据囊肿类型、大小及有无感染等因素,施行囊肿切除或内引流术。

【预后】

取决于确诊时间的早晚,早期无症状小囊肿预后良好,巨大囊肿或伴有胆汁性肝硬化者预后不佳,约 2.5% 患者并发胆总管癌。

（曹振华）

十、Caroli 病

Caroli 病又称先天性肝内胆管囊性扩张（cystic dilatation of intrahepatic bile duct），系指肝内胆管节段性囊性扩张，与肝外胆管相连，可与总肝管囊肿并存。如本病与先天性肝纤维化或肝纤维化病变并存时，则称 Caroli 综合征，也可伴有胆总管囊肿、先天性肾小管扩张、肾囊肿及胰腺囊肿，有家族性。

【病因】

本病很少见。目前认为本病系一种染色体隐性遗传所致的先天性疾病。可能为胆管先天性结构薄弱，或交感神经缺如所致。

【病理】

主要表现为肝内胆管节段性圆形或卵圆形扩张。少数为单个扩张，大多数为多个圆形扩张，且形成很多交通性囊肿；因而胆汁引流不畅引起胆小管炎症、胆泥和结石，可伴有胆管炎、胆囊炎与肝脓肿，亦可合并胆管癌。与多囊肝不同，后者囊肿不与大胆管相连。

【诊断】

1. 临床表现：本病好发于儿童与青年男性。典型症状为反复发作的右上腹阵发性绞痛、发热、黄疸类似胆石症或胆管感染等症状。严重者可导致胆源性肝脓肿、膈下脓肿或败血症。儿童时期可能淤胆结石尚未形成，感染亦是暂时性的，只表现为间歇性腹痛、发热，而不出现黄疸，容易漏诊。如同时伴有先天性肝纤维化，患者从小即有肝脾大、脾功能亢进、最终形成门静脉高压，并发食管静脉曲张破裂出血。

2. 实验室检查：血清 ALP 升高，肝功能试验可不正常。

3. 影像学检查

（1）X 线静脉胆管造影：多不显影，往往在术中作胆管造影或经皮经肝胆管造影可清晰显示胆管扩张，即肝内胆管呈节段性单发或多发性囊性扩张,可并发结石或肝内胆管狭窄。

(2)B超:可见肝内胆管囊状扩张,有发热者与多发性肝脓肿鉴别困难,B超引导下穿刺抽液培养可鉴别。

(3)CT:显示肝内胆管扩张,呈多发性低密度分支状结构,常与另一扩张区彼此相通。囊腔内充满液体,内含高密度小块状物,系细胞碎屑或不含钙的结石。

4. 鉴别诊断

(1)肝内胆管结石伴继发性胆管扩张:本病多见于青壮年,胆管造影时可见结石或因结石引起狭窄,胆管梗阻近段的胆管普遍扩张,但无胆总管扩张征象。Caroli病约1/2患者合并大小不等肾小管扩张,亦称海绵肾,肝内胆管结石患者则无。

(2)肝内胆管癌:可合并肝内胆管结石,以高龄患者多见,病程长,胆汁内癌胚抗原(CEA)升高,胆汁细胞学检查有助于明确诊断。

(3)Caroli病相关疾病:有学者认为Caroli病、先天性肝纤维化、胆总管囊肿三者系同一种疾病在三个不同部位的表现。Caroli病累及肝内大的胆管、先天性肝纤维化累及肝内微小胆管、胆总管囊肿常累及胆总管或总肝管。尽管三者临床表现各异,但从病理学观点看,都是胆管先天性异常所致。三种情况可同时存在,亦可单独发病。

【治疗】

对无胆管梗阻或无胆管炎者,可暂不治疗,应观察随访。并发胆管炎时以内科治疗为主,抗生素控制感染。有结石者炎症控制后行胆管切开取石,黄疸并发反复感染,可切除病灶并做内引流术。如病灶局限一个肝叶或肝段,行肝叶或肝段切除效果较好。如病灶侵犯肝两叶或弥漫分布整个肝脏,多因胆源性肝脓肿、败血症、肝肾衰竭而死亡。

【预后】

一般预后不良,有无结石存在对预后影响很大,胆管炎经抗生素治疗可延长生命。

(曹振华)

十一、胆管肿瘤

胆管肿瘤(tumors of biliary tract)指发生于胆囊或肝外胆管的良性肿瘤以及恶性肿瘤的胆囊癌和胆管癌(carcinoma of the gallblader and bile ducts)。

【病因】

胆囊癌和胆囊结石有关。80% ~90% 伴有胆石,认为结石是胆囊癌的主要发病因素。可能由于胆石长期刺激导致胆囊黏膜化生、增生及癌变;或由于结石致胆囊的排空障碍以及长期慢性感染的刺激,使胆酸转化成更活跃的物质(如甲基蒽醌)成为致癌因素。慢性胆囊炎合并胆囊壁钙化,即“瓷胆囊”,恶变率较高,可达 12.5% ~61% ,其他胆囊腺瘤恶变和先天性胆总管囊肿都可能与胆囊癌发生有关。

胆管癌病因不明,与原发性硬化性胆管炎、胆石症的发病有一定关系。先天性胆管囊性扩张有恶变可能,胆管的良性肿瘤中以腺瘤恶变多。过去报道香港地区华支睾吸虫病是肝内胆管癌的病因之一。

【肿瘤分类与病理】

胆管良性肿瘤罕见,胆囊良性肿瘤分为真性肿瘤和假性肿瘤:①真性肿瘤从胆囊的上皮发生,称胆囊腺瘤(乳头状腺瘤与非乳头状腺瘤)。其他如脂肪瘤、平滑肌瘤、血管瘤等更加罕见。肿瘤可多发或单发、质软,常并发胆石和胆囊炎。②假性肿瘤有增生性(如腺肌瘤)、息肉性(胆固醇、炎症性)等。肝外胆管良性肿瘤以乳头状瘤较多,其次为腺瘤、纤维瘤、神经瘤等。

胆囊癌以腺癌多见,占 80% ~90% ,分为硬癌型、胶质癌与乳头状癌。其次为鳞状细胞癌、未分化癌、间皮细胞癌、表皮样癌、类癌,胆囊癌常直接侵犯肝脏。

胆管癌是指发生在左右肝管至胆总管的癌,上段胆管癌的发病率比下段高。壶腹癌和肝内胆管细胞癌不包括在胆管癌内。多发生于胆总管,亦可发生于总肝管、左右肝管接合处、左、右肝管和胆囊管。诊断不易,一旦发现多呈进行性发展。多见于60岁男性,初发症状以黄疸和上腹痛多见。80%为阻塞性黄疸、肝大、近乳头处肿瘤常伴有胆囊肿大,即Courvoisier征阳性。病理上胆管癌大多是腺癌,以分化型腺癌多见,其次是乳头状腺癌。肉眼观可呈乳头型、结节型、浸润型、结节浸润型、乳头浸润型、特殊型。

【诊断】

1. 临床表现:腹痛、黄疸、腹部包块。腹痛呈持续隐痛,向右背右肩放射,可出现胆绞痛,但也有无腹痛者。约1/3患者有黄疸,呈进行性加重。局部常可触及肿块,质软、结节状可与肝脏融合。可伴畏寒、发热、消瘦、食欲缺乏、腹胀,偶有腹泻、便秘,或合并消化道出血。腹膜、锁骨上淋巴结、乳腺转移。胆囊壁非常薄,血管、淋巴管丰富,癌灶容易浸润肌层向远处转移。

2. 实验室检查:血清胆红素升高、ALP、胆固醇、CA19-9、CEA升高,合并感染时白细胞计数升高。

3. 影像学检查

(1)X线低张十二指肠造影:进展性胆囊癌常侵及胃十二指肠,于球部下行脚处见管壁硬化,呈锯齿状。硬化系由于癌灶与十二指肠壁粘连,锯齿状变化则系癌灶侵及十二指肠固有肌层所致。

(2)B超检查:胆囊癌患者可能发现结石阴影、胆囊肿大、囊壁增厚及隆起病变,而且可发现肿瘤内有高速之血流通过,可与其他隆起性病变鉴别。B超对上段胆管癌检出率较高,下段胆管癌因消化道气体影响检出率低。此外亦可发现有无门静脉和肝动脉浸润以及胆管扩张,向乳头部追踪,大致可确定肿瘤部位。

(3)超声胆管镜,从管腔内可对胆管的黏膜层、纤维肌层、浆膜层扫描,并可探明癌的深度,为现阶段诊断早期胆管癌唯一可靠的方法。早期胆管癌系指癌组织局限于黏膜内或达纤维肌层。

(4)ERCP:胆囊癌患者,可见胆囊壁缺损、边缘不整,如能行双重造影,效果更佳,可显示胆囊黏膜构造、对早期表面型癌诊断有利。

(5)经皮经肝胆管造影(PTC):PTC 对阻塞性黄疸除造影外尚可引流。由于是直接胆管造影,肿瘤部位容易发现,可呈局限性狭窄、管状狭窄、闭塞等种种形态。

(6)经皮经肝胆管镜检查(PTCS):胆管镜下见管壁发红、增殖及毛细血管扩张,为胆管癌的特征。此外亦可观察黏膜内进展情况,并可在直视下活检。

(7)血管造影:胆管癌一般为缺血性的,故血管造影作用有限。但可对门静脉、肝动脉等大血管有无浸润提供信息。

(8)腹部 CT、MRI 检查:对有无肝转移、淋巴结转移以及向胆管壁浸润程度及除外胰腺癌可提供有用信息。

4. 鉴别诊断:应与原发性肝癌、胰头癌及壶腹部肿瘤鉴别。实际上由于解剖部位贴邻、且可相互侵袭蔓延,鉴别甚为困难。影像学检查、AFP 与癌胚抗原可能有助于区别,常在剖腹探查并做活检组织病理切片才能做出诊断。

【治疗】

胆管癌、胆囊癌应以手术治疗为主。非手术疗法一般采用 5 - FU、噻替哌化疗。应用静脉高营养,适当输血、白蛋白等支持疗法。

【预后】

胆管良性肿瘤预后良好,可获得手术根治机会。胆囊癌或胆管癌手术切除可能性很少,大多只能行姑息性内引流,多数死于诊断后 1 年。

(曹振华)

第七章 胰腺疾病

一、急性胰腺炎

急性胰腺炎(AP)是指多种病因引起的胰酶激活,继以胰腺局部炎症反应为主要特征,伴或不伴有其他器官功能改变的疾病。临床上以急性腹痛、恶心、呕吐、高热及血尿淀粉酶增多为特征。大多数患者的病程呈自限性,20% ~30% 患者临床经过凶险。总体病死率为 5% ~10% 。

【病因】

AP 的病因较多,且存在地区差异。常见病因有胆石症(包括胆道微结石)、乙醇、高脂血症。其他病因有壶腹乳头括约肌功能不良、药物和毒物、逆行性胰胆管造影术(ERCP)后、十二指肠乳头旁憩室、外伤性、高钙血症、腹部手术后、胰腺分裂、壶腹周围癌、胰腺癌、血管炎、感染性(柯萨奇病毒、腮腺炎病毒、获得性免疫缺陷病毒、蛔虫症)、自身免疫性(系统性红斑狼疮、干燥综合征)、α1-抗胰蛋白酶缺乏症等。经临床与影像、生化等检查,不能确定病因者称为特发性。

【病理】

1. 急性水肿型胰腺炎:胰腺弥漫性肿大,显微镜下可见间质充血、水肿和炎性细胞浸润,腺泡坏死少见,血管无明显变化。病变多为自限性,但也有少数炎症发展成胰腺坏死。

2. 急性坏死型胰腺炎:胰实质炎症明显且发生坏死,伴脂肪坏死,尤其是血管损害明显(出血、血栓形成等),并可出现皂钙斑、腹水或胸腔积液,病程长者可出现假性囊肿或脓肿等。

【诊断】

1. 临床表现

(1)腹痛:为主要症状,多在急性胆道疾病或饮酒饱食后出现。多位于上腹及左上腹,也可在右上腹,轻者钝痛,重者呈绞痛或刀割样痛,可向腰背部放射,轻者可于短期内缓解,坏死型者可因腹水渗出而致全腹痛。值得注意的是,少数患者尤其老年体弱者,可仅有轻微腹痛,甚至全无腹痛。查体有上腹压痛、腹肌紧张,甚至反跳痛,重者可有移动性浊音、包块等。少数患者侧腹部皮肤可见蓝 - 棕色斑(Crey - Turner 征)或脐周皮肤蓝 - 褐色斑(Cullen 征)。

(2)恶心、呕吐:常在进食后发生,呕吐多为胃内容物,但是腹痛并不因呕吐而缓解。

(3)发热:以中等度发热为主,高热者少见。一般持续 3 ~ 5 天,如发热持续不退则可能合并感染或发生胰腺脓肿。

(4)黄疸:可于病后 1 ~2 天发生,多为暂时性阻塞性黄疸,数天后可消退。如黄疸持续不退,则可能为胆总管结石所致。少数可因并发肝细胞坏死致肝细胞性黄疸。

(5)休克:急性坏死性胰腺炎可因血清及血浆的大量渗出等而致低血压,甚至休克。

(6)并发症:多见于坏死型胰腺炎。

全身并发症:①消化道出血,以上消化道出血多见,出现呕血、黑粪,多因应激性溃疡所致;②败血症,早期以革兰阴性杆菌为主,后期可为混合性感染;③多器官功能衰竭(MOF),出血坏死性胰腺炎多死于 MOF,如发生 ARDS、急性肾衰竭、消化道出血、胰性脑病或 DIC 等。

局部并发症:①假性囊肿,多于发病 3 ~4 周形成,囊肿多居胰腺体尾部,破裂后可形成胰性腹水,合并感染时可体温升高;②胰腺脓肿,多发生于病程 2 周以后,常居体尾部或头尾部后方。

2. 实验室检查

(1)淀粉酶和脂肪酶:对急性胰腺炎的诊断具有决定性意义。

血淀粉酶:发病 2 ~12 小时后即升高, >350 Somogyi 单位应考虑本病, >500 单位即可确诊。一般持续 3 ~5 天后即可恢复。但血淀粉酶的高低并不与病情成正比,应予以注意。另外,尚有诸多急腹症者血淀粉酶也可升高,但很少 > 500 单位者。

尿淀粉酶:较血淀粉酶升高稍晚且下降也较慢,一般发病后 12 ~ 24 小时上升,可持续 1 ~ 2 周始下降。尿淀粉酶变化仅作参考,尿淀粉酶在 500 ~ 1000 Somogyi 单位,甚至更高者具诊断价值。

淀粉酶清除率与肌酐清除率比值(Cam/Ccr)如下:

$$\mathrm{Cam/Ccr} = \frac{\text{尿淀粉酶}}{\text{血淀粉酶}} \times \frac{\text{血肌酐}}{\text{尿肌酐}} \times 100$$

正常值为 1.24% ± 0.13%,一般应小于 4%,在急性胰腺炎时显著增高,达 6.6% ± 0.3%,在 9 ~ 15 天渐渐下降至正常水平,症状加剧时又增高。测定 Cam/Ccr 有助于鉴别高淀粉酶血症的病因。

腹水或胸腔积液淀粉酶:胰液或坏死组织液扩散至腹腔或胸腔时,腹水和胸腔积液淀粉酶值明显升高,常超过 1000 Somogyi 单位。

血清淀粉酶活性高低与病情不呈相关性。患者是否开放饮食和病情程度的判断不能单纯依赖于血清淀粉酶是否降至正常,应综合判断。血清淀粉酶持续增高要注意:病情反复、并发假性囊肿或脓肿、疑有结石或肿瘤、肾功能不全、巨淀粉酶血症等。要注意鉴别其他急腹症引起的血清淀粉酶增高。

血清脂肪酶:有重要临床意义,尤其当血清淀粉酶活性已经下降至正常,或其他原因引起血清淀粉酶活性增高,血清脂肪酶活性测定有互补作用。同样,血清脂肪酶活性与疾病严重度不呈正相关。

(2)其他酶蛋白测定:C 反应蛋白(CRP),发病 72 小时后 CRP > 150mg/L 提示胰腺组织坏死。动态测定血清白细胞介素 -6 水平增高提示预后不良。

(3)血钙测定:急性胰腺炎时轻度下降,一般不需治疗,如显著下降多示预后险恶。

3. 影像学检查

(1)超声波:水肿型者可见胰腺均匀肿大,坏死型者除胰腺轮廓及其周围边界模糊不清外,坏死区呈低回声,并显示坏死区范围与扩展方向,可证实有无腹水、胰腺脓肿或囊肿等。此检查有助于本病的诊断,但易受胃肠道积气的影响。

(2)CT 及 MRI:推荐 CT 扫描作为诊断 AP 的标准影像学方法。必要时行增强 CT 或动态增强 CT 检查。根据炎症的严重程度分级为 A ~ E 级。A 级:正常胰腺;B 级:胰腺实质改变,包括局部或弥漫的腺体增大;C 级:胰腺实质及周围炎症改变,胰周轻度渗出;D 级:除 C 级外,胰周渗出显著,胰腺实质内或胰周单个液体积聚;E 级:广泛的胰腺内、外积液,包括胰腺和脂肪坏死、胰腺脓肿。

(3)X 线:胸片可发现肺及胸膜的并发症。腹部平片可显示有无麻痹性肠梗阻。

4. 诊断标准

(1)轻症 AP(MAP):具备 AP 的临床表现和生化改变,而无器官功能障碍或局部并发症,对液体补充治疗反应良好。Ranson 评分 <3;APACHE2 Ⅱ评分 <8;CT 分级为 A、B、C。

(2)重症 AP(SAP):具备 AP 的临床表现和生化改变,且具下列之一者:局部并发症(胰腺坏死、假性囊肿、胰腺脓肿);器官衰竭;Ranson 评分 $\geqslant 3$;APACHE2 Ⅱ评分 $\geqslant 8$;CT 分级为 D、E。

临床上 AP 诊断应包括病因诊断、分级诊断、并发症诊断,如:AP[胆源性、重症、急性呼吸窘迫综合征(ARDS)],AP(胆源性、轻症)。

5. 鉴别诊断:本病需与各种急腹症鉴别,如溃疡病穿孔、急性胆囊炎、胆石症、急性肠梗阻等。这些疾病检查血淀粉酶时,一般不会超过 500 Somogyi 单位。此外本病尚需与不典型心绞痛或心肌梗死鉴别。

诊断流程图见图 7-1。

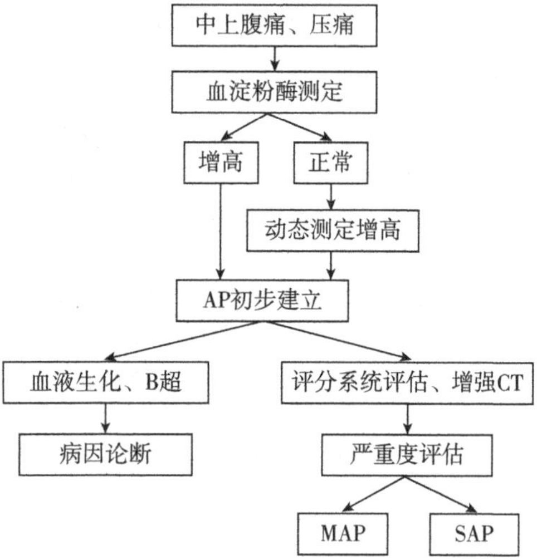

图 7-1 AP 诊断流程图

【治疗】

治疗流程图见图 7-2。

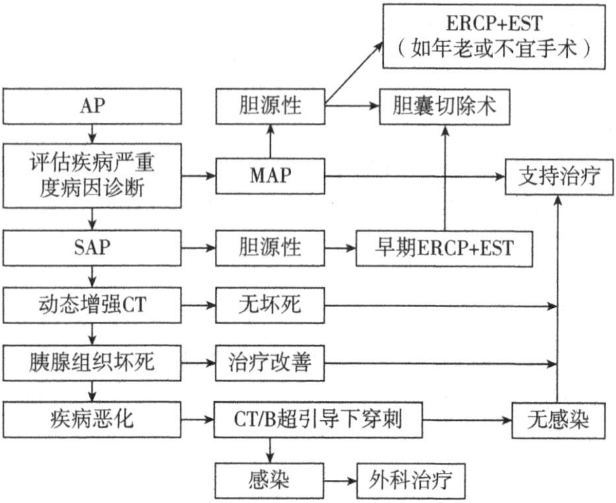

图 7-2 AP 临床处理流程图

1. 发病初期的处理和监护:目的是纠正水、电解质紊乱,支持治疗,防止局部及全身并发症。内容包括:血、尿常规测定,粪便隐血、肾功能、肝功能测定,血糖测定,心电监护,血压监测,血气分析,血清电解质测定,胸片,中心静脉压测定。动态观察腹部体征和肠鸣音改变。记录 24 小时尿量和出入量变化。上述指标可根据患者具体病情进行相应选择。常规禁食,对有严重腹胀、麻痹性肠梗阻者应进行胃肠减压。在患者腹痛、腹胀减轻或消失、肠道动力恢复或部分恢复时可以考虑开放饮食,开始以糖类为主,逐步过渡至低脂饮食,不以血清淀粉酶活性高低作为开放饮食的必要条件。

2. 补液:补液量包括基础需要量和流入组织间隙的液体量。早期常有血液浓缩,充分补液非常重要。还应注意输注胶体物质和补充微量元素、维生素。

3. 镇痛:疼痛剧烈时考虑镇痛治疗。在严密观察病情下,可注射盐酸哌替啶。不推荐应用吗啡或胆碱能受体拮抗药,如阿托品、山莨菪碱等,因前者会收缩奥狄括约肌,后者则会诱发或加重肠麻痹。

4. 抑制胰腺外分泌和胰酶抑制剂应用:生长抑素及其类似物(奥曲肽)可以通过直接抑制胰腺外分泌而发挥作用,主张在 SAP 治疗中应用。H_2 受体拮抗药或质子泵抑制剂可通过抑制胃酸分泌而间接抑制胰腺分泌,除此之外,还可以预防应激性溃疡的发生,主张在 SAP 时使用。蛋白酶抑制剂主张早期、足量应用。

5. 血管活性物质的应用:由于微循环障碍在 AP,尤其 SAP 发病中起重要作用,推荐应用改善胰腺和其他器官微循环的药物,如前列腺素 E_1 制剂、血小板活化因子拮抗药、丹参制剂等。

6. 抗生素应用:对于非胆源性 MAP 不推荐常规使用抗生素。对于胆源性 MAP 或 SAP 应常规使用抗生素。胰腺感染的致病菌主要为革兰阴性菌和厌氧菌等肠道常驻菌。抗生素的应用应遵循:抗菌谱为革兰阴性菌和厌氧菌为主、脂溶性强、有效通过血胰屏障等三大原则。推荐甲硝唑联合喹诺酮类药物为一线用药,疗效不佳时改用其他广谱抗生素,疗程为 7 ~ 14 天,特殊情况下可延长应用。要注意真菌感染的诊断,临床上无法用细菌感染来解释发热等表现时,应考虑到真菌感染的可能,可经验性应用抗真菌药,同时进行血液或体液真菌培养。

7. 营养支持:MAP患者,只需短期禁食,故不需肠道或肠外营养。SAP患者常先施行肠外营养,待病情趋向缓解,则考虑实施肠内营养。肠内营养的实施系指将鼻饲管放置Treitz韧带远端,输注能量密度为4.187J/ml的要素营养物质,如能量不足,可辅以肠外营养,并观察患者的反应,如能耐受,则逐渐加大剂量。应注意补充谷氨酰胺制剂。对于高脂血症患者,应减少脂肪类物质的补充。进行肠内营养时,应注意患者的腹痛、肠麻痹、腹部压痛等胰腺炎症状和体征是否加重,并定期复查电解质、血脂、血糖、总胆红素、血清蛋白水平、血常规及肾功能等,以评价机体代谢状况,调整肠内营养的剂量。

8. 免疫增强剂应用:对于重症病例,可选择性应用免疫增强制剂。

9. 预防和治疗肠道功能衰竭:对于SAP患者,应密切观察腹部体征及排便情况,监测肠鸣音的变化。及早给予促肠道动力药物,包括生大黄、硫酸镁、乳果糖等;给予微生态制剂调节肠道细菌菌群;应用谷氨酰胺制剂保护肠道黏膜屏障。同时可应用中药,如皮硝外敷。病情允许下,尽早恢复饮食或实施肠内营养对预防肠道衰竭具有重要意义。

10. 中医中药:单味中药,如生大黄;复方制剂,如清胰汤、柴芍承气汤等被临床实践证明有效。中药制剂通过降低血管通透性、抑制巨噬细胞和中性粒细胞活化、清除内毒素达到治疗功效。

11. AP(胆源性)的内镜治疗:推荐在有条件的单位,对于怀疑或已经证实的AP(胆源性),如果符合重症指标;和(或)有胆管炎、黄疸、胆总管扩张;或最初判断是MAP,但在治疗中病情恶化者,应行鼻胆管引流或内镜下括约肌切开术(EST)。

12. 并发症的处理:ARDS是AP的严重并发症,处理包括机械通气和大剂量、短程糖皮质激素的应用,如甲泼尼龙,必要时行气管镜下肺泡灌洗术。急性肾衰竭主要是支持治疗,稳定血流动力学参数,必要时透析。低血压与高动力循环相关,处理包括密切的血流动力学监测，静脉补液，必要时使用血管活性药物。弥散性血管内凝血时应使用肝素。AP 有胰液积聚者，部分会发展为假性囊肿。对于胰腺假性囊肿应密切观察，部分会自行吸收，若假性囊肿直径 >6cm，且有压迫现象和临床表现，可行穿刺引流或外科手术引流。胰腺脓肿是外科手术干预的绝对指征。上消化道出血，可应用制酸剂，如 H_2 受体拮抗药、质子泵抑制剂。

13. 手术治疗：坏死胰腺组织继发感染者在严密观察下考虑外科手术。对于重症病例，主张在重症监护和强化保守治疗的基础上，经过 72 小时，患者的病情仍未稳定或进一步恶化，是进行手术治疗或腹腔冲洗的指征。

【预后】

急性水肿型胰腺炎预后良好，但应去除病因以免复发。坏死型胰腺炎预后险恶，尤其是老年患者、休克时间过长者等。

（计叔钧）

二、慢性胰腺炎

慢性胰腺炎（chronic pancreatitis）是指胰腺实质持续性炎症，导致腺体广泛纤维化、腺泡和胰岛细胞萎缩，致使胰腺的内分泌、外分泌功能受损，且常有钙化及假性囊肿形成。典型症状为反复腹痛、消化不良、腹泻、消瘦等，晚期可出现胰腺囊肿、糖尿病或黄疸。因本病缺乏简便而特异的诊断方法，故诊断困难，常被误诊。

【病因】

与急性胰腺炎相似，国外以酒精中毒为主，国内以胆道疾病，尤其胆结石为主。其他少见者为营养不良、腹部外伤、高钙血症、代谢异常、自身免疫异常、血管病变、血色病、肝病、遗传性因素等。少数患者确无病因可寻，称特发性慢性胰腺炎。

【病理】

主要是胰实质的纤维化，伴胰腺细胞破坏，胰管及分支有不同程度的狭窄、扩张,发生钙化或结石时大部分沉着于胰管内,可使胰管阻塞、腺泡萎缩,最后导致整个胰实质破坏、纤维化及萎缩。

【诊断】

1. 临床表现

(1)腹痛:为主要症状,呈反复发作,常间隔数月、数年发作一次,以后逐渐缩短,最后可呈持续性痛。多位于上腹,但也可偏左或偏右,常向背部放射,间隙期则上腹部常持续不适或隐痛。疼痛发作时患者常取特殊体位,取前倾坐位、弯腰或侧卧蜷腿,此时可缓解疼痛,但若平卧、进食后躺下时疼痛又可加剧,据此可与空腔脏器痉挛性腹痛鉴别。缓解期可因饮酒、饱餐或脂肪餐再次诱发腹痛。

(2)腹泻:为胰腺外分泌不足所致。轻者改变不明显,重者可致腹泻或腹胀,排便一日3~4次,特征为粪便量多、色淡、表面光泽、脂肪量增多,尤具恶臭。患者消瘦、水肿,有维生素A、维生素D、维生素E、维生素K缺乏的表现。

(3)其他:较少见。当病变进展致胰岛严重破坏时,因胰岛素分泌减少可出现糖尿病表现;当有胰腺假性囊肿形成时,可于左上腹或脐上部触及囊性肿块,有时可伴压痛;胰腺囊肿有裂隙或炎症刺激腹膜时,可形成胰源性腹水;当胰腺囊肿压迫胆总管时可致黄疸。

2. 实验室检查

(1)胰腺外分泌功能试验

1)直接刺激试验:胰泌素刺激后胰液分泌量及碳酸氢钠浓度均下降。

2)间接刺激试验:可用Lundh试餐试验或BT-PABA试验,Lundh试餐后十二指肠液中胰蛋白酶浓度<61U/L;BT-PABA试验时,可从尿中测得PABA排出率较正常为低。

(2)胰腺内分泌功能测定

1)血清CCK测定:可较正常明显增高。

2)血浆胰多肽(PP)测定:血浆PP水平明显下降。

3)血浆胰岛素测定:空腹血浆胰岛素水平大多正常,口服

葡萄糖或 D_{860}、静脉注射胰岛素后不上升者，示胰腺内胰岛素储备减少。

(3)吸收功能试验(参见肠道疾病吸收不良综合征)

1)粪便脂肪和肌纤维检查：患者因胰酶分泌不足、脂肪及肌肉消化不良，表现为粪便中中性脂肪增多、肌纤维及氮含量增多。

2)维生素 B_{12} 吸收试验：用 ^{60}Co 维生素 B_{12} 吸收试验示不正常时，若口服碳酸氢钠和胰酶片后被纠正，提示维生素 B_{12} 的吸收障碍与胰分泌不足有关。

(4)淀粉酶测定：慢性胰腺炎急性发作时，血尿淀粉酶和 Cam/Ccr 比率可一过性增高，且血清型淀粉酶同工酶(Pam)下降。若出现腹水，则腹水中淀粉酶明显升高。

3. 影像学检查

(1)腹部平片：可在胰腺部位发现钙化点。

(2)钡餐检查：并发较大的胰腺假性囊肿时，可发现胃或十二指肠受压、变形等。

(3)胆系造影：可显示胆囊和胆管，以便了解胆系有无病变，给慢性胰腺炎的诊断提供佐证。

(4)逆行性胰胆管造影(ERCP)：可发现胰管有无变形、扭曲、狭窄或扩张、结石及囊肿等。

(5)超声内镜：超声内镜下可见主胰管有不同程度的扩张或狭窄，或出现胰管结石，或出现胰腺实质不均匀、边缘不规整等。

(6)B 超：可发现有无囊肿、钙化等。

(7)CT：可显示胰腺边缘不清、体积增大或缩小、密度降低、钙化影及假性囊肿等。

4. 组织病理学检查：可通过超声或 CT 引导或手术探查用细针穿刺吸取活组织，进行病理切片检查。

5. 诊断依据：经检查具备下列条件之一者，即可诊断为慢性胰腺炎：①X 线腹部摄片在胰区有钙化、结石影；②胰腺外分泌功能检查有显著功能降低；③组织病理学有慢性胰腺炎改变。

6. 鉴别诊断：应与消化性溃疡、胃炎、胆道感染、小肠吸收不良综合征等鉴别,特别需与胰腺癌鉴别。后者经过 B 超、CT 或 MRI 显像、ERCP 或手术探查多可做出诊断。

【治疗】

1. 内科综合治疗

(1)病因治疗:有胆道疾病者应择期进行相应处理,嗜酒者应戒酒。

(2)止痛:可用药物止痛,也可选用大剂量胰酶制剂或 H_2 受体拮抗药,剧痛者可用腹腔神经丛阻滞,必要时行 Oddi 括约肌切开,胰管内置管,清除蛋白栓子或结石。

(3)并发症治疗:胰外分泌功能不全时,可摄取高蛋白、高糖、低脂肪饮食,胰酶制剂可选用多酶片、胰酶片、得每通片、达吉片等,胰腺钙化时可口服枸橼酸。多种维生素的补充当属必要,若发生糖尿病时可选用胰岛素等。

2. 外科治疗:凡经内科治疗半年而效果不明显时,宜行手术。手术适应证:①虽经内科治疗但腹痛顽固而严重者;②并发胰腺假性囊肿或脓肿者;③形成胰腺瘘管者;④因胰头肿大或囊肿压迫胆总管发生阻塞性黄疸者;⑤疑为胰腺癌者。

3. 介入治疗:经内镜行介入治疗:①在胰管狭窄段放置金属支架(stent)以扩张胰管;②胰管括约肌切开以利胰管内结石排出;③在假性囊肿和胃腔之间放支架,使囊肿内液体流入肠道;④对胆总管梗阻者,可放置支架解除梗阻。

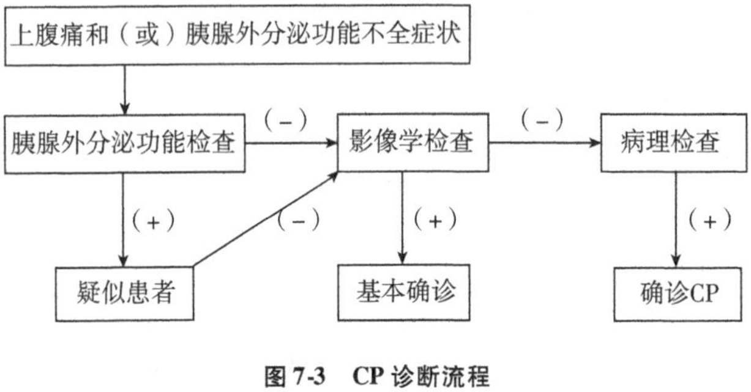

图 7-3　CP 诊断流程

中华医学会消化病学分会慢性胰腺炎诊治指南

【预后】

积极治疗可减轻症状。晚期并发重度营养不良、全身衰竭、胆道化脓性感染可导致死亡。

（计叔钧）

三、胰 性 腹 水

胰性腹水（pancreatic ascites）是指由于胰腺疾病引起的顽固性腹水，常因慢性胰腺炎、胰腺囊肿、胰腺假性囊肿所致，其腹水具高淀粉酶及高蛋白质的特点。

【病因及发病机制】

多种胰腺疾病可致胰性腹水，如胰腺炎、胰腺囊肿、胰腺假性囊肿、胰管结石、胰腺癌、胰管解剖异常、胰腺外伤等。

腹水形成多与胰腺破溃裂口有关，经胰管造影发现，有胰管裂口且与腹腔相通或经包裹不完整的胰腺假性囊肿，使胰液漏至腹腔，对腹腔产生慢性刺激而形成无菌性腹水，若胰管破口局限于胰腺背部，渗出的胰液可从腹膜后经食管或主动脉裂孔渗至纵隔而形成纵隔假性胰腺囊肿，也可渗入一侧或两侧胸腔而形成胸腔积液。也有人认为胰腺腹水的形成是由于胰腺病变使胰腺淋巴管扩张或脾门静脉梗阻，致淋巴或血运障碍而促使腹水形成。

【诊断】

胰性腹水可见于儿童和成年人，男性多见，儿童多有腹部外伤史，成人有饮酒史或有急性胰腺炎史。

1. 临床表现：①腹水，腹胀但腹痛不明显，随着腹水增加腹围日趋增大。②消化道症状，食欲减退、脂肪泻、消瘦等。③胸腔积液，若发生胸腔积液则多居左侧且积液量大。可出现咳嗽、气短等。

2. 实验室检查：腹水属渗出液，腹水淀粉酶异常增高，且显著高于血淀粉酶，蛋白质含量增高、常 $>30g/L$，且有大量的红细胞、白细胞，少数可为血性腹水、乳糜性腹水，且腹水中脂肪酶、胰蛋白酶、糜蛋白酶也可增高。

3. ERCP:可发现有胰腺假性囊肿及胰腺有裂缝,造影剂漏入腹腔。

4. 鉴别诊断:本症以腹水为主要表现,故需与肝硬化腹水、结核性腹膜炎、腹腔内肿瘤、缩窄性心包炎、多发性浆膜炎等鉴别。

【治疗】

1. 内科治疗

(1)一般治疗:禁食、胃肠减压、静脉高营养,可试给予奥曲肽(善得定,sandoslatin)以减少胰液分泌,每8小时一次皮下注射,每次100μg。

(2)利尿:低盐饮食、利尿剂(如呋塞米、氢氯噻嗪等),但因腹水顽固,故利尿效果不佳。

(3)腹水穿刺:对大量腹水者,穿刺排放腹水可暂时缓解症状,但腹水常很快复发,故需反复进行。

2. 放射治疗:部分患者行低剂量放射治疗,可促进瘘管闭合。

3. 外科治疗:经内科治疗腹水仍迅速增长者,宜手术治疗,进行裂口修补术,并行内、外引流,以利腹水消退。

【预后】

取决于胰腺病变及其裂缝(或瘘)能否修补或根治。

(计叔钧)

四、胰 腺 囊 肿

胰腺囊肿(pancreatic cyst)分为胰腺真性囊肿和胰腺假性囊肿,前者发生在胰腺内,且以囊内壁有腺管或腺泡上皮细胞覆盖为其病理特征;而后者却是发生在胰腺周围组织,形成囊壁将积液包裹形成的囊肿,病理上以囊壁内没有上皮细胞覆盖而被纤维组织代替为特征,故称之为假性囊肿,临床上假性囊肿多见。随着影像学检查的日益广泛应用,胰腺囊肿的发现有所增多。

胰腺假性囊肿

【病因】

胰腺假性囊肿多发生于急性胰腺炎后,其次可因外伤和手术损伤引起,少数病因不明。胰腺假性囊肿约 75% 为急性胰腺炎所致、20% 为胰腺外伤后、5% 为胰腺癌引起。

【发病机制】

急性胰腺炎和外伤等后,因局部组织出血、坏死崩解以及渗出液、血液、胰液不能吸收又不易外渗而积聚于组织间隙,周围被增生的纤维组织包裹而成。囊肿最早在发病后 1 周即可形成,极少数可出现在发病后的 2 年,多数出现在发病后 3 ~ 4 周内。由于囊内液体蛋白质含量高,不断有水分渗入,囊肿可逐渐增大。有时因胰液沿着组织间隙而进入其他部位,形成纵隔内、脾内或肾内假性胰腺囊肿。

【病理】

胰腺假性囊肿多位于胰腺前面浅表处,其后壁部分与胰腺相连,其余部分的囊壁可由腹后壁腹膜、肝胃韧带、胃后壁、肝横结肠韧带、横结肠及肠系膜等组织构成。囊肿多在胰体、尾部(74%)、头部较少(26%)。80% 为单发,大小不一,直径可在 3 ~ 15cm,囊内含液量少者 < 1000ml,一般为 1000 ~ 3000ml。囊肿表面光滑,较软且有弹性、可具波动感。囊壁厚薄不一,囊内含高蛋白的渗出液,混浊呈浅黄色,若有出血或坏死时则呈棕黄色。囊壁由纤维组织构成,囊内表面没有上皮覆盖。囊壁附近的胰腺组织呈慢性炎症改变。

【诊断】

当急性胰腺炎或胰腺外伤后仍出现持续性上腹痛或扪及上腹囊性肿块时应考虑本病。

1. 症状:上腹痛为主要表现(80% ~ 90%),轻重不一,多为钝痛或胀痛,有时向背部或左胁部放射;常伴食欲减退、恶心、呕吐等,少数可出现低热或黄疸。

2. 体征:上腹肿块为主要体征(50% ~90%),多居上腹或左上腹部,肿块表面光滑、半球形或半椭圆形,质地柔软,但活动性差,一般无压痛或压痛轻微,若合并感染时压痛明显。少数患者可有黄疸(10%)。

3. 实验室检查

(1)血、尿淀粉酶:50%患者可有轻度血、尿淀粉酶的增高,尤因急性胰腺炎所致者。

(2)血常规:一般正常,若合并感染可有白细胞增高、中性粒细胞核左移。

4. 特殊检查

(1)B超检查:是诊断胰腺囊肿常用而简便的方法,典型者可在上腹部或左上腹有一明显的液性暗区,B超检查阳性率甚高(70% ~90%),因其无创伤性,可多次进行,便于动态观察囊肿的变化。必要时可行B超引导下细针囊肿穿刺,并行囊液生化和细胞学检查,更有助于诊断。

(2)X线检查:可了解囊肿对周围脏器的压迫、推移现象。腹部平片可出现胰腺钙化征象。

(3)超声内镜:可见胰腺内有局限性无回声病变,并根据超声检查的特征及胰腺病变的背景等判断囊肿的性质。必要时可行超声内镜下囊肿穿刺,并且可放置内引流管引流。

(4)CT、MRI:对胰腺囊肿有重要诊断价值。若囊内有气-液平面形成,有助于合并感染的诊断。

(5)ERCP:可确定囊肿的位置、大小及有无胰瘘形成,阳性率达50%左右,有助于胰腺癌的鉴别。但由于有时可致继发感染,故检查前需慎重考虑其利弊。

(6)选择性动脉造影:对假性囊肿有一定诊断价值,且有助于了解血管受侵情况、明确有无出血及出血来源,并可了解假性囊肿是否侵入脾。

【并发症】

1. 继发感染:是最常见而严重的并发症,若不及时手术可迅速发展为胰腺脓肿甚至败血症,死亡率极高。

2. 胰性腹水:囊内胰液从裂口或瘘管漏入腹腔刺激腹膜

所致。

3. 胰性胸腔积液：囊内胰液通过胸腔的瘘管或横膈的淋巴管进入胸腔刺激胸膜所致。胸腔积液多居左侧。

4. 出血：是假性囊肿少见而严重的并发症，多因囊内血管破裂或囊肿侵及胃肠道或胆管所致。

5. 囊肿穿孔或破裂：囊肿可自发穿孔或破于临近脏器，如破入胃肠道时一般无明显症状，相反却提供了有效的引流途径，但若破入腹腔，则可胰源性腹膜炎，使病情急剧恶化。

【治疗】

1. 手术治疗：是胰腺假性囊肿的主要治疗方法，除非囊肿很小有望自行消散外，绝大多数需行囊肿切除术、囊肿引流术或胰切除术。也有学者认为，若无紧急手术指征可先密切动态观察4～6周，若囊肿仍未能消散时可再行手术治疗。

2. 经皮抽液：在B超或CT引导下，经皮穿刺囊肿抽吸囊内液体，30%患者囊肿消失。因内液体可再积聚而需反复抽吸，加之易导致感染为其缺点。

3. 经皮置管引流：于针刺抽液时经皮置管，此法避免了反复抽液的缺点，尤其适用于与胰管交通的假性囊肿。不论囊内是否合并感染，其有效率可达67%～91%。

4. 内镜下引流：若假性囊肿与胃肠壁紧邻，其距离不超过1cm时可行内镜引流。若定位准确、技术熟练则引流有相当高的成功率。

5. 药物治疗：生长抑素对胰外分泌有很强的抑制作用，如奥曲肽、善宁等，应用于有胰液外瘘的患者，可促进瘘管的闭合。

胰腺真性囊肿

胰腺真性囊肿分为先天性囊肿和后天性囊肿。

1. 先天性囊肿：包括单纯性囊肿、多囊病和皮样囊肿。

(1)单纯性囊肿：罕见。可为单发也可为多发，以后者较为常见。可居胰腺任何部位，直径常在3cm左右，个别较大者可达 10cm。囊壁上有立方上皮或柱状上皮,囊内含清亮液体,内含各种胰酶。除非囊肿过大,临床多无特殊表现。常经 B 超、CT 或 MRI 检查发现,有时也可在行腹部其他手术时被发现。小囊肿不需处理,过大时或有压迫症状时可行囊肿摘除术。

(2)多囊病:囊肿不仅发生在胰腺,其他器官也常有囊肿存在,如肝、肾、脾、小脑等,囊肿一般较小,多无临床症状,常在影像学检查,甚至尸检时始得以发现,一般无需处理。

(3)皮样囊肿:十分罕见,囊壁上可有钙化,囊内常可见毛发、牙齿等存在,大的皮样囊肿可引起上腹部压迫症状,治疗以手术切除为主。

2. 后天性囊肿:又称获得性囊肿,常见者为潴留性囊肿及寄生虫性囊肿。

(1)潴留性囊肿:是因部分胰管不全梗阻后远端胰管逐渐扩张而成。引起梗阻的原因以慢性胰腺炎多见,少数可由外伤、肿瘤或寄生虫所致。潴留性囊肿可成单房性,也可为多房性。囊壁上有上皮覆盖,囊内液体可含多种胰酶,囊肿一般较小,也有较大者,一般无明显症状,较大者可有反复上腹胀痛,有时可向背部放射,但是血尿淀粉酶无明显增高。囊肿较小者无需处理,若囊肿较大而出现压迫症状时,可行囊肿摘除术或囊肿周围胰腺组织切除术。值得注意的是手术时应注意潴留性囊肿是否由肿瘤压迫引起。

(2)寄生虫性囊肿:极为罕见。常见者为胰腺棘球囊肿,随着囊肿逐渐增大可在上腹部扪及肿块或出现压迫症状,患者多同时伴有肝棘球囊肿。治疗以外科手术为首选,术前先将细针将囊液抽出(慎防囊液外溢)然后向囊内注入 10% 甲醛溶液以杀死棘球蚴,然后行内囊剥除术,由于内囊和外囊粘连不紧,故剥离较易,囊壁常可完整取出。

(计叔钧)

五、促胃液素瘤

促胃液素瘤(gastrinoma)又称卓－艾综合征(Zollinger－Ellison syndrome),系由胰岛D细胞肿瘤分泌大量促胃液素引起复发性、多发性与难治性溃疡及高胃酸分泌为特征的临床综合征。因肿瘤多位于胰腺,因此又称为胰源性溃疡综合征。

【病因、病理与发病机制】

促胃液素瘤主要为胰岛D细胞肿瘤,少数为D细胞增生所致。据统计D细胞肿瘤60%为恶性肿瘤,30%为良性腺瘤,其余为D细胞群增生。促胃液素瘤80%～90%发生在胰腺,以胰头、胰尾多见,10%～20%发生在十二指肠壁,以十二指肠第二段最多,也可发生在远端小肠、胃、肝、脾、淋巴管、网膜、肠系膜等部位,卵巢和甲状旁腺较罕见,瘤体较少,多<1cm,单发多见。

促胃液素瘤分泌大量促胃液素,刺激壁细胞增生并分泌大量的胃液和胃酸,产生消化性溃疡;高酸性胃液使十二指肠及空肠液酸化,促进胃窦和肠蠕动增加,同时刺激胰泌素和胆囊收缩素分泌,导致胰液的水和HCO_3^-分泌增加及抑制小肠内水、电解质和葡萄糖的吸收;加之高酸分泌可使胰酶灭活和胆盐沉积,从而产生大量腹泻和腹痛。

【诊断】

1. 临床表现:多发生20～50岁,男性患者占60%。主要临床表现为症状显著的溃疡和腹泻。

(1)腹痛:为溃疡病所致。胃酸大量分泌而引起十二指肠壶腹部及特殊部位溃疡(如十二指肠降部、食管下段、球后溃疡、高位空肠溃疡等),溃疡常呈多发,上腹痛重而顽固,难以经内科治疗痊愈,且易复发。20%～25%患者可发生出血和急性穿孔。

(2)腹泻:约40%患者具有腹泻,17%患者腹泻呈顽固性,多为水样便,也可为脂肪泻,腹泻可早于消化性溃疡数月、数年出现。腹泻时粪便每日达10～30次,量可达2500～10 000ml,

一般治疗难以控制,严重时可致脱水、低钾血症或吸收不良与消瘦。

(3)合并多发性内分泌腺瘤病:部分促胃液素瘤可并发其他内分泌瘤,其中以甲状旁腺瘤最多,也可见于垂体、肾上腺、甲状腺、胰岛 B 细胞瘤等,当合并这些腺瘤时可产生相应激素分泌增多的临床症状。

2. 实验室检查

(1)胃液分析:夜间 12 小时胃液总量 >1000ml,基础酸排出(BAO) >15mmol/h(胃大部切除术后者 >5mmol/h),本病患者壁细胞已处于最大刺激状态,故对五肽促胃液素的刺激不再产生强烈反应,致最大酸排出(MAO)增加不明显,故 BAO/MAO >60%。

(2)血清促胃液素测定:正常人和一般消化性溃疡空腹血清促胃液素为 50 ~ 150pg/ml,促胃液素瘤者常 >500pg/ml,甚至高达 1000pg/ml,当空腹血清促胃液素 >1000pg/ml 且有相应的临床症状者,即可确诊为本病。

(3)激发试验

1)促胰液素激发试验:促胰液素可刺激促胃液素的分泌,在静脉注射前及注射后分次测定血清促胃液素,促胃液素患者于注射后 5 ~ 10min 血清促胃液素值可升至 500pg/ml。

2)钙激发试验:钙离子可刺激肿瘤释放促胃液素,静脉注射钙剂后分次抽血查血清促胃液素。促胃液素瘤者于注后 3 小时血清促胃液素值达高峰,常 >400pg/ml。高钙血症者忌行此试验。

3. 影像学检查

(1)B 超、CT、MRI:为非创伤性检查常被首选,对促胃液素瘤检查的敏感性分别为 23%、50% 及 21%。

(2)胃镜和超声内镜:可见大量胃液存留,胃黏膜皱襞肥大,十二指肠和空肠黏膜不规则增粗、肠腔扩大,尤其可发现胃和十二指肠壶腹部溃疡、球后溃疡以及其他异位溃疡等,少数可发现存在于胃、十二指肠及胰腺内的促胃液素瘤。

(3)选择性血管造影:当上述检查阴性时选用。经腹腔动脉插管行肠系膜上动脉和胰动脉造影,约 50% 的病例可有阳性发现。

(4)经皮经肝门静脉插管分段采血查促胃液素浓度(PTPVS):可分别收集胰、十二指肠、空肠的静脉血,以测定促胃液素浓度,有助于定位诊断。

4. 诊断标准:男性中青年患者,具有以下特征:①复发性、异位性及难治性溃疡伴腹泻;②胃酸测定 BAO 每小时 >15mmol,五肽促胃液素刺激后 BAO/MAO >60%;③空腹血清促胃液素水平 >500pg/ml;④影像学检查发现胰腺有小占位性肿块;⑤经皮经肝门静脉插管分段采血检测促胃液素水平,可作为定位诊断依据。

【治疗】

促胃液素瘤的根本治疗方法是手术切除肿瘤,对肿瘤不能切除者和找不到肿瘤者可行药物治疗。

1. 手术治疗

(1)肿瘤切除:应视肿瘤存在部位切除之。肿瘤如完全被切除,则胃酸分泌及血清促胃液素将迅速恢复正常。

(2)全胃切除术:对肿瘤不能切除或切除后效果差者,为了去除促胃液素作用的靶器官,可行全胃切除术来治疗消化性溃疡。

(3)高选择性胃迷走神经切断术:可明显减少胃酸分泌,增强组胺 H_2 受体阻滞剂的制酸作用。

(4)切除其他内分泌肿瘤:伴甲状旁腺肿瘤者,应在腹部手术前先行甲状旁腺肿瘤切除。

2. 药物治疗

(1)抑酸剂:其用量应较一般溃疡病为大,且维持时间应较长。可选用西咪替丁 0.6g,每 4 小时一次;雷尼替丁 0.3g,每 8 小时一次;法莫替丁 20mg,每 4 小时一次;奥美拉唑 60mg,每 12 小时一次;兰索拉唑 60mg,每 6 小时一次。一般认为当 BAO 每小时 <10mmol,或胃大部切除后 <5mmol 才是抑酸剂剂量足够的标准。

(2)奥曲肽(善得定):短期应用可显著抑制胃酸和胰液分

泌,并使 90% 的患者血浆促胃液素水平降低。剂量自 50 ~ 150μg,每 8 小时皮下注射一次。

(3)化疗:对肿瘤难以切除或已有转移者,可行化疗。一般选用链佐霉素(strptozotocin)和氟尿嘧啶(5-FU),也可行介入治疗从腹腔干插管注入链佐霉素。

【预后】

促胃液素瘤瘤体较小,生长缓慢,肿瘤自然病史为构成生存期较长的基本因素;当前有强大抑酸剂治疗及高新技术可发现肿瘤部位予以切除,5 年和 10 年生存率可达 100% 与 90% ,不能切除或有远处转移者,生存率下降至 43% 和 25% 。早期诊断有重大的预后意义。

(计叔钧)

六、肠血管活性肽瘤

肠血管活性肽瘤(VIPoma)是以大量水泻、严重低钾血症、无胃酸或低胃酸及胰岛细胞瘤为特征的综合征,曾称胰性霍乱或 WDHA 综合征,因本病由 Verner、Morrison 二人首次报道,故又称 Verner-Morrison 综合征。后证实肠血管活性肽(VIP)为引起本病症状的介质,故现称为 VIP 瘤。

【病因及病理】

VIP 已被公认是本病的致病物质,患者血浆 VIP 水平显著升高,可达正常人的 10 倍以上。分泌 VIP 的肿瘤大多来源于胰腺,且绝大多数为孤立性的,但约 1/5 患者可同时发现胰腺弥漫性增生。75% 的 VIP 瘤位于胰尾,50% ~70% 为恶性。腺瘤体积一般较大,直径 2 ~ 7cm。而胰腺外 VIP 瘤主要来源于神经系统,特别是交感神经组织,如神经节母细胞瘤、嗜铬细胞瘤、神经母细胞瘤等,其在成人中占 5% ~10% ,10 岁以下儿童的 VIP 瘤几乎均属神经节瘤。其恶性率较低,约占 10% 。

【病理生理】

VIP 使肠腺嘌呤环化酶合成增加,故增强细胞环磷酸腺苷

(cAMP)的活性,cAMP使大肠、小肠黏膜水和电解质分泌显著增加,超过结肠的重吸收能力,致大量水泻以及钾和碳酸氢盐的丢失。此外,VIP还明显抑制胃酸分泌,并导致低胃酸或无胃酸;VIP还可松弛血管、胆囊、支气管平滑肌,并促进肝糖原分解,致部分患者可出现皮肤潮红、胆囊肿大及血糖升高。

【诊断】

1. 临床症状:本病罕见,多为中年女性患者,腹泻、低钾血症及胃酸低下或缺乏为突出的三大表现。

(1)大量水泻:似霍乱样水泻为本病特征。便次很多,每日排水便量3~10L,便色为淡茶水色,因腹泻属分泌性,故水样便和血浆等渗,且即使在空腹状态下,腹泻仍然存在。患者因严重脱水、代谢性酸中毒、衰竭而出现嗜睡或精神失常。

(2)低钾血症:因大量水泻使钾离子严重丢失,其血钾平均为2.2mmol/L,由于严重低钾血症,患者可有肌无力、嗜睡、恶心、呕吐、腹部胀气等不适,进而导致心、肾损害,发生严重心律失常及缺钾性肾病。

(3)无胃酸或低胃酸:亦是本病特征性表现之一,2/3患者为低酸,1/3为无酸。

(4)高钙血症:50%患者有高钙血症,机制不明。

(5)高血糖:50%患者可有糖耐量异常,或有糖尿病,可能与VIP刺激糖原分解、脂肪分解有关。

(6)其他:部分患者有面部潮红、皮肤荨麻疹、胆囊肿大等。

2. 实验室检查

(1)粪便:以下检查有利于分泌性腹泻的确定:①每日排便量>1L,禁食2~3天后每日大便量仍>500ml;②大便呈水样,无脓血,pH偏碱性或中性;③大便内含有大量K^+、Na^+、HCO_3^-等电解质,渗透压与血浆相似。

(2)血浆VIP测定:是确定本病的决定性条件,VIP正常值为0~190pg/ml,当大于200pg/ml时,对本病诊断有重要意义。绝大多数患者VIP浓度明显增高,一组报告本病患者VIP平均值为956ng/L,最低值为225ng/L,而正常人最高值为170ng/L。需注意本病患者VIP水平常有自发波动,故应多次测定。

3. 特殊检查

(1)腹部B超、CT、MRI:因大部分VIP肿瘤体积>3cm,故有相当的敏感性,可首选。

(2)选择性腹腔动脉造影:可显示血管丰富的肿瘤组织。

(3)经皮经肝门静脉置管分段取血测定VIP:经置管分段取血,以测定门静脉、脾静脉不同部位VIP的含量,以提供本病诊断依据并协助定位诊断。

4. 鉴别诊断:本病需与各种病因所致的分泌性腹泻鉴别,如促胃液素瘤、甲状腺髓样癌、嗜铬细胞瘤、类癌、系统性肥大细胞增多症等。其鉴别在于:①上述疾病患者的腹泻均无本病严重;②有各自伴发的特殊临床表现;③可分别测得血浆促胃液素、降钙素、去甲肾上腺素、5-羟色胺、组胺等的增高,但血浆VIP不高。

【治疗】

1. 支持治疗:应补充大量等渗液体、钾盐及纠正酸中毒。输入3:2:1溶液更合适,即3份5%葡萄糖液、2份生理盐水、1份1/6mol/L(1.4%)碳酸氢钠溶液。输入量根据排出量而定。静脉补钾亦应根据血钾浓度,需要时行心电监护,每日输注氯化钾6~10g。根据症状改善情况,逐渐减少补液和氯化钾剂量。

2. 药物治疗:奥曲肽(善得定)为人工合成的生长抑素八肽,具有抑制多种胃肠和其他激素释放的作用,因而被用于胰腺内分泌肿瘤的治疗。据报道奥曲肽可使83%的VIP瘤患者腹泻症状改善,89%的患者血浆VIP降至正常,效果可持续6个月。剂量一般自50~150μg开始,每8小时皮下注射一次,效果欠佳时可逐渐增加剂量,最高每日可用1200μg。缺点是需要长期用药,费用昂贵,且有一定的不良反应。

3. 手术治疗:无论源于胰内或胰外的VIP瘤,手术切除是唯一治疗办法。手术可行胰十二指肠切除术或胰腺远端局部切除术,不论何种手术,应尽量将原发灶及继发灶切除。

4. 化疗:对手术难以完全切除的肿瘤,应考虑化疗,单用链佐霉素或与氟尿嘧啶、氯佐霉素、阿霉素联合应用,对50%~

70% 的肿瘤有较好的疗效。对有肝转移患者，可通过腹部血管造影导管局部灌注化疗。

（计叔钧）

七、胰岛素瘤

胰岛素瘤(insulinoma)又称胰岛 B 细胞瘤，较少见，但在胰岛细胞瘤中则为常见。临床以反复发作的空腹期低血糖所引起的神经精神症状为其特征。瘤体多为良性，少数属胰岛 B 细胞增生，另有 10% 左右为癌，多见于中青年，女性较男性多发。

【病因】

胰岛素瘤主要含有 B 细胞，分泌大量胰岛素，加速葡萄糖的氧化、降低肝内的糖原分解而导致低血糖。低血糖对全身的影响取决于血糖下降的速度，神经系统特别是中枢神经系统对低血糖反应最为敏感，如血糖突然下降时，可使神经系统过度兴奋；如血糖持续降低，可使脑细胞代谢降低而致抑制状态；如反复发作或长时间低血糖，则可使脑细胞退化，造成不可恢复的损害。

【病理】

胰岛素瘤常有完整包膜，和正常胰腺组织分界较清楚，瘤体大多在 0.5～5cm，也有更小或更大者。胰岛细胞瘤几乎全部长在胰腺，位于胰头、尾、体三部，约各占 1/3，居于异位胰腺者仅 1%～2%，多在十二指肠壁、胰尾附近和胰腺周围。胰岛细胞瘤 75% 为良性、单发，10% 左右为多发，一般为 2～3 个，10% 肿瘤属恶性，4% 可合并其他内分泌肿瘤属多发性内分泌瘤样增生病，多累及甲状旁腺，少则累及垂体、肾上腺皮质、甲状腺等，胰岛细胞增生极为少见。

【诊断】

1. 临床症状：主要是因肿瘤释放出大量胰岛素产生的低血糖所致，常在空腹时发生，开始发作频率低、时间短(如一年发一次，每次发作 3～5 分钟)而被忽视，以后可发作频繁，一日数次或时间增长达数日之久才疑及本病。

低血糖发作时可出现以下症状：①交感神经兴奋症状，冷汗、心悸、苍白、饥饿、无力等，因低血糖致大量儿茶酚胺释放所致。②神经系统症状，头痛、头昏、视力模糊、烦躁不安、精神恍惚、反应迟钝、性格改变、行为异常、昏迷惊厥等。系因低血糖致脑神经细胞代谢发生异常所致。

低血糖症的典型表现为 Whipple 三联征，即：①低血糖的症状和体征，尤在饥饿和劳累时发作者；②重复血糖测定在 2.5mmol/L(45mg/dl)以下；③口服和静脉注射葡萄糖后症状很快减轻或消失。大多数患者有 Whipple 三联征，对诊断有较大意义。

2. 实验室检查

(1)空腹血糖测定：发作时血糖可低于 2.8mmol/L(50mg/dl)。

(2)空腹血胰岛素测定：正常人空腹血胰岛素为 5～30 微单位/毫升(μU/ml)，本病发作时可超过 50μU/ml。

(3)胰岛素释放指数测定：发作时抽血同时测定血浆胰岛素(IRI)和血糖(G)，并计算 IRI/G 比值，对诊断有较大帮助。正常人 IRI/G <0.3(0.12 ± 0.05，$\bar{x}\pm SD$)，胰岛素瘤者 IRI/G 无例外地 >0.3(1.79 ± 1.75，范围 0.35～5.80)。

(4)C 肽测定：正常人空腹血清 C 肽为 1.0 ± 0.23ng/ml，24 小时尿 C 肽为 364μg，本病时常高于正常。

(5)激发试验：在无自发性低血糖发作时，可采用以下试验诱发低血糖：①葡萄糖刺激胰岛素释放试验；②D_{860} 刺激试验；③胰高糖素试验；④饥饿试验。最简便易行的是饥饿试验，禁食 12～18 小时，约 2/3 患者血糖降至 3.3mmol/L，24～36 小时绝大多数患者出现低血糖症，血糖 <2.2mmol/L 时应终止试验。

3. 特殊检查

(1)B 超、CT：由于 70% 的肿瘤在 2cm 以下，B 超与 CT 检出率较低，在 30%～40%。

(2)选择性腹腔动脉造影：对肿瘤定位诊断价值较大，确诊率为 50% ~90% 。

(3)经皮经肝门静脉置管分段取血测定胰岛素(percutaneous transhepatic portal vein catheterization,PTPC):胰体尾部的静脉血回流至脾静脉,头钩部静脉血回流至门静脉或肠系膜上静脉,如胰腺内有胰岛素瘤,则在回流的静脉血内应有大量的胰岛素,且距肿瘤部位越近者胰岛素含量越高。据此,测定门静脉、脾静脉不同部位血清中胰岛素含量,可为胰岛素瘤的诊断和定位提供可信的依据,本法诊断率较高达 91.7% 。PTPC 不属常规检查,但当其他方法不能确诊,甚至剖腹后仍未找到病灶而症状又十分典型者,可选用之。

4. 鉴别诊断

(1)与引起空腹低血糖的其他疾病鉴别:如非胰腺的实质性肿瘤(如起源于成纤维细胞的纺锤形细胞肿瘤)、肝源性低血糖、肝糖原累积病、非胰岛素内分泌功能不全等。

(2)与常见的低血糖状态鉴别:如饥饿、胃切除术后等。

(3)与低血糖所引起的神经精神症状鉴别:如癫痫、脑血管意外、脑瘤、癔症、精神病等。

【治疗】

1. 手术治疗:手术切除肿瘤是治疗胰岛素瘤唯一有效的方法,一旦确诊应及早手术。手术时应仔细检查胰腺、相邻淋巴结以及附近的器官(如肝、十二指肠等),应查明肿瘤部位、肿瘤数目及有无异位胰岛细胞瘤等,术中的 B 超监测及细针穿刺行细胞学检查是简单可行的确立诊断的方法。对手术切除的标本应立即做病理冷冻切片,以证实诊断。一般在肿瘤切除后即可见血糖回升至正常。手术方法有肿瘤摘除、胰体尾或胰尾切除、肿瘤部位胰腺局部切除、胰 - 十二指肠切除术等。

2. 药物治疗:对肿瘤无法切除者,试用双氮嗪、苯妥因钠、氯丙嗪、普萘洛尔等,但效果不满意。近年来有试用链佐霉素(streptozotocin)者,对多数患者有缓解低血糖作用,半数患者肿瘤有所缩小,氟尿嘧啶及烷化剂对肿瘤的生长也有一定的抑制作用。

【预后】

胰岛素瘤被切除后效果良好。如诊断反复延误、长期低血糖症引起脑细胞损害则不易完全恢复。胰岛素癌预后不佳。

(计叔钧)

八、胰腺囊性纤维化

胰腺囊性纤维化(cystic fibrosis of the pancreas)属全身性遗传病,胰腺有特征性的囊性扩张及纤维性改变。除胰腺受累外,全身多数外分泌腺脏器也可被波及,故又称囊性纤维化。本病的病理特征为腺管、腺泡被稠厚黏液分泌物所堵塞。新生儿和幼儿时期即可发病,青年或成年时期也可见发病。临床上以慢性肺部疾病、胰腺外分泌功能不全及汗液电解质增多为特征。

【遗传病因及发病机制】

囊性纤维化属常染色体隐性遗传病,系由位于第7对染色体CF基因突变所致。患者为纯合子,其双亲为杂合子;患者的同胞半数带有隐性基因,其中1/4可患病。本病多见于白种人,美国、北欧地区发病率较高,亚洲人很少见。本病外分泌腺功能障碍的发病机制尚不清楚,归纳起来为:①黏液异常,外分泌腺的分泌物中酸性糖蛋白及钙的含量增加,前者使分泌物黏稠度增加,后者降低糖蛋白的溶解度,致分泌物聚积、堵塞腺管;②汗液电解质增加,有人发现患者汗液和唾液中有钠转运抑制因子,抑制汗腺和唾液腺导管对钠的重吸收;钙离子浓度增加,可使汗液中钠和氯的浓度也增加。

【病理】

病理改变的特点是各种外分泌腺的分泌物凝聚沉淀、堵塞管腔而继发一系列的病理表现。

1. 胰腺:体积缩小、质地变硬,可见纤维化及大小不同的囊肿形成。镜下见腺泡内有大量的黏稠物沉积,腺管扩张,基底细胞萎缩,部分间质被纤维组织代替并有脂肪浸润。

2. 呼吸道：气管、支气管有不同程度的黏液栓堵塞，可见支气管壁增厚、管腔扩大，内充满黏液脓性分泌物。

3. 肝胆系统：半数患者肝脏受累，表现为局灶性胆管纤维化，毛细胆管内有胆栓形成，晚期则形成胆汁性肝硬化、门静脉高压。

4. 肠道：从口腔到肠管均可有腺管管腔扩大及杯状细胞肿大，初生儿可由于肠腔中有大量黏稠胎粪而引起"胎粪性肠梗阻"，颌下腺腺泡和腺管扩张，分泌物积聚而引起特征性颌下腺肿大。

5. 生殖系统：可表现为精索纤维化及输精管堵塞。

【诊断】

临床表现变化很大，多数病程进展缓慢，主要表现为胰腺及呼吸道受累，少数可仅有呼吸道症状或胰腺病症状。

1. 临床表现

（1）肺部表现：因呼吸道受分泌物堵塞所致，表现为咳嗽、气急、大量黏稠脓性痰、肺部啰音等。

（2）胰功能不全表现：由于胰腺外分泌功能不足，使肠道消化和呼吸功能受损，出现脂肪泻、腹胀、腹痛、营养不良等。

（3）出汗异常：患者易出汗，因腺管对钠、氯重吸收障碍、汗液中钠、氯的含量显著增高而大量丢失，可致缺钠表现，出现恶心、呕吐、肌肉痉挛等。

（4）其他：少数患者可出现所谓"新生儿胎粪性肠梗阻"肠套迭、直肠脱垂等。有时可见肝大、黄疸及门静脉高压表现，累及生殖器官则可造成不孕症。

2. 实验室检查

（1）汗液电解质测定：以毛果芸香碱离子电渗法收集汗液测定钠、氯、钾离子浓度，98% 的患者汗液中钠和氯浓度增高。

（2）胰腺外分泌功能测定：口服苯酪氨酸法即 BT－PABA 试验，是最常用的筛选法，可反映胰腺分泌糜蛋白酶的功能，阳性率可达 80% ~90%，其他检查如胰泌素试验、Lundh 试餐试验、脂肪吸收试验等均可选择进行。

3. X 线检查：根据受损器官的不同及不同的临床表现，可酌情行胸片、腹部平片、胃肠钡餐检查、胆囊造影或ERCP等，以了解相应脏器的病变。

【治疗】

本病无特异性治疗，主要是对症治疗，其目的在于改善症状、减轻疾苦、防止并发症等。

1. 营养：补充各种维生素，尤其是维生素K，维生素E；在有效的胰酶替代治疗前提下，应尽可能进正常饮食，必要时可行静脉高营养。

2. 胰酶替代治疗：凡有胰腺外分泌功能不全者，应长期应用胰酶制剂，如胰酶片、得每通等，注意用量应较大才有效。

3. 对症治疗：对肺部感染者，应尽量解除支气管阻塞，并行有效抗生素治疗；对有胎粪性肠梗阻的患儿应行高渗液灌肠；如有肝胆系统受损者应相应处置之。

【预后】

本病预后取决于早期诊断和治疗，注意饮食营养疗法和控制呼吸道感染，儿童期病死率下降，并可活至成年。

(计叔均)

九、胰 腺 癌

胰腺癌(carcinoma of the pancreas)是胰腺最常见的肿瘤，占人体恶性肿瘤的1% ~3%，占消化道肿瘤的8% ~10%，在死于肿瘤病例中，胰腺癌居第4位。临床表现以上腹痛、食欲缺乏和消瘦、黄疸为主。病情发展快，预后很差。发病多在中年以后，男性比女性多见。

【病因】

至今未明，可能与下述因素有关：长期大量吸烟，长期饮酒，高胆固醇饮食，长期接触N-亚硝基甲胺、烃化物等化学物质，慢性胰腺炎、糖尿病等。

【病理】

胰腺癌以胰头部多见，占60% ~70%，胰体癌占20%，胰尾癌占5%，少数患者癌弥散于整个胰体而难以确定部位。胰腺癌多起源于导管上皮(81.6%)，少数生于腺泡(13.4%)，其余者不能肯定来源(5%)。胰腺因被膜薄，淋巴和血运丰富易发生转移，除局部淋巴结的转移外，胰头癌早期转移至肝，胰腺体尾癌易转移至腹膜。

【诊断】

1. 临床表现：取决于肿瘤部位、病程早晚、有无转移及邻近器官累及状态，但病程短、发展快、预后差是其特点。

(1)腹痛：2/3～3/4胰头癌有腹痛，胰体尾癌约80%有腹痛，疼痛常于上腹部，按肿瘤部位的不同可偏左或偏右，开始为隐痛，多伴胀满不适，有时呈持续性且逐渐加重，常牵涉至背部。典型的胰腺疼痛是平卧时腹痛加重，尤以晚上更甚，常致患者起身走动彻夜难眠，采下蹲、前倾弯腰或侧卧蜷足位则可缓解或减轻腹痛，晚期持续剧烈腹痛，常需麻醉药而致成瘾。

(2)黄疸：是胰腺癌，尤其是胰头癌的重要症状，黄疸属梗阻性，常伴小便深黄及陶土色大便，且呈进行性，黄疸虽有时会轻微波动，但不会完全消失，胰体尾癌常在波及胰头时才出现黄疸，而胰腺癌晚期出现黄疸有时可能是肝转移所致。胰头癌若使胆总管下段梗阻而出现无痛性的胆囊肿大，呈Courvoisier征，对胰头癌具有重要诊断意义。

(3)体重减轻：因进食少、消化能力差、夜不成眠及进行性消耗，患者可在数月内体重减轻20～30kg，有时甚至先于其他症状发生之前出现，应予以重视。

(4)肿块：多居于病变所在处，属晚期表现，胰头肿瘤块多见于其他症状出现之后，而胰体、尾肿瘤块出现可能稍早。

(5)其他：胰腺癌者常有不同程度的消化道症状，如食欲缺乏、恶心、呕吐等，不少因腹痛不减、睡眠缺少而致精神异常焦虑和忧郁，少数者胰腺癌诊断的前后出现糖尿病的症状。

2. 实验室检查：①血、尿、粪检查，可发现贫血、尿糖及粪便隐血阳性。②胆汁淤积性黄疸时以血清总胆红素增高为突出表现，且以直接胆红素增高为主。ALT轻度至中度增高，且多保持稳定，很少下降。③血淀粉酶，30%患者由于胰管阻塞，可有血清淀粉酶升高。④血糖,30%以上空腹或餐后血糖升高,50%患者糖耐量试验异常。⑤癌胚抗原(CEA),82%~93%的患者CEA增高,但非胰腺癌所特有,结肠癌、胃癌等亦增高。

3. 影像学检查

(1)钡餐检查:近50%的患者有异常表现,尤行低张十二指肠造影更满意。胰头癌时可发现十二指肠曲增宽或十二指肠降段内侧呈反“3”形征象;十二指肠壁僵硬、黏膜破坏或肠腔狭窄或胃、十二指肠、横结肠受压而移位等。

(2)超声显像

1)B型超声显像:可显示胰腺肿大、形态不规则,或胰腺内出现肿块,诊断率达80%左右,但对2cm以下的肿瘤诊断不理想。

2)内镜超声检查:超声胃镜可见胃后壁外方有局限性低回声的实质性肿块,其边缘粗糙。典型者边缘呈火焰状。若病变浸润周围大血管时,可见血管边缘粗糙或被肿瘤压迫等现象,能对手术切除的可能性做出一定的判断。胰腺癌检出率近乎100%,且可在超声内镜下穿刺,行组织学或细胞学检查。

(3)CT与MRI:可较清晰地显示胰腺周围脂肪消失、外形变异和局限性肿大等,对胰腺癌的诊断率达75%~88%,但有时难与慢性胰腺炎区别。MRI检查结果与CT大致相似。MRCP(磁共振胆胰管造影)具有非侵入性、无创伤、无严重并发症、检查时间短等特点,不需注入造影剂,无X射线损害,能够清楚显示胆管及胰管情况。对胰腺癌的诊断率与ERCP相仿。

(4)逆行胰胆管造影(ERCP):除直接窥视十二指肠壁及壶腹有无肿瘤浸润外,插管造影胰管可显狭窄、扭曲或中断,对胰腺癌的诊断率达85%~90%。采集胰液或刷取胰管狭窄处脱落细胞,可提高诊断率。

(5)细针穿刺胰腺活检(FNA):在B超或CT引导下,吸取组织标本并行细胞学检查,其对胰腺癌的诊断准确率达80%。

4. 鉴别诊断

(1)慢性胰腺炎:病程长、反复发作且黄疸少见,病情非进行性，而 X 线腹部平片、B 超或 CT 等可见胰腺钙化点，细胞学检查无肿瘤细胞可见。

(2) Vater 壶腹癌和胆总管癌：较胰头癌少见，通过影像学检查，一般可做出鉴别，必要时可剖腹探查。

【治疗】

以手术治疗为主，最好行根治手术，不能手术者，可行姑息性内科治疗。

1. 手术治疗：可行胰、十二指肠切除术或扩大根治术，但由于确诊者已多属晚期胰腺癌，其手术切除率仅为 10% ~20% 。对无法根治者，仅可行姑息性手术以缓解症状。

2. 内科治疗：化疗以氟尿嘧啶(5 - FU)为首选或采用 SMF 方案、FAM 方案等；放疗可使症状改善、存活期延长；对症治疗可选用静脉高营养和氨基酸注射，以改善状态，并给予复合维生素、胰酶片或得每通等。

【预后】

本病预后差，在症状出现后平均寿命 1 年左右，扩大根治术治疗的 5 年存活率亦仅为 4% 。

（计叔均）

第八章　腹膜及肠系膜疾病

一、结核性腹膜炎

结核性腹膜炎(tuberculous peritonitis)是由结核杆菌引起的慢性、弥漫性腹膜感染。多缓慢起病,表现为发热、乏力、盗汗、食欲缺乏、腹痛、腹胀、腹水或有腹内肿块等。可见于任何年龄,以青壮年最多见,多数在20～40岁,但60岁以上也非罕见。以女性为多,男女之比约为1∶2。

【病因和发病机制】

由结核杆菌引起,多继发于体内其他结核病灶。感染途径以腹腔内的结核病灶直接蔓延为主,肠系膜淋巴结结核、肠结核、输卵管结核是常见的原发病灶。少数可由血行播散引起,常伴有结核性多浆膜炎、粟粒性结核、结核性脑膜炎或活动性关节、骨、睾丸结核等。

【病理】

根据病理解剖特点可分为渗出、粘连、干酪三型,以粘连型为最多见,渗出型次之,干酪型最少见。在本病的发展过程中,上述两种或三种类型的病变往往并存,称为混合型。

【诊断】

1. 临床表现:一般起病缓慢,症状较轻,常在发病后数周以至数月才就医诊治,少数起病急骤,以急性腹痛或骤起高热为主要表现。结核性腹膜炎的临床表现是多种多样的,结核病毒血症常见,主要是发热与盗汗。热型以低热与中等热为多见,约1/3患者有弛张热,少数可呈稽留热。常伴乏力、食欲缺乏,后期有营养不良,表现为消瘦、水肿、苍白、舌炎、口角炎、维生素A缺乏症等。此外,常有腹胀、腹痛、腹泻等消化道症状;腹痛多在脐周、下腹，有时为全腹痛。本病约有 1/3 病例有腹水，腹水量以中量、小量者为多。

一般认为腹壁柔韧感是结核性腹膜炎的临床特征，但在其他情况下如血腹或腹膜癌时也可有类似发现。腹部触及肿块多见于粘连性或小房型结核性腹膜炎患者，常位于脐周，但也可见于其他部位。其大小不一、边缘不整，表面不平，有时呈结节状，不易推动，可误诊为肿瘤。

2. 实验室检查

（1）部分患者有轻至中度贫血，血细胞大多正常，急性期白细胞和中性粒细胞可见升高。红细胞沉降率一般均见加快，可作为结核病活动性的指标。

（2）腹水检查：腹水外观呈草黄色渗出液，混浊，静置后有凝固，比重 >1.016，蛋白定量 >25g/L，白细胞计数 $>500\times10^6$/L，以淋巴细胞为主。腹水浓缩找结核杆菌，有时阳性，一般细菌培养阴性，但腹水动物接种阳性率可达 50% 以上。腹水检测腺苷脱氧酶（ADA）显著升高（常 >30U/L），恶性腹水可轻度升高，其他良性腹水不高，有鉴别诊断意义。

3. 影像学检查

（1）胃肠 X 线钡餐检查：可发现有肠结核、肠粘连、肠瘘、肠管外肿块等征象；腹部平片有时可见钙化影对诊断有一定意义。

（2）超声检查：腹部 B 超探查常可见有腹水、肠间粘连、粘连性腹水或非均质性肿块等改变。对本病有辅助诊断价值。

（3）腹腔镜检查：腹膜、网膜与内脏（肠、肝）表面有散在或集聚的灰白色结节，浆膜失去正常光泽、混浊粘连。进行活组织检查有确诊价值。腹腔镜检查对腹膜有广泛粘连者应属禁忌。

4. 诊断依据：①青壮年患者，有结核病史，伴有其他器官结核病证据。②发热原因不明达 2 周以上，伴有腹胀、腹泻、腹水、腹壁柔韧感或腹部肿块。③腹腔穿刺获得腹水，呈渗出性，一般细菌培养结果阴性。④结核菌素皮肤试验强阳性。结核感染 T 细胞斑点试验（T－spot）阳性。⑤X 线胃肠钡餐检查发现肠粘连等征象。

5. 鉴别诊断:本病需与肝硬化、癌性腹水、自发性腹膜炎及卵巢囊肿等鉴别。

【治疗】

1. 治疗原则:坚持早期、联合、全程、规范化抗结核药物治疗及加强支持疗法,以达到彻底治愈、避免复发及防止并发症为目的。

2. 加强支持治疗:卧床休息为主,摄食高蛋白、高热量、高维生素及易消化的饮食,每日补充新鲜水果、鲜奶,需要时静脉输液,定期注射清蛋白等。

3. 抗结核化学药物:一般使用3种或4种药物联合强化治疗。异烟肼0.3~0.4g,每日晨间顿服,利福平0.45g,每日一次口服,乙胺丁醇0.75g,每日一次口服;需要时可另加用链霉素(0.75g,每日肌内注射1次)或吡嗪酰胺(0.25~0.5g,每日3次),共4种药联合治疗2个月,然后继续用异烟肼和利福平治疗至少7个月。有血行播散病灶或显著结核毒血症者,在抗结核药物治疗的同时,可加用泼尼松短期治疗,每日30~40mg,分次口服。

4. 放腹水:渗出型有明显腹水者,可适当放腹水以减轻症状,每周放腹水1次,并腹腔内注射异烟肼100mg、链霉素0.25g。

5. 手术治疗:手术治疗仅限于完全性肠梗阻、肠瘘或并发肠穿孔者。当本病诊断有困难,和腹内肿瘤或某些原因引起的急腹症不能鉴别时,可考虑剖腹探查。

【预后】

本病早期诊断、经强化抗结核化学药物治疗,可完全治愈,若同时有严重肺结核或粟粒性结核合并有结核性脑膜炎者,预后较差。

(刘南植)

二、腹膜假性黏液瘤

腹膜假性黏液瘤又称腹膜胶质瘤、假性积水等。是一种临床十分少见的疾病,国内外文献报道极少。发病率女性高于男性,大多为中年或老年。本病的主要特点是腹膜腔被大量黏蛋白所充填,形成假性腹水。腹水呈胶性,病程一般较长,预后较好。

【病因及发病机制】

腹膜假性黏液瘤主要起因于阑尾黏液囊肿和卵巢的黏液蛋白性囊腺瘤。阑尾黏液囊肿可破裂致黏液外溢,黏液细胞在局部肠黏膜上或腹膜上再发展成为黏液囊肿。此外阑尾黏液性囊肿也可能在阑尾切除术时被外力挤破至腹腔内,造成黏液细胞在腹腔内种植。腹膜上的黏液囊肿增长并可再破裂,再种植,逐渐使腹腔均被此种黏液囊肿所累及。

在女性患者假性黏液瘤主要继发于卵巢的黏液性囊腺瘤,其引起腹腔假性黏液的机制可能与阑尾黏液囊肿相同。此外,尚有极少数病例继发于卵巢纤维瘤、卵巢畸胎瘤、脐的黏液样肠系膜囊肿等。

【病理】

腹膜假性黏液瘤患者在剖腹探查时常可见到淡黄色或棕色的半透明胶冻状黏稠液体充满腹腔,腹膜腔各个间隙亦为黏液所占据。黏液量常达数千毫升,少数局限者,黏液以下腹部和盆腔多见。腹部肿块切片见上皮细胞分化成熟,呈条索状浸润性生长,散布在疏松结缔组织中,很少有完整的腺管形成,其周围有大小不一的黏液池。大网膜上皮不典型增生,不规则,细胞及胞核形状、大小相差悬殊,分化幼稚,四周均为黏液性物质,生化分析其黏液状物主要属于涎黏多糖。

【诊断】

1. 临床表现:发病初期,常有右下腹疼痛、盆腔下垂感,有些患者有泌尿系统症状,由于胶质腹水对腹膜的刺激,可产生局部或全腹压痛等腹膜刺激症状。常伴有恶心、呕吐等。随着腹腔内胶质腹水的不断增多,腹部逐渐膨隆,渐感腹胀、呼吸费力、不能平卧、翻身困难等。病程一般数月或数年不等,有的可长达10余年。少数患者可表现为幽门梗阻、肠梗阻、阻塞性黄疸等。体检时腹部膨隆为主要体征,以下腹部为显著,部分患者全腹高度膨隆,似足月妊娠的孕妇。腹壁尚软,多数情况下可触及肿块,以右下腹或下腹部居多。肿块大小不一,从鸡蛋大到拳头大不等,亦有更大者,质地一般较硬,表面高低不平,活动度不大。多数患者有肝大。

2. 实验室检查:腹部穿刺对本病具有决定性的意义。腹腔穿刺能抽出棕色或淡黄色黏冻样不易流动的液体,穿刺液送常规和特殊检查,可见到纤维蛋白和红细胞,利凡他试验一般呈阳性。腹水的蛋白含量较高,其电泳和血浆蛋白相似,含较多的糖蛋白。

3. 特殊检查:B超、CT检查往往能明确地检查出腹水及腹部包块的位置。根据腹腔内多处包块的特征表现,有助于诊断。

【治疗】

本病的治疗原则以早期手术为主,尽可能寻找并切除原发病灶,充分地去除腹腔内的胶状增生灶,切除已变性的大网膜,彻底吸尽腹腔内各间隙里的胶状腹水。

有作者报道抗癌药物的局部使用对本病的进展有一定的抑制作用。常在手术中用大量生理盐水冲洗腹腔后,用43℃的蒸馏水冲洗腹腔,利用蒸馏水的低渗及高温破坏肿瘤细胞,再以稀释的氟尿嘧啶500~1000mg或噻替哌30mg灌洗腹腔,以求尽可能地杀伤肿瘤细胞,减少复发的可能性及延长复发的时间。

起源于卵巢的腹膜假性黏液瘤,又是绝经期的患者,用雌激素治疗有一定的疗效。

【预后】

一般认为良性腹膜假性黏液瘤预后尚属良好,有较长的生存期。有人将起源于阑尾和起源于卵巢的假性黏液瘤进行比较以后认为,前者常为良性而后者常有恶性的表现。本病手术治疗常不能达到彻底根治的目的。死亡原因常为手术后复发肠外压迫性肠梗阻、手术后肠瘘等并发症，非手术治疗者多因长期消耗衰竭死亡。

（刘南植）

三、腹膜肿瘤

腹膜肿瘤（peritoneal tumors）有原发性和继发性两种，前者为腹膜恶性间皮瘤，少见，而继发性腹膜肿瘤却很常见。

腹膜恶性间皮瘤

【病因与病理】

腹膜恶性间皮瘤（peritoneal malignant mesothelioma）是来源于腹膜的上皮和间皮组织的肿瘤。有人认为病因与石棉接触有关，多发生于石棉工人。石棉粉尘或纤维通过呼吸道进入体内，经膈肌淋巴组织网到达腹腔。潜伏期为 25～40 年。肿瘤发生于腹腔的壁层和脏层，可覆盖全部或部分腹膜，或呈弥漫性结节性播散，或形成一层坚韧、白色增厚的腹膜，或多或少围绕着腹腔脏器，并可浸润相邻器官。本病患者可检出石棉肺，部分患者腹膜组织内也可检出石棉纤维。

【诊断】

1. 临床表现：本病多发生于 50 岁以上的男性，临床上以腹痛、腹水和腹内包块为主要表现。腹痛呈持续性，常伴有腹胀、便秘、厌食、恶心、呕吐、体重下降。90% 的患者出现顽固性腹水，常为血性，可找到恶性间皮细胞。有 30% ～60% 的患者合并有胸膜间皮瘤。有时出现自发性低血糖。体检时发现腹部不同部位有大小不等的单个或多个肿块。

2. 实验室检查：腹水的细胞学检查找到恶性间皮细胞，即有诊断价值。但有时与其他恶性肿瘤细胞难于区别。

3. 特殊检查

(1)胃肠道钡餐X线检查有时可见胃肠道外来压迫征象。

(2)超声和CT显示腹水或板样肿块。

(3)腹腔镜检查和腹膜活检对于确诊可提供依据。腹腔镜检查经常发现腹膜表面布满大小不一的斑块状结节,钳取活组织行病理学检查可确诊。

【治疗】

目前无有效治疗方法。放射治疗及化疗效果不满意。常死于恶病质和肠梗阻。生存期很少超过两年。预后不良。

继发性腹膜恶性肿瘤

【病因】

继发性腹膜恶性肿瘤(secondary peritoneal carcinomatosis)是最常见的腹膜肿瘤,绝大部分为腺癌。多来源于肠道、肝、胰及卵巢。另外,腹膜中也可出现肉瘤、淋巴瘤、多发性骨髓瘤。恶性肿瘤向腹膜扩散的途径有:①直接蔓延;②表面种植;③循血行或淋巴道转移。任何上皮组织的恶性肿瘤均可循血行或淋巴道转移到腹膜而形成广泛的转移癌。此时,常见腹膜为布满小粒状肿瘤,或肠壁表面可有网状的白色线条,常伴有血性腹水。

【诊断】

1. 临床表现:与肿瘤的进展程度有关。主要为弥漫性腹痛、腹胀、恶心、呕吐、消瘦和发热。部分患者出现肠梗阻表现。由于腹水增长较快,常需反复穿刺放液,并在放腹水后可扪及腹部肿块。无腹水的患者,有时可扪及新生物性网膜肿块。

2. 实验室检查:腹水检查常为淡黄色或血性液体,腹水乳酸脱氢酶与蛋白含量增加。约50%的腹水中可找到恶性肿瘤细胞。

3. 特殊检查

(1)X线检查可见有腹膜继发癌有关的征象。

(2)B超及CT引导下腹膜穿刺活检或腹腔镜检查、腹膜活检、流式细胞学技术等有助于本病的诊断。

【治疗】

近年来，随着化疗、放疗新技术的应用，患者的生存期得以提高。腹腔内应用化疗药，常用噻替哌、氮芥或氟尿嘧啶。放射性金或磷腹腔注射或可部分缓解病情。其他为加强一般支持治疗和对症处理。预后不佳。

（刘南植）

四、腹膜后肿瘤

腹膜后肿瘤（retroperitoneal tumors）是指腹膜后区域发生的肿瘤，分为原发性和继发性两类。原发性肿瘤罕见。

【病因】

原发性腹膜后肿瘤可起源于腹膜后间隙的脂肪、平滑肌、结缔组织、血管、筋膜、神经组织、淋巴组织以及胚胎残留组织等。原发性腹膜肿瘤 70% ~80% 为恶性肿瘤，其中以淋巴瘤、脂肪肉瘤及纤维肉瘤较多见。继发性肿瘤多来源于邻近器官肿瘤的侵袭以及远处器官肿瘤的转移。

【病理】

腹膜后肿瘤无种族和年龄差异，约 15% 发生在 10 岁以下。有些肿瘤形态虽为良性，但切除后易复发如黏液瘤等，常视为恶性；有些肿瘤虽为孤立存在的实质性肿瘤，但有局部浸润生长倾向；有些肿瘤常多发且有恶性变可能，如脂肪瘤、纤维瘤、副神经节瘤等。

原发性腹膜后肿瘤生长常缓慢，且腹膜后间隙较大，肿瘤生长发展的余地较大，以致恶性肿瘤在相当时间内无明显症状，一旦出现症状，则常属于晚期。

【诊断】

1. 临床表现：起病隐匿，症状出现较晚，且缺乏特异性。腰背痛、腹痛及下肢痛较常见。疼痛的性质及程度与肿瘤侵袭的部位及病变的性质有关。此外尚可有发热、乏力、食欲缺乏、恶心、呕吐、腹胀、腹泻、便秘、体重减轻、尿频尿急、精索静脉曲张、下肢水肿及感觉异常等。常见体征可有腹部隆起和压痛，有资料表明 95% 的患者可在深腹部或盆腔扪及固定的肿块。腰部可有压痛。

2. 辅助检查

(1)腹部 X 线检查:正位、侧位平片可发现肿块阴影,胃轮廓不清或位置异常,或见到局部钙化影。静脉或逆行肾盂造影可显示输尿管、肾脏移位、局部压迫、浸润等。

(2)超声检查:对鉴别和证实腹主动脉瘤或囊肿非常可靠,但对少数神经源肿瘤和均匀一致的囊肿仍可能混淆,对囊性肿瘤或寄生虫性囊肿、感染性脓肿、外伤性血肿尚难分辨,经 B 超引导进行穿刺有利明确诊断。

(3)CT 扫描:是最有效的诊断措施,可显示肿瘤的部位、范围以及与邻近解剖结构的关系,还可早期发现复发病变。亦可在 CT 指引下穿刺吸引活检进行细胞学检查。

3. 诊断与鉴别诊断:本病的早期诊断常较困难,多经剖腹探查和活组织检查方被确诊。本病应与腹部、盆腔器官的疾病鉴别。

【治疗】

除淋巴瘤外,对腹膜后肿瘤均应行手术切除。由于肿瘤周围常有粘连浸润,手术有时很困难,易造成乳糜池和腹腔内脏的损伤。

恶性淋巴瘤对放疗敏感,放疗总量以 3000 ~ 5000rad 为最佳剂量。对复发病例仍可重复放射治疗。而对于那些既不能切除又对放疗不敏感的病例,可采用免疫疗法,如干扰素、胸腺素、白介素 -2、TIL 细胞治疗。

【预后】

本病预后取决于肿瘤的性质。

(刘南植)

五、腹膜后脓肿

腹膜后脓肿(retroperitoneal abscess)是指由细菌感染引起腹膜后腔的化脓性疾病。

【病因】

腹膜后脓肿常继发于邻近器官的感染，特别是肾盂肾炎或肾损伤、肾周围脓肿、肾癌继发感染。此外还可继发于胃肠穿孔、外科手术、创伤、腹膜后肿瘤、脊柱骨髓炎及败血症。致病菌主要有大肠杆菌、金黄色葡萄球菌、变形杆菌或链球菌，少数有分枝杆菌和结核杆菌。脓肿一般限于病变器官附近，可向上、下及脊柱对侧延伸。

【诊断】

1. 临床表现：常见症状有发热、寒战、腹背不适或疼痛、恶心呕吐、食欲缺乏、体重下降和衰弱。腹部、背部疼痛与脓肿部位有关，可放射到臀部、膝部、股部，并可有腰大肌、髂肌刺激征。肾周围脓肿可出现尿路刺激和排尿困难。体检时发现腹部有深压痛、肌紧张及感觉过敏区。可有肋脊角、腰大肌牵扯痛、季肋区饱满。低位脓肿直肠指检可能发现触痛性包块。病变部位皮肤水肿，亦可有阴囊、会阴区的反应性肿胀及触痛等。

2. 实验室检查：血细胞和中性粒细胞增高，甚至出现类白血病样变化。肾周围脓肿患者可有脓尿、蛋白尿，少数可找到致病菌。部分病例血培养阳性。

3. 特殊检查

(1)腹部X线平片：可发现软组织肿块影、腰大肌影不清，也可见到脓肿内有气体及液平，脊柱侧凸或肠梗阻表现；肾盂造影可显示肾、输尿管偏移或梗阻以及造影剂外漏等。

(2)超声检查：可发现液性包裹区，CT检查定位准确。可在B超或CT指导下穿刺抽液，做脓液生化学、病理学、细菌培养等检查。

(3)放射性核素检查：镓-67(^{67}Ga)白细胞示踪扫描对区别脓肿或肿瘤有一定价值。

4. 鉴别诊断:本病应注意与腹腔内脓肿相鉴别。可在B超或CT指导下穿刺抽吸做病理检查以助诊断。

【治疗】

本病一经确诊,即应行脓肿切开引流,并给予抗生素治疗。近年来主张在B超或CT引导下行穿刺抽脓后置入导管引流,并灌注有效抗生素,提高疗效。

结核菌所致寒性脓肿,一般采用抗结核药物治疗12~24个月,形成较大脓肿者应在抗结核治疗的配合下行脓肿引流术或病灶清除术。也可在B超引导下穿刺抽脓并注入抗结核药,间断穿刺而不置引流管,可避免产生窦道而达到治愈的效果。

【预后】

本病预后取决于及时诊断、脓肿切开引流及抗生素治疗,一般预后尚好。

(刘南植)

六、急性肠系膜淋巴结炎

急性肠系膜淋巴结炎(acute mesenteric adenitis)一般分为非特异性淋巴结炎和化脓性淋巴结炎。临床表现有发热,右下腹疼痛,非化脓性者多呈自限性,多见于儿童和青少年。

非特异性肠系膜淋巴结炎

【病因】

本病临床上少见,可发生于任何年龄,但以8~12岁多见。病因不明,推测可能与病毒感染有关,特别是Coxsackie B病毒。由于肠系膜淋巴结以回盲部最丰富,故本病主要累及回盲部淋巴结。其发病机制为患者先有呼吸道感染、颈部淋巴结肿大,然后逆行到回盲部的淋巴结而引起炎症。

【诊断】

1. 临床表现:患者常先有上呼吸道感染症状,继之有发热、右下腹疼痛，一般疼痛较轻，呈持续性，局部有压痛，酷似急性阑尾炎。体检时无固定压痛点，无腹肌紧张等。一般急性肠系膜淋巴结炎的腹痛多于短时间内减轻或消失。经 3 ~ 4 天内痊愈。

2. 实验室检查：血常规检查白细胞正常或减少，淋巴细胞相对升高。

3. 鉴别诊断：本病需与急性阑尾炎相鉴别。后者临床表现右下腹疼痛，逐渐加重，有固定压痛点，反跳痛及局部腹肌紧张。外周血白细胞及中性粒细胞明显升高。

【治疗】

如确诊本病，可短期口服头孢菌素类、喹诺酮类抗生素。此外对症治疗。

化脓性肠系膜淋巴结炎

【病因】

化脓性肠系膜淋巴结炎发病率较低，是由肠道内细菌通过淋巴组织而进入肠系膜淋巴结产生的化脓性炎症。致病菌多为大肠杆菌、肠球菌、葡萄球菌、β – 溶血链球菌、Yersinia 菌等。

【诊断】

1. 临床表现：本病多呈急性发病，临床表现为寒战、高热、腹痛、恶心、呕吐、乏力等症状。体检时有腹膜刺激征，压痛及反跳痛明显。大部分需行剖腹探查术才能确诊。

2. 实验室检查：外周血白细胞及中性粒细胞明显增高。

【治疗】

本病需手术治疗，进行脓肿结节切除，脓肿引流，腹腔内冲洗，并根据脓液培养药物敏感试验，应用强有力抗生素治疗，一般预后良好。

（刘南植）

七、肠系膜淋巴结结核

肠系膜淋巴结结核(tuberculous mesenteric lymphadenitis)是腹腔内结核病变的一种,是指结核杆菌进入肠系膜淋巴结产生的慢性炎症。发病缓慢,可有轻微腹部症状与全身反应,多见于青少年和儿童。

【病因】

肠系膜淋巴结结核大多继发于肠结核或血行播散型结核病,故往往与肠结核或结核性腹膜炎并存。也可因进食未煮沸的牛奶而使其中牛型结核杆菌进入肠系膜淋巴结所致。可累及所有肠系膜淋巴结,但以回盲部最多见。

【诊断】

1. 临床表现:起病通常缓慢,以不同程度的腹痛为主,多位于脐周或右下腹。常伴有乏力、食欲减退、发热、盗汗等全身结核中毒症状。腹泻、腹胀也常见。早期可有右下腹或脐下方轻压痛,渐而脐周可触及大小不等,质地较硬的互相粘连的淋巴结团块,少移动,伴有压痛。

2. 实验室检查:红细胞沉降率增加,结核菌素试验强阳性有助于诊断。

3. X线检查:腹部X线平片可发现淋巴结钙化影。

4. 鉴别诊断:本病有时在其他腹部手术时发现而被确诊。尚需与腹内恶性淋巴瘤相鉴别,两者临床表现相似。如结核可能性大可行诊断性抗结核治疗,如经抗结核治疗1个月以上仍无病情改善,须考虑恶性淋巴瘤或其他恶性肿瘤的可能性,必要时剖腹探查,以便明确诊断。

【治疗】

1. 注意休息,增加营养。

2. 抗结核药物治疗,首选一线药物异烟肼、利福平、链霉素、对氨基水杨酸等,二联或三联治疗。同时也是诊断性治疗。

3. 有不完全肠梗阻时,可选用阿托品、山莨菪碱等治疗。需要时行胃肠减压,并应纠正水电解质紊乱。如出现完全性肠梗阻、肠穿孔等急症时应考虑手术治疗。

【预后】

经抗结核化学药物规范化治疗，疾病可痊愈。

（刘南植）

主要参考文献

陈贻胜 . 2006. 结核性腹膜炎鉴别诊断与治疗 // 池肇春，马素真 . 消化系统疾病鉴别诊断与治疗学 . 北京：人民军医出版社，643 – 645.

梁浩 . 1997. 新编消化系统疾病诊疗手册 . 北京：金盾出版社，224 – 229.

第三篇

第九章　诊断技术

一、食管酸滴定试验

【适应证】

1. 协助反流性食管炎的诊断。
2. 鉴别不典型胸痛是否由食管疾病所致。

【禁忌证】

所有与插管有关的禁忌证：

1. 鼻咽部或上食管梗阻。
2. 严重而未能控制的凝血性疾病。
3. 严重的上颌部外伤和(或)颅底骨折。
4. 急性食管炎、食管黏膜的大疱性疾病。
5. 心脏疾病未稳定的患者或对迷走刺激耐受差的其他患者。
6. 相对禁忌证：食管肿瘤或溃疡、重度食管静脉曲张、不能合作的患者。

【术前准备】

检查当日晨空腹。

【方法】

1. 取坐位，放置鼻胃管至食管下段(距鼻孔 30～35cm)，以胶布固定。

2. 先以每分钟 10ml 的速度滴注生理盐水 15 分钟，若患者无不适则再以同一速度滴注 0.1mol/L 盐酸，直至患者出现症状，如无症状则观察 30 分钟。滴酸过程中出现胸骨后烧灼感或疼痛为阳性。

【注意事项】

1. 酸滴入的速度及时间可影响试验的结果，对同一组患者试验时应严格控制酸滴入的速度及时间。

2. 在某些症状性反流的患者，有 15% 的假阴性，正常人有 15% 的假阳性（黏膜敏感者），当有典型症状而试验阴性时，不能除外食管炎的存在，应进一步行其他方面的检查。

（但自力）

二、24 小时食管酸度（pH）监测

【适应证】

1. 胃食管反流性疾病（GERD）。

2. 非典型胸痛的鉴别诊断。

3. 不明原因的慢性咳嗽或哮喘。

4. 判断 GERD 的抗酸及抗反流治疗（药物及抗反流手术）效果。

【禁忌证】

插管禁忌者（见前）。

【术前准备】

1. 检查前禁食 12 小时。

2. 检查前对电极进行常规消毒及定标。

3. 向患者说明检查过程，取得合作，减轻插管时不适，告诉患者如何使用动作键。

4. 仪器：便携式 24 小时胃食管 pH 监测仪。

5. 签署知情同意书（如医院有此规定）。

【方法】

1. 患者取坐位,将 pH 电极经鼻孔准确地放置在食管下括约肌(LES)上方 5cm 处。LES 的定位方法有:①内镜直视定位法;②透视定位法;③测压定位法;④pH 梯度定位法。

2. pH 电极定位后,鼻腔处用胶布固定电极导线,连接记录仪,打开记录键,连续监测 24 小时。

3. 记录完毕,取出电极,将采集的数据由记录仪传输至计算机,由相应的软件进行数据处理,并打印结果。常用指标:①pH <4 的反流次数;②pH <4 的总时间百分率;③立位时 pH <4 的总时间百分率;④仰卧位时 pH <4 的总时间百分率;⑤持续时间长于 5 分钟的反流次数;⑥最长反流持续时间;⑦反流面积。

【注意事项】

1. 检查前患者应停用所有抗酸剂、抑酸剂及影响胃肠动力药物至少 1 周。

2. 电极放置的位置应准确。

3. 接受检查的患者应尽可能保持正常的生活、饮食和活动习惯,但要禁食酸性、碱性饮料及食物。

(但自力)

三、24 小时胆汁监测

【适应证】

1. 胃食管反流症状者(包括非典型症状)。

2. 评价有并发症的 GERD 患者:①Barrett 食管;②狭窄;③食管溃疡。

3. 治疗无效的酸反流者。

4. 疗效较差的反流性食管炎患者。

5. 胃切除术后有反流症状者。

6. 抗反流手术前及术后评价。

【禁忌证】

插管禁忌者。

【术前准备】

1. 术前至少 6 小时禁食任何固体或液体食物，以防呕吐、误吸。如同时进行 pH 监测，则应防止胃内容物的中和作用。

2. 检查前对电极进行常规消毒。

3. 向患者说明检查过程，取得合作，减轻插管时不适，告诉患者如何使用动作键。

4. 仪器：Bilitec2000 24 小时胆汁检测仪。

5. 签署知情同意书（如医院有此规定）。

【方法】

1. 根据操作手册标定仪器。

2. 鼻腔局部喷雾麻醉（利多卡因等），探头前擦少许润滑剂以便插管。

3. 患者取直立位，经鼻插入检查导管，检测探头置于 LES 上端上方 5cm 处，检测胆汁反流入胃时，探头应置于 LES 下方 5～10cm 处。LES 定位方法见第二部分。

4. 分别在鼻部、颊部用胶布固定导管，导管绕至耳后再于颈后部固定。

5. 连接导管与检测仪，开始检测，患者明确注意事项（包括饮食日记），携带日记后离开医院，连续监测 24 小时。

6. 患者次日返回医院，取出电极，将采集的数据由记录仪传输至计算机，由相应的软件进行数据处理，并打印结果。常用指标：①胆汁反流次数；②持续时间长于 5 分钟的反流次数；③最长反流时间；④立位时及仰卧位时反流的时间百分比；⑤吸收值 >0.14 的总时间；⑥吸收值 >0.14 的总时间百分比。

【注意事项】

1. 检查前患者应停用所有抗酸剂、抑酸剂及影响胃肠动力药物至少 1 周。

2. 术中注意事项

(1)受试过程中，患者可保持正常日常活动，以使检查更符合生理情况。若为使检查标准化，亦可限定患者饮食、日常活动及睡眠时间。携带机器时严禁沐浴，小心保护机器。

(2)饮食：禁食吸收光谱与胆红素相近似的食物，否则会影响检查结果。食用食物颗粒必需细小,以防固体食物聚积在探头顶端。

(3)记事键和日记:指导患者在检查过程中使用记录仪上的记事键,并记录日记,包括时间及备忘事项。

3. 术后注意事项

(1)患者恢复日常活动,正常饮食,继续服用检测前停用的药物。

(2)导管在戊二醛内浸泡30分钟消毒。与记录仪连接的导管末端切忌与消毒液体接触。探头顶端用纱布擦干后,置于盒内保存。

4. 此项检查仅能检测反流的胆红素,并不能检测其他十二指肠内容物的反流。有些疾病(如Gilbert综合征及Dubin-Johnson综合征)会造成胆红素分泌不正常,而影响检查结果。

(但自力)

四、食管测压术

【适应证】

1. 食管动力障碍性疾病,如贲门失弛缓症、食管痉挛、LES功能不良、原发性食管上括约肌(UES)功能障碍、食管胃连接部位的解剖学异常或功能不良(如裂孔疝)等。

2. 伴有典型或不典型食管症状,如胃灼热、反酸、反胃等,咽下困难或吞咽疼痛,经钡餐或内镜检查排除食管器质性病变者。

3. 对一些异常症状行深入的探索,如原因不明的慢性咳嗽、反复出现的吸入性肺炎或肺部感染、哮喘、婴儿的异常呕吐等。

4. 非心源性或不明原因胸痛。

5. 某些累及食管运动功能的全身性疾病,如糖尿病、甲状腺功能低下、硬皮病、皮肌炎和缺铁性贫血等,以及中枢或周围神经病变累及食管运动者。

6. 消化道动力药物药效观察和研究。

7. 食管运动生理、病理生理学研究。

8. 协助筛选合理的手术方式。

9. 某些食管手术效果评价或食管、胃术后食管功能评价。

【禁忌证】

插管禁忌者。

【术前准备】

1. 术前 3 天禁服各种镇静剂及影响食管动力的药物。

2. 术前禁食至少 6 小时,如有明显咽下困难,检查前一天晚餐应进流质,晚 8 时以后禁食。

3. 对有胸痛、咽下困难、反食等症状的患者,应先行食管钡餐或内镜检查,以了解食管有无解剖异常,并除外机械性梗阻。

4. 向患者解释检查目的,介绍检查方法,使其消除恐惧心理,配合检查。

5. 签署知情同意书(如医院有此规定)。

【方法】

1. 打开仪器并校正。

2. 插管,一般插至距鼻孔 60cm 处。

3. 连接导管与传感器,打开灌注开关,开始记录。

4. 测定

(1)胃内压力基线。

(2)LES 压力描记:①速牵拉法(RPT);②点牵拉法(SPT)。

(3)食管体部压力描记。

(4)UES 压力描记。

5. 退出导管,停机。

6. 计算分析

(1)食管下括约肌(LES):①LES 长度(LESL);②LES 压力(LESP);③LES 松弛率(LESRR);④有无自发性 LES 松弛。

(2)食管体部:①食管内压;②蠕动收缩的波幅(Amp)和时限(Dur);③蠕动速度(PV);④有无继发性蠕动收缩、第三收缩及重复波等。

(3)食管上括约肌(UES):①UES 长度(UESL);②UES 压力(UESP);③UES 松弛率(UESRR)。

【注意事项】

1. 生理因素,如括约肌的不对称性、胃消化间期运动活动的不同阶段、呼吸、体位变化等均可影响测压结果。

2. 不同仪器、不同方法,其结果差异较大,应建立相应正常对照值。

3. 术中受检者恶心、咳嗽、腹压增加等均可出现伪差描记,应予辨认并在受检者安静状态下重新检测。

(但自力)

五、食管功能放射性核素检查

食管通过时间测定

【适应证】

1. 贲门失弛缓症、弥漫性食管痉挛、硬皮病、糖尿病、胃食管反流性疾病、裂孔疝、食管狭窄等。

2. 药物、手术等疗效的观察。

【禁忌证】

无绝对禁忌证。

【术前准备】

1. 患者隔夜禁食12小时。

2. 放射性示踪剂准备:通常选用^{99m}Tc-硫胶体或^{99m}Tc-DTPA。

【方法】

1. 患者取仰卧位(或坐位)于γ照相机探头之下,使食管位于视野中央(应包括食管上口及食管胃连接部)。

2. 患者口含15ml含有^{99m}Tc-硫胶体或^{99m}Tc-DTPA 300μCi的水。

3. 嘱患者一次弹丸式吞咽,每秒一帧,连续采集16帧图像,以后每隔15秒干咽一次,连续2分钟或更长时间。

4. 试验完毕后由计算机以ROI技术勾画出全食管及分段食管,处理得到时间-放射性曲线,分析其通过时间及通过率。

(1)食管通过时间(ETT)=下段T_{max}-上段T_{max}

T_{max}代表放射性核素在该段达到最高峰值的时间,正常人

ETT≤10 秒。

(2)食管分段通过时间(RTT):将全食管分为上、中、下三段,分别计算出分段通过时间。

$SEET_{1/2} = T_{1/2} - T_{max}$

$SEET_{1/2}$为分段食管(上、中、下段食管)排空峰值一半所需时间,$T_{1/2}$为某段排至高峰一半的时间;正常食管上 - 中段 $SEET_{1/2} < 3$ 秒,中 - 下段 $SEET_{1/2} \leq 7$ 秒。

(3)食管通过率:正常人 8 次吞咽后(2 分钟),通过率 > 90% 。

【注意事项】

1. 体位、显像剂种类和容积、吞咽频率等都会影响结果,故需注意方法的标准化,结果才会具有可比性。

2. 采集、干咽的方式及参数的选择必需保持一致。

3. 本法不宜作为有食管症状患者的初选检查,也不能代替食管钡剂造影、内镜及食管测压。

胃食管反流(GER)测定

【适应证】

1. 食管炎、食管狭窄、胃灼热和反流症状、小儿反复吸入性肺炎和不明原因的呕吐、肺部慢性炎症的病因诊断。

2. 胃大部切除术后并发症的诊断。

3. 抗反流药物疗效观察及抗反流手术后的评价。

【禁忌证】

无绝对禁忌证。

【术前准备】

1. 检查前空腹至少 4 小时以上。

2. 放射性示踪剂准备:通常选用^{99m}Tc - 硫胶体或^{99m}Tc - DTPA,其标记率应 > 98% 。

【方法】

1. 患者先口服 300ml 酸性试餐,再服 15 ~ 30ml 清水以去除留在食管的放射性示踪剂,5 分钟内饮完。

2. 饮完后 10～15 分钟，让患者仰卧于 γ 照相机探头之下，使食管位于视野中央(视野包括胃和食管)，将一条 23cm × 50cm 的特制橡胶加压腹带缚于上腹胃的部位，通过压力泵控制，向囊内充气，在腹部逐级加压从 0～13.3kPa，每升压 2.67kPa(20mmHg)采集 1 帧图像，每帧 30 秒。

3. 通过计算机绘出食管和胃感兴趣区，计算 GER 指数(GERI)。

$$GERI(\%) = (E_t - E_B)/G_O \times 100$$

E_t 为 t 时的食管计数，E_B 为食管本底计数，G_O 为检查开始时胃的计数。

4. 婴幼儿检查不用腹带，鼻饲后 5～10 分钟，每 2 分钟采集 1 帧，共 60 分钟。2～4 小时内在胸部显像几次，若在肺部或上呼吸道出现放射性，则提示有肺吸入。

5. 结果分析：①正常人食管内不见放射性存在，GERI < 4%；②贲门上方出现放射性或 GERI < 4% 时即为 GER 阳性；③在腹部未加压时即出现反流称为自发性反流，加压后的反流称为诱导性反流。

【注意事项】

酸性试餐为 150ml 橘子汁、150ml 0.1moL/L HCl 和 300～400μCi 示踪剂混合而成；婴幼儿则由鼻饲管向胃内注入适量的含有显像剂 5μCi/ml 的牛奶，牛奶量按体表面积 300ml/1.7m^2 计算，总活度在 200～300μCi。

(但自力)

六、胃酸分泌功能检查法(五肽促胃液素法)

【适应证】

1. 疑诊促胃液素瘤。
2. 鉴别胃良性与恶性肿瘤。
3. 胃大部切除术和迷走神经切断术前后，估价手术效果。

4. 萎缩性胃炎的诊断与随访。

【禁忌证】

1. 新近有上消化道出血者。

2. 食管狭窄、肿瘤及重度食管静脉曲张。

3. 严重高血压、冠心病、心力衰竭。

4. 孕妇、体弱者。

【术前准备】

1. 检查前一天晚餐后8点禁食。

2. 向患者解释检查意义,取得患者合作。

3. 准备有关用具及药品。

【方法】

1. 体位:坐位或半卧位。

2. 上胃管至胃腔且有酸性胃液抽出。

3. 测定基础胃酸分泌,抽尽空腹胃液后,休息半小时再抽吸胃液并弃去,然后抽吸1小时胃液测定其容量、盐酸浓度和pH。

4. 肌内注射五肽促胃液素,每1kg体重用量6mg。

5. 注药后持续抽吸胃液,每15分钟留一次胃液标本,共4次,即1小时胃液,计量各标本的容量、盐酸浓度和pH。留完标本后,拔出胃管。

6. 计算基础胃酸分泌(BAO)、最大胃酸分泌(MAO)及高峰胃酸分泌(PAO)。

(1)BAO = 容量 × 盐酸浓度。

(2)MAO为注射五肽促胃液素后的4次胃酸量之和。

(3)PAO为4个标本中的2个最大数值之和乘2。

【注意事项】

1. 术前24~48小时停用影响胃酸分泌的药物,如丙胺太林(普鲁本辛)和H_2受体拮抗药等。

2. 插管动作轻巧,以防损伤食管。

3. 如果在插管过程中患者出现呛咳、呼吸困难,说明插入气管,应马上退出胃管。

(但自力)

七、上消化道内镜检查术

【适应证】

原则上凡是食管、胃、十二指肠的疾病,诊断不清时均可行此项检查。

1. 疑有上消化道的炎症、溃疡、肿瘤、息肉或异物等,包括上腹部有症状而X线检查阴性或疑有病变但不能确诊者。

2. X线钡餐检查发现有溃疡或充盈缺损、息肉或肿块等,但不能确定其性质者。

3. 原因不明的上消化道出血,可行急诊胃镜检查。

4. 咽下困难、吞咽疼痛及胸骨后烧灼感疑有"食管性胸痛"者。

5. 食管、胃术后症状复发或加重,疑吻合口病变者。

6. 某些上消化道疾病的定期复查(如溃疡、萎缩性胃炎、癌前病变等)及药物治疗前后或手术后疗效的评价。

7. 上消化道肿瘤术前检查,了解其类型、分期、浸润范围,以制订手术方案。

8. 与胃有关的全身症状,如不明原因的贫血、消瘦、左锁骨上淋巴结肿大等。

9. 对部分上消化道出血、食管静脉曲张、息肉及异物等进行治疗。

【禁忌证】

1. 严重心肺功能不全、频发心绞痛、严重心律失常和主动脉瘤等。

2. 全身情况极度衰竭或休克者。

3. 咽、喉部和呼吸道疾病(相对禁忌)。

4. 急性腐蚀性食管炎、胃炎。

5. 食管、胃、十二指肠穿孔的急性期。

6. 神志不清或精神病不能合作者。

7. 严重出凝血障碍、哮喘发作期、急性心肌梗死后。

8. 严重脊柱畸形。

9. 无痛苦内镜检查时静脉全麻有关的禁忌证。

【术前准备】

1. 术前一天晚餐宜进易消化食物，晚 8 时后禁食、禁水。有幽门梗阻者应先抽空胃内容物并清洗。

2. 向患者解释检查意义，取得患者合作。

3. 检查前排空大小便。

4. 用 2% 丁卡因（或利多卡因）作咽部喷雾麻醉，每 3～5 分钟 1 次，共 3 次，也可不必麻醉。精神过度紧张者可肌内注射地西泮 10mg。

5. 签署知情同意书。

【方法】

1. 患者左侧卧位，头略后仰，双腿弯曲，松解裤带和领扣，有活动义齿应取出。

2. 嘱患者咬住牙垫，用右手拇指、示指和中指拿住镜管并插入口腔，再嘱患者做吞咽动作，顺势将胃镜送入食管。

3. 循腔进镜，一边推进一边注气，作大致观察，直至幽门及十二指肠。

4. 退镜时，应依次仔细观察十二指肠、幽门、胃窦、胃角、胃体、胃底、贲门及食管，对病变部位做活检或摄影。

【注意事项】

1. 对年老、高血压、心脏病患者，应先做心电图，最好有心电监护。

2. 操作时动作要轻柔，适量注气，切忌用力过大。

3. 检查后，待咽部麻醉作用消失后才能进食，如有咽喉部疼痛不适或声音嘶哑，给予局部含嗽药物。

4. 术后有明显黑便或剧烈腹痛者应随诊。

【并发症】

1. 器械损伤：擦伤、穿孔、出血、食管贲门撕裂、下颌脱臼、腮腺肿大等。

2. 心血管及麻醉意外等。

3. 其他：喉头痉挛、吸入性肺炎、咽喉部感染或咽后脓肿。

（但自力）

八、内镜超声检查术

内镜超声(endoscopic ultrasonography,EUS)是将微型高频超声探头安置在内镜顶端,在内镜进入体腔后,通过内镜直接观察腔内形态,同时又可进行实时超声扫描,以获得消化道管壁各层次的组织学特征及周围邻近脏器和病变的超声图像,从而提高内镜和超声诊断水平的一种检查手段。

【适应证】

1. 消化道肿瘤的TN分期,即所有确诊或疑似的消化道肿瘤都应行EUS。

2. 消化道黏膜下病变。

3. 消化道壁外压迫的鉴别诊断。

4. 不明原因胃巨大皱襞的鉴别诊断。

5. 消化道淋巴瘤的分期及疗效观察。

6. 食管静脉曲张程度与栓塞治疗的疗效判断。

7. 显示纵隔占位性病变。

8. 胃良恶性溃疡的鉴别。

9. 十二指肠壶腹部肿瘤的诊断及分期。

10. 胆囊及胆总管中下段良恶性病变的诊断与鉴别诊断。

11. 胰腺囊性及实质性占位病变的诊断与鉴别诊断(EUS被认为是诊断胰腺内分泌肿瘤、小胰癌和胰腺癌进展度的最佳方法)。

12. 慢性胰腺炎的诊断与鉴别诊断。

13. 内镜超声引导下细针抽吸活检术(endoscopic ultrasound - guided fine - needle aspiration biopsy,EUS - FNA)。主要应用于消化道及毗邻消化道的器官(如纵隔、胰腺)、腹膜后、肝左叶及肾上腺等部位的组织学和细胞学活检。

【禁忌证】

(一)绝对禁忌证

1. 严重心肺疾患不能耐受内镜检查者。

2. 不合作的精神病患者或严重智力障碍者。

3. 处于休克等危重状态者。

4. 疑有胃穿孔者。

5. 口腔、咽喉、食管及胃部的急性炎症，尤其是腐蚀性炎症。

6. 其他，如明显的胸主脉瘤、脑出血等。

（二）相对禁忌证

1. 巨大食管憩室、明显的食管静脉曲张、高位食管癌、高度脊柱畸形者。

2. 有心脏等重要脏器功能不全者。

3. 原发性高血压未获控制者。

【术前准备】

1. 患者准备：患者需空腹6小时以上。术前15分钟可肌内注射地西泮5～10mg，解痉灵（丁溴东莨菪碱）20mg，必要时也可用哌替啶50mg。

2. 器械准备：电子超声内镜术前应调试内镜探头，尤其是水囊是否密封、有无漏水；超声图像及内镜图像切换是否完好。微超声探头需用活检管道2.8mm的胃镜，在活检管道口安装专用注水接口及阀门，并于无气水中检查观察发出的超声波形是否正常。

【方法】

内镜插入的方法基本同普通内镜检查，以下着重介绍超声探查。

1. 超声探查方式

（1）水囊法：经注水管道向探头外水囊注入3～5ml无气水，使其接触消化道壁以显示壁的层次以及外侧相应的器官。该法最常用，根据需要调节注入水囊内的水量，适合于所有病变的检查。

（2）浸泡法（无气水充盈法）：向检查腔内注入无气水，使病变淹没在水中，探头在水中靠近病变并进行探查。

（3）水囊法加浸泡法：超声内镜插至检查部位后，先抽尽胃内空气，再注入无气水300～500ml，使已充水的水囊浸泡在水中。该法适合胃底、胃体中上部及周围临近脏器的检查，持续注水有时也可用于十二指肠病变的检查。

2. 内镜超声的定位操作

(1)观察消化道局部病变,可直接经水囊法或浸泡法将探头靠近病灶进行超声扫描。

(2)观察消化道临近脏器可将探头置于下述部位进行扫描:①胰腺,胰头部(十二指肠降部)、胰体和尾部(胃窦、胃体后壁);②胆道,下段(十二指肠降部)和中段(胃窦部);③胆囊,十二指肠壶腹部、胃窦近幽门区;④肝右叶(十二指肠、胃窦部)、肝左叶(贲门部、胃体上部);⑤脾,胃体上部。

3. 消化道管壁超声层次结构

(1)消化道管壁的层次结构:①第1层强回声带,相当于黏液与黏膜层;②第2层低回声带,相当于黏膜固有层、黏膜肌层;③第3层强回声带,相当于黏膜下层;④第4层低回声带,相当于固有肌层;⑤第5层强回声带,相当于浆膜及浆膜外组织产生的界面波。

(2)胆管、胆囊:①第1层强回声带,相当于黏膜层;②第2层低回声带,相当于固有肌层;③第3层强回声带,相当于浆膜层。

(3)均匀中等回声,边缘光滑。

【注意事项】

检查时先用低倍圆形全景图。需要仔细观察病变时,再逐级放大,并选用半圆形切面。观察远场临近器官,先用7.5MHz观察黏膜表面病灶再切换成12MHz以反复显示比较。7.5MHz显示病灶实质回声较好,12MHz显示消化道管壁或病灶近场的边界较好。

【并发症】

1. 窒息:发生率极低,主要由于胃内注水过多时变动患者体位所致。避免方法即注水≤500ml,术中变动体位前抽尽胃内注入水。

2. 吸入性肺炎:较少发生,常系患者术中误吸胃内液体或注入水量过多所致。

3. 麻醉意外。

4. 器械损伤:如咽喉部损伤、食管穿孔、胃穿孔、消化道管壁擦伤。

5. 出血。

6. 心血管意外。

（程　斌）

主要参考文献

金震东，刘岩．2011. 内镜超声检查术的规范化操作及应用进展．中华腔镜外科杂志，4(5)：328－330.

王志强．2004. 超声内镜检查在胃部疾病中的应用．中华消化内镜，1：20－21.

Shinoda M, Makino A, Wada M, et al. 2010. Successful endoscopic submucosal dissection for mucosal cancer of the duodenum. Dig Endosc, 22: 49－52.

Shi Q, Zhong YS, Yan LQ, et al. 2011. Endoscopic submucosal dissection for treatment of esophageal submucosal tumors originating from the muscularis propria layer. Gastrointest Endosc, 74: 1194－1200.

九、内镜超声引导下细针抽吸活检术

内镜超声引导下细针抽吸活检术（endoscopic ultrasound－guided fine－needle aspiration biopsy，EUS－FNA）是指在内镜超声的引导下将穿刺细针通过内镜管道穿刺入目标组织，以获取目标的组织及细胞进行病理学诊断的一种内镜技术。EUS－FNA 因其微创、定位准确、简便及可重复性强等优势被临床广泛应用，使临近消化道管壁的胰腺、肝、肾上腺等腹腔及腹膜后占位性病变及部分纵隔占位性病变的病理诊断成为可能。

【适应证】

1. 胰腺癌及其术前分期。
2. 胰腺炎性肿块。
3. 胰腺神经内分泌肿瘤。
4. 胰腺囊性病变。

5. 疑诊慢性胰腺炎,特别是自身免疫性胰腺炎。

6. 微量腹水定性。

7. 腹膜后淋巴结活检。

8. 中、后纵隔淋巴结及占位性病变和部分肺部病变。

9. 胃肠黏膜下肿瘤。

10. 弥漫性胃、食管壁增厚。

11. 其他(如肾上腺肿块、部分肝占位性病变等)。

【禁忌证】

(一)绝对禁忌证

1. 严重心肺疾患不能耐受内镜检查者。

2. 无法配合者。

3. 处于休克等危重状态者。

4. 已知或怀疑消化道穿孔者。

5. 口腔、咽喉、食管及胃部的急性炎症者,尤其是腐蚀性炎症。

6. 急性憩室炎。

7. 口服抗凝药物、抗血小板药物及凝血功能障碍或有出血倾向者。

8. 服用阿司匹林等非甾体药物囊性病变者。

9. 其他如明显的胸主脉瘤、脑出血等。

(二)相对禁忌证

1. 巨大食管憩室、明显的食管静脉曲张、高位食管癌、高度脊柱畸形。

2. 有心脏等重要脏器功能不全。

3. 原发性高血压未获控制。

4. 操作者缺乏经验。

【术前准备】

1. 患者需空腹6小时以上。术前15分钟可肌内注射地西泮5~10mg,解痉灵(丁溴东莨菪碱)20mg,必要时也可用哌替啶50mg。

2. 患者停服影响凝血功能药物,如华法林、低分子肝素、噻吩并吡啶类药物、非甾体类抗炎药等。

3. 术前询问心肺疾病史，女性受检者询问月经史，避免月经期检查。

4. 术前检查凝血功能、血小板、心电图。

5. 建立静脉通道，有黄疸者，术前 3 天每天肌内注射维生素 K_1，对于囊性病变患者，术前常规应用抗生素预防感染。

6. 术前详细了解穿刺部位的各种影像学资料，明确穿刺部位及其毗邻器官情况，选择合适穿刺路径。

【方法】

1. 穿刺前准备好负压注射器，通常给予 10ml 负压。并将穿刺针安置于内镜腔道内，调节穿刺针外鞘合适长度后锁住安全锁。

2. 取出穿刺针插入超声内镜进行扫查，寻找显示病灶，选择合适的穿刺位置，应用彩色多普勒扫查避开穿刺范围内血管。

3. 将穿刺针缩回外鞘并锁定，将针连同外鞘插入超声内镜工作管道，穿刺针手柄固定于内镜工作管道外口。

4. 确定穿刺靶标后解除手柄上的锁，测量穿刺针至穿刺靶标之间的距离，以防穿刺针不会超越穿刺目标。推进穿刺针约 1cm 直至在超声声像图上见到抵住消化道壁的针尖。

5. 如用球形头针芯的穿刺针需后退针芯 5mm，使针尖锐利。在超声引导下将穿刺针刺入目标。

6. 助手拔出穿刺针针芯，安装准备好的负压注射器（通常给予 5 ~ 10ml 负压），在负压吸引下将细针在病灶内反复提插 10 次以上。

7. 缓慢释放负压，快速将针芯收回至针鞘内，再从内镜管道拔出。

8. 通过重新插入针芯或通过用空气/生理盐水将标本从针鞘中推出。

9. 将流出的有形组织甲醛溶液固定后行组织学检查，剩下不成形的碎片涂片送细胞学检查。观察取材量，决定是否重复操作或重复次数，原则上重复 2 ~ 3 针。

10. 检查结束后密切监测患者是否有出血、穿孔、胰腺炎及感染等并发症发生。

【注意事项】

1. 注意不要将抬钳器抬得太高,因为此操作可导致穿刺针弯曲,使其远离超声扫描平面,影响其在超声图像中的显示。

2. 如用球形头针芯的穿刺针,需后退针芯5mm,使针尖锐利。将针扎入病灶后,在吸引前需确保将穿刺针针芯完全重新插入一次,可避免一些消化道细胞所造成的污染。

3. 对于实质性病灶,建议多次负压抽吸,但对于淋巴结应用无吸引、低压力吸引或减少抽吸次数。对于实质性病灶及淋巴结均建议多部位取材,对于胰腺囊肿,应尽可能取材其实质组织及囊壁。

4. 不同粗细的针(包括19G、22G、25G)对于穿刺诊断的阳性率没有明显影响,但使用19G针通过十二指肠壁穿刺时可增加穿刺失败风险,因此建议通过十二指肠壁穿刺时避免使用19G针。

5. 对于淋巴结及肝脏病灶,建议穿刺3针;对于胰腺实质性病灶,建议至少穿刺5针,对于胰腺囊性病灶,穿刺1针即可。

6. 在检查室内有细胞学技师或病理学家时,进行快速细胞学诊断可判断所得的标本量是否足够,但对于这一举措是否可提高EUS-FNA诊断率尚无定论。

【并发症】

1. 窒息。发生率极低,主要由于胃内注水过多时变动患者体位所致。避免方法即注水≤500ml,术中变动体位前抽尽胃内注入水。

2. 吸入性肺炎。较少发生,常系患者术中误吸胃内液体或注入水量过多所致。

3. 麻醉意外。

4. 器械损伤,如咽喉部损伤、食管穿孔、胃穿孔、消化道管壁擦伤。

5. 感染。

6. 出血。
7. 急性胰腺炎。
8. 其他(消化道穿孔、胆汁性腹膜炎、肿瘤种植等)。
9. 心血管意外。

(程　斌)

主要参考文献

金震东,李兆申. 2011. 消化超声内镜学. 北京:科学出版社,639-665.

孙思予. 2006. 电子内镜超声诊断及介入技术. 北京:人民卫生出版社,247-273.

Dumonceau JM,Polkowski M,Larghi A,et al. 2011. Indications, results, and clinical impact of endoscopic ultrasound (EUS) - guided sampling in gastroenterology: European Society of Gastrointestinal Endoscopy (ESGE) Clinical Guideline. Endoscopy,43: 897-909.

Polkowski M,Larghi A,Weynand B,et al. 2012. Learning, techniques, and complications of endoscopic ultrasound (EUS) - guided sampling in gastroenterology: European Society of Gastrointestinal Endoscopy (ESGE) Technical Guideline. Endoscopy,44: 190-205.

十、胃内压测定

【适应证】

1. 协助确立胃动力障碍性疾病的诊断。
2. 了解胃排空异常的可能原因。
3. 用于监视动力疾病的过程。
4. 测定动力药物的反应。

【禁忌证】

所有与插管有关的禁忌证。

【术前准备】

1. 术前禁食至少 8 ~ 12 小时。
2. 向患者解释检查目的,介绍检查方法,使其消除恐惧心理,配合检查。

3. 术前连接、调试、校正好仪器。

【方法】

1. 现一般采用液体灌注导管体外传感器法,在X线透视下将多孔测压导管由鼻腔慢慢送至十二指肠,并确定侧孔部位。

2. 受试者卧位或半卧位测定空腹压力变化3小时(此为消化间期),然后进食标准试餐,再记录2小时,运用便携式测压系统,可连续记录24小时。

3. 计算机处理分析,消化间期指标包括移行性运动复合波(MMC)Ⅰ、Ⅱ、Ⅲ期时相、所占比例,Ⅲ相持续时间、幅度、移行速度,Ⅱ相收缩波幅和运动指数;消化期指标包括收缩次数、幅度和运动指数。据此了解胃-十二指肠运动情况,特别是胃窦-十二指肠协调运动情况。

【注意事项】

1. 1周内停用影响胃动力药物。

2. 严格按要求准备及校正仪器。

3. 注意导管消毒、清洗及仪器的保养。

4. 检查中受试者保持安静,避免较大的移动等人为影响因素,如有可能应设呼吸导联。

5. 使用24小时便携式测压系统前务必教会受试者掌握各键功能。

(但自力)

十一、胃排空测定

【适应证】

1. 协助胃动力障碍性疾病的诊断。

2. 观察影响胃排空疾病的胃排空情况,以选择适当的治疗。

【术前准备】

1. 禁食 8～12 小时。

2. 根据不同方法准备各种器具、药品及标准试餐。

【方法】

1. 插管法。

2. X 线法。

3. 放射性核素法：现被认为是测定胃排空的“金标准”技术。

4. 实时超声波法。

5. 胃磁示踪法。

6. 药物吸收动力试验。

7. 胃阻抗图法。

8. 呼气试验。

9. 磁共振成像（MRI）法。

【注意事项】

1. 检查前 1 周停用影响胃动力的药物。

2. 各种方法按其规定程序及要求执行。

（但自力）

十二、胃 电 描 记

【适应证】

了解胃电活动，协助胃动力障碍性疾病的诊断。

【禁忌证】

无绝对禁忌证。

【术前准备】

禁食 8～12 小时。

【方法】

1. 腔内胃电记录（略）。

2. 体表胃电记录（胃电图）

（1）受试者安静仰卧于检查床上，放松，避免任何外界或自身干扰,如说话、吞咽、深呼吸、翻身等。

(2)放置电极:检测电极置于B超确定的胃体、胃窦、胃底、球部相应的体表部位,也可根据经验放置在相应部位;参考电极置于右耳垂;肢体电极置于右前臂距腕关节2cm处。

(3)每路监视信号稳定后,仪器自动测定一段时间(一般6分钟)的胃电活动,也可动态测空腹、进餐及用药后变化,尚可行24小时胃电测定。

(4)观察指标:胃电频率(FZ、FC、FP)、波幅(AP)、波形,现有电脑软件处理,可展示三维图、直方图等。

【注意事项】

1. 检查前1周停用影响胃动力的药物。

2. 不同仪器选择记录范围有一定差异,指标也不尽相同,使用前应了解仪器性能。

3. 胃电图仅提供功能诊断,不能判别具体疾病。

(但自力)

十三、胃窦十二指肠测压

【适应证】

此项检查主要用于研究工作,临床适应证如下:

1. 诊断或除外慢性假性小肠梗阻(CIP)。

2. 研究影响胃肠动力的某些系统性疾病(如糖尿病、进行性系统硬化症),以确定小肠受累情况。

3. 胃轻瘫及动力异常综合征。

4. CIP患者小肠移植术前评价。

5. 评价无器质性病变、但有严重的特发性消化不良症状(如疼痛、恶心、呕吐等)的患者。

6. 预测药物疗效:促动力药(如甲氧氯普胺、多潘立酮及红霉素)的即时疗效,可在动力检查时一并证实。

7. 确定肠道营养的最佳方法(经口、胃或空肠)。

【禁忌证】

插管禁忌者。

【术前准备】

1. 术前1周停用会影响胃肠动力的药物（包括钙通道阻滞剂、肾上腺素药物、三环类抗抑郁药、阿片制剂）。

2. 术前空腹一夜，以防插管时误吸，同时保证能记录到空腹运动模式（MMC）。

3. 胃肠外营养患者，术前12小时应改用类晶体食物。

4. 向患者详细说明检查过程，取得合作，以减轻插管时不适。

5. 通常不施麻醉，但若必须施行麻醉（可静脉注射 midazolam 2～5mg），插管后可静脉注射 flumazenil 0.2～0.4mg 催醒。需在药物代谢后约1小时再开始检测。

【方法】

1. 经鼻腔插管，然后取右侧屈膝卧位，以便测压导管能通过幽门进入十二指肠。固态导管通常较硬，容易通过幽门进入十二指肠。置入较软的灌注式导管时可利用导丝。使用胃管或上胃肠道内镜，将导丝插至十二指肠悬韧带部位，再借导丝插入测压导管。

2. 将测压导管压力感受器准确置于胃窦十二指肠连接部常较困难。在透视下进行，有助于准确定位。上述方法失败时，亦可在内镜引导下插管，但术中应尽量少注气，否则会影响小肠动力。可通过观察运动模式，来确保将导管置于十二指肠。在胃窦十二指肠测压时，通常将一个或两个记录位置（注：感受器）置于胃窦，将末端感受器置于十二指肠近十二指肠悬韧带处。小肠测压时通常将中间感受器置于十二指肠悬韧带处。

3. 患者姿势：使用灌注式导管静态测压时，患者应保持舒服的卧位，可让患者看杂志或书。利用固态导管做动态测压时，患者可自由活动，次日按时返回医院拔管即可。

4. 进行动态测压时，患者应用记录仪上记录键或日记，记下进食、睡眠姿态变化、症状等起始时间。时间可从记录仪上读取。动态测压有助于了解白天空腹、进食及消化期间动力改变,以及夜间空腹动力状态。

5. 静态测压检测时间应至少维持6小时,以便能检测到MMCⅢ相,动态测压应维持24小时以上。

6. 术中可静注红霉素或皮下注射奥曲肽以进行激发试验。正常人静注红霉素可诱发出类似MMCⅢ相的运动。

7. 进食可抑制MMC,诱发餐后运动模式。试餐可在测得MMC之后,即可给予患者进食。

8. 静态测压常检测空腹4小时及餐后2小时压力。

【注意事项】

1. 有几种不同的动力异常综合征可能产生同样的病理生理改变。由于对消化道各部分运动特征尚未完全明了,这方面的资料分析仍有困难。

2. 动力异常表现与特定病理、综合征间的关系尚未完全阐明。

3. 应激可能导致胃肠道动力异常(如胃排空迟缓、胃窦收缩减弱、MMC周期性运动受抑制及传导异常)。

4. 此外,应除外静脉输液所致的动力异常,高血糖(大于140mg/dl)会减少MMCⅢ相及抑制胃排空。

(但自力)

十四、胃肠道钡餐检查

【适应证】

1. 确定胃、十二指肠溃疡及胃肠道肿瘤。
2. 不明原因的消化道出血。
3. 明确腹部肿块的部位及性质。
4. 不明原因的腹痛。
5. 疑胰头或壶腹肿瘤。
6. 疑肠结核、Crohn病者。
7. 定期健康检查或胃癌高发人群普查。

【禁忌证】

1. 胃肠道穿孔。
2. 急性胃扩张。
3. 肠梗阻。
4. 急性消化道出血。
5. 病情较重不易合作者。

【术前准备】

1. 检查前停服影响胃肠道功能及不透X线的药物。
2. 检查前日晚8时后禁食,次日晨禁食、禁水。
3. 便秘或结肠充气较多者,可用缓泻剂或洗肠。

【方法】

1. 胃十二指肠钡餐造影。
2. 胃气钡双重对比造影。
3. 十二指肠低张气钡双重对比造影。
4. 小肠钡灌造影:①口服法;②插管法。

【并发症】

严格掌握适应证和禁忌证,一般无并发症,但应注意极少数老年、衰竭患者可发生反流性误吸。

(但自力)

十五、消化道出血核素显像检查

【原理】

^{99m}Tc标记人体红细胞(体内或体外法标记)或静脉注射^{99m}Tc标记的胶体后,正常胃肠壁含血量少基本不显影,如胃肠壁有活动性出血灶,^{99m}Tc标记的红细胞或胶体便可从胃肠壁黏膜破损处逸出进入胃肠道,形成该部位放射性浓聚,故可用于消化道出血的定性与定位诊断。

【适应证】

1. 消化道出血(尤其是下消化道出血)的定位。
2. 胃肠道血管破裂性出血、异物刺伤、血管畸形、手术等。

3. 胃肠道肿瘤出血。

4. 外伤性脏器破裂出血。

5. 胆道出血。

【禁忌证】

无特殊禁忌证。

【方法】

1. 显像剂

(1)^{99m}Tc 标记的自身红细胞。

(2)^{99m}Tc－硫胶体或^{99m}Tc－植酸钠。

2. 显像方法

(1)体内标记红细胞法:①口服 KCl_4 400mg 封闭胃黏膜使之不显影;②30min 后静脉注射亚锡焦磷酸盐 1～2 支;③15min 后患者取仰卧位,照相机或 SPECT 的探头自前位对准腹部(包括剑突至趾骨联合),矩阵 128×128;④静脉注射 $^{99m}TcO_4$ 淋洗液 740MBq(20mCi),立即开始动态采集,前 30min 每 5min 一帧连续采集,后每 10～15min 采集一帧,60min 仍为阴性者,需做延迟显像;⑤怀疑慢性间歇性出血的患者,可延长显像时间或用多次显像,以提高阳性率。

(2)^{99m}Tc 标记硫胶体或植酸钠显像法:①口服 KCl_4 400mg 封闭胃黏膜使之不显影;②30min 后静脉注射^{99m}Tc 标记硫胶体或植酸钠 740MBq(20mCi),立即开始动态采集,每 1～2min 一帧连续采集 30min。由于^{99m}Tc 胶体可迅速自血液中被网状内皮系统清除,显像观察延迟至 60min 即可。

【注意事项】

1. 检查前停用止血药,特别是出血量少的患者,止血药易造成假阴性结果。

2. 怀疑出血灶与大血管或脏器重叠时,可加做侧位显像。

3. ^{99m}Tc 标记硫胶体或植酸钠显像只适用于急性活动性胃肠出血而不适用于间歇性出血的延迟显像及胆道出血显像。

4. 危重患者应由临床医护人员陪同检查。

(程　斌)

主要参考文献

何志兵,陈敏,杨全喜,等.2007. 选择性血管造影及标记定位在动脉性下消化血中的临床应用价值. 中国临床医学影像杂志,18(11):793-796.

尹丰,占宏伟,刘洪彪,等.2008. 下消化道出血核素显像的临床价值及其影响因素分析. 浙江医学,30(1):17-19.

Strate LL,SyIlgal S. 2005. Predictors ofutilization ofearly colonoscopy vs. raiography for sevem lower intestinal bleeding. Gastroenterology, 1(6):39-40.

Olds GD, cooper GS, chak A, et al. 2005. The yield of bleeding scans in acute lower gastrointestinal hemorrhage. J Clin Gatroenterol, 39(4):273-277.

十六、十二指肠引流术

【适应证】

1. 协助诊断:对十二指肠及胆汁进行常规、细胞学、细菌学与寄生虫检查,可协助诊断慢性胆囊胆管炎、结石、肿瘤及寄生虫病等。

2. 测定十二指肠液内的胰酶,以了解胰腺功能。

3. 治疗:反复引流可协助治疗慢性胆囊、胆管炎症。

【禁忌证】

1. 近期有上消化道出血者。

2. 重度食管静脉曲张、食管狭窄、食管肿瘤。

3. 严重高血压、冠心病、心力衰竭。

4. 晚期妊娠、体弱者。

【术前准备】

1. 术前对患者做好解释工作。

2. 检查前晚餐后禁食、次晨空腹。

3. 准备检查器械:无菌治疗碗一个,内有纱布数块,镊子一把,十二指肠引流管一根,无菌液状石蜡一小瓶,橡皮布、治疗巾各一条,弯盘一个,夹子一个,50ml 注射器一副,清洁小玻璃瓶三个,无菌小玻璃瓶三个,无菌 33% 硫酸镁 100ml。

【方法】

1. 先取坐位,将十二指肠引流管插入胃内,并将胃液全部抽出。

2. 右侧卧位,臀部垫高,嘱患者缓慢、间歇吞管,每 1 ~ 2 分钟吞管 1cm,30 ~ 60 分钟始可达十二指肠内。

3. 当第二标记(55 ~ 60cm)到达门齿后,再下送时应时常抽取少量液体,根据液体性质判断引流管头端位置。如呈淡黄色、较清澈、黏稠、酚红试验为红色时,提示引流管已进入十二指肠,若为黄色则示仍在胃内,此时可将管抽出 10 ~ 15cm,然后再重新慢慢吞入。

4. 当第三标记(75cm)已达门齿时,即可用胶布固定于面部,管外端置于床面之下,液体自然流出,此液称为 D 液(十二指肠液),应尽量将 D 液引流完。

5. D 液引流毕,注入微温的 33% 硫酸镁溶液 50ml,使 Oddi 括约肌松弛,夹管 10 分钟,然后松开夹子,液体可自行缓慢流出。将首先流出的硫酸镁液弃去后,分别留取标本。

(1)最初流出的为"A"胆汁,10 ~ 20ml,呈金黄色,为胆总管胆汁。

(2)以后流出的为"B"胆汁,30 ~ 60ml,呈深黄色或深绿色,为胆囊胆汁。

(3)最后流出的为"C"胆汁,呈淡黄色,为肝管胆汁。

6. 分别将"A"、"B"、"C"胆汁盛入清洁小玻璃瓶及无菌小玻璃瓶内,做好标记,送常规及细菌培养检查。

7. 胆汁采集完毕,即可拔出十二指肠管。

【注意事项】

1. 吞管不能太快,以防引流管在胃内盘曲。

2. 如引流管在胃内盘曲,经重新送入又未成功,可在 X 线透视下将引流管送至幽门部位。

3. 患者感恶心频繁或引流管难于通过幽门时,可注入适量温水,5% 颠茄酊 10ml 或注射阿托品 0.5mg,或甲氧氯普胺

5～10mg。

4. 注入硫酸镁后仍未见胆汁流出，可再注入50ml，若仍无胆汁流出，表示胆管痉挛或梗阻。

5. 留取各部分胆汁时，要注意颜色改变。取培养标本时，管端用碘酒或酒精消毒，保持无菌。

6. 检查过程中应询问患者有无不适并注意保暖。如引流管在1～3小时内仍不能进入十二指肠，为了减轻患者痛苦，可以停作或延期再作。

7. 留取的标本应及时送检，以免时间过久，细胞自溶，难以辨认。

8. 做治疗性十二指肠引流时，可充分引流全部胆汁。

（但自力）

十七、胰腺外分泌功能检查

【适应证】

评估各种导致胰腺外分泌功能不足的疾病，如慢性胰腺炎、胰腺癌、胰腺手术后等的胰腺外分泌功能。

【禁忌证】

1. 直接试验时插管禁忌者。

2. 对试验药物过敏者。

【方法】

1. 直接试验：是诊断胰腺外分泌功能不足的金标准。

（1）胰泌素（secretin）试验。

（2）胰泌素－胆囊收缩素（CCK）试验。

（3）胰泌素－铃蟾肽（cerulein）试验。

（4）Lundh试验及改良方法。

检测指标一般为：胰液量、HCO_3^-浓度、胰淀粉酶、脂肪酶、弹力蛋白酶、糜蛋白酶量。

2. 间接试验

（1）粪脂定量。

(2)粪氮定量。

(3)粪糜蛋白酶测定。

(4)粪弹力蛋白酶测定。

(5)氨基酸消耗试验(AACT)。

(6)BT－PABA 试验(胰功肽试验)。

(7)荧光素月桂酸酯试验(pancreolauryl test,PLT)。

(8)双标记 Schilling 试验。

3. 其他特殊试验

(1)胰泌素试验与影像学检查相结合。

(2)胰泌素－超声检查。

(3)胰泌素－磁共振检查。

(4)核素呼气试验:^{13}C 淀粉呼吸试验;^{13}C 三酰甘油呼吸试验。

(但自力)

十八、胰功肽试验

胰功肽(BT－PABA)试验为无创伤性,其原理是胰腺分泌的糜蛋白酶可分解 BT－PABA,释出 PABA,后者经小肠吸收后从尿中排出,根据排出率多少可反映胰腺的外分泌功能。

【检查前准备】

1. 检查前3日停服磺胺类、胰酶制剂、利尿剂及复合维生素 B 等药物。

2. 检查日晨空腹。

【方法】

1. 先排空尿液,并留尿作对照。

2. 将 BT－PABA 500mg 溶于 250ml 温水中口服。

3. 留6小时内的全部尿液,计量送检,测定尿中的 PABA 排泄率。正常人6小时排泄率为60%～70%,慢性胰腺炎<60%,胰腺癌<40%。

【注意事项】

肝、肾功能障碍，胃排空延迟及小肠吸收不良时均可影响PABA 的排泄率，故应除外这些情况。

（但自力）

十九、内镜逆行胰胆管造影术

【适应证】

凡属胰胆疾病及疑有胰胆疾病者皆为适应证。

1. 原因不明的梗阻性黄疸。
2. 疑有胆管结石而常规检查不能确诊者。
3. 疑有壶腹部、胆管或胰腺肿瘤。
4. 复发性胆管疾病，疑有结石、炎症或畸形者。
5. 胆管或胆囊术后症状反复而常规检查不能确诊者。
6. 上腹部肿块疑为胰、胆疾病者。
7. 慢性胰腺炎或复发性胰腺炎。
8. 上腹疼痛或腰背痛、腹泻、消瘦或糖尿病疑胰腺病者。

【禁忌证】

1. 上消化道梗阻。
2. 严重心、肺、肾、肝功能不全。
3. 碘过敏者。
4. 有胆管狭窄或梗阻，又不具备胆管引流技术者。
5. 有其他内镜检查禁忌者。

【术前准备】

1. 做好患者解释工作，争取积极配合。
2. 术前检查血常规、出血时间、凝血时间、血小板计数、肝功能及血尿淀粉酶。
3. 碘过敏试验。
4. 检查前一天晚上吃易消化食物，晚 8 时后禁食水，检查当天早晨禁食水。
5. 术前 30 分钟肌内注射地西泮 10mg 及山莨菪碱 10 mg，

口服去泡剂 3～5ml。

6. 咽部间歇喷雾表面麻醉剂。

【方法】

1. 体位：一般先取左侧卧位，内镜通过幽门后，再更换为俯卧位。

2. 插镜至十二指肠降部，寻找乳头，并摆正乳头位置，使乳头位于视野中心。

3. 插入导管。

4. 注射造影剂，显示胆管及胰管并摄片。

5. 摄片。

【注意事项】

1. 严格掌握适应证。

2. 使用器械需无菌处理。

3. 如胃肠蠕动频繁，可静注胰高血糖素 1mg。

4. 注入造影剂不宜过多，压力不宜过大。

5. 术后 2 小时及次日晨查血尿淀粉酶，次日必要时复查血常规、肝功能试验。

6. 术后当日中午禁食，输液，必要时加用抗生素。

7. 严密观察病情，予以相应处理。

(1) 如血、尿淀粉酶增高，又伴腹痛或发热症状者，按急性胰腺炎处理。

(2) 如仅淀粉酶增高而无临床症状者，追查血淀粉酶至正常为止。

(3) 如胆管狭窄，造影剂进入狭窄管腔以上或进入囊肿者，在密切观察排空情况的同时，需给予广谱抗生素预防感染，必要时行外科手术治疗。

(4) 胰胆管显影的患者低脂半流质饮食 2～3 天。

【并发症】

1. 胆管炎。

2. 注射性胰腺炎。

3. 乳头及胆管损伤。

4. 败血症。

5. 行乳头切开术者可并发出血。

6. 穿孔。

（但自力）

二十、肝穿刺活体组织检查术

【适应证】

1. 肝大原因不明：如疑为急慢性肝炎、肝硬化、肝肿瘤、肝代谢性疾病、肝肉芽肿、肝寄生虫病、肝感染性疾病、肝结节病等。

2. 黄疸原因不明：在基本上排除肝外阻塞性黄疸及溶血性黄疸的情况下，有助于确诊黄疸原因。

3. 脾大原因不明：疑由肝病变引起而需查明原因者。

4. 了解肝病演变过程或观察肝病治疗效果。

【禁忌证】

1. 出血倾向和凝血异常。

2. 高度肝外阻塞性黄疸。

3. 大量腹水，肝浊音界不清或明显缩小。

4. 右侧胸腔、膈下或穿刺局部皮肤等处感染。

5. 肝周围化脓性感染、化脓性胆管炎。

6. 肝淤血。

7. 高度怀疑肝棘球蚴病、肝放线菌病、肝血管瘤。

8. 一般情况太差或不能合作者。

【术前准备】

1. 检查出血时间、凝血时间、血小板计数、凝血酶原时间。

2. 血型检查及交叉配合试验、备血。

3. 胸部透视。

4. 有条件者，做超声波检查，确定穿刺点。

5. 术前3天口服或注射维生素K、维生素C及钙剂。

6. 普鲁卡因皮试。

7. 向患者讲明检查的意义及过程，训练呼吸及屏气动作，使之能更好地配合。

8. 大量腹水,又必须做肝穿刺者,可在术前做腹穿放腹水。

9. 准备穿刺用具,如肝穿针、注射器、皮肤消毒用品及局麻用药、肝活检标本固定液(10% 甲醛溶液)及多头腹带等。

10. 情绪紧张或咳嗽者,术前可用地西泮或可待因。

【方法】

1. 体位:平卧位、背部垫高、右臂置于头后。

2. 穿刺部位:按肝大小及病变部位确定,一般为右腋前线或腋中线第7、8、9肋间隙的肝浊音区,尽量避开胆囊、肝下缘、膈顶部、结肠肝曲及胃十二指肠区。如肝大明显(肋弓下5cm以上者),亦可在肋弓下肝表面穿刺。穿刺肝左叶应特别慎重。有条件者最好在超声波定位下穿刺。

3. 操作步骤

(1)先于穿刺点涂甲紫作为记号。

(2)局部常规消毒,铺巾,局麻达肝包膜。

(3)用穿刺锥于穿刺点上刺一小孔,将穿刺针(插上针芯)通过皮肤小孔沿肋骨上缘进入皮下,通过肌肉、腹膜达肝包膜表面(成人为1.5cm左右)。

(4)取出针芯,接上注射器(预先盛有消毒生理盐水3~5ml)推出1ml生理盐水,以防针孔堵塞。

(5)右手示指固定穿刺针,其他手指紧握注射器,注意调整平面使穿刺针与肝表面垂直。

(6)嘱患者练习呼气后屏气动作2~3次,术者左手(或助手)拉开注射器使管内成负压(注射器内生理盐水成斜面),再嘱患者深呼气后屏气,术者右手持穿刺针直线进针刺入肝,随即直线退出,一般进针深度不超过6cm。

(7)穿刺后术者双掌交叉压迫穿刺处数分钟,涂碘酒,纱布敷盖,多头腹带包扎。

(8)将吸出的肝组织推入盛有甲醛液的标本瓶固定。

【注意事项】

1. 穿刺动作要准确迅速。

2. 穿刺的深度(除去皮肤到肝包膜外)为3~4.5cm,不能过深,以免刺伤门静脉或胆管。

3. 穿刺的方向与肝表面垂直。

4. 术后患者必须绝对卧床休息12～24小时，密切观察血压、脉搏，有无腹痛。起初每半小时一次，观察2小时，如无变化改为每小时一次，再观察6小时。

【并发症】

1. 内出血，多为肝内血管被刺破所致。

2. 胆漏、胆汁性腹膜炎。

3. 气胸、胸膜过敏反应。

4. 感染。

5. 癌细胞针道移植。

（但自力）

二十一、肝穿刺抽脓术

【适应证】

1. 诊断肝脓肿。

2. 肝穿刺抽脓治疗肝脓肿

（1）阿米巴性肝脓肿：①脓肿局部隆起显著、疼痛及压痛明显而即将有穿破危险者；②经足够的药物治疗3～7天后临床征象仍无改善者；③有继发细菌感染者；④脓腔较大脓液难于吸收者。

（2）细菌性肝脓肿：①孤立性肝脓肿；②经7～10天治疗脓肿未见缩小者。

【禁忌证】

1. 有出血倾向者，需纠正后再行穿刺抽脓。

2. 左叶肝脓肿穿刺应慎重。

3. 脓肿位置特殊，邻近肝门、大血管或位置过深（>8cm）。

【术前准备】

术前准备基本同肝穿刺活体组织检查术。如疑为阿米巴性肝脓肿时，则应先用抗阿米巴药物治疗2～4天，待肝充血和肿胀稍减轻时再行穿刺；若疑为细菌性肝脓肿，则应在抗生素控制下进行穿刺。

【方法】

1. 穿刺部位及体位同肝穿刺活体组织检查术,如有明显压痛点或肝区隆起,可在压痛最明显处或肝区隆起处穿刺;如压痛点不明显或病变部位较深,则应在超声引导下穿刺。

2. 局部常规消毒,铺巾,局麻达肝包膜。

3. 先将连接肝穿刺针的橡皮管折起或夹住,然后将穿刺针刺入皮肤,嘱患者先吸气,并在呼气末屏住呼吸,将针头刺入肝内并继续徐徐前进,如有抵抗感突然消失示已进入脓腔。

4. 将 50ml 注射器接于长针头的橡皮管上,松开钳夹的橡皮管进行抽吸。如抽不出脓液,可在注射器保持一定负压情况下再向前进针或后退少许,如仍无脓液,则示未达脓腔。此时应将针头退至皮下改变方向,重新穿刺抽脓。抽脓过程中,不需要用血管钳固定穿刺针,可让针随呼吸摆动,以免损伤肝组织。

5. 应注意抽出脓液的颜色与气味,尽可能抽尽,如脓液黏稠则用无菌生理盐水稀释后再抽;如抽出脓液量与估计不符,则应变换针头方向,以便抽尽脓腔深部或底部的脓液。

6. 拔针后以无菌纱布按压穿刺部位数分钟,胶布固定,并用多头腹带将下胸部扎紧,静卧 8 ~ 12 小时。

【注意事项】

1. 有出血倾向、严重贫血和全身状况极度衰弱者,应积极处理后慎重穿刺。

2. 穿刺时要抑制咳嗽与深呼吸,以免针头划伤肝组织引起出血。

3. 穿刺后局部疼痛可服止痛剂,如右肩部剧痛伴气促,则多为膈损伤,除镇痛外,严密观察病情变化。

4. 术后应定时测量脉搏、血压,直至稳定。如有并发症征象,应及时处理。

【并发症】

1. 大出血。

2. 胆漏、胆汁性腹膜炎。

3. 气胸、胸膜过敏反应。

4. 膈损伤。

5. 脓液沿穿刺孔道外溢至腹腔引起腹膜炎。

（但自力）

二十二、肝静脉嵌塞压测定

【适应证】

1. 测定门静脉压力，诊断门静脉高压症。
2. 确定门静脉高压的类型。
3. 观察药物治疗的反应。

【禁忌证】

1. 腔静脉或肝静脉阻塞致导管不能到达肝静脉者。
2. 肝性脑病或危重患者不易配合者。

【术前准备】

1. 术前禁食水。
2. 备皮。
3. 普鲁卡因皮试。
4. 准备好测压器材及血管造影设备。

【方法】

1. 穿刺部位局部浸润麻醉。

2. 经前臂静脉、颈静脉或股静脉穿刺插管至肝静脉，临床上大多采用 Seldinger 法经股静脉穿刺插管。

3. 依次测定下腔静脉压（IVCP）、肝静脉游离压（FHVP）和肝静脉嵌塞压（WHVP）。

【注意事项】

常规导管有时不易进入嵌塞部位，现多用 Swan - Ganz 气囊导管。

【并发症】

一般无特别并发症。少数导管经心脏时可诱发心律失常；凝血机制不良者，可有穿刺部位出血。

（但自力）

二十三、门静脉循环时间测定术

【适应证】

疑有门静脉性疾病(狭窄、阻塞)患者。

【禁忌证】

1. 重症心肺疾病患者。

2. 有药物过敏病史者。

【术前准备】

1. 测定前一天晚饭少食,测定当天低压灌肠一次。

2. 测定装置在治疗室准备好后再拿到病室实施测定。

3. 观察装置中滴壶内乙醚(一般放3ml)充分汽化后方可进行检测。

【方法】

1. 患者取右侧卧位,露出肛门,右腿弯曲,左腿伸直。

2. 将备好的肛管前端涂上凡士林或液状石蜡,慢慢插入肛门,送入乙状结肠,深达20cm以上。

3. 在松开装置中钳子的同时,助手迅速推动注射器的筒栓,将汽化乙醚注入乙状结肠内并计时,当患者由呼吸嗅到乙醚味时立即关停秒表,所得时间即为门静脉循环时间。正常值为12~20秒。

4. 测定完毕后,将肛管慢慢拔出。

【注意事项】

1. 装置中肛管不要太软,以免被肛门括约肌压瘪,阻碍乙醚进入肠内,难以达到20cm深处。

2. 玻璃管两端与胶管及肛管连接处须绑扎十分紧密,以免注气时脱出或漏气。

3. 肛管插入深度至少达20cm处。

4. 放开钳子,推动筒栓及按动秒表计时等动作必须同时敏捷进行,最好在术前能练习。

(但自力)

二十四、门-体侧支分流核素测定

【原理】

将可被肠黏膜吸收的放射性示踪剂引入肠道,正常时示踪剂由肠黏膜吸收后经由门静脉系统到达肝,从而使肝脏首先出现放射性,然后示踪剂经肝静脉、下腔静脉至心脏,故心脏出现放射性应在肝之后,两者平均相差22秒。肝硬化伴门-体分流时,则示踪剂自肠黏膜吸收可经门-体侧支循环直接经由腔静脉到达心脏。因此,心脏先有放射性而后肝脏,而且心脏与肝脏放射性分布的相对含量也发生改变,即心脏放射性增强,肝放射性减少。对上述过程进行动态显像,再经相关计算可得到门静脉分流指数(shunt index,SI),心/肝比值(H/L)等定量指标。多采用直肠-门静脉显像的方法,也有采用经十二指肠-门静脉显像。常用的示踪剂有:^{99m}Tc-过锝酸盐、^{201}Tl、^{123}I-IMP和^{99m}Tc-MIBI等。以下简要介绍^{99m}Tc-过锝酸盐直肠-门静脉显像法。

【适应证】

1. 肝硬化门静脉高压的诊断和预后判断。
2. 慢性肝炎与肝硬化的鉴别诊断。
3. 疑肝外门静脉高压症者。
4. 为选择手术提供参考。
5. 评价药物和手术疗效。

【禁忌证】

无绝对禁忌。

【术前准备】

受试者于检查前晚服缓泻剂或检查前1~2小时行清洁灌肠。

【方法】

检查时自肛门插入肛管或F20导尿管20cm,至直肠上端,以避免$^{99m}TcO_4^-$在直肠下部经直肠下静脉吸收入体循环。相机视野包括心、肝、脾。经导管注入^{99m}Tc-过锝酸盐740MBq

(20mCi)/2ml,再立即注入20ml空气,以使肛管内药物全部进入直肠内,立即以每帧0.1秒的速度连续采集5分钟。将所采集图像每四帧叠加成1帧,勾画出肝和心的感兴趣区(ROI),根据ROI分别生成肝-心的时间-放射性曲线,放射性曲线以每4秒为一计数点显示。全部动态图像可叠加成一帧合成图像,便于直观心肝影像。正常人表现为肝曲线早于心曲线出现,合成影像上肝脏和门静脉清楚可见,心影不清。一般在注入^{99m}Tc-过锝酸盐后20秒肝曲线开始上升,心曲线平均在肝曲线之后(22秒±3.8秒)出现。表明正常人从肝至心的循环时间约为22秒。当放射性提前到达心脏,便提示有门-体分流存在。表现为心曲线早于肝曲线出现,心影清楚,门静脉和肝影不清。其分流指数(SI)采用肝或心曲线开始上升至持续24秒所得的数据,按下列公式计算:

$$SI\% = \frac{\int_{24}^{AT} CH(t)}{\int_{24}^{AT} CH(t) + \int_{24}^{AT} CL(t)}$$

其中CH(t)为心脏时间—放射性曲线,CL(t)为肝脏时间-放射性曲线,AT为心脏或肝脏的放射性出现时间。当心脏先于肝脏显像时,AT取AT(h)值,反之取AT(l)值。

(程　斌)

主要参考文献

刘建华,孟宪民,张德恒.1991.术中观测肝外门体分流率.中华外科杂志,29:784-786.

刘建华,张德恒,孟宪民.1990.微机四通道生理测压仪的研制.中国医疗器械杂志,14:78-81.

Miller MW, Fossum TW, Bahr AM. 2002. Transvenous retrograde portography foRidentification and characterization of portosystemic shunts in dogs. J Am Vet Med Assoc, 221(11): 1574. 1586-1590.

Shiomi S, Kuroki T, Ueda T, et al. 1995. Clinical usefulness of evaluation of portal circulation by per rectal portal scintigraphy with technetium – 99m pertechnetate. Am J Gastroenterol, 90(3):460 – 465.

二十五、腹腔穿刺术

【适应证】

1. 不明原因腹水的诊断性穿刺。

2. 大量腹水引起压迫症状的治疗性穿刺，如高度腹胀难以忍受、出现呼吸困难或因大量腹水压迫肾动脉而影响利尿剂的效果。

3. 腹腔内注射药物。

【禁忌证】

1. 腹部有巨大肿块且粘连者。

2. 结核性腹膜炎粘连型。

3. 疑有卵巢囊肿或棘球蚴病者。

4. 有肝性脑病先兆者，禁放大量腹水。

【术前准备】

1. 穿刺前排空小便。

2. 准备好腹腔穿刺包及有关用品。

3. 普鲁卡因皮试。

【方法】

1. 体位：半卧位、平卧位或侧卧位。呼吸困难者可采坐位。

2. 穿刺部位

(1)脐与左髂前上棘连线上外1/3与中1/3交界处。

(2)脐的水平线与腋中线或腋后线交叉处（用于诊断性穿刺）。

(3)脐与耻骨联合连线中点、偏左或偏右1.5cm处。

3. 步骤：常规消毒，铺巾，用2%普鲁卡因2ml局部浸润麻醉后，用腹腔穿刺针刺入腹腔，当感到腹壁层已被穿过阻力消失时，即用注射器抽出腹水30～50ml送检；若行放腹水减压者，应用血管钳夹住针栓后的橡皮管，穿刺见腹水流出后，将橡皮管连接到引流管上,松开血管钳,以胶布固定针头于腹壁上,腹水放至规定的量时停止;如需要腹腔内注药者,待放液完毕后,自穿刺针处注入;术毕拔出穿刺针,碘酒消毒,压迫针眼片刻,至无腹水外溢,盖上消毒纱布,并用多头腹带将腹部包扎。

【注意事项】

1. 给患者讲明目的,做好解释工作,争取患者合作。

2. 严格遵守无菌操作,以防腹腔感染。

3. 进针深度因患者的腹壁厚度而宜,穿刺时切忌用力过大过猛,以免刺伤肠管。

4. 放液不可过多过快,以免腹内压力急骤下降,引起内脏血管扩张而发生虚脱或休克。肝硬化腹水患者一般每次放腹水不超过3000ml,而且要控制在2小时左右放完。血性腹水不宜多放。

5. 术中应询问患者有无头晕、心悸、不适等,并注意患者的面色、呼吸及脉搏,若有明显变化应立即停止操作,并做适当处理。

6. 放腹水时若流出不畅,可将穿刺针稍作移动或稍变换体位。

7. 放液后卧床休息,并使穿刺孔位于上方以免腹水漏出。

8. 放液前后均应测量腹围、脉搏、血压,检查腹部体征,以观察病情变化。

9. 如需腹腔内注射药物,应临时稀释配制新鲜药液。

【并发症】

可能出现内脏受损、腹腔感染、皮下水肿等。

(但自力)

二十六、钡灌肠检查

【适应证】

1. 腹痛、便血。

2. 大肠良恶性肿瘤。

3. 腹部肿块需排除源于结肠者。

4. 腹平片疑结肠梗阻。

5. 肠结核及炎症性肠病。

6. 肠套叠、肠扭转复位等。

【禁忌证】

1. 疑肠穿孔者。

2. 病情严重或有其他严重疾病不易合作者。

3. 急性大量便血,暂缓检查。

4. 中毒性巨结肠。

5. 孕妇。

【术前准备】

1. 术前1~2天进少渣半流质或流质饮食,当天禁食早餐。

2. 清洁肠道,同肠镜检查。

【方法】

1. 单对比造影。

2. 气钡双重造影。

【注意事项】

1. 向患者讲明检查过程及方法,以取得患者配合。

2. 操作应熟练、迅速,尽量减少透视时间,倾斜检查床时,应让患者握好把手或进行双侧固定。

3. 严格掌握禁忌证。

【并发症】

严格掌握适应证和禁忌证,一般可避免并发症。

（但自力）

二十七、直肠、乙状结肠镜检查术

【适应证】

1. 腹泻、便血原因不明或排便异常者。

2. 疑血吸虫病而大便孵化阴性者。

3. 疑慢性结肠炎、溃疡性结肠炎、寄生虫性结肠炎、直肠及乙状结肠息肉、憩室、肿瘤等。

4. 对某些直肠-乙状结肠出血、息肉等进行治疗。

【禁忌证】

1. 全身状况极度衰竭或严重心、肺、肝、肾等疾患不能耐受者。

2. 腹腔或肠道有急性炎症,肠梗阻及肛门周围蜂窝织炎等。

3. 腹内压明显升高如大量腹水、巨大腹部肿块、妊娠等。

4. 有出血倾向者不做活检。

【术前准备】

1. 器械物品及药物准备。

2. 做必要的化验检查,一般应做血常规、出血时间、凝血时间、血小板计数、凝血酶原时间、肝功能、粪便常规等。

3. 术前一天晚餐后禁食。

4. 术前排空大小便,必要时可用开塞露或灌肠。

5. 精神紧张者给镇静剂和解痉剂。

6. 肛门指检观察肛门直肠有无狭窄、肿块和出血。

【方法】

1. 体位:膝胸位或左侧卧位。

2. 将直肠镜或乙状结肠镜装上闭孔器,涂以液状石蜡,从肛门缓慢插入直肠。

3. 当镜管进入5cm左右,取出闭孔器,装上照明装置,边窥视边顺肠腔慢慢向前推进,直肠镜检查可插入15cm左右,乙状结肠镜一般插入25~30cm,然后边退边观察。

4. 观察:在进镜及退镜过程中注意观察:①黏膜有无水肿、充血、出血、糜烂、苍白、增厚、萎缩及结节等;②溃疡,大小、形状、数目、部位;③有无黏液、脓液、血性分泌物;④息肉及肿瘤,部位、大小、形态、表面。

5. 取活检。

【注意事项】

1. 遵从循腔进镜原则,禁忌盲目进镜,遇到阻力或肠黏膜盖住镜端,应退镜或用橡皮球边打气边窥视边推进,禁止使用暴力。

2. 取活检时，应注意避开血管，组织不可取得太深、太大，不得用力撕拉，取组织后用止血剂止血，观察无出血后再移动镜管。

3. 窥视中如发现病变，应注意病变性质、范围、深度，描述时应注意病变距肛门的距离，在什么方位及注明取活检的部位。

4. 术后注意患者一般状态、血压、脉搏、腹部及粪便情况，以观察有无并发症。

5. 如有便血，嘱患者卧床休息，应用一般止血措施，密切观察病情变化，必要时局部止血、输血或请外科协同处理。

6. 如有腹痛、腹肌紧张、腹部压痛及反跳痛，说明有肠穿孔，应及早手术。

【并发症】

肠出血、肠穿孔。

（但自力）

二十八、结肠镜检查术

【适应证】

1. 原因不明的下消化道出血。

2. 原因不明的慢性腹泻。

3. 原因不明的腹部肿块，不能排除大肠及回肠末端病变者。

4. 原因不明的中下腹疼痛。

5. 疑有良性或恶性结肠肿瘤，X 线检查不能确诊者。

6. 疑为慢性肠道炎症性疾病。

7. 钡剂灌肠或肠系检查发现异常，需进一步明确病变的性质和范围。

8. 结肠癌手术前确定病变的范围，结肠癌、息肉手术后复查及疗效随访。

9. 原因不明的低位肠梗阻。

10. 结肠息肉摘除、肠腔狭窄的扩张、乙状结肠扭转复位等治疗。

【禁忌证】

1. 全身状况极度衰竭或严重心、肺、肝、肾等疾患不能耐受者。

2. 大肠急性炎症性病变。

3. 疑有肠穿孔或急性腹膜炎。

4. 盆腔、腹腔手术或放疗后,有腹腔广泛粘连者或钡灌肠发现结肠解剖位置明显异常者。

5. 妇女月经期、妊娠后期。

6. 精神病患者及不合作者。

7. 行无痛苦结肠镜检查时静脉全麻有关的禁忌证。

【术前准备】

1. 术前 2 ~ 3 天进少渣半流质或流质饮食,当天禁食早餐。

2. 清洁肠道:肠道准备不好,影响结肠镜插入及观察。

(1)泻剂灌肠法:检查前晚服蓖麻油 25 ~ 30ml,饮水 800 ~ 1000ml,3 ~ 4 小时后可连续腹泻数次;于检查前 2 小时用 38℃左右温水 800 ~ 1000ml 灌肠 2 ~ 3 次。至仅有少许粪渣为止。如服蓖麻油而未泻,应改服硫酸镁 25g,饮水 1000ml,泻后再清洁灌肠。

(2)泻法:①甘露醇,于检查前 2 小时口服甘露醇 250ml,然后饮糖水或糖盐水 750 ~ 1000ml(速饮),半小时后连续腹泻数次,至排出清水后即可检查。②硫酸镁,便秘患者术前 1 ~ 2 天服番泻叶或术前 1 天晚餐后服酚酞 2 ~ 3 粒,于检查前 2 小时服 50% 硫酸镁 50 ~ 60ml,然后于 30 分钟内饮水 1000 ~ 1500ml。

3. 精神紧张者术前 15 ~ 30 分钟肌内注射地西泮 10mg、山莨菪碱 10mg 或阿托品 0.5mg。

【方法】

1. 左侧卧位,背向检查者,先检查肛门有无病变,进镜 5 ~ 10cm 后,循腔进镜,边进镜边窥视,不断变换体位,直到插入回盲部或回肠末端。

2. 退镜时应详细观察,采取退进手法,防止骤退,并逐段抽气降压,以减轻术后腹胀及防止迟发性穿孔。

3. 观察:在进镜及退镜过程中注意观察:①黏膜有无水肿、充血、出血、糜烂、苍白、增厚、萎缩及结节等;②溃疡,大小、形状、数目、部位;③有无黏液、脓液、血性分泌物;④息肉及肿瘤,部位、大小、形态、表面。

4. 取活检:原则上应在退镜时进行,但在进镜时发现的细小病变,也可先活检,以免退镜时遗漏及不易寻找。

【注意事项】

1. 检查前必须充分清洁肠道。

2. 严格操作,遵循见腔进镜的原则,禁忌盲目进镜。

3. 检查前应进行肛门指检,了解有无阻塞性病变。

4. 术后如患者无不适反应,则不需观察。

5. 检查后如有便血、腹痛等并发症,应严密观察及酌情处理。

【并发症】

1. 肠出血、肠穿孔。

2. 肠绞痛、肠系膜撕裂、菌血症、心脑血管意外等。

（但自力）

二十九、胶囊内镜检查

【适应证】

1. 不明原因的消化道出血,尤其是小肠部位的出血。

2. 疑似克罗恩病。

3. 疑似小肠肿瘤。

4. 监控小肠息肉病综合征的发展。

5. 疑似或难以控制的吸收不良综合征(如乳糜泻等)。

6. 慢性腹痛或腹泻疑有小肠器质性疾病者。

7. 观察小肠手术吻合口情况。

8. 检测非甾体抗炎药相关性小肠黏膜损害。

9. 遗传性出血性毛细血管扩张者。

【禁忌证】

1. 绝对禁忌证:无手术条件或者拒绝任何腹部手术者(这样一旦胶囊滞留将无法通过手术取出)。

2. 相对禁忌证

(1)已知或者怀疑胃肠道梗阻、狭窄、穿孔及瘘管形成者。

(2)有明显消化道动力异常者、胃轻瘫患者、贲门失弛缓症患者。

(3)有消化道憩室者。

(4)吞咽梗阻者。

(5)孕妇及心脏植入起搏器者。

(6)检查不配合者,如儿童及老年痴呆症患者。

【术前准备】

1. 检查前患者准备:检查前2~3天进少渣半流质饮食,检查前禁食8~12小时,检查前4小时服用聚乙二醇电解质散溶液2000ml清洁肠道,检查前20~30分钟服用适量祛泡剂(如西甲硅油30ml)以消除肠道泡沫。

2. 检查前仪器准备:将天线阵列的电极片贴于患者腹部,并通过连接电缆与图像记录仪连接。若需要进行实时监视,则应连接好图像记录仪与计算机的通信连线。

3. 告知患者应详细了解注意事项并签署知情同意书。

【方法】

1. 在图像记录仪开启状态下,从包装内取出胶囊使其离开磁体。

2. 患者吞服胶囊并饮用少量温水,胶囊在消化道内运动同时对消化道管壁进行实时摄像。

3. 嘱咐患者每15分钟确认数据记录仪上的指示灯是否以每秒2次的速度闪烁,以确保检查设备的正常运行。指导患者按时记录相关症状。

4. 当胶囊内镜电池耗尽时,将数据记录仪从患者身上取下,连接到可以进行数据处理的工作站,将数据记录仪中的图像资料下载到工作站,通过相关软件进行处理,其中典型的图片或者视频可被单独注释或者保存。

5. 嘱患者排便时观察胶囊内镜是否排出,必要时行腹部 X 线检查。

【注意事项】

1. 摄入胶囊内镜后 2 小时内不能进食及饮水,2 小时后可进水,4 小时后可少量进食,待检查结束后即可恢复正常饮食。

2. 检查过程中禁烟,同时避免剧烈运动。检查过程中避免接近强力电磁源区域,如无线电设备、核磁检查仪,以免干扰信号的接受。

3. 同时行胶囊内镜检查的患者避免相互靠近。

4. 不能接受其他电子仪器检查。

【检查中所遇问题及对策】

1. 检查前

(1)胶囊内镜在吞咽过程中不慎误入气管,气管镜取出。

(2)胶囊吞服不成功,可借助胃镜圈套胶囊强行送入胃内。

2. 检查中

(1)胃滞留处理:右侧卧位或者肌内注射甲氧氯普胺注射液促进胃蠕动,若仍不能进入小肠则可以借助胃镜圈套胶囊强行送入胃内。

(2)胶囊内镜在工作时间内不能到达结肠,可通过调整胶囊内镜拍照速度及 LED 灯照射亮度以延长胶囊内镜工作时间。

(3)胶囊嵌顿如嵌顿在狭窄处或者憩室内,一旦发生常需外科手术。

3. 检查后:如胶囊内镜滞留体内,耐心等待同时定期拍摄腹部立位平片以检测胶囊内镜位置,必要时可经外科手术取出。

（周　琦　但自力）

三十、小肠镜检查(单/双气囊小肠镜)

【适应证】

1. 不明原因的消化道出血。

2. 慢性腹痛、腹泻,疑有小肠器质性病变。

3. 疑似小肠肿瘤。

4. 怀疑克罗恩病。

5. 不明原因小肠梗阻。

6. 弥漫性小肠黏膜病变。

7. 肠道改道手术后的疾病诊断。

8. Billroth Ⅱ式胃大部切除术后胰胆管造影和治疗。

9. 其他检查提示小肠内可能存在器质性病变。

10. 普通结肠镜检查操作困难。

11. 内镜下取小肠异物。

12. 小肠疾病内镜下治疗。

【禁忌证】

1. 严重心肺功能异常、无法耐受长时间内镜操作者。

2. 全身一般情况差、严重贫血、低蛋白血症或重要脏器功能衰竭。

3. 麻醉高风险患者。

4. 凝血功能明显异常者。

5. 肠管严重狭窄者。

6. 肠梗阻未解除、无法完成必要的肠道准备者。

7. 多次腹部手术病史,有严重肠粘连者。

8. 其他高风险状态或者病变者(如中度以上食管胃底静脉曲张、大量腹水或者伴有腹膜炎者)。

9. 孕妇、低龄儿童。

【术前准备】

1. 检查前患者肠道准备:检查前1~2天流质或者半流质饮食。经口小肠镜检查者仅需禁食12小时以上,检查前10~20分钟口服祛泡剂。对于有肠梗阻或糖尿病肠传输减慢者,可考虑应用轻泻剂。经肛小肠镜检查前肠道准备基本同普通全结肠镜检查,即检查前禁食8~12小时,检查当日早晨将两袋聚乙二醇电解质散溶入至少3000ml温水中,2小时内喝完。

2. 检查前器械准备:连接设备并检查其完好性。

(1)反复向连接内镜头端气囊的管道开口内注气,以驱除管道内的水珠。

(2)将外套管的气囊导管与气泵中控制外套管充放气的导管相连,按下控制外套管气囊充气的按钮使之充气,同时将气囊浸入水中以检验气囊是否漏气。

(3)向外套管内注入注射用水或润滑剂以润滑外套管内壁,将内镜插入外套管。

(4)将内镜气囊安装在内镜前端,两端用橡皮圈固定,将内镜气囊开孔与气泵中控制该气囊的导管相连,按下控制内镜气囊的开关使之充气,同时将气囊浸入水中以检验气囊是否漏气。

3. 确定进镜途径:怀疑上部小肠病变者首选经口进镜,下部小肠病变者首选经肛进镜。

4. 对检查中需进行造影者,检查前应完成相应的过敏试验。

5. 对检查中需进行麻醉或使用镇静药物者,检查前应完成相应的术前评估。

6. 对于有低蛋白血症者,检查前应补充清蛋白($>30g$)。对于出血者,检查前应查血常规,Hb $<60g/L$ 者对检查的耐受性降低,应予以补充后方可进行检查。

7. 完成术前谈话并签写知情同意书。

【方法】

1. 经口进镜

(1)将气囊未充气的内镜和外套管先后进入十二指肠后,将内镜全部插入外套管,打开内镜头端气囊,将外套管向前滑动,当外套管抵达内镜前端后,打开外套管气囊固定相应部位的小肠管,在外套管及内镜头端气囊均充气的状态下拉直外套管及内镜(肠管套叠过程)。

(2)内镜气囊放气,将内镜继续插向深部,直至内镜镜身全部进入外套管,打开内镜头端的气囊固定肠管,外套管气囊放气,将外套管沿着内镜插入。

(3)如此交替反复直至回盲部。

2. 经肛进镜

(1)将内镜插入肛门,当插入 40cm 时将内镜前端气囊充气,同时将外套管沿内镜插入,当外套管进到标志刻度(155cm)后,将外套管前端的气囊充气,将外套管及内镜缓慢后退以拉直外套管及内镜,避免其在乙状结肠结袢或扭曲。内镜头端气囊放气,将内镜继续前插,并不断重复上述过程。

(2)当外套管及内镜前端抵达回盲部时,尽量拉直外套管及内镜,然后继续保持外套管头端气囊充气,将内镜通过回盲瓣插入末端回肠。

(3)内镜进入回肠后的上行过程与经口进镜小肠镜操作相同。

【注意事项】

1. 对于有腹部手术史者,操作前需详细了解相关手术的类型、具体的手术方式,如有可能应画出手术示意图。

2. 对于不完全性肠梗阻患者,应尽可能在肠梗阻解除并完成相应肠道准备后行小肠镜检查。

3. 操作尽可能安排在有 X 线设备的操作室进行。

【并发症】

1. 术后延迟性肠梗阻。

2. 急性胰腺炎、败血症。

3. 黏膜、肠管或肠系膜撕裂。

4. 出血、穿孔。

5. 继发于麻醉操作或药物的并发症:呼吸窘迫、支气管痉挛、吸入性肺炎等。

(周　琦　但自力)

三十一、腹腔镜检查术

【适应证】

1. 原因不明的肝和(或)脾大。

2. 明确腹部或盆腔肿块的性质。

3. 黄疸的鉴别诊断。

4. 协助诊断原因不明的腹水。

5. 腹膜疾病,如结核性腹膜炎、腹膜间皮瘤或腹膜转移癌。

6. 进行目的性肝、腹部肿块穿刺活检。

7. 了解肝胆肿瘤的范围及其局部转移情况,或确定肝有无转移性病变,以决定手术的可能性。

8. 腹腔镜下手术:如胆囊切除术、腹腔粘连松解术、输卵管结扎术等。

【禁忌证】

1. 腹膜或腹腔内急性炎症。

2. 急慢性心肺功能不全。

3. 纵隔肿瘤、裂孔疝或其他疝(腹股沟、脐、膈或切口疝)不适于做气腹者。

4. 腹腔有广泛粘连者。

5. 出血倾向或凝血异常。

6. 门静脉高压伴明显克 - 鲍综合征。

7. 精神不正常或不能合作者。

8. 过度肥胖、胃肠胀气明显或全身状态过度衰弱者。

9. 妊娠 3 个月以上者。

【术前准备】

1. 检查血常规、出血时间、凝血时间、血小板计数及凝血酶原时间。

2. 血型检查及交叉配合试验、备血。

3. 胸部透视及心电图检查。

4. 术前 3 天口服或注射维生素 K、维生素 C 与钙剂。

5. 普鲁卡因皮试。

6. 准备腹部皮肤。

7. 向患者讲明检查的意义及过程,训练屏气动作,以取得患者的合作。

8. 术前禁食 8 小时、排空膀胱。

9. 术前半小时给予镇静剂(地西泮 10mg 肌内注射)。

10. 准备有关器具(气腹针、注气及压力监测器、腹腔镜全套设备、肝活检穿刺针及切开缝合手术器械等,消毒备用)及急救用品。

【方法】

腹腔镜检查是进入腹腔的手术,必须在严格无菌下洗手、穿手术衣。术前再次检查腹腔镜及附属设备是否完备、照明是否良好、通气是否无障碍等。一切均正常时才开始进行手术检查。

1. 建立气腹:常用气体为 N_2O 和 CO_2,在左下腹脐髂连线外 1/3 处,局麻后通过气腹针注气,一般注气量 2000 ~ 2500ml,腹内压保持在 10 ~ 15mmHg (1.33 ~ 1.99kPa)。

2. 选择切口:原则上根据所要检查的目标或脏器,选择适当位置。一般常选用脐右下方或右上方 1.5cm 处做切口,切口大小 0.5 ~ 1cm。先用 1% 普鲁卡因 20 ~ 30ml 逐层浸润麻醉达腹膜,麻醉区域直径 3 ~ 4cm。切开后用直血管钳逐层钝性分离,直到腹膜壁层。

3. 插镜:将带有套管的穿刺针在已充分麻醉的切口处,嘱患者鼓起腹部屏气,刺入腹腔后即拔出穿刺针,插入腹腔镜即可进行观察。

4. 窥视:逐一观察圆韧带及镰状韧带、肝左叶、肝右叶、胆囊、膈肌、脾、胃前壁、小肠、腹膜、大网膜等。对疑有病变的脏器应在不同角度及距离仔细观察,根据需要用肝穿刺针通过侧孔,进行有目的肝组织活检。肝穿刺后注意观察穿刺部位出血情况。

5. 放气与拔镜:观察完毕后取出腹腔镜,将套管活塞打开,徐徐放出腹腔内气体,最后拔出套管,缝合切口,消毒后盖上纱布,用多头腹带包扎。

【注意事项】

1. 严格掌握适应证,遵循操作规程。

2. 术后静卧休息 1 天,密切观察血压、脉搏并记录。术后每半小时记录一次,观察 2 小时,以后每小时记录一次,观察 4 小时,再以后每 2 小时记录一次,观察 2 次。

3. 手术当天及次日,密切注意患者的一般情况、腹痛、腹部压痛、纵隔及皮下气肿、创口有无出血等。

4. 术后预防感染及静脉输液 1000 ~ 1500ml 及维生素 C 2g,2 ~ 3 天。

5. 检查当天晚餐开始进食。

6. 术后注意伤口局部情况,情况正常者第 5 ~ 7 天拆线。

【并发症】

腹腔镜检查的严重并发症很少见,一般为 0.17% ~ 0.87%,与术者的操作技能和实践经验有关。并发症主要可分为人工气腹有关、与插镜和肝穿刺有关的并发症。

1. 人工气腹时可能引起的并发症:①血管或内脏刺伤;②皮下气肿、大网膜、肠系膜气肿、阴囊气肿;③纵隔气肿、气胸;④气体栓塞;⑤肩部及上腹疼痛;⑥气体注入肠腔。

2. 插镜时引起的并发症:①套管针刺破脏器或大血管;②套管针刺破腹壁血管。

3. 腹腔镜下肝穿刺引起的并发症:出血、感染、胆汁性腹膜炎,与经皮肝穿刺所引起的一样。

4. 其他:感染及切口疝。

（但自力）

三十二、肛门直肠测压

【适应证】

1. 各种便秘。

2. 大便失禁。

3. 药物、手术或生物反馈治疗前的评价。

4. 术前、术后评价。

【禁忌证】

1. 肛门直肠梗阻致无法插管者。

2. 精神病患者及不合作者。

【术前准备】

1. 严重便秘患者,术前可清洁灌肠,其他患者无需特殊处理。

2. 术前排空尿液及粪便。

3. 向患者详细说明检查全过程,取得合作,减轻不适。

4. 术前按使用手册校对机器。

【方法】

1. 肛门直肠测压主要检测以下指标:①最大自主性收缩压,反映肛门外括约肌及耻骨直肠肌功能;②排便压力;③静息压力;④直肠扩张引起的肛门内括约肌抑制性反射(RAIR);⑤直肠容量感觉阈值,包括引起感觉的最小容量及最大耐受容量阈值;⑥排便动力;⑦其他指标:括约肌长度、肛管容积向量分析。

2. 常用测压方法:①静止测压法;②手法拖出测定法,拖出速度3~8mm/s;③自动拖出测定法。

3. 具体方法

(1)患者左侧屈膝卧位,左侧臀部下置一便盆。

(2)测压导管经润滑剂润滑后经肛门插入。不同导管放置位置不同。小气囊肛门直肠测压导管以上端气囊(肛门外括约肌气囊)刚进入肛管为准。灌注时或固定导管则应插入肛门6cm。

(3)测压前休息2~10分钟,以便患者适应导管。

(4)以直肠和(或)肛管内压做基线进行检测。检测过程中注意超慢波和自发性慢波收缩或松弛是否存在,标记出患者移动、体位或交谈所导致的误差。肛门括约肌静息压测定可于检查开始时或结束前患者最放松时进行。

【术后注意事项】

1. 拔除导管。

2. 患者更衣后离开检查室。

3. 患者恢复日常生活。

4. 根据导管使用手册和医院规定,清洁、消毒检测导管。

(但自力)

三十三、48小时全胃肠通过时间检查

48小时全胃肠通过时间检查又称胃肠传输试验或结肠传

输试验。

【适应证】

1. 便秘(慢传输型或者出口梗阻型)。

2. 先天性巨结肠。

3. 结肠假性肠梗阻。

4. 慢性腹泻。

5. 大便失禁。

6. 肠易激综合征。

【禁忌证】

无绝对禁忌证。

【术前准备】

禁食 8～12 小时。

【方法】

让患者吞下在 X 线下可见的标志物,然后每隔一定的时间通过 X 线对患者的腹部进行照相,以了解这些标志物在肠道内运行的情况以及受到阻碍的地方,从而对便秘的原因做出诊断。一般在早餐时让患者吞服含有 20 个标志物的试验餐,定时拍摄腹片,以了解标志物在肠道内运行的速度及分布情况,可计算排出率。正常情况下吞服试验餐后 48～72 小时,大部分标志物已排出。

检查当日清晨检查者空腹服用 20 根钦条,随早餐一起服用。

方法:20 根钦条分 4～5 次服用,一次 4～5 根,与早餐交替服用(注:不要咀嚼),服用完钦条后开始计时,分别在第 2、3、4 天与服用完钦条的同一时间各照腹平片一张(此三片包括 24 小时、48 小时、72 小时)。

方法三:于第 1 天服标志物一粒,分别在第 2、3、4 天与服标志物同一时间各照腹平片一张(此三片包括 24 小时、48 小时、72 小时)。

【目的】

诊断结肠慢传输型便秘,如果 5 天内排出 80%,可视为正常。根据标志物停留的部位不同,可提示不同的便秘类型;如都在直肠说明出口梗阻;均匀全结肠,提示结肠无力;集中左半结肠,说明右半结肠无力。

根据腹部平片上标志物的分布,有助于评估便秘是慢传输型或是出口梗阻型。由于饮食起居等因素的影响,同一患者在不同时间可获得不同的结果,所以对那些经非手术治疗效果不佳而需手术治疗的患者有必要间隔一段时间后进行复查。

【注意事项】

1. 检查前 1 周停用影响促动力的药物。
2. 各种方法按其规定程序及要求执行。

(刘曌宇 但自力)

第十章 治疗技术

一、管 饲 术

管饲术(tube feeding)是经胃肠道插入导管,给患者提供必需的食物、营养液、水及药物的方法,是临床提供或补充营养极为重要的方法之一。根据导管插入的途径,可分为五种:口胃管(导管由口插入胃内)、鼻胃管(导管经鼻腔插入胃内)、鼻肠管(导管由鼻腔插入小肠)、胃造瘘管(导管经胃造瘘口插入胃内)和空肠造瘘管(导管经空肠造瘘口插至空肠内)。这里主要以鼻胃管为例,介绍管饲术的操作方法。

鼻饲法(nasogastric gavage)是将导管经鼻腔插入胃内,从管内灌注流质食物、营养液、水分和药液的方法。

【适应证】

1. 昏迷或不能自行经口进食者,如口腔疾患或口腔手术后、上消化道肿瘤引起吞咽困难的患者。

2. 破伤风等不能张口的患者。

3. 早产儿、病情危重以及拒绝进食的患者。

【禁忌证】

食管手术后、食管严重狭窄或阻塞。

【术前准备】

1. 评估患者:询问患者既往有无插管经历,充分评估患者病情、治疗情况、心理状态与合作程度,检查鼻腔状况,有无鼻中隔偏曲、鼻黏膜肿胀及炎症等情况。

2. 患者准备:了解鼻饲目的、操作过程及注意事项,若戴眼镜或义齿,应取下妥善放置。

3. 用物准备:治疗盘、治疗碗、胃管、镊子、止血钳、压舌板、纱布、治疗巾、手套、液状石蜡、棉签、胶布、别针、手电筒、听诊器、弯盘、注射器、50ml 灌注器、鼻饲流食(38～40℃)或药液、温水、水温计。酌情准备漱口或口腔护理用物、松节油及75%乙醇溶液。

4. 其他准备:室内环境洁净,操作护士衣帽整洁,修剪指甲,洗手,戴口罩。

【操作方法】

1. 插管

(1)核对信息:携用物至床边,核对患者床号、姓名、住院号,再次做好解释,以取得患者合作。

(2)体位放置:根据病情采取半卧位或坐位,无法坐起者取右侧卧位,或平卧位并将头偏向一侧。昏迷患者取去枕平卧位,头向后仰,避免胃管误插入气管。

(3)铺巾保护:颌下铺治疗巾,置弯盘于口角旁。

(4)鼻腔准备:检查鼻腔,选择通畅的一侧,用湿棉签清洁。

(5)标记胃管:戴手套,测量胃管应插入的长度并做标记:①前额发际至胸骨剑突处长度;②由耳垂经鼻尖到胸骨剑突处长度;③成人一般为45～55cm,婴幼儿一般为14～18cm。

(6)润滑胃管:将少许液状石蜡倒于纱布上,润滑胃管前端。

(7)插入胃管:①一手持纱布托胃管,一手持镊子夹住胃管前端送入鼻孔。②先稍向上平行再向后下缓慢轻轻插入。③插入胃管10～15cm (咽喉部)时,根据患者具体情况进行插管。

清醒患者:嘱患者做吞咽动作,当患者吞咽时顺势将胃管向前推进,直至预定长度,也可饮少量温开水以助胃管顺利插入。

昏迷患者:将患者头部托起,使下颌靠近胸骨柄,以增大咽喉部通过的弧度,再缓慢插入胃管至预定长度(图10-1)。

(8)插管观察:①插入不畅时应检查口腔,了解胃管是否盘在口咽部,也可将胃管抽出少许,再小心插入。②若插管过程出现剧烈恶心、呕吐,可暂停插入,嘱患者做深呼吸。③如患者出现咳嗽、呼吸困难、发钳等现象,表明胃管插入气管,应立即拔出胃管,休息缓解后再重新插入。

(9)证实插入:证实胃管在胃内的方法有三种(图10-2)。①用注射器抽吸,能抽出胃液即可证实胃管在胃内。②置听诊

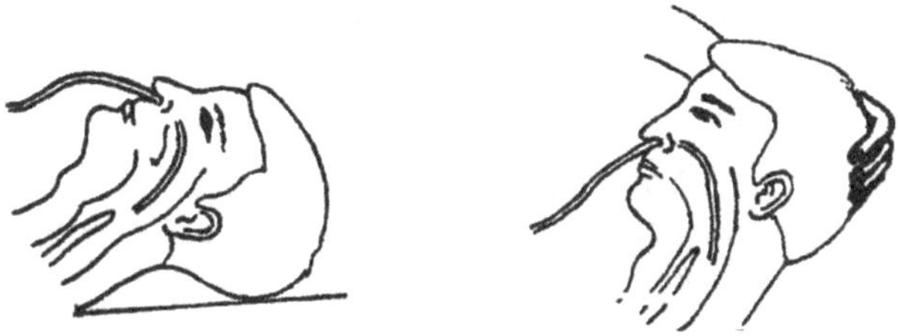

图 10-1　为昏迷患者插管示意图

器于患者胃区,用注射器经胃管快速注入 10ml 空气,同时听诊有气过水声,即胃管插入胃内。③将胃管末端置于盛水的治疗碗中,无气泡逸出。

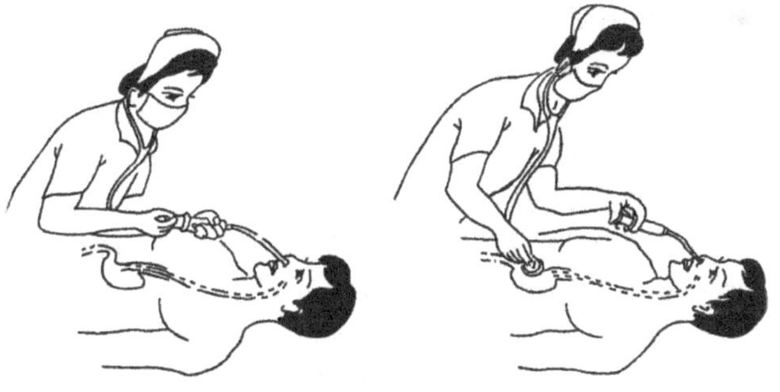

图 10-2　证实胃管在胃内示意图

(10)妥善固定:确认胃管在胃内后,用胶布固定胃管于鼻翼及颊部。

(11)鼻饲灌注:①胃管开口端连接灌注器,进行抽吸,见有胃液抽出,再注入少量温开水。②缓慢注入鼻饲液或药液。③鼻饲完毕后,再次注入少量温开水以清洁管腔,将胃管末端反折,用纱布包裹并用血管钳或夹子夹紧,用别针固定于大单、枕旁或患者衣领处,保留胃管再用。

(12)清洁处理:酌情协助清洁患者面部;整理床单,嘱患者保持原卧位 20 ~ 30 分钟;清洁灌注器,放于治疗盘内,用治疗巾盖好备用;洗手。

(13)做好记录:记录鼻饲时间、鼻饲物的种类、量及患者反应等情况。

2. 拔管

(1)携用物至床前,核对,说明拔管原因及配合事项。

(2)铺治疗巾于患者颌下,置弯盘于口角旁,夹紧胃管末端放于弯盘内,揭去固定胶布。

(3)用纱布包裹近鼻孔处胃管,嘱患者深呼吸,在患者呼气时拔管,边拔管边用纱布擦拭胃管,到咽喉处快速拔出。

(4)清洁患者口腔、鼻腔及面部,擦去胶布痕迹,采取舒适卧位,整理床单,清理用物。

(5)洗手,记录拔管时间及患者反应。

【注意事项】

1. 插管动作应轻柔,避免损伤食管黏膜,尤其是通过食管三个狭窄部位(环状软骨水平处、平气管分叉处、食管通过膈肌处)时。

2. 每次鼻饲前必须证实胃管确实在胃内且通畅,并用少量温开水冲管后再注入鼻饲液或药液。

3. 需翻身或吸痰的患者应先翻身或吸痰后,再行管饲。注入后尽量不要搬动患者,以免引起呕吐或呛咳。

4. 每次鼻饲注入量200~300ml,鼻饲液温度应保持在38~40℃,间隔时间不少于2小时。新鲜果汁与牛奶应分别注入,防止产生凝块,药片应研碎溶解后注入。

5. 鼻饲中每次分离注射器与胃管末端时,均须用止血钳夹闭胃管外口,以免胃内容物流出及空气进入。

6. 鼻饲完毕后再次注入少量温开水冲管,防止鼻饲液凝结。

7. 每日向插胃管一侧的鼻腔滴少量液状石蜡,以润滑胃管,减轻咽喉部不适。

8. 鼻饲用物应每日更换消毒。

9. 长期鼻饲者,应每日进行口腔护理2次,定期更换胃管,应于当晚最后一次灌食后拔出胃管,次日晨由另一侧鼻孔插入鼻饲管。

10. 拔管时,应夹紧管口末端,避免管内液体反流入气管。

(黄丽红)

二、胃肠减压术

胃肠减压术(gastrointestinal decompression)是将胃管自口腔或鼻腔插入胃内,利用负压和虹吸原理,吸引出胃肠道内的液体、气体和内容物,以降低胃肠道压力,缓解腹胀,减轻胃肠道壁充血水肿,局限炎症,有利于吻合口愈合,促进胃肠道功能恢复的一种治疗措施。

【适应证】

1. 急性胃扩张。
2. 急性胰腺炎。
3. 胃、十二指肠穿孔。
4. 腹部较大型手术后。
5. 机械性或麻痹性肠梗阻。

【禁忌证】

1. 食管狭窄。
2. 严重的食管静脉曲张。
3. 严重的心肺功能不全、支气管哮喘。
4. 食管和胃腐蚀性损伤。

【术前准备】

1. 评估患者:充分评估患者病情及治疗情况,询问患者既往有无插管经历,了解心理状态与合作程度,观察鼻腔黏膜有无红肿、炎症,有无鼻中隔偏曲等情况。

2. 患者准备:了解胃肠减压的目的、操作过程及注意事项,取得患者配合。若戴眼镜或义齿,应取下妥善放置。

3. 用物准备

(1)备胃、十二指肠引流管并检查是否通畅。

(2)备减压抽吸装置:手提式或电动低压抽吸器或负压引流盒,如无上述装置,可用注射器代替。

(3)同放置胃管操作用物。

【操作方法】

1. 插管

(1)按常规方法插入胃管,胃管插入的深度为50~75cm,妥善固定。

(2)将胃、十二指肠引流管连接减压抽吸装置,低压抽吸。

(3)清理用物,整理床单位,记录抽吸情况及引流物颜色、性状、量。

2. 拔管

(1)胃管通常在术后48~72小时、肠鸣音恢复、肛门排气后拔除。

(2)拔胃管时,先将吸引装置与胃管分离,夹紧胃管末端,嘱患者吸气然后屏气,迅速拔出,以减少刺激,防止患者误吸。

(3)擦净患者鼻孔及面部胶布痕迹,妥善处理胃肠减压装置。

(4)记录拔管时间及患者反应。

【注意事项】

1. 胃肠减压管应妥善固定,防止扭曲、打折、受压、移位或脱出,一旦胃管脱出应及时报告医生。

2. 密切注意胃肠减压管是否通畅。

3. 维持有效负压

(1)负压吸引器压力值为 -5 ~ -7kPa,既能保持有效吸引,又能防止发生引流管堵塞。

(2)一次性负压吸引器负压值最大为 -10 ~ -14kPa,一般胃肠减压器压下2/3即可。

(3)负压盒应先排气,再连通胃管,防止气体挤入胃内。

4. 注射器抽吸减压应每隔1~2小时抽吸一次。

5. 胃肠减压期间应禁食、禁水,一般应停服药物。如需胃内注药,则注药后应夹管并暂停减压0.5~1小时,避免药物被吸出。

6. 观察引流物颜色、性质和量,并总结24小时引流液量。

7. 观察胃肠减压后的肠功能恢复情况,术后12小时即可酌情鼓励患者在床上翻身,有利于胃肠功能恢复。

8. 适当补液,加强营养,维持水电解质平衡。

9. 加强口腔护理,预防口腔感染和呼吸道感染,必要时给予雾化吸入,以保持口腔和呼吸道的湿润及通畅。

（黄丽红）

三、灌　肠　术

非保留灌肠

【适应证】

1. 刺激结肠蠕动,作为排便排气用。

2. 用于清洁洗肠,清除肠道毒物,作为乙状结肠镜检、腹部X线检查及肠道术前准备(清洁灌肠)。

【术前准备】

1. 准备灌洗液:按病情需要选用。

(1)温开水:一般情况可使用。

(2)生理盐水:适用于各种需要灌肠的患者。

(3)肥皂水:以医用肥皂10～20g溶于温开水1000ml制成,也可加肥皂至水呈乳白色,此液常用于一般排便灌肠。

(4)商品化甘油灌肠剂。

灌肠液的用量,按灌肠目的、患者年龄、病情而定。一般成人排便灌肠宜600～1000ml,而清洁灌肠则需用上述量的2～3倍,分次或连续灌洗,体弱、病重以及肠道有炎症者,一般用量宜偏小,以300～600ml为适量,灌肠液温度宜保持在40～42℃。

2. 准备清洁灌肠筒和一次性灌肠管。

【方法】

1. 患者取侧卧位,双膝稍屈曲向前,或仰卧屈膝,露出肛门。

2. 肛管前段涂以润滑油,松开夹子,排出管内空气后,术者一手持肛管并稍折叠不使灌液流出;另一手将患者臀部分开,使肛门皱襞松展;将肛管徐徐插入肛门内6～10cm。

3. 固定肛管,提起灌肠筒,灌肠筒筒底离床的高度依不同要求和患者反应而异,一般为45~70cm,以能使灌肠液徐徐流入肠内为宜。当患者感到腹胀,可减慢灌入速度或暂时停止。

4. 灌肠液灌完后,夹紧橡皮管,拔出肛管,嘱患者忍耐片刻暂不排便,并帮助患者转为仰卧位,经5~15分钟后可排便,如便秘时间长或要求清洗高位结肠者,灌液后可先采取右侧卧位,10~15分钟后再转向左侧卧位,然后排便。

5. 清洁灌肠者,可按上述方法连续灌洗2~3次,直至洗净为止。

6. 注意观察排便的量、色、味及有无黏液脓血和寄生虫等。

7. 商品化灌肠剂为含有药筒和灌肠管的一次性用品,按说明将肛门和灌肠管润滑,直接将灌肠管轻柔插入肛门内6~10cm,缓慢挤入药剂。

保留灌肠

【适应证】

经直肠给药:常用的有水合氯醛、氨茶碱、生理盐水普鲁卡因溶液、大蒜溶液、黄连素(小檗碱)溶液及中药消炎制剂等。

【方法】

1. 小量药液(10~20ml)可直接注入,200ml以上药液,一般先行清洁灌肠(用清水或生理盐水)以便药物容易吸收。

2. 按前述方法灌肠。

3. 一般保留液不超过150ml。需灌入药液>200ml时,以采用滴管注入法为宜,滴入速度一般不超过70~90滴/分。

(黎培员　王南下)

四、自身腹水浓缩回输术

自身腹水浓缩回输术主要用于肝硬化顽固性腹水的治疗,利用患者自身腹水中的蛋白再输入,以补充有效血浆容量。

【适应证】

肝硬化失代偿期及布-加综合征所致的无感染性顽固性

腹水者。

【禁忌证】

1. 感染性腹水(白细胞 $>0.5\times10^9/L$、中性粒细胞 $>0.25\times10^9/L$ 或腹水培养阳性)。

2. 严重心肺功能不全、心律失常、近期发生消化道出血以及严重凝血功能障碍者。

3. 血性腹水或癌性腹水患者。

【术前准备】

患者应常规行胸部X线、心电图检查,查凝血功能、血常规、血电解质、血氨、尿素氮、肌酐以及腹水的常规、生化、细菌培养和细胞学检查。

【浓缩回输方法】

1. 器械准备:腹水超滤机、肝素化管路。

2. 嘱患者排空尿液后卧位,取左下腹(或右下腹)脐与左(或右)髂骨连线中外1/3处为穿刺点。消毒皮肤后铺巾,以利多卡因局麻后用套管针穿刺至腹腔,拔出针芯后见有腹水自行流出,将多孔硅胶管自套管针插入即可拔出套管针,再将多孔硅胶管外端与超滤器连接。

3. 腹水自动吸入泵内,经膜的滤过作用,清除水及晶体物质而保留相对分子质量较大的蛋白质,经去泡器去除气泡后,经静脉缓慢回输。

4. 操作过程中要注意调节超滤压及回输速度,一般20滴/分左右,以300~400ml/h为宜。平均输入时间每次6小时,回输总量原则上控制在术前24小时尿量加500ml左右。

5. 回输结束后拔除导管,严格消毒,必要时穿刺孔加以缝合或用火棉胶涂抹封闭,以防腹水外渗。

【注意事项】

1. 回输前肌注异丙嗪25mg,或腹水中加入地塞米松3~5mg可减少回输发热等反应。

2. 浓缩回输法回输腹水前后应检测凝血因子。

3. 术后常规观察患者的体温、血压、脉搏、肺底有无啰音,尿量及腹部体征变化,检测血电解质。回输后尿量增多时,需注意补充电解质,以防电解质紊乱。

(王南下)

五、三腔二囊管压迫止血术

三腔二囊管(Sengstaken-Blakemore tube,S-B管)由三腔(胃管腔、胃气囊腔、食管气囊腔)和二囊(胃气囊、食管气囊)组成(图10-3),胃气囊腔通球形胃气囊,充气后压迫胃底;食管气囊腔通椭圆形气囊,充气后压迫食管下段;胃管腔通胃腔,经此腔可行吸引、冲洗或注入药液。

三腔二囊管压迫止血术就是利用充气气囊,直接压迫胃底和食管下段的曲张静脉,达到止血的目的,是消化内科常用的急救技术。

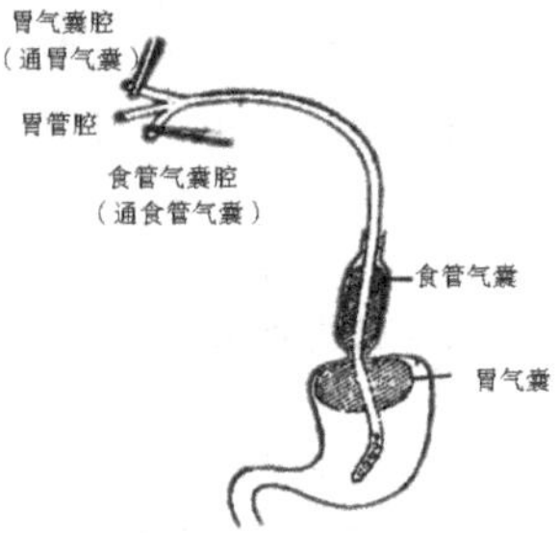

图10-3 三腔二囊管结构图

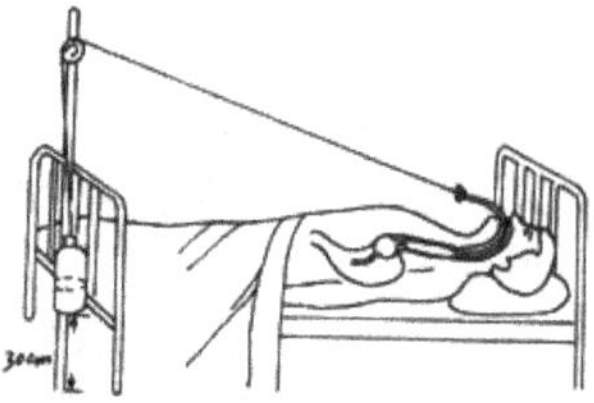

图10-4 三腔二囊管压迫止血操作图

【适应证】

门静脉高压引起的食管、胃底静脉曲张破裂出血者。

【禁忌证】

严重冠心病、高血压及心功能不全者慎用。

【术前准备】

1. 评估患者:包括患者病情、意识状况、出血量、治疗情况、心理状态、鼻腔黏膜等情况。

2. 患者准备

(1)向患者及家属说明放置三腔二囊管的重要性、方法及配合事项，以取得患者充分的配合，告知操作过程中的风险及意外，教会患者做吞咽及深呼吸动作，以配合插管。

(2)询问患者既往有无鼻部疾患，检查鼻腔状况，注意黏膜有无炎症、肿胀，有无鼻息肉、鼻甲肥厚和鼻中隔偏曲，清除鼻腔内的结痂及分泌物。

(3)若戴眼镜或义齿，应取下妥善放置。

(4)对躁动不安或不合作患者，可肌内注射异丙嗪或地西泮。

3. 用物准备

(1)治疗盘、治疗碗、三腔二囊管、镊子、止血钳 3 把或弹簧夹 1 ~ 3 只、50ml 注射器、纱布、治疗巾、压舌板、液状石蜡、棉签、胶布、剪刀、别针、手电筒、手套、弯盘、血压计、听诊器、牵引架、滑轮、0. 5kg 重砂袋(或盐水瓶)、牵引绳。

(2)检查三腔二囊管有效期及性能：①向胃气囊注气 200 ~ 300ml，压力维持 40 ~ 50mmHg(5. 3 ~ 6. 7kPa)，食管气囊注气 100 ~ 150ml，压力维持 30 ~ 40mmHg(4. 0 ~ 5. 3kPa)。②用止血钳或弹簧夹夹住管口后检查气囊有无损坏、漏气或变形。③检查气囊是否漏气有 3 种方法，放入水中察看有无气泡逸出；观察注入气量与抽出气量是否相等；将气囊放在耳旁倾听有无漏气声。④在管腔末端开口处对应标记食管气囊、胃气囊和胃管腔。

【操作方法】

1. 插管

(1)根据病情采取半卧位或坐位，无法坐起者取右侧卧位或平卧位并将头偏向一侧。

(2)颌下铺治疗巾，检查、选择、清洁鼻腔。

(3)协助患者口服液状石蜡 20 ~ 30ml。

(4)戴手套，抽尽气囊内空气，用液状石蜡润滑三腔二囊管前端及气囊外面，由鼻腔慢慢插入，嘱患者做深呼吸。

(5)插入至 10 ~ 15cm(咽喉部)时，嘱患者做吞咽动作，当患者吞咽时顺势将三腔管向前推进，也可饮少量盐水或止血药液以助三腔管顺利插入。

(6)三腔管插入50~65cm处,经检查证实已达胃腔(同证实胃管插入胃内的3种方法)。

(7)向胃气囊充气200~300ml,压力维持在40~50mmHg(5.3~6.7kPa),将血管钳夹住胃气囊外口,然后将该管末端反折以弹簧夹夹紧,防止气体漏出。

(8)将牵引绳结扎在三腔管尾端前10~25cm处,并将三腔管向外牵拉至感到有中等阻力,表示充气的胃气囊已压迫胃底贲门部。牵引绳另端用0.5kg重牵引物通过滑轮牵引,固定于牵引架上,抬高床脚,使牵引角度呈40°左右,牵引物离地面约高30cm(图10-4)。

(9)若仍有出血,再向食管气囊充气100~150ml,压力维持在30~40mmHg(4.0~5.3kPa),以压迫食管下段静脉,同样反折管腔末端,用弹簧夹夹紧。

(10)用注射器抽吸胃内容物,冲洗,遵医嘱注入止血药液。

(11)酌情协助清洁患者面部,整理床单,洗手。

(12)记录置管时间、长度及患者反应。

2. 压迫止血期护理

(1)定时抽吸胃内容物,观察抽出液颜色、量的变化,以判断止血效果;防止胃膨胀引起呕吐及三腔二囊管脱出。

(2)观察气囊有无漏气,每隔4~6小时测气囊压力1次,每次测压后向气囊腔补充3~5ml气体。

(3)定时气囊放气,避免由气囊填塞和压迫所致食管、胃底黏膜糜烂或溃疡。①三腔二囊管放置24小时开始,气囊每隔12小时放气1次,每次15~30分钟。②放气时先放食管气囊内空气,然后放松牵引,酌情放胃气囊内气体。③放气时应密切观察患者生命体征,并不时抽吸胃内容物,了解是否有再出血情况。④观察完毕后分别向胃气囊和食管气囊充气,维持测压。

(4)出血停止后,可遵医嘱从胃管腔内注入流质,也可注入止血药液局部止血。

3. 拔管

(1)三腔二囊管一般放置时间为3～5天,经放气证明出血停止,留管观察24小时仍无出血,即可拔管。

(2)拔管前口服液状石蜡20～30ml,润滑黏膜和管、囊外壁,抽尽囊内气体,以缓慢、轻巧的动作拔管。

(3)记录拔管时间及患者反应。

(4)拔管后需继续观察病情,有无再出血情况。如有出血征兆,可再次置管压迫止血。

【注意事项】

1. 严密观察患者意识、生命体征变化,观察止血情况。

2. 压迫止血过程中,如抽出新鲜血液,应检查牵引松紧或气囊压力,并做适当调整,保证牵引效果。

3. 三腔二囊管固定后不可任意拉动,如提拉不慎或患者用力咳嗽,可引起气囊破裂、滑脱至咽喉部,引起呼吸困难和窒息。此时应立即取下管口末端弹簧夹,抽出气囊内气体或剪断三腔管,放出气体。

4. 患者若感胸骨下不适,出现恶心或频繁期前收缩,应考虑胃气囊进入食管下端挤压心脏引起期前收缩,应随时予以调整。

5. 注意口腔与鼻腔清洁,嘱患者不要将唾液、痰液咽下,以免误入气管引起吸入性肺炎。每日2次向鼻腔滴入少量液状石蜡,减少三腔二囊管对鼻黏膜的损伤。

6. 注意营养供给,维持水、电解质平衡。

(黄丽红)

六、食管狭窄扩张术

【适应证】

食管狭窄扩张的适应证有:①炎性狭窄;②食管术后吻合口狭窄;③食管环/食管蹼;④贲门失弛缓症;⑤弥漫性食管痉挛;⑥晚期食管癌或贲门癌,为缓解咽下困难,也可姑息性扩张,常联合其他治疗,如局部化疗或置放支架。

【禁忌证】

上消化道内镜检查禁忌者,食管化学性灼伤后2周内,食管病变疑为穿孔者。

【扩张术前准备】

扩张前应明确狭窄的部位、特点和病因。常规完成食管钡餐、内镜检查,必要时要行病理活检。对有手术史者,应详细了解手术方式和病理结果。向患者说明治疗目的、可能发生的情况,以便取得合作。

在扩张前,至少禁食12小时。如食管内有大量食物存留时,需延长禁食时间,必要时可插管灌注清洗。如有严重的食管炎,应先用药物治疗。

【扩张方法】

1. 探条扩张法:主要用于非动力性狭窄。

(1)经内镜活检孔道插入导丝,直视下将导丝的前段插入狭窄的远侧,退出内镜保留导丝。注意狭窄处距门齿的距离。

(2)根据狭窄口的大小,选择适当大小探条。套入导丝,并沿导丝慢慢将扩张器圆锥送入,直至圆柱部端通过狭窄部(注意探条插入的距离,最好在X线透视下操作),在狭窄处停留数分钟后退出探条,但保留导丝位置不变,如此,依次增加扩张器直径,使狭窄部分渐渐扩开。

(3)扩张完毕后,扩张器连同导丝一起退出。

(4)复查内镜,并进入狭窄部远侧进一步检查。同时观察扩张部有无损伤、活动性出血等。

2. 气囊法:主要用于动力性狭窄。

(1)经内镜活检孔道插入导丝,保留导丝在胃内,退出内镜。

(2)将气囊头端涂润滑剂后,沿导丝插入。

(3)在X线监视下或内镜直视下,使气囊中部位于贲门区域,然后注气,使气囊内压力达到40kPa(300mmHg),维持1分钟后放气,共2~3次,每次间隔2~3分钟,扩张后一起退出气囊和导丝。

(4)复查胃镜,检查LES区域是否被扩张开,注意贲门处有无撕裂伤及其他病变。

扩张应视患者耐受情况而定，若没有达到理想直径或压力标准，但患者疼痛难忍时应中止扩张。

【扩张后注意事项】

扩张术后，不可马上进食。扩张后 2 小时，如无不适，可以饮水，进少量半流质饮食。密切观察病情，注意有无胸痛、发热、咳嗽等。扩张后 6～8 小时内，如无不适，可以离院，如出现以上情况应随诊，并及时处理。

【扩张疗效的评价】

食管炎性狭窄，尤其是狭窄段≤1cm 时，多数扩张 1～2 次可获得满意的疗效，扩张后症状缓解，进食增多，营养改善。狭窄段≥2cm 时，尤其局部有明显的纤维增生时，有时需要反复扩张。贲门失弛缓症的气囊扩张，压力达到 27～40kPa（200～300mmHg）时，大部分可获得较好疗效。临床上有疗效不明显者，主要见于少年病例，往往 LES 压很高，LES 松弛率很低，扩张后维持时间不长，需反复多次扩张，可多达 5～6 次，但一般并不主张频繁扩张。

【并发症】

扩张治疗术中发生的并发症有穿孔、出血和感染。发生穿孔时，患者感到剧烈胸痛，如及时发现，可用钛夹封闭破口；如胸痛持续不缓解，且出现发热，可能是穿孔继发纵隔及胸腔感染。对小的穿孔，可采取保守治疗，立即禁食、输液和抗生素治疗，多数经 3～5 天，病情可缓解。如穿孔大时，应施行内镜下金属夹封闭或手术治疗。目前主张扩张治疗后应进行抗反流治疗，尤其是因反流引起的炎性狭窄病例。

（尹朝礼）

七、消化道异物内镜取出术

【异物的类型】

1. 根据异物的来源可分为：①外源性异物，如硬币、别针、发夹、缝针、戒指等金属性异物,以及鱼骨、塑料玩具、食物块、橡胶管等非金属性异物;②内源性异物,胃内蛔虫团、植物性结块(如胃柿石)等。

2. 根据异物的形状可分为:①长条形异物,如竹筷、铁钩、体温表、牙刷、铅笔、铁丝等;②圆形异物,如硬币、金戒指、纽扣、果核、瓶盖等;③不规则形异物,眼镜架、义齿牙托、玩具等;④尖锐异物:如金属针、刀片、玻璃、铁夹子等。

3. 根据异物滞留部位可分为:①食管异物;②胃内异物;③十二指肠异物;④小肠异物;⑤结肠及直肠异物。

【适应证及处理异物原则】

1. 急诊内镜取异物:大多数消化道异物可经内镜安全取出,在确定没有穿孔的情况下,均应行紧急内镜检查,并积极试取。尤其是对较大而锐利的异物、不规则硬性异物及有毒的异物,这些异物一般不易自行排出,且久留易引起消化道损伤和中毒(如纽扣电池)等严重后果。

2. 择期内镜取异物:对小而光滑的异物,估计能自行排出而对患者不会引起严重后果者,可先让其自行排出,待不能自行排出时,可择期内镜取出。

3. 口服药物溶解异物:对于小的植物性、动物性及药物性胃内结块,可先给口服药物溶解(如 α-糜蛋白酶、食醋、碳酸氢钠、可乐等),使结块自行消化溶解,若药物治疗无效时,再择期行内镜下取出。

【禁忌证】

1. 已穿透出消化管以外的异物。

2. 对内镜检查有禁忌的患者。

【术前准备】

1. 患者准备

(1)对吞入金属性异物的患者应摄颈及胸部正侧片、腹部平片,以确定异物的位置、性质、形状、大小及有无穿孔。尖锐物体贴近主动脉者,应行胸部 CT 检查,了解异物与主动脉位置关系。钡剂检查需根据情况,因其可影响视野,延误取异物的时机,且可影响胸部 CT 检查。

(2)患者应禁食8小时。

(3)如有条件实施麻醉,尽可能在静脉麻醉下施行,尤其是儿童、精神失常、检查不合作者,或异物较大、锐利者。不能麻醉者可于术前肌内注射地西泮10mg和解痉灵20mg。

2. 器械准备

(1)内镜的选择:一般普通内镜即可,当异物取出有困难需要两种器械协同时,可用双孔手术胃镜。小肠及大肠异物可选用小肠镜或结肠镜。

(2)钳取器械的选择:钳取器械的选择主要取决于异物的性质和形状。常用器械有:活检钳、圈套器、三爪钳、鳄嘴钳、"V"字钳、扁平钳、篮型取石器、网兜型取物器、内镜专用手术剪、拆线器、吻合钉取出器、磁棒、机械碎石器等。另可根据异物的性质形状自制一些器械,如胃内特大的碎石器、橡胶保护套、内镜套管等。钳取器械在插入前应先在体外进行模拟试验。

【操作方法】

根据病史提供的异物形状、大小,以及X线检查观察的异物位置,首先行内镜常规检查,观察消化道有无损伤,寻找异物,发现异物后,根据异物形状与性质采用不同的方法,选用不同的器械取出。

1. 长条形棒状异物:可用圈套器取出;对外径较细、表面光滑的棒状物,可用三爪钳、鼠齿钳、鳄嘴钳、"V"字钳、扁平钳钳取较为方便。如异物一端直径大而锐利,另一端小而光滑,光滑的一端常先吞入,这类异物用圈套套取的位置一端不要超过1cm,否则退出贲门常较困难。

2. 球形异物:此类异物表面光滑,钳取时较困难,套取又易脱落,因此先用篮形取石器或网兜型取物器取出较适宜。

3. 长形锐利异物:大多数情况下,吞服安全别针为关闭状态,很容易通过食管进入胃肠道排出体外。但有时安全别针张开嵌顿在食管,易引起食管穿孔等严重并发症。其内镜取出原则为变开口向上为开口向下,然后连同内镜一起退出,将食管内开口向上的别针推入胃腔内,使之转为开口向下,再取出。

缝针、刀片等异物往往在取出过程中易继发损伤贲门及食管黏膜,甚至造成严重损伤或穿孔,此时应在内镜头部固定一个橡皮保护套管,插入胃镜后,张开异物钳夹住异物一端,使异物的长轴与食管平行一致,提起抓取钳,使之进入橡皮保护套管内,慢慢退出胃镜,对张开型安全别针,带有铁托的义齿也可用这种改良的胃镜试取。

对于薄片状圆形金属异物,如各种硬币一般用活检钳或异物抓取钳取出较方便。对小的金属异物,可用磁棒吸住后随内镜退出。

4. 食物团块及胃内结石:食管内的食物团块应让患者呕出或设法让食物团块进入胃内。对食管完全性阻塞的患者往往需要内镜取出,可采用内镜下咬钳将食物咬碎,然后用圈套器或三爪钳取出。较大结石可用圈套器分割成20mm左右的结石,也可用机械碎石器绞碎。较硬难以碎裂的结石可试用5% $NaCHO_3$ 溶液或可乐口服7~14天,待软化溶解后再试取。

5. 吻合口及胃内缝线和吻合钉残留:由于缝线及吻合钉可引起组织炎症反应,甚至导致溃疡及出血,因此对吻合口黏膜暴露缝线残留,应作为一种异物在内镜下取出。将缝线周围冲洗干净,采用剪刀或拆线器与活检钳拔除法取出。

【注意事项】

1. 充分做好术前患者准备和器械准备工作。

2. 食管、贲门及胃内嵌顿性异物较难取出,因异物两端已刺破嵌顿处的黏膜,可先将嵌顿较松的一端松解后或退入胃内再试取,切勿暴力牵拉,以免引起消化道损伤。

3. 胃内异物在平卧时大多位于胃底及胃体上部的黏液湖内,较小的异物常被掩盖其中,必要时可让患者做“V”字形屈曲位或抬高背部,使异物掉在胃体中下部;如黏液湖内黏液不易吸净,对金属异物也可在X线监视下试取。

4. 钳取异物注意选点,如金属异物的边缘、义齿的钢丝等处;长条异物应套住一端,并让尖锐端向下,以免损伤消化道黏膜。

5. 退出异物时,尽量将异物靠近内镜,不留间隙,否则有时可发生异物与内镜“脱位”现象。较大异物通过食管上端如食管环形收缩，应等待食管舒张时再退镜。当异物通过咽部时，助手应叫患者头部后仰，使咽喉部与口咽部成一直线，以利异物顺利取出。若在退镜时发生黏膜损伤或出血，应重新插入胃镜观察损伤情况，必要时行止血治疗。

6. 术中要求视野清楚，及时调整患者体位，应充分暴露异物整体，要求操作者与助手及患者密切配合，有信心和耐心。

7. 证实有消化管穿孔及异物锐利、且体积较大取出困难时，不必勉强用内镜试取，应行外科手术治疗。

【并发症及处理】

1. 消化道黏膜损伤及出血、穿孔：较大而锐利的异物，取出不慎时可发生。黏膜损伤及出血者应禁食，给予制酸剂。

2. 消化道化脓性炎症及溃疡、纵隔脓肿：在异物吞下或取出过程中若有黏膜损伤，可发生急性炎症、糜烂及溃疡，如有穿孔可并发纵隔脓肿。患者出现高热、胸部疼痛等症状，除禁食、制酸外，应给予足量广谱抗生素及支持疗法，必要时外科手术治疗。

3. 窒息及吸入性肺炎：常发生在吞入特大异物及全麻下取异物的婴幼儿，因胃内容物吸入或较大异物在咽喉部堵塞引起。一旦发生应紧急处理抢救。

【临床评价】

95%的上消化道异物可经内镜成功取出。对于尖锐异物（如鱼刺等）嵌顿超过3日者，可能已并发穿孔及纵隔感染，不推荐内镜下治疗。对于大于2.5cm的锐利异物，如刀片、玻璃、支架、义齿、骨头等在取出过程中易割破食管，可引起大出血及穿孔，风险极大，应谨慎小心，权衡利弊，必要时选择外科手术治疗。

（尹朝礼）

八、消化道息肉高频电切除术

高频电流通过人体时会产生热效应，使组织凝固、坏死，可达到息肉切除、止血等治疗目的。高频电发生器可产生电凝、电切和凝切混合电流。消化道息肉切除治疗的意义在于:①全瘤活检明确息肉的性质;②治疗其出血并发症;③作为癌前期病变切除,预防癌的发生。

【适应证】

1. 各种大小的有蒂息肉和腺瘤。

2. 直径小于2cm无蒂息肉和腺瘤,直径大于2cm腺瘤可分次切除。

3. 多发性腺瘤和息肉,分布散在,数目较少。

【禁忌证】

1. 有内镜检查禁忌者。

2. 内镜下形态已有明显恶变,可能侵入黏膜下层者。

【术前准备】

了解患者全身各脏器功能,尤其是凝血功能,如有障碍,应提前纠正。注意提前停用抗凝及抗血小板药物至少1周。常规进行胃肠道准备。

【切除方法】

首先应行完整内镜检查,观察息肉部位、大小、形态和数目。然后选择适当的圈套器,利用调节镜端的弯角、旋转镜身,改变患者体位方向等,使整个息肉清晰充分暴露在视野中,息肉基底最好位于6点钟方向。息肉与镜端相距2cm左右,如瘤体大,可能还要远。插入圈套器,令助手打开圈套襻,最好套襻面与息肉相垂直,套住息肉,有蒂息肉应套在蒂的息肉侧,无蒂息肉套在基底稍上方,令助手轻轻地、缓慢收紧圈襻。切忌用暴力,尤其是细蒂,勒紧过快、用力过猛会在未做电凝前就机械性割断息肉,引起即刻出血。也不能在没有选择好适当位置就收紧套襻,因为一旦圈套勒紧后就很难松开,而且套圈钢丝已嵌入息肉,机械性地部分切割引起渗血,干扰视野使再选择位置相当困难。

一旦钢丝勒紧后轻轻向腔内抬起,即可通电,当即见腔内有白色烟雾,勒紧部黏膜发白,如此先电凝、后电切,反复间断多次通电,若用混合电流同样地也要间歇通电,每次通电时间为数秒钟，逐渐割断。在通电时要注意有无胃肠蠕动，一旦有蠕动出现即要停止通电，避免灼伤邻近黏膜，电凝过深会造成穿孔。

【息肉回收】

小于0.5cm息肉如用热活检钳方法灼除，不存在息肉回收问题。可用活检钳咬持息肉，退至镜端然后随内镜一起退出。0.5～2.0cm息肉用吸引方法或用抓持钳回收。较大息肉可用圈套器或网篮。

【术后处理】

1. 摘除后尽可能吸净腔内气体，再回收息肉。

2. 术后禁食和卧床休息6小时。

3. 留院观察24小时以上。

4. 术后流质饮食1天，以后可半流质或普食。如为食管息肉要适当延长禁食和流质饮食时间，大肠息肉患者可不必严格要求。

5. 术后2周避免重体力活动，小息肉时间适当缩短。

6. 有凝血功能障碍术前纠正者，或有出血倾向者，术后需用止血剂2周。

7. 上消化道息肉摘除者术后需抑酸治疗2周。

8. 大肠息肉摘除者，术后保持大便通畅2周，有便秘者需用缓泻剂。

9. 术后随访目的：①发现初次诊治漏诊病变；②早期发现病变复发；③早期发现异型性病变。

【并发症及其处理】

1. 出血：分为即刻或早期出血和迟发性出血。即刻出血是在术中或息肉刚摘除后见残端出血。早期出血是息肉摘除后24小时内出血，它们的发生原因相同。迟发性出血是指息肉摘除24小时后发生，常见是3～7天，少数患者可更长。

(1)原因：主要为技术性原因所致，如通电前圈套襻产生的机械性切割、电流功率过小或过大造成凝固不足，切割时未交替使用先电凝、后电切反复通电程序操作、圈套位置选择不佳，切割后残端痂脱落过早等，此外患者有动脉硬化、凝血功能障碍或术后活动过度、饮食不节等,均可发生早期或迟发性出血。

(2)处理:一般在切除后仅有少量渗血可不做处理,随访观察,如出血较多,无论是即刻、早期或迟发性出血,均应该立即止血。即刻出血可立即施行内镜下止血的各种措施,包括药物喷撒、注射、电凝、氩离子凝固、金属夹夹闭等。

2. 穿孔:可发生在切除术时,也可发生在术后数天内。后者是由于焦痂深达浆膜,焦痂在术后脱落时出现穿孔。食管穿孔后引起颈部及上胸部皮下气肿、胸痛、吞咽疼痛及梗阻感伴发热等纵隔炎的症状。胃及十二指肠或结肠穿孔均引起剧烈腹痛,出现弥漫性腹膜炎的症状和体征。直肠中下段、降结肠、升结肠后壁息肉,因为是腹膜间位和外位的脏器,该部位浆膜面无腹膜遮盖,可致腹膜外穿孔。穿孔早期可无症状和体征,穿孔后不久在会阴部、阴囊,下腹部出现皮下气肿、腹胀或轻度腹痛,伴发热。上述部位穿孔通过胸部摄片或腹部平片检查,均能提供有诊断价值的征象。

(1)原因:切除时穿孔的原因有圈套切割部位距肠壁太近、通电时未将息肉向腔内提拉、电流强度选择过小或圈套钢丝未收紧通电,致通电时间长和灼伤过深,偶见在视野不够清楚情况下,邻近正常黏膜被圈套器圈入或圈套钢丝与周围肠壁接触等。

(2)处理:术中发现穿孔时,应尽量使用金属夹缝合。难以缝合的,若发生在食管或腹腔内,应该尽早手术治疗。腹腔外穿孔可采取保守治疗,禁食、补液、胃肠减压、抗生素应用,一般都不需要手术治疗。

3. 灼伤、浆膜炎:相对较轻,大部分患者无临床症状,能自愈。部分重者在术后数天内出现腹痛,局部有反跳痛,甚至肌紧张。但腹部X线透视无膈下游离气体可与穿孔鉴别。予以休息、对症治疗,可给予抗溃疡药2周,需要时输液并预防性使用抗生素。

4. 气体爆炸:是大肠内做高频电切息肉时罕见特有的严重并发症。正常情况下,大肠内含有少量氢、甲烷等可燃性气体,若进食过多豆类等食物则产气可能增加。当氢、甲烷的浓度达到或超过可爆炸界限时,作高频电凝电切手术就可能发生爆炸。现有的结肠镜为了防止爆炸均设计有惰性气体输入装置,但实际使用单位并不多。治疗前应彻底清洁肠道,避免使用甘露醇灌肠,用空气反复置换肠内气体,即使不用惰性气体也是相当安全的。

（尹朝礼）

九、食管胃底静脉曲张的内镜治疗

食管胃底静脉曲张的内镜治疗包括内镜下硬化剂(EVS)注射、曲张静脉套扎术(EVL)和组织黏合剂注射治疗。内镜治疗的目的是控制急性出血和预防再出血。

硬化剂治疗(EVS)

【适应证】

1. 食管静脉曲张急性出血。
2. 既往有食管静脉曲张出血史。
3. 门静脉高压症外科手术后再发。
4. 不适宜手术治疗者。

【禁忌证】

1. 有上消化道内镜检查禁忌者。
2. 出血性休克难以控制。

【并发症】

1. 出血:对穿刺点渗血,可用镜身压迫或喷洒凝血酶,也可用肾上腺素棉球压迫,一般均可止血。注射后数日再出血,主要是穿刺痂皮脱落、黏膜糜烂溃疡所致。溃疡引起出血大部分为渗血,用热凝、电凝等有时难以控制,常用止血夹子(clip)来控制出血。

2. 溃疡:发生率为 22% ~78%,有浅表溃疡及深溃疡两类,一般多无症状,可在 3 ~4 周内自愈。溃疡可用 H_2 受体拮抗药或质子泵抑制剂。

3. 穿孔:发生率为1% ~2%,发生于食管被刺破或穿刺针穿透食管及硬化剂反应性组织坏死。小穿孔可自愈,大穿孔死亡率高达75% ~100%。

4. 狭窄:发生率为3%,可能与硬化剂剂型、浓度和注射方法有关。血管旁注射法发生狭窄高达31%。一般采用Savary锥形硅胶扩张器扩张,无需外科治疗。

5. 其他并发症:如胸骨后疼痛、咽下难、低热等,一般在术后2~3天内消失。肺部并发症有胸腔积液和成人呼吸窘迫综合征。少见并发症尚有菌血症、食管旁脓肿、纵隔炎、门静脉和肠系膜静脉曲张血栓形成。

6. EVS后可能加重门静脉高压性胃病的病理变化。

【疗程及临床疗效】

1. 疗程:第1次硬化治疗后,再行第2、3次硬化治疗,直至静脉曲张消失或基本消失。每次硬化治疗间隔时间为1周左右。第一疗程一般需3~5次硬化治疗。建议疗程结束后1个月复查胃镜,每隔3个月复查第2、3次胃镜,6~12个月后再次复查胃镜。发现静脉再生必要时行追加治疗。

2. 疗效:EVS能延长复发出血间期,降低再出血率,提高累计生存率。

3. 影响疗效因素

(1)硬化剂注射次数:多数认为注射4次以上疗效好。一般认为每7~10天注射硬化剂者疗效好。

(2)硬化疗法的时机:食管静脉曲张出血尤其是大出血患者,择期治疗较紧急处理效果好,也较安全。

(3)肝病的严重程度:预后与肝病严重程度密切相关,轻者预后好。

内镜食管静脉套扎术

内镜食管静脉套扎术(endoscopic variceal ligation,EVL)是把安装在内镜头端的橡皮圈套扎在被吸入的曲张静脉上,形成息肉状,数日后自行脱落,与内痔弹性橡皮环套扎原理一致。

【适应证】

同硬化治疗。

【禁忌证】

1. 食管静脉曲张(esophageal varices,EV)伴明显 GV。

2. 有上消化道内镜检查禁忌。

【套扎部位、疗程】

1. 套扎部位:尽量接近齿状线,一般从食管胃结合部开始,螺旋形向口侧食管移动进行套扎。每次对食管曲张静脉应全部套扎,尤其有血疱样红色征者应彻底套扎,以防止未套扎静脉血液回流增多而出血。

2. 疗程:套扎间隔 10~14 天可行第 2 次套扎,直至静脉曲张消失或基本消失。建议疗程结束后 1 个月复查胃镜,每隔 3 个月复查第 2、3 次胃镜,以后每 6~12 个月进行胃镜复查,复发时追加治疗。

3. 术后处理:术后一般禁食 24 小时。观察有无并发症:术中出血(曲张静脉套扎割裂出血)、皮圈脱落(早期再发出血)、发热、局部哽噎感等。

EVL 具有设备简单、操作方便、安全有效、不良反应少和可重复进行等特点。主要适合于中度和重度以上静脉曲张患者。EVL 治疗后的患者,可能会加重门静脉高压性胃病。

出血是本疗法的主要并发症,极少数急性大出血可能致命。负压吸引后橡胶圈不能释放是术中出血主要原因。术后在套扎球脱落前应注意饮食。避免精神刺激及增高门静脉压力的因素,以防止诱发出血。套扎前后给予降低门静脉压药物是防止出血的主要措施。套扎后多有食管黏膜浅表溃疡,可能使门静脉高压性胃黏膜病加重,因此术后应给予抑酸剂,如组胺 H_2 受体拮抗药或质子泵抑制剂。

组织胶治疗

【适应证】

1. 急性胃静脉曲张出血。

2. 胃静脉曲张有红色征或表面有糜烂,有出血史。

【方法】

组织胶是一种快速固化水样物质,与血液接触后即时聚合反应,闭塞血管,控制出血。注射前经胃镜活检孔道先注入1ml碘油,使碘油在导管内形成一层油性薄膜,预防组织胶堵塞活检孔道。现多采用三明治夹心法注射,碘油冲管-组织黏合剂注射-碘油冲管注射,也有人采用高渗糖溶液-组织黏合剂-高渗糖溶液。每点组织胶混合液不超过2ml。总量根据胃静脉曲张的大小进行估计,最好一次将曲张静脉闭塞。1周、1个月、3个月及6个月复查胃镜。可重复治疗至胃静脉闭塞。

【术后处理】

同硬化治疗,给予抗生素治疗5~7天,酌情应用抑酸药。

EVL、EIS和组织胶治疗方法均为食管胃静脉曲张出血的一线疗法,但临床研究证明,EVL、EIS和组织胶控制急性EBV与生长抑素及其类似物相似,因此在活动性EVB时,应首先选择药物和输血等方法,效果不佳者可联合胃镜下治疗。西方学者和部分东方学者认为EVL的疗效优于硬化治疗。有研究显示EVL和EIS疗法联合应用有一定的优势,如较少的并发症和较低的再出血率。

组织胶疗法与TIPS术和外科手术相比更为有效和经济,组织胶治疗后可发现排胶出血、败血症和异物栓塞等并发症,有一定的操作难度及风险;胃静脉曲张组织胶注射急诊止血率为95.2%。

食管胃静脉曲张选用何种内镜治疗方法应结合具体条件、经验和患者考虑。硬化和套扎疗法以其安全有效、并发症少成为食管静脉曲张的一线疗法。胃静脉曲张应选组织胶注射治疗,对不能控制的胃底静脉曲张出血,内科治疗失败的患者,亦是有效的抢救措施。

(尹朝礼)

主要参考文献

中华医学会消化内镜学分会食管胃静脉曲张学组.2010. 消化道静脉曲张及出血的内镜诊断和治疗规范试行方案(2009年). 中华消化内镜杂志,27(1):1-4.

Garcia-Tsao G, Sanyal AJ, Grace ND, et al. 2007. Prevention and management of gastroesophageal varices and variceal hemorrhage in cirrhosis. Hepatology,46(3): 922-938.

Garcia-Tsao G, Bosch J. 2010. Management of varices and variceal hemorrhage in cirrhosis. N Engl J Med,362: 823-832.

十、消化道癌内镜下治疗

Nd: YAG 激光治疗食管癌及胃癌

【适应证】

1. 因高龄或其他疾病不能行手术切除者。

2. 黏膜内癌或原位癌,内镜观察呈表面平坦型或表面糜烂型。

3. 病变范围不大,内镜观察时一个视野能包括病变全貌者。

4. 对阻塞性食管、贲门癌的姑息治疗,以缓解梗阻症状。

【操作方法】

术前准备同胃镜检查,调试 Nd: YAG 激光治疗仪。

通过内镜将 Nd: YAG 激光由光导纤维导入食管、胃腔内,在直视下对恶性肿瘤照射烧灼,使癌组织细胞变性破坏、气化,达到消除局部癌瘤组织的目的。一般光导纤维的前端距靶组织大约 10mm,功率 70~90W,通常采用 6~8 次激光发射,每次持续 1~2 秒。纤维其前端要尽可能靠近肿瘤组织,但应避免接触肿瘤。

【疗效评价】

1. 高能激光治疗胃肠道恶性肿瘤仅能消除局部癌瘤组

织,对深层的癌组织和转移性病灶无效,所以仅是姑息治疗的方法之一。对于一些能行手术治疗并且疗效显著的肿瘤,应力争早期手术。

2. 激光治疗对隆起型肿瘤导致管腔狭窄或梗阻者效果较好,常可解除梗阻、改善症状,为其他治疗提供条件(如贲门梗阻者安置食管支架等)。对浸润型肿瘤则易造成穿孔。

3. 激光治疗和其他治疗配合应用(如静脉高能营养疗法、食管扩张、化疗、放疗等),可以提高综合疗效,延长生存期限。

【并发症与处理】

激光治疗主要的并发症是穿孔和剧痛。尤其是浸润型肿瘤的治疗必须谨慎掌握激光功率,以免并发穿孔。穿孔发生率约为5%,可产生严重症状,甚至可导致死亡。据文献报道激光治疗剧痛的发生率约占5%,尤其是食管癌激光治疗后多见,必要时用包括哌替啶等止痛剂。此外,多数患者有轻度的发热和不同程度的白细胞升高,一般不需特殊处理,数日后自行缓解。

经内镜注射化疗药物

目前,国内外均将内镜直视下于肿瘤实体内注射治疗作为姑息性治疗手段之一。在肿瘤内注射抗癌药物,其抗癌药物浓度极高,对肿瘤细胞增殖有较高的杀伤作用,阻碍癌细胞DNA复制和生物合成,抑制其细胞分裂生长,较全身化疗浓度高而不良反应少。

【适应证】

1. 高龄或有多脏器疾病不能接受手术治疗的胃癌、食管癌患者。

2. 晚期胃、食管癌已失去手术机会或术后复发者。

3. 拒绝手术治疗者。

【常用化疗药物】

常用化疗药有氟尿嘧啶(5-FU)、丝裂霉素C(MMC)、博来霉素(BLM)和多柔比星(ADM)。每次注射的剂量依次分别为50~500mg、2~6mg、10mg和20mg。注射剂量视肿瘤大小而异。

【注射方法】

内镜直视下将注射针直接刺入肿瘤实体内，深度0.3～0.5cm，进针太浅药物会发生外溢，进针方向以垂直于肿瘤实体为佳。食管、贲门部肿瘤进针角度不小于45°角。每个注射点内注入0.5～1ml药液，在肿瘤部位以每隔1cm间距注射一个点，能达到较好疗效。对溃疡型肿瘤，宜注射于溃疡边缘的隆起处，切忌注于溃疡底部以免穿孔。在注射过程中避免将药物注入正常黏膜内。

【疗效评价】

文献报道在治疗后多数患者有效，可使肿块缩小。但大于3cm的肿瘤疗效较差。对于食管、贲门癌引起消化道梗阻，治疗后可使梗阻减轻，解除痛苦。因此有一定近期疗效，但不能达到根治的结果，它只是一种姑息性治疗手段。由于方法简单，操作方便，没有严重并发症，无全身化疗的副反应，并有一定的近期疗效而应用于临床。本法也可以与激光、扩张治疗并用，以延长患者生命、减轻痛苦和改善生活质量。

内镜黏膜切除术(EMR)

【适应证】

1. 常规内镜下活检不足以做出诊断的某些病变，如早期胃癌浸润深度、是否为反应性淋巴组织增生症、黏膜下肿瘤等。

2. 癌前病变的切除，如重度异型上皮增生病灶、扁平隆起型腺瘤。

3. 治疗早期黏膜层胃癌。

【操作方法】

切除方法应依据病变的形态及胃内部位而定。若病变有蒂或亚蒂状息肉样隆起，单纯用息肉切除法即可。但对隆起浅表型($Ⅱ_a$)、平坦浅表型($Ⅱ_b$)、$Ⅱ_c$浅表凹陷型者，则需用黏膜切除法进行，它是一种内镜黏膜下注射法与息肉切除法结合起来的方法。包括剥脱活检术、双圈套器息肉切除术及用高张肾上腺素盐水注射的内镜切除术、内镜吸引切除术。

治疗时首先将内镜注射针经活检孔插入病变边缘的黏膜下层，可一点或多点注入0.05‰肾上腺素盐水2～4ml，使病变组织连同周围黏膜呈黏膜下肿瘤样隆起，然后用圈套器套住隆起病变通电切除。

内镜吸引切除法切除早期胃癌，即在前视型内镜先端套上一塑料中空小套管，操作时先从内镜先端伸出圈套器，然后在内镜直视下对准病变部位，做负压吸引，将病灶吸入套管内，随即收缩圈套器，将病变套住通电切下。

【疗效评价】

内镜下切除之标本一般在8～30mm，应常规送病理组织学检查，并行每2mm间隔的连续切片，确定切除是否完全及病变浸润深度，以便评估早期癌切除效果。若病理检查提示有黏膜下层浸润或为残留切除时，应追加外科手术治疗。术后第1年需每1、6、12个月及以后的5年内每年一次内镜检查加活检，以免遗漏局部复发或残存灶。若早期胃癌黏膜切除术后2年内胃镜随访观察未见局部癌复发，则认为治愈。

据文献报道，造成早期胃癌内镜下不能完全切除或残留切除的主要原因有：①病变周围伴随$Ⅱ_b$的存在，术前未能准确估计范围；②肿瘤直径＞2cm；③病变位于操作困难的部位。

【并发症及处理】

早期胃癌内镜黏膜切除术甚为安全，严重并发症的发生率极低。一般可有腹痛、出血、穿孔。发生并发症后应及时处理。病变切除后造成的溃疡，其处理与消化性溃疡的治疗相同，一般可在4～6周内愈合。

内镜黏膜下剥离术

内镜黏膜下剥离术（ESD）是一种应用特殊内镜器械一次性完整切除较大消化道黏膜及黏膜下病变的内镜治疗方法。

【适应证】

1. 病变局限于黏膜上皮层或未突破固有膜，术前EUS及

CT 等检查无远处器官或淋巴结转移。

2. 不论病灶大小，无淋巴、血管肿瘤细胞浸润，无合并存在溃疡的分化型黏膜内癌。

3. 年老体弱，有手术禁忌证或疑有淋巴结转移的黏膜下癌，拒绝手术者可视为相对适应证。

4. 病变直径较大，常规 EMR 难以一次性整块切除，需要精确病理评估的病变。

【操作方法】

1. 标记：首先用0.1% ~0.4% 靛胭脂染色，清楚地显示肿瘤的边界，用针刀在肿瘤边界外侧约 5mm 做标记，每一标记间隔约 2mm，标记时电凝功率设定约 20W。如果功率过高可发生出血或穿孔。

2. 病变局部黏膜下注射：注射可使用 10% 甘油、5% 果糖和生理盐水混合溶液，并加用少量肾上腺素和靛胭脂，使局部血管收缩以止血或减少出血。而加用靛胭脂可以使术者更容易分辨剥离范围，时刻监测剥离的深度，减少穿孔并发症的发生。

3. 边缘切开：黏膜下注射，病变充分抬举后，利用 IT - Knife 或 flex - Knife 沿标记外侧切开，首先切开的部位为病变的远侧端。

4. 黏膜下剥离：黏膜下剥离的难易程度与病变大小、部位、是否合并溃疡、瘢痕形成等有关。术中应及时反复黏膜下注射，以维持病灶的充分抬举，如果视野不清可使用透明帽子。术程中应按照病灶具体情况选择合适的治疗内镜及附件。术中出血可使用各种切开刀、热活检钳或止血夹等治疗。

5. 创面处理：当肿瘤完整切除后，应对 ESD 治疗创面上所有可见血管进行预防性止血处理，小血管或可能发生渗血部位以止血钳、氩离子血浆凝固等治疗，较大裸露血管应以止血夹夹闭，最后创面可喷洒黏膜保护剂以确认完全止血及保护创面，预防出血。

【疗效评估】

ESD 开展初期治疗早期胃癌一次性完整切除分别为 96% 、91% 、83% 。一次性完整总切除率为 87% ，随着 ESD 内镜操作技术及相关附件的发展,ESD治疗早期胃癌一次性完整切除率达到99%,切除肿瘤大小平均约40mm。日本11家医院ESD一次性整块切除治疗早期胃癌3年,累积肿瘤局部无残余和无复发率达到了97.6%,长海医院报道ESD治疗早期胃癌一次性整块切除率为95.2%。平均随访9.2个月,局部无残留,复发及异时病灶发生,与报道的外科治疗结果相似。

【并发症及处理】

ESD术后常见并发症有胸痛、腹痛、出血、穿孔等,应及时处理。ESD术后形成的溃疡,应口服PPI,常规剂量8周。

(刘南植)

十一、经内镜十二指肠乳头括约肌切开术

【适应证】

1. 胆总管结石需取石、溶石及碎石治疗。
2. 良性乳头狭窄引起的胆汁淤积伴肝内外胆管扩张者。
3. 胆道恶性狭窄需行胆肠引流者。
4. 有高度手术危险性的胆总管结石患者。
5. 少数胆道蛔虫患者需通过乳头肌切开术取出虫体者。
6. 急性化脓性胆管炎和急性胰腺炎需作紧急乳头切开术进行引流者。

【禁忌证】

1. 有凝血机制障碍未纠正者。
2. 造影显示壶腹部以上胆总管有长段狭窄者。
3. 胆总管结石直径大于2cm又不准备用碎石器碎石者。

【术前准备】

1. 患者按胃镜检查前准备并检查凝血时间及凝血酶原

时间。

2. 准备并调试好具有绝缘性能的十二指肠镜以及高频电源发生器。

3. 将十二指肠乳头切开刀、网篮型或气囊型取石器，浸泡于75%乙醇溶液半小时以上备用。

【操作方法】

1. 插镜与寻找十二指肠乳头方法同逆行胰胆管造影术。

2. 将带有乳头切开刀的导管插入乳头进入胆总管，注入造影剂确认电刀的位置后，可准备切开。

3. 推进式电刀切开法是将电刀钢丝2/3在乳头外，展开钢丝在推进过程中用混合电流切割；拉式电刀则是将电刀钢丝2/3留在乳头内，拉紧钢丝，在退出过程中用混合电流切割。切开方向应在视野中乳头上方隆起部位11～12点钟的方向，切割长度10～20mm，以不超过乳头口侧的隆起上方为限。

4. 电凝、电切指数通常分别选择3.5～4.0和3.0～3.5，混合比例为3∶1或4∶1。尽量避免凝切时间过长，以防止引起局部严重充血、水肿而诱发急性胰腺或胆管炎。

5. 若为治疗胆总管结石，在乳头括约肌被切开后，插入网篮型或气囊型取石器取石，或插入导管注药溶石及机械、激光碎石。

【术后观察】

患者术后卧床休息并禁食24小时，给予静脉输液并加用抗生素。注意测量血压、脉搏，观察有无并发症发生。

【并发症及其处理】

1. 出血：出血是内镜下乳头切开的主要并发症之一，中等量以上出血的发生率为1%～3%。常见原因为损伤胃十二指肠动脉的分支，或高频电刀使用不当造成切割过快或电凝不足所致；也可因切口过小、强行牵拉大的结石造成切口撕裂出血。切开时发生出血应迅速用低张力刀丝在出血处再次作电凝，一般即可止血，亦可立即换上止血器电凝止血。如此法仍不能止血，亦可采用凝血酶或孟氏液冲洗，再全身应用止血药，并对病情密切观察，多数可自行痊愈。如损伤动脉大出血，呈喷射状，内镜很难止血，应及时输血，果断采取手术治疗止血。

2. 穿孔：十二指肠穿孔发生率为1% ~4%，原因包括切开速度失控致切口过长、远端总胆管壁内段过短、强行牵拉过大结石等情况。出现穿孔后，应禁食、胃肠减压及静脉补液，全身应用抗生素治疗。多数患者可经非手术治疗痊愈。但如形成腹腔脓肿时则应手术切开引流。

3. 急性胰腺炎：发生率可高达14.5%，大多数为一过性淀粉酶增高，2 ~3天后即可恢复正常。但极少数患者可演变成重症胰腺炎，则按急性胰腺炎治疗。

4. 急性胆囊炎：多发于伴有胆囊结石患者，所以在此类患者行乳头切开治疗时，应尽量减少通电烧灼次数，并作稍大的切口，使胆汁引流通畅，降低胆管内压力。同时术后应严密观察，一旦发生急性胆囊炎，及时行胆囊切除治疗。

5. 结石嵌顿和胆管炎：多与结石过大或乳头切开口不够大有关。网篮取石形成结石嵌顿时，网篮既不能退出，结石亦难拉出，此时切忌用力强拉，更不能连同十二指肠镜同时用力外拉，以防进一步损伤胆管。唯一办法是将网篮由纵柄分开，把十二指肠镜拔出，术后将网篮移入鼻腔固定，一般24 ~48小时结石可粉碎或排出，网篮自然拔除。如结石未破碎排出亦可再经十二指肠镜把隆起的乳头全部切开，结石必然排出。也可用机械碎石法粉碎结石，然后用网篮取石或药物排石。

（刘南植）

主要参考文献

施新岗，李兆申，金震东. 2009. 内镜黏膜下剥离术胃肠道疾病内镜诊断与治疗学. 北京：人民卫生出版社，158 - 165.

覃华，赵秋，李德民，等. 2012. 经内镜十二指肠乳头切除术治疗乳头部肿瘤的临床价值. 中华消化内镜杂志，29：437 - 440.

王雷，李兆申. 2007. 十二指肠乳头腺瘤内镜切除术临床应用进展. 中华消化内镜杂志，24：315 - 318.

十二、介入放射治疗

(一)腹腔动脉与肠系膜动脉造影术

腹部动脉插管造影术包括腹腔干(含肝动脉)、肠系膜上、下动脉选择性插管技术,是介入放射学的基本技术,能否进行选择性插管是确保血管介入治疗疗效的关键。除对肝癌的诊断、治疗有重要价值外(详见下节),它对消化道出血的诊断和治疗也有重要的临床意义。

【适应证】

胃肠道活动性出血而经内镜等检查不能明确病因和出血部位者:

1. 寻找出血原因:如肿瘤、动脉瘤、血管畸形等。

2. 发现出血部位:表现为特定区域造影剂外渗入肠腔(阳性率和出血量有关系,出血达到0.5ml/min才可由动脉造影显示,当出血量少、出血停止或血管反复痉挛时,血管造影阳性率降低)。

3. 止血:通过注射血管收缩剂或栓塞剂达到止血目的。

【禁忌证】

1. 欲选择插入动脉小于所用导管直径或已闭塞。

2. 手边器材难以完成选择性插管时切勿硬性操作。

3. 严重心、肝、肾功能不全,凝血功能障碍者。

【术前准备】

1. 维持生命体征稳定。

2. 造影前尽可能先行内镜检查,仍不能明确出血原因者行造影检查。

3. 碘过敏试验。

4. 备皮:双侧腹股沟区及会阴部。

5. 尽可能在活动性出血时行动脉造影。

器械准备、手术操作方法,详见《临床诊疗指南·放射学分册》。

【注意事项】

1. 勿硬性操作和选用安全性高的器材可预防动脉内膜损伤。

2. 动脉痉挛时痉挛的动脉呈细线状,造影剂及导丝难以通过,病人常感局部疼痛,可立即采用2%利多卡因溶液5ml或罂粟碱30mg局部动脉内注射,多可解除痉挛疼痛。

3. 对于非静脉曲张上消化道出血,尽可能于出血急性期造影,可提高阳性率。

4. 尽可能显示所有可能出血的动脉。

5. 应用足够量的造影剂。

6. 疑诊静脉曲张出血者,应增加造影剂量,延长照片时间;发现静脉曲张者,应排除有无其他活动性动脉出血。

7. 动脉造影不能明确出血病因及部位的可能原因:

(1)出血停止。

(2)出血范围大,造影剂外漏不集中而显示不清。

(3)靶血管选择或超选择不准确。

(4)造影剂量不足或照片时间过短。

【经导管注射血管收缩药止血】

一旦造影剂明确出血部位,可经导管注入血管收缩药以止血,此法于1986年首次报道,总体有效率为52% ~ 91%,严重并发症率很低,但出血复发率高达20% ~ 40%,此法适用于除血管异常、肿瘤性出血外的各种胃肠道出血并有良好疗效,尤其是糜烂性胃炎、憩室出血、静脉曲张出血。

经导管注射血管收缩药的一般程序:

1. 超选择插管、造影显示出血部位。

2. 经导管注入垂体后叶素,每分钟0.2单位,持续20~30分钟(恒量动脉输液泵)。

3. 重复造影:①仍出血,增量至每分钟0.4单位,持续20分钟,重复造影。若仍出血,则此法无效;②若无出血,可带管回病房,同剂量维持24小时,无出血征象者,半量维持12~24小时后以5%葡萄糖溶液维持12小时后拔管。

【选择性栓塞止血】

对于保守治疗效果不佳的消化道出血,经导管栓塞治疗疗效显著,已成为安全有效的止血方式。选择性血管栓塞可以减少供应出血灶的动脉血流、降低压力，减慢其血流速度，并借助于内科相关的止血措施，依赖患者本身的凝血功能，在出血血管表面上形成凝血块而达到止血的目的。如胃左动脉或胃十二指肠动脉分支出血,可行超选择性插管,经导管注入栓塞物止血。胃和十二指肠动脉侧支循环丰富,栓塞后即使不能立即止血,也不至于造成栓塞的胃及十二指肠黏膜发生缺血坏死。大、小肠因为由终末动脉供血,栓塞法止血宜慎用,以免产生肠管栓塞坏死。对于造影阴性病例，可结合病史对高度可疑出血部位的供血动脉进行试验性栓塞,试验性栓塞后即使有时不能达到止血的目的，也可以减低出血灶血流压力,从而为手术止血争取时间。常用栓塞剂:自身血凝块、明胶海绵、聚乙烯醇、组织黏合剂等。

【经血管收缩药注入或栓塞止血的术后观察】

1. 有无继续出血指征:呕血、黑粪、血便、生命体征不稳定。
2. 局部伤口有无渗血、血肿、双侧足背动脉搏动是否对称。
3. 有无剧烈腹痛、脏器坏死或穿孔征象。

（二）经导管肝动脉化疗栓塞术

经导管肝动脉化疗栓塞术(transcathether arterial chemoembolization,TACE)已广泛应用于临床,一般观点认为 TACE 是无法手术的肝癌学者的一线治疗方法。目前也有报道认为,此种方法对于肝癌患者的无病生存期的延长并无益处,需要更多的研究明确其临床实用价值。TACE 的原理是基于正常肝细胞的血液供应 20% ~50% 来自肝动脉,75% ~85% 来自门静脉,而原发性肝癌组织的血液供应 90% ~95% 来自肝动脉。通过肝动脉化疗栓塞,可使肝癌组织缺血、坏死、缩小甚至消失,AFP 降低或转阴,部分中晚期肝癌经 TACE 治疗后使肿瘤缩小,而对正常肝组织影响不大,可获外科手术切除的机会。常用的化疗药物有:氟尿嘧啶(5 - FU)、丝裂霉素 C(MMC)、多柔比星(A)、顺铂(C)等,常联合应用。

【适应证】

1. 中晚期原发性肝癌。

2. 转移性肝癌。

3. 肝癌术前、减少术中出血、肿瘤播散机会。

4. 肝癌术后复发而不宜再手术者。

5. 肝癌主灶切除,肝内仍有转移灶者。

6. 肝癌结节破裂出血,同时具有止血和治疗作用。

7. 控制肝癌疼痛。

8. 肝移植等待(桥梁治疗)。

【禁忌证】

1. 肿瘤体积占肝脏70%以上或全身广泛转移者(若用介入治疗以缓解症状或控制癌结节破裂出血属例外)。

2. 肝功能严重受损、Child分级为C级者,如重度黄疸,SGPT明显升高,难以控制的腹水(尤其是伴少尿患者)等。

3. 严重心、肺、肾功能不全者。

4. 凝血机制障碍有出血倾向者。

5. 碘过敏试验阳性。

6. 门脉主干有癌栓阻塞者。

7. 大的肝动-静脉瘘者。

8. 严重门静脉高压,胃底食管静脉重度曲张,有破裂出血危险者。

【术前准备】

1. 检查:血常规、血小板、PT、KPTT、AFP定量及心、肺、肝、肾功能的检查。

2. 碘过敏试验,普鲁卡因皮试。

3. 备皮:双侧腹股沟区、会阴部。

4. 术前禁食4小时,术前15~30分钟肌内注射地西泮10mg。

器械准备、手术操作方法和步骤、化疗药物、栓塞剂及栓塞方法选择等详见《临床诊疗指南·放射学分册》。

【术后处理】

1. 局部伤口加压包扎,注意有无渗血、血肿、感染等。

2. 监测血压、双侧足背动脉搏动。

3. 常规用广谱抗生素 2 ~ 3 天,输液量为 1000 ~ 1500ml。

4. 若有恶心、呕吐、发热、肝区疼痛等栓塞后综合征,行对症处理。

5. 术后常规护肝治疗。

6. 术后复查血、尿常规、肝、肾功能、AFP 定量、肝区平片、B 超或 CT。

【术后并发症及防治】

1. 造影剂副反应,应强调术前碘过敏试验,确认阴性者方可施行 TACE。

2. 血管穿刺和插管并发症:详见《放射学分册》。

3. 化疗栓塞的并发症

(1)术后不良反应:TACE 后多数病人会出现发热、肝区疼痛、消化道症状、白细胞下降等,称为栓塞后综合征(post - embolization syndrome, PES),是一种自限性反应,可予以对症处理。

(2)肝功能损害与衰竭:多与栓塞治疗后导致的肝脏实质细胞、胆管及肝血管的损伤有关,强调治疗病例选择及治疗前后护肝治疗。

(3)异位栓塞:是 TACE 最严重的并发症,栓塞器官可为胆囊、脾、胃、十二指肠、胰、肺,以胆囊动脉栓塞最常见,约占 53% ,轻者可行内科对症处理,密切观察。一旦出现胆囊坏死、穿孔,上消化道大出血等重症表现可考虑外科手术治疗。

【疗效评价】

从临床实践看,TACE 是已失去手术时机肝癌的首选方法,可使肝癌患者一年生存率提高到 44% ~66. 9% ,平均生存期延长 8 ~10 个月,根据我国“九五”科技攻关计划专题“肝癌综合性介入治疗技术的应用研究”结果显示中、晚期肝癌介入术后 1、3、5 年生存率分别为 74. 1% 、43. 5% 、21. 2% 。如果以早、中期病人为主要目标,加上合理使用肝段性栓塞,疗效将大大提高。TACE 是一种姑息疗法,不能达到根治目的,其效果仍不尽如人意。影响疗效的主要因素:①患者肝功能分级、肿瘤类型及肿瘤血供(门静脉参与肿瘤供血)②侧支循环建立③栓塞后血管再通④操作者的操作技术。因此 TACE 需重复进行及辅以其他治疗方法(如射频消融治疗等)以提高效果。

(三)肝血管瘤介入栓塞术

肝血管瘤是临床最常见的肝良性肿瘤,正常人群的发病率为0.5% ~0.7% ,其大小不一,小者常需显微镜下诊断,大者至数十厘米。常位于右叶,90% 为单发,肿瘤呈紫红色或紫蓝色,质多柔软,界清,切面呈网状。肝血管瘤可分为四类:①肝海绵状血管瘤②硬化性血管瘤③肝毛细血管瘤④血管内皮细胞瘤。小肝血管瘤常无症状,多在体检时发现,无须治疗。大肝血管瘤可压迫周围脏器,肝包膜张力增高而引起肝区不适,甚至瘤体破裂、出血而危及生命。肝动脉栓塞(Hepatic artery embolization ,HAE)是介入治疗肝血管瘤的首选方法,其优点是适应症宽、损伤小、恢复快、疗效好。目前主要使用的栓塞剂包括平阳霉素、超液化碘油乳剂、吸收性明胶海绵颗粒、不锈钢圈、无水乙醇、鱼肝油酸钠、聚乙烯醇微球等,平阳霉素为使用最为广泛的栓塞剂,其治疗成功率、安全性高,术后可能出现轻度化疗反应,多不需要特殊处理。

【适应证】

1. 生长迅速,大于5cm 的肝血管瘤,不论部位、范围、数量均可。

2. 不能手术切除或患者拒绝手术治疗的肝血管瘤。

3. 肝血管瘤小于 5cm,但引起压迫症状或疑有出血可能者。

4. 出现继发于肝血管瘤的临床并发症,如严重血小板减少、贫血等。

【禁忌证】

1. 严重心、肝、肾功能不全者慎用。

2. 碘过敏试验阳性。

3. 凝血机制障碍,有出血倾向者。

【术前准备】

1. 常规检查:血常规、血小板、PT、KPTT 及心、肺、肝、肾功能检测。

2. 碘过敏试验，普鲁卡因皮试。

3. 备皮：双侧腹股沟区、会阴部。

4. 术前禁食4小时，术前15～30分钟肌内注射地西泮10mg。

【操作过程】

肝动脉造影后根据造影所见，将导管超选择插管至靶血管，在X线透视监控下注入栓塞剂进行栓塞治疗，至肿瘤完全填充或血流明显减缓为止，如肿瘤供血血管较粗，则需要加注吸收性明胶海绵行主干栓塞。栓塞结束后再次行肝动脉造影，确认肝血管瘤供血动脉被完全或基本栓塞后，拔出导管，压迫穿刺处15min，确认无出血，方可加压包扎。

【术后处理】

1. 局部伤口加压包扎，注意有无渗血、血肿、感染等。

2. 监测血压、双侧足背动脉搏动。

3. 常规用广谱抗生素和护肝治疗2～3天，输液量为1000～1500ml。

4. 若有恶心、呕吐、发热、肝区疼痛等，行对症处理。

5. 术后复查血常规，肝、肾功能和肝脏B超或CT。

【术后并发症及防治】

1. 造影剂不良反应，应强调术前碘过敏试验，确认阴性者方可施行HAE。

2. 血管穿刺和插管并发症。

3. 栓塞的并发症：

(1)术后不良反应：HAE后部分病人会出现肝区疼痛、消化道症状等，可予以对症处理。

(2)异位栓塞：是HAE最严重的并发症，栓塞器官可为胆囊、脾、胃、十二指肠、胰、肺等，术中应注意导管插入的深度及栓剂剂的选用。

【疗效评价】

栓塞剂停留在胆血管瘤血窦中，形成血栓，血栓机化、纤维化可使肿瘤转变为纤维瘤样结构，无水乙醇还可引起血窦内皮细胞破坏而致使血窦永久性闭塞。临床上,HAE可缩小肝血管瘤,减少其破裂出血的可能性及压迫症状,从而达到治疗作用,部分患者可完全愈合。应用单一的栓塞剂疗效不能持久,肿瘤易复发,这是由于肝血管瘤的组织结构不同于肝癌,主要由多数增生衬以内皮细胞而构成的畸形血窦,并非实质性的肿瘤。单一的栓塞剂容易通过畸形的血窦而流失,临床上采取多种组合应用,主要组合是平阳霉素+碘油混合乳剂+明胶海绵。如血管再通或侧支循环建立,肝血管瘤可再增大,必要时可重复栓塞。

(四)经颈静脉肝内门体静脉支架分流术

经颈静脉肝内门体静脉支架分流术(trans-jugular intrahepatic portosystemic stent-shunt,TIPS),是一种介入放射学新技术,其基本概念是经皮穿刺颈内静脉在肝实质内建立肝静脉和门静脉主要分支的分流通道,并放置特殊金属支架,从而建立门体静脉分流,以降低门脉压力,治疗肝硬化门脉高压所致的食管胃底静脉曲张出血(EVB)和顽固性腹水的介入治疗术。1969年,Rosch首先用犬进行了动物实验并做了报导。1982年,Colapinto等首先将TIPS技术用于临床。

【适应证】

根据循证医学证据强度,TIPS适应证分为3类:Ⅰ类适应证是指前瞻性随机对照研究已证实其在一定范围内具有确切的疗效;Ⅱ类适应证是指前瞻性或回顾性队列研究结果支持其临床上广泛应用,但尚缺乏对照研究;Ⅲ类适应证是指病例系列报道或专家意见推荐可以尝试TIPS。

Ⅰ类适应证:

1. 高危患者的急性食管静脉曲张破裂出血。

2. 2周内接受2次内镜治疗,仍反复发生的食管静脉曲张破裂出血。

3. 无法耐受药物或内镜治疗的食管静脉曲张破裂出血。

4. 难治性腹水(4周内药物治疗、穿刺抽液无效或出现药物治疗肺不良反应无法继续治疗)。

5. 反复出血的胃静脉曲张出血。

Ⅱ类适应证：

1. Buddi – Chiari 综合征。

2. 难治性肝性胸腔积液(4 周内药物治疗、穿刺抽液无效或出现药物治疗肺不良反应无法继续治疗)。

Ⅲ类适应证：

1. 急性胃静脉曲张出血。

2. 肝肾综合征。

3. 肝肺综合征。

4. 门静脉血栓形成。

5. 出血性门脉高压性胃病、门脉高压相关的异位静脉曲张出血。

【禁忌证】

绝对禁忌证：

1. 首次曲张静脉破裂出血的预防。

2. 充血性心力衰竭。

3. 多囊肝。

4. 不可控制的全身感染或脓肿。

5. 不能缓解的胆道阻塞。

6. 严重肺动脉高压。

相对禁忌证：

1. 肝细胞癌(尤其是中心型)。

2. 全部肝静脉阻塞。

3. 门脉血栓。

4. 严重凝血功能障碍(INR >5)。

5. 血小板减少 $<20000/cm^3$。

6. 中度肺动脉高压。

【术前准备】

1. 调整一般情况，提高对 TIPS 治疗的适应性。

2. 调整凝血功能，纠正低蛋白血症及利尿。

3. 肠道抗菌，以防止术后的异性蛋白大量吸收。

4. 血管解剖的影像学诊断。

5. 肝功能生化检查及重要器官的功能检查(心电图、心功能测定、肾功能检查)。

【术后观察】

TIPS 术后应严密观察,若条件许可,应进入 ICU 病房,以保证必要的病情监护,主要包括:出血情况,是否终止或有无再出血征象;腹水量的变化;感染情况,尤其是肺部感染及败血症的可能性;肾功能;水、电解质平衡;肝性脑病征象等。

【并发症及防治】

1. 术后再出血:原因多为门脉高压性胃病并凝血机制障碍、溃疡、支架阻塞及急诊时长时间三腔二囊管压迫致食管、胃粘膜糜烂性病变等。原则上讲,每例患者 TIPS 术后早期应行内镜检查,以尽早发现再出血征象。

2. 肝性脑病或血氨增高:经应严格选择患者,注意药物治疗、缩小分流道直径、传统的去氨治疗和抗肝性脑病治疗均能取得较好疗效。

3. TIPS 功能障碍:对 Child A、B 级、肝功能较好且无凝血障碍者,可于 TIPS 术后第二天予以肝素,1250U 每日 2~3 次,7~10 日,使 KPTT 延长 2 个单位维持 1 周,此后每日口服肠溶阿司匹林 50~100mg,维持 3~6 个月,观察胃肠出血征象的有无。或者采用覆膜支架或球囊扩张也可取得一定疗效。

4. 周身轻度浮肿:原因不明,一般呈自限性过程。

5. 肝性脊髓病:表现为无脊髓占位病变、脑脊液正常的上神经元损害的症状及体征,被认为与 TIPS 术后血氨持续升高有关。目前除护肝、降氨及补充 B 族维生素外,无特异治疗措施,临床缓解率低。

6. DIC、败血症及其他并发症等。

【疗效判断与远期追踪】

1. 近期疗效判断指标:①手术成功率;②术中并发症发生率;③手术死亡率;④30 天内死亡率与并发症发生率(如肝性脑病、再出血、败血症、DIC 等)。国内外文献报告,TIPS 的近期疗效甚为显著,控制急症出血率为 100%,控制活动性出血率为 88%,近期有效率为 96%~97.4%。

2. 远期随访追踪:①半年、一年生存率;②三年生存率;其中,3 个月、6 个月复查特别重要,如有支架阻塞或不通畅可行第二次介入治疗,而超过半年之后则失去第二次介入治疗的机会,因支架内已形成完整的内皮细胞。

3. 目前困扰 TIPS 的主要问题是较低的术后生存率和较高的 TIPS 功能障碍,TIPS 治疗曲张静脉破裂出血的 1 年生存率为 48% ~90%,而治疗难治性腹水生存率较低,为 48% ~76%,其差异可能是由于不同研究中的肝病严重程度所造成。TIPS 功能障碍的定义为由于 TIPS 支架的闭塞或者狭窄所引起的门静脉系统减压失败,其发生率为 18% ~78%。

(五)经皮经肝穿刺门静脉途径栓塞静脉曲张术(PTVE)

经皮经肝穿刺门静脉途径栓塞静脉曲张术(percutaneous transhepatic variceal embolization,PTVE),是指在经皮经肝穿刺门静脉造影术(PTP)基础上发展起来的一种治疗食管静脉曲张的方法。即在 PTP 操作后,将导管超选择插入胃冠状静脉和(或)胃短静脉,注射硬化剂或栓塞剂以栓塞食管胃底曲张静脉,达到止血或预防出血的目的。国内关于用此项技术治疗上消化道出血的文献很少,并且所报道的方法都是采用的经皮肝穿胃冠状静脉胃短静脉和经皮穿刺股动脉插管行部分脾动脉栓塞术(简称双介入法)。

【适应证】

1. 胃、食管静脉曲张破裂引起的急性或活动性或反复出血,经内镜或内科药物治疗无效者。

2. 有食管静脉曲张手术分流禁忌证或拒绝手术者。

3. 无出血病史,但内镜检查有食管静脉曲张伴红色征(樱桃红斑)或血囊肿征,而肝功能衰竭,Child C 级不能耐受手术者。

4. 分流手术后再发食管静脉曲张出血者。

【禁忌证】

1. 绝对禁忌证:出血倾向或凝血障碍;碘造影剂过敏、败血症、门静脉病变(门静脉主干狭窄或阻塞,门静脉血栓形成)。

2. 相对禁忌证:休克状态的食管胃底静脉曲张出血、顽固性腹水、肺或肾有短路循环、穿刺路径上有肝癌、血管瘤。

【术前准备】

1. 普鲁卡因、青霉素、碘过敏试验。

2. 术前备血、备皮。

3. 术前查血常规、血小板、PT、KPTT、肝功能、心电图、胸腹透视。

4. 备50U/ml肝素化生理盐水。

5. 除急诊PTVE外,术前原则上应做好腹部B超或CT检查、腹部血管造影、胃镜检查;在进行PTVE前应先做PTP造影,了解门静脉主干有无病变。

【术后观察】

1. 一般情况:生命体征,尤其是血压、心率、面色、肢端皮温等。

2. 有无呕血、黑便,与术前情况对比。

3. 有无腹痛、发热、恶心、呕吐等不适。

4. 术后1~5周复查内镜,评估疗效。

5. 定期复查腹部(肝胆)B超:有无肝包膜下血肿等。

【术后并发症】

1. 门静脉血栓形成:为PTVE最严重的并发症之一。多由栓塞剂(Bucrylate胶)反流所致,该胶现已不用,发生率明显减少。

2. 腹腔内大出血。

3. 肝包膜下血肿:被认为是最常见的并发症,Hervieu(1981)综述600例PTO中30%出现肝包膜下血肿。

4. 肺、心、脑血栓。

5. 其他合并症:综合多家报道,左侧胸腔积液最多,其次有血胸、腹膜炎、腹水增加、败血症、血尿等。

【PTVE疗效评价】

综合各家报道,其急诊止血效果已得到许多临床学者的认同,急诊止血成功率达到95%以上,高于内镜治疗的75%。国内也有学者报道过TH胶“三明治”栓塞术急诊止血率100%,静脉曲张的消失率占59.3%,总有效率92.6%,优于内镜下套扎及硬化剂治疗。

目前对PTVE应用的疗效评价如下:

1. 对于肝功能处于代偿状态的病人，施行 PTVE 术临床价值可以肯定。

2. PTVE 对活动性 EVB 控制出血率很高。

3. PTVE 能延长再出血的时间，但比较急诊 PTVE 和择期 PTVE，显然前者的再发出血时间短。

4. PTVE 的合并症虽可以接受，但当活动性出血、血流动力学不稳定、Child C 级患者行 PTVE 治疗，风险大且收益小。

5. 最适宜 PTVE 者是持续出血、全身状态稳定、内科保守治疗无效或反复再发出血又不能手术的患者。

6. PTVE 能否增加 EVB 病人的存活率，取决于 PTVE 前肝功能状态，但减少因 EVB 活动性或急性出血所致的死亡率是公认的。

（六）脾动脉栓塞疗法

脾动脉栓塞疗法（splenic embolization）是指应用栓塞剂将脾动脉栓塞以治疗由于各种原因所致的脾肿大、脾功能亢进症的介入放射治疗手段。根据脾动脉栓塞的部位和栓塞范围的大小，脾栓塞术分为全脾栓塞，脾动脉主干栓塞和部分脾栓塞。

全脾栓塞：栓塞剂几乎栓塞脾动脉所有分支，偶用于脾脏恶性肿瘤，已基本废弃。

脾动脉主干栓塞：类似于脾动脉结扎，脾血供显著减少，远端侧支迅速建立，一般不出现脾梗死；通常用于外伤性脾破裂或外科脾切除的术前辅助治疗。

部分脾栓塞：指部分脾动脉栓塞，脾实质栓塞面积常在 30% ~ 60%，为目前常用方法。多主张分次、少量栓塞。

【适应证】

1. 各种原因所致的脾脏肿大并发脾功能亢进具有外科手术指征，但不能或不愿接受脾切除术者。

2. 肝癌合并肝硬化、脾大、脾功能亢进导致血细胞减少，阻碍动脉插管足量化学治疗栓塞患者。

3. 门静脉高压、脾肿大、脾功能亢进有上消化道出血史或出血倾向，经颈静脉门－腔分流术失败者。

【禁忌证】

1. 严重黄疸，腹膜炎，肝功能严重损害，明显出血倾向者。

2. 继发性脾肿大、脾功能亢进病人,其原发性疾病已达终末期患者。

3. 脓毒血症病人,脾栓塞有发生脾脓肿的高危险性患者。

4. 严重凝血功能障碍者(凝血酶原活动度低于70%)。

【术前准备】

1. 碘造影剂皮试。

2. 备皮:双侧腹股沟区、会阴部。

3. 肠道准备:术前3~5天口服非肠道吸收性抗生素(如新霉素)。

4. 200ml生理盐水加入青霉素100万单位和庆大霉素8万单位,用于浸泡明胶海绵条。

【术后观察】

1. 平卧24小时,观察BP、HR、穿刺点有无出血。

2. 监测体温,有无发热、腹痛、板状腹等腹部体征。

3. 定期监测血象变化。

4. 脾脏超声或CT检查术后脾大小与厚度改变,有无脾区脓肿、血肿形成。

【术后处理】

1. 静脉滴注抗生素,用3~5日。

2. 激素应用,术后当日给予地塞米松15mg,静脉注射或滴注,术后第1、2日,地塞米松剂量为10mg,术后第3~5日,地塞米松剂量改为5mg。

3. 支持疗法,第1~3日静脉补液1500ml左右,内加保肝药物和维生素C等。若病人反应较重,进食差,可酌情给予脂肪乳剂、白蛋白、血浆等。

4. 病人脾区、左上腹或左下胸部疼痛,可予以吲哚美辛止痛。未能缓解者,酌情用布桂嗪、硫酸吗啡控释片等。

【术后并发症及处理】

1. 脾脓肿:原因不明。系脾栓塞最严重的并发症,一旦发生脾脓肿,需积极处理,除给予有效的抗生素外,酌情在B超下行经皮穿刺脾脓肿置管引流术。

2. 胸部并发症:胸膜反应、胸腔积液及左肺不张、肺炎等。

多见于左侧，是脾栓塞最常见并发症，与病人左上腹疼痛限制左侧呼吸运动及胸膜反应相关，可给予抗生素、止痛及鼓励病人适当运动来治疗。一般中等量以下的积液无需行胸腔引流术，可自行吸收，必要时可穿刺放胸水 1000～1200ml。

3. 脾外栓塞：如肺梗死、胰腺炎、胃黏膜糜烂等。

4. 脾破裂、血肿、假性囊肿：罕见。一旦发现，需及时治疗，可行经皮穿刺引流术。

5. 胰腺炎。

6. 其他：有门－脾静脉血栓形成、血肿、动脉内膜夹层形成等，可给予相应处理。

栓塞后出现发热、左上腹痛、穿刺部位血肿，一般在 2～3 天内自行消退，不属并发症范畴。

【疗效评价】

1. 目前多用部分脾动脉栓塞术，来治疗脾功能亢进、降低门静脉压力及某些血液病，避免“无脾状态”的产生，并已获得较肯定的近期和远期疗效。

2. 脾栓塞后，脾血流量明显减少，能改善门脉高压症状，延缓其发展。

3. 脾栓塞的部位主要在脾的外周，即红髓区，可使脾亢明显改善。

4. 栓塞面积的控制是提高疗效、减少并发症的关键。

5. 脾栓塞术有望广泛应用于脾亢、血液病、胃底静脉曲张破裂出血，尤其部分脾栓塞术兼有脾切除的早期好处和保留脾脏的长期优点，被认为有可能取代脾切除术。

6. 脾栓塞术有可能引起严重并发症，虽发生率较低，仍应慎重对待。

（廖家智　周　琦）

主要参考文献

曾庆乐，李彦豪，陈勇，等. 2002. 动脉造影阴性的消化道大出血的试验性栓塞治疗指征和疗效. 临床放射学杂志，21：643－645.

段旭华,郑传胜,冯敢生,等.2009. 医源性上消化道大出血的选择性血管造影诊断及栓塞治疗. 世界华人消化杂志,17(10):1048 - 1052.

代向党,王赢.2010. 肝动脉化疗栓塞联合射频消融治疗中晚期肝癌的临床疗效分析. 放射学实践,25(7):136.

董汇秋,胡大为,李桂平.2004. 肝血管瘤动脉造影诊断与栓塞治疗. 临床肝胆病杂志,20 (4) : 248 - 250.

刘合代.2010. 部分性脾栓塞术临床应用进展. 医学综述,16(23):3603 - 3605.

欧阳墉,王颖,欧阳雪晖,等.2004. 肝海绵状血管瘤血供和介入治疗的争议和探讨. 中华放射学杂志,7 (38) : 746 - 750.

乔连铭,杨海山.1999. 双介入与T IPSS 治疗门脉高压食管胃底曲张静脉出血. 白求恩医科大学学报,25(5):168.

权启镇,谢宗贵,齐凤.2005. 胃冠状、胃短静脉栓塞术对胃底静脉曲张出血疗效评价. 中华消化杂志,25(2):87 - 89.

祁兴顺,韩国宏,樊代明.2011. 经颈内静脉肝内门体分流术临床应用新进展. 介入放射学杂志,20(6):499 - 504.

陶明玲,孙斌,郑加生,等.2008. 经皮经肝胃冠状静脉栓塞术联合脾动脉栓塞术治疗肝硬化食管胃底静脉曲张疗效观察. 肝脏,13(2):108 - 109.

韦树长,王云华.2007. 平阳霉素用于肝血管瘤栓塞治疗的价值与限度. 临床放射学杂志,26:835 - 837.

原姗姗,韩国宏,樊代明.2011. TIPS 治疗门静脉高压并发症预后评价的现状. 介入放射学杂志,20(3):245 - 248.

张春清,王强修.2011. 消化系统疾病介入治疗学. 北京:人民军医出版社.

张春清,王强修.2011. 消化系统疾病介入治疗学. 北京:人民军医出版社.

张春清,王强修.2011. 消化系统疾病介入治疗学. 北京:人民军医出版社.

中华中医药学会.2011. 胃下垂诊疗指南. 中国中医药,10:125 - 126.

Chua TC, Liauw W, Saxena A, et al. 2010. Systematic review of neoadjuvant transarterial chemoembolization for resectable hepatocellular carcinoma. Liver Int,30(2):166 - 174.

Guy GE, Shet ty PC, Sharma RP, et al. 1992. Acute lower gastrointestinal-hemorrhage: Treatment by superselect ive embolization with polyvinylalcohol particles. AJR,159: 521.

Malden ES, Hicks ME, Royal HD, et al. 1998. Recurrent gastrointestinal bleeding: use of thrombolysis with anticoagulation indiagnosis. Radiology, 207: 147 – 151.

Poul Erik Andersen, Stevo Duvnjak. 2010. Endovascular treatment of nonvariceal acute arterial uppergastrointestinal bleeding. World J Radiol,2(7): 257 – 261.

Schenker MP, Duszak R Jr, Soulen MC, et al. 2001. Upper gastrointestinal-hemorrhage and transcatheter embolotherapy: clinical and technical factors impacting success andsurvival. J Vasc Interv Radiol,12: 1263 – 1271.

第四篇

第十一章　治疗消化性溃疡药

消化性溃疡的发病与胃、十二指肠局部黏膜损伤和保护因素失去平衡有关。因此，调控胃酸分泌和保护黏膜是治疗溃疡病的主要措施。抗溃疡病的药物种类很多，大致可分为两大类：一类为减少损伤因素的药物如抗酸药、H_2 受体阻断药、胃壁细胞质子泵抑制剂和胆碱能受体拮抗药；另一类为加强保护因素的药物，主要是拥有胃黏膜保护和抗胃蛋白酶作用的制剂，如前列腺衍生物、铋剂等。在大多数消化性溃疡病例中，幽门螺杆菌可能起重要的致病作用。清除该细菌，不仅有助于溃疡愈合，且能减少复发，改变消化性溃疡的自然病程。

一、抗　酸　药

抗酸药(antacids)为一类弱碱性无机化合物，能缓冲或中和胃酸，提高胃内容物的 pH。当胃液 pH 上升至 4 时，可使胃蛋白酶失活，降低胃液的自身消化作用。空腹时服用抗酸药，其缓冲作用仅能维持 3～4 小时。因此合理给药方法应为每餐后 1～3 小时及晚上、睡前各服 1 次，十二指肠壶腹部溃疡患者胃酸分泌较多，需要增加服药次数；胃溃疡患者胃酸分泌并不多，所需剂量亦相对较小。目前，多使用多种抗酸药组成的复方制剂。

常用抗酸药用法如下：

铝碳酸镁(达喜)：口服每次1～2g，每日3次，饭后或胃痛时嚼碎服。有严重的心、肾功能不全者，高镁血症、高钙血症者慎用。

镁乳(milk of magnesia)：含8%的氢氧化镁混悬液。口服每次5ml，每日3次。肾功能不全患者可引起血清镁离子过高。

氢氧化铝(aluminum hydroxide)：口服每次0.6～1.2g，饭前或胃痛时嚼碎服。

三硅酸镁(magnesium trisilicate)：为氧化镁和二氧化硅的复合物。口服每次0.3～0.9g，每日3次。

氢氧化铝凝胶(aluminii hydroxide gel)：4%为氢氧化铝，为白色黏稠悬液。口服每次10～20ml，每日3次。

胃舒平(compund aluminium hydroxide，复方氢氧化铝)：口服，每次2～4片，每日3次。饭后或胃痛时嚼碎服。长期服用可导致低磷血症，并可引起便秘。

复方胃友：每次2～4片，每日3次。

胃得乐(复方碱式硝酸铋)：每次2～4片，每日3次。

乐得胃(roter)：每次1～2片，每日3次。

胃必治(bisuc，复方铝酸铋)：每次1～2片，每日3次。

乐胃：每次2～4片，每日3次。

和路胃(walugol)：每次2～4片，每日3次。

胃必妥(nervogastrol)：每次1～2片，每日3次。

胃仙U(weisen－U)：每次1～2片，每日3次。

佳胃得(caved－s)：每次1～2片，每日3次。

二、H_2受体阻断药

本类药物对H_2受体具有高度选择性，对H_1受体几乎无作用。它通过阻断胃黏膜壁细胞H_2受体，拮抗组胺刺激的胃酸分泌作用，抑酸效应介于70%～75%。不良反应轻微。本类药物中，雷尼替丁作用比西咪替丁强4～10倍，尼扎替丁则强5～10倍，法莫替丁则强30～100倍。常用H_2受体阻断药见表11-1。

表11-1 常用 H_2 受体阻断剂

药名	药理作用	主要适应证	主要注意事项
西咪替丁	明显抑制食物、组胺或五肽促胃液素等刺激引起的胃酸分泌	消化性溃疡、应激性溃疡、上消化道出血	孕妇、哺乳期妇女禁用,不宜用于急性胰腺炎患者,偶可致肝、肾功能改变
雷尼替丁	作用比西咪替丁强5~8倍	消化性溃疡、反流性食管炎、卓-艾综合征等	孕妇、哺乳期妇女禁用,8岁以下儿童禁用,有一定肝毒性,停药后可恢复
法莫替丁	作用比西咪替丁强30~40倍比雷尼替丁强6~10倍,且能抑制基础胃酸分泌	消化性溃疡、反流性食管炎、上消化道出血、应激性溃疡、卓-艾综合征等	孕妇慎用,哺乳期妇女使用时停止哺乳,肾衰竭或肝病患者及有药物过敏史者慎用
尼扎替丁	作用比西咪替丁强8倍,抗溃疡作用则强3~4倍,对夜间胃酸分泌抑制作用更显著	消化性溃疡	对该药过敏者禁用,妊娠妇女及儿童的安全性未明确宜谨慎,肾功能不全者应减量
罗沙替丁	作用为西咪替丁的3~6倍,雷尼替丁的2倍,能抑制基础酸分泌,对大鼠胃黏膜损伤有防护作用	消化性溃疡、卓-艾综合征、反流性食管炎等	有药物过敏史者慎用,孕妇、儿童用药的安全性未明确,不宜应用,哺乳妇女给药时应停止授乳

1. 西咪替丁(甲氰咪胍、泰胃美,cimetidine,tagamet):第一代 H_2RA,有抗雄性激素样作用,可透过血-脑脊液屏障,具有一定神经毒性,老年人长期服用要谨慎,孕妇禁用。口服:每次

200mg，每日 3 次，饭后服，睡前再服 400mg；也有每次 400mg，每日 2 次；亦可以 800mg 于睡前一次顿服。静脉注射：每次 200mg 稀释于生理盐水 20ml 中，缓慢注入，每日 4～6 次。也可静脉滴注，400～600mg 于输液中，每日 2 次。

2. 雷尼替丁（呋喃硝胺、善卫得、西斯塔，ranitidine，zantac）：第二代 H_2RA，孕妇及婴儿仅限于绝对必要的病例。长期使用可致维生素 B_{12} 缺乏。口服：每次 150mg，每日 2 次；也可睡前顿服；维持剂量为每日 150mg。亦可以 150mg 肌内注射、静脉注射、静脉滴注，每日 2 次。

法莫替丁（高舒达、噻唑咪胺，famotidine，gaster）：第三代 H_2RA，孕妇慎用。口服每次 20mg，每日 2 次，也可 40mg 于睡前顿服；静脉用药：20mg 溶于生理盐水 20ml，缓慢静脉注射或溶于输液中滴注，每日 2 次。维持剂量为 20mg，睡前顿服。

3. 尼扎替丁（爱希、渭宁、卫舒美，nizatidine，axid）：第三代 H_2RA，孕妇及儿童慎用，肾功能不全者减量。口服：300mg，每晚顿服；也可 150mg，每日 2 次，预防用药每晚睡前 150mg。

4. 罗沙替丁（roxatidine）：第三代 H_2RA，哺乳妇女用药期间应避免授乳。口服：每次 75mg，每日 2 次，于早餐及临睡前口服。

三、胃壁细胞质子泵抑制剂

胃壁细胞 H^+-K^+-ATP 酶能被苯咪唑类选择性抑制。由于 H^+-K^+-ATP 酶是壁细胞泌酸的最后一个过程，故本品抑酸能力强大而持久。对胃蛋白酶分泌也有阻抑作用，且能抑制不受胆碱或 H_2 受体阻断药抑制的基础胃酸分泌。对用 H_2 受体阻断药和其他抗溃疡治疗无效的溃疡仍有效。该类药物安全性好，一般无严重不良反应。

【适应证】

口服：主要适用于十二指肠壶腹部溃疡、胃溃疡和吻合口溃疡，也可用于促胃液素瘤（卓－艾综合征，Zollinger－Ellison syndrome）、反流性食管炎和根除幽门螺杆菌治疗。

静脉注射:适用于消化性溃疡出血、应激或 NSAIDs 药物引起的急性胃黏膜损伤、预防重症疾病(如脑出血、严重创伤)引起的上消化道出血。

【不良反应】

主要为恶心、胀气、腹泻、便秘、上腹痛等胃肠道症状。偶有皮疹、谷丙转氨酶和胆红素胜升高。2011 年美国 FDA 警示:长期(>1 年)应用 PPI 可致低镁血症,后者可致肌痉挛、心律失常和惊厥等。

【注意事项】

1. 治疗胃溃疡前,必须先排除胃癌。

2. 妊娠和哺乳期妇女慎用。严重肝功能不全者慎用,必要时剂量减半。

3. 奥美拉唑和埃索美拉唑对于严重肝功能损害患者每日累积量不超过 20mg。

4. 与奥美拉唑相比,兰索拉唑、泮托拉唑和雷贝拉唑发生药物间相互作用概率较低,因为它们对特异 CYP 同工酶亲和力更低或有其他清除途径。

【用法】

1. 奥美拉唑(洛赛克、奥克、奥西康,omeprazole,losec):为 R-异构体和 S-异构体的混合物。治疗剂量 20mg,每日 1 次,对一般剂量无效者可每日服 40mg。对于以反酸为主要症状的消化不良患者,可用 10mg,每日 1 次。治疗胃食管反流病,每日 40mg。卓-艾综合征时,开始剂量可每日 60mg,以后视病情调整剂量。治疗上消化道出血可每日 40mg,静脉滴注,每日 2 次,甚至每小时 8mg 持续静脉滴注。

2. 埃索美拉唑(耐信,esomeprazole):为奥美拉唑的 S-异构体,口服后的肝脏首过代谢效应低,生物利用度和血浓度高,药效较奥美拉唑高而持久。一般治疗剂量 20mg,每日 1 次。治疗胃食管反流病,每日 20~40mg。治疗上消化道出血可每日 40mg,静脉滴注,每日 2 次,甚至每小时 8mg 持续静脉滴注。

3. 兰索拉唑(达克普隆、普托平、悦康、兰川、诺嘉,takepron,lansoprazole):口服每次 30mg,每日 1 次,早晨空腹服用。治疗上消化道出血可每日 40mg，静脉滴注，每日 2 次，甚至每小时 8mg 持续静脉滴注。

4. 泮妥拉唑（派维舒、丽生、潘妥洛克、泮立苏，pantoprazole）：口服每次 40mg，每日 1 次，早晨空腹服用。难治性溃疡可用至 80mg。治疗上消化道出血可每日 40mg，静脉滴注，每日 1～2 次，甚至每小时 8mg 持续静脉滴注。

5. 雷贝拉唑（波利特、瑞波特、丁齐尔、信卫安、济诺，rabeprazole）：作用比奥美拉唑更快、更强。每次 10～20mg，每日 1 次。疗程 6～8 周。

四、其他抗溃疡药

1. 促胃液素受体拮抗药：丙谷胺（proglumide，gastridine，丙谷酰胺），口服每次 0.4g，每天 0.8～1.2g；注射剂每次 0.4g，静脉滴注，每 6 小时 1 次。

2. 前列腺素类：有抑制胃酸分泌，保护黏膜细胞的作用。

（1）甲基前列醇（misoprostol，cytotec，喜克溃、米索前列醇）：口服每次 200μg，每日 4 次，于餐前和睡前服用。禁用于孕妇，心脑血管疾病者慎用。

（2）二氢前列醇（enprostol，gardin，胃前素、恩前列素）：口服每次 35μg，每日 2 次。禁用或慎用于孕妇。

（3）曲莫前列素（trimoprostil）：口服每次 3mg 每日 2 次。

（4）罗沙前列醇（rosaprostol）：口服每次 500mg，每日 4 次。支气管哮喘、青光眼及孕妇慎用。

3. 选择性胆碱能受体阻断剂：哌仑西平（吡疡平、哌吡氮平，pirenzepien）　常用剂量为每次 25～50mg，每日 2 次，于早晚饭前 1.5 小时服用，症状严重者可每日用至 150mg。维持剂量每日 50～100mg。孕妇忌服，儿童慎用。

五、抗幽门螺杆菌药

大量研究已经证明，幽门螺杆菌与慢性胃炎、消化性溃疡、胃腺癌、胃黏膜相关性淋巴组织淋巴瘤等有关,应予以治疗。Hp 在体外对许多抗生素敏感,但在体内由于受多种因素(如 pH、胃黏膜药物浓度等)的影响,大多无效。此外单一用药效果有限,因此现大多采用联合用药。

枸橼酸铋钾(tripotassium dicitratobismthate, colloidal bismuth subcitrate, De - Nol,胶体次枸橼酸铋、德诺片、迪乐冲剂):口服每次 120mg,每日 4 次,餐前半小时、晚餐后 2 小时各 1 次;也可每次 240mg,每日 2 次。肾功能不全及孕妇禁用。

碱式果胶酸铋钾(colloidal bismuth pectin,果胶铋):具有胶体特性,在胃黏膜表面形成保护膜,同时有杀灭幽门螺杆菌的作用。口服每次 0.15 ~0.2g,每日 4 次。

羟氨苄青霉素(amoxicilin,阿莫西林):口服每次 1g,每日 2 次。

克拉霉素(clarmycine):口服每次 0.5g,每日 2 次。

灭滴灵(flagyl,甲硝唑):口服每次 0.4g,每日 2 次。

替硝唑(tinidazole):口服每次 0.5g,每日 2 次。

左氧氟沙星或莫西沙星(拜复乐):口服每次 0.5g 或 0.4g,每日 1 次。18 岁以下儿童禁用。

痢特灵(furazolidone,呋喃唑酮):口服每次 0.1g,每日 2 次。

枸橼酸铋雷尼替丁:具有抑制胃酸及抗幽门螺杆菌的作用。口服每次 0.35g,每日 2 次。

附:Hp 的根除适应证(表 11-2)

表 11-2　2007 年庐山共识 *H. pylori* 根除适应证

H. pylori 阳性疾病	必须	支持
消化性溃疡	√	
早期胃癌术后	√	
胃 MALTL 淋巴瘤	√	
慢性胃炎伴胃黏膜萎缩、糜烂	√	
慢性胃炎伴消化不良症状		√

续表

H. pylori 阳性疾病	必须	支持
计划长期使用 NSAIDs		√
胃癌家族史		√
不明原因缺血性贫血		√
特发性血小板减少性紫癜(ITP)		√
其他 *H. pylori* 相关性胃病(如淋巴细胞性胃炎、胃增生性息肉、Ménétrier 病)		√
个人要求治疗		√

附:推荐的根除 Hp 治疗方案

表 11-3 一线治疗方案

治疗方案
PPI/RBC(标准剂量)+C(0.5)+A(1.0)
PPI/RBC(标准剂量)+C(0.5)/A(1.0)+M(0.4)/F(0.1)
PPI(标准剂量)+B(标准剂量)+C(0.5)+A(1.0)
PPI(标准剂量)+B(标准剂量)+C(0.5)+M(0.4)/F(0.1)

表 11-4 补救方案

治疗方案
PPI(标准剂量)+B(标准剂量)+M(0.4 tid)+T(0.75 bid)/T(0.5 tid)
PPI(标准剂量)+B(标准剂量)+F(0.1)+T(0.75 bid)/T(0.5 tid)
PPI(标准剂量)+B(标准剂量)+F(0.1)+A(1.0)
PPI(标准剂量)+L(0.5 qd)+A(1.0)

注:表 11-2 和表 11-3 中的代号、剂量和服药方法说明

PPI:目前有埃索美拉唑(E)20mg、雷贝拉唑(R)10mg、兰索拉唑(L)30mg、奥美拉唑(O)20mg 和泮托拉唑(P)40mg。

RBC(雷尼替丁枸橼酸铋)350 mg。

C:克拉霉素;A:阿莫西林;M:甲硝唑;F:呋喃唑酮;T:四环素;L:左氧氟沙星;B:铋剂(枸橼酸铋钾、果胶铋等)。

治疗方法和疗程:各方案均为1日2次,疗程7天或10天(对于耐药严重的地区,可考虑适当延长至14天,但不要超过14天)。

第十二章　治疗慢性胃炎、胃黏膜糜烂药

此类药物中有些可覆盖于黏膜表面形成保护层,有些可吸附胃蛋白酶和胆汁成分,有些可促进黏液和重碳酸盐的分泌,有些则增加黏膜血流、促进前列腺素的合成、促进胃黏膜再生等。

硫糖铝(sucralfate,ulcermin,ulcerban,溃疡敏、素得、素可立):口服每次1g,每日4次,于餐前及睡前服用。不宜与多酶片合用,以免降低两者疗效。长期服用可发生低磷血症,肾功能不全者慎用。

替普瑞酮(teprenone,selbex,施维舒):可增加胃黏膜和黏液层糖蛋白含量 维持黏液的正常结构和保护作用。主要用于胃溃疡,每次口服0.5g,每日3次。慎用于孕妇和小儿。

瑞巴派特(膜固思达,rebamipide):口服每次200mg,每日3次,空腹或餐后服用均可。

麦滋林S(marzulene S):可增强黏膜防御功能。口服每次0.67g,每日3次。

枸橼酸铋钾(colloidal bismuth subcitrate):每次口服120mg,每日4次。

马来酸伊索拉定(irsogladine,maleate):可强化胃黏膜上皮细胞间的结合而发挥防御作用。每日4mg,分2次口服。

L-谷氨酰胺(*L*-glutamine,自维):对胃肠黏膜有保护作用。口服每次0.5g,每日3~4次。

甘珀酸钠(carbenoxolone,biogastrone,duogastrone,生胃酮):第1~2周每次口服100mg,每日3次,以后每日150mg,于餐前半小时服药。本品有醛固酮效应,易引起钠水潴留,心、肝、肾病变者慎用,正在使用洋地黄的患者不宜服用。

索法酮(sofalcone):口服每日3次,每次100mg。孕妇

慎用。

胃膜素(gastric mucin, gastron, 胃黏膜素):口服每次1～3g,每日4次。

猴头菇菌片:口服每次3～4片,每日3次。

盖胃片:每次口嚼3～6片,温开水送服。

甘草锌(licorzinc):口服每次0.25～0.5g,每日3次。有重度高血压及心肾功能不全者慎用。

维酶素:口服每次0.8～1.0g,每日3次。

胃安干糖浆:口服每次14.5g,每日4次。

养胃冲剂:口服每次1包,每日3次。

气滞胃痛冲剂:每次1包,每日3次。

三九胃泰冲剂:每次1～2包,每日3次。

第十三章 解痉药

胃肠解痉药主要用于解除胃肠痉挛、缓解腹痛，主要为抗胆碱药，胆碱受体阻断剂(cholinoceptor blocking drugs)能与胆碱受体结合，阻碍胆碱能神经递质与受体的结合，从而产生抗胆碱作用，使胃肠平滑肌松弛，具有解痉作用，降低胃肠的运动性和胃排空速率，并可减少胃酸和胃蛋白酶分泌，降低攻击因子效能，减少疼痛。此外，还包括一些化学结构及作用机制与抗胆碱药不同，但也具有解除平滑肌痉挛的药物，如季胺类解痉药(匹维溴铵、奥替溴铵、溴丙胺太林等)和叔胺类解痉药(贝那替秦、屈他维林、阿尔维林、罗西维林等)。

1. M胆碱受体阻断药

(1)硫酸阿托品(atropine sulfate)：口服，每次0.3～0.6mg，每日3次。极量：每次1mg。皮下、肌内注射每次0.5～1mg。极量：每次2mg。禁用于青光眼、前列腺肥大、高热者。

(2)颠茄酊(tincture belladenna)：口服，每次0.3～1ml，极量：口服，每次1.5ml，每日4.5ml。一般用前加水配成含6%酊剂的药水，每次10ml，每日3次。

(3)复方颠茄片(tab. belladonna Co)：每片含颠茄浸膏10mg，苯巴比妥15mg。口服每次1～2片，每日3次。

(4)颠茄合剂(颠茄酊及复合维生素B溶液，Belladonna Mixtura)：口服，每次10ml，每日3次。

(5)氢溴酸山莨菪碱(anisodamine hydrobromide，654－2)：口服，每次5～10mg，每日3次。静脉注射或肌内注射，每次5～10mg，每日1～2次。禁用于颅内高压、脑出血急性期、青光眼患者。

(6)氢溴酸东莨菪碱(scopolamine hydrobromide，亥俄辛)：临床用为镇静药，用于全身麻醉前给药、晕动病、帕金森病、狂躁性精神病、有机磷农药中毒等。口服,每次0.2~0.3mg,每日3次。皮下或肌内注射,每次0.2~0.5mg。极量:口服,每次0.6mg,注射每次0.5mg。

(7)丁溴酸东莨菪碱(scopolamine butylbromide,解痉灵):口服,每次10mg,每日3次。肌内注射、静脉注射或静脉滴注,每次20~40mg;也可每次20mg,间隔20~30分钟,后再用20mg,静脉注射时速度不宜过快。

(8)溴丙胺太林(propantheline hydrobromide,普鲁本辛):口服,每次15mg,每日3次。

(9)溴化甲基阿托品(atropine methobromide,胃疡平):口服,每次1~2mg,每日3~4次。

(10)胃复康(苯钠嗪,benactyzine hydrochloride,cavanol):口服,每次1mg,每日3次。

(11)安胃灵(溴化羟苯乙胺,oxyphenone bromide):每次5~10mg,每日3次。注射剂每次1~2mg,皮下或肌内注射,每6小时1次。

(12)服止宁(filcilin,溴甲复康):每次10~20mg,每日3次。

(13)戊胺康烷(新渥克丁,neooctin):滴剂,每次25~40滴,每日3~4次。注射剂每次1~2ml,每日3~4次,肌内注射。

(14)羟嗪(hydroxyzini hydrochloridum):片剂,每次25~50mg,每日3次。注射剂每次0.12~0.2g,肌内注射。

2. 季胺类解痉药

(1)匹维溴铵(得舒特,pinaverium bromide):口服,每次50mg,每日3次。钡剂灌肠准备,应于检查前3天开始给药,每日剂量为200mg。

(2)奥替溴铵(斯巴敏,otilonium bromide):口服,每次40mg,每日2~3次。

3. 叔胺类解痉药

(1)屈他维林(诺仕帕,drotawerine):口服,每次40~80mg,每日3次。避免妊娠及哺乳期服用。严重肝、肾功能损害与心力衰竭者禁用。

(2)阿尔韦林(斯莫纳,alverine):口服,每次 60mg,每日 2～3 次,饭前服。

(3)罗西维林(里拉通,rociverine):口服,每次 10mg,每日 3～4 次,紧急情况下可一次服用 2 片。禁用于青光眼、前列腺增生、尿潴留、幽门狭窄及其他胃肠道狭窄患者。

第十四章　助消化药

助消化药多为消化液中的成分,促进食物的消化,具有替代疗法的作用。还有助消化药可促消化液的分泌。胃肠道促动力药可能亦有助消化功能。

稀盐酸(dilute hydrochloric acid):口服,每次 0.5 ~2.0ml,饭前或饭间服用。服用时可用水稀释,以免损伤牙齿。

得每通(creon):含多种胰酶,口服每次 0.3 ~0.6g,每日 3 次。注意胰腺炎早期不应该服用本品。

康彼申(combizym):药片不可嚼碎。口服每次 1 ~2 片,每日 3 次。

达吉(dages):为多层片胶囊。口服每次 1 ~2 片,每日 3 次。注急性重症肝炎有肝内胆管闭塞者,胆管完全性阻塞者禁用。

胃蛋白酶(pepsin):口服每次 0.2 ~0.4g,每日 3 次,饭前或饭间服用。常与稀盐酸制成胃蛋白酶合剂,每次 10ml,每日 3 次,不宜与抗酸药配伍,在碱性环境中活性降低,勿与铝制剂合用。

胰酶(pancreatin,胰酵素、胰液素、胰消化素):口服每次 0.3 ~1.0g,每日 3 次。

多酶片(polyenzyme):每次 2 ~3 片,每日 3 次。

胰脂酶(pancrelipase, cotayzm, lipase):口服每次 300 ~900mg,每日 3 次,饭前服用。

强力胰酶(pankreon, strong pankreatin tablet):口服每次 1 片,每日 3 次,饭间服用。

淀粉酶(diastase,淀粉酵素、糖化酵素、醣化素,amylase):口服每次 1 ~2 粒,每日 3 次,饭前或饭间服用。

胰淀双酶片(diastase and pancreatin tablet):口服每次 2 ~3

片,每日3次,饭间服用。

干酵母(dried yeast):口服每次0.4～1.0g,每日3次。

卡尼汀(carnitine, bicarnesine, novain, vitamin BT,康胃素、维生素BT):能促进消化液分泌,增强消化酶活性,调整消化道功能。口服每次50～200mg,每日3次。饭前服用。胃酸过多、急性或慢性胰腺炎禁用。不可与碱性药配伍。

二甲硅油(dimeticone, dimethylpolysiloxane,二甲基聚硅氧烷):可降低胃肠内气体微泡的表面张力,以促使气泡破裂而释出气体。用于肠胃气胀。口服消胀片每次2～4片,每日3次。

复方阿嗪米特(泌特):口服每次1～2片,每日3次,餐后服用。

星昊美彤:口服每次2粒,每日3次,餐后服用。

第十五章 止吐及胃肠动力药

一、止 吐 药

很多原因可引起呕吐，治疗呕吐应首先进行病因治疗，必要时适当应用止吐药，可减轻患者痛苦。止吐药(antiemetic)通过影响呕吐反射的不同环节，而发挥止吐作用。常用的止吐药包括：①吩噻嗪类药物，如氯丙嗪、异丙嗪，主要抑制催吐化学感受区，对晕动病之外的各种原因的呕吐均有效，硫乙哌丙嗪(比来抗)对晕动病和眩晕亦有效。②抗组胺类药物，如苯海拉明，对前庭功能有抑制作用，对晕动病、内耳眩晕病效果好。③多巴胺受体阻断药，如甲氧氯普胺、哌双咪酮(多潘西酮、多潘立酮)、氯丙嗪等。甲氧氯普胺能通过血-脑屏障，产生嗜睡、共调失调等副反应；哌双咪酮作用强且不通过血脑障，故无中枢神经不良反应。④高选择性 5-羟色胺受体阻断药，如枢复宁、托烷司琼、昂丹司琼、阿扎司琼等，调节和加强胃肠运动功能，抑制或缓解呕吐，尤其适用于化疗、放疗引起的恶心、呕吐。⑤促胃肠动力药，如莫沙必利、西沙必利，但西沙必利(普瑞博思)可能导致尖端扭转型室速等严重心血管不良事件，目前已退市。⑥其他类型，包括维生素 B_6、东莨菪碱、舒必利等。

氯丙嗪(chlorpromazine)：口服，每次 12.5 ~ 25mg，每日 3 次；肌内注射，每次 25mg 需要时，每 8 ~ 12 小时 1 次。

止呕灵(舒必利、舒宁，sulpiride，ekilide，dogmatil)：口服，每次 50 ~ 400mg，每日 3 次；肌内注射，每次 50 ~ 100mg，每日 2 次。

异丙嗪(promethazini)：口服，每次 12.5 ~ 25mg，每日 2 ~ 3 次；肌内注射，每次 25 ~ 50mg。

苯海拉明(diphenhydramine):口服,每次25～50mg,每日2～3次;肌内注射,每次20mg,每日1～2次。

茶苯海明(dimenhydrinate,乘晕宁、晕海宁)、口服,每次25～50mg,每日1～3次。可于乘车、船、飞机前半小时服药。

甲氧氯普胺(胃复安、灭吐灵,metoclopramide,paspertin,maxolon,primperan,灭吐灵):口服,每次5～10mg,饭前半小时服用;肌内注射,每次10～20mg。

哌双咪酮(domperidone,motilum,多潘立酮、多潘西酮):口服,每次5～10mg,每日3～4次。栓剂,每次60mg,每日2～3次。

枸橼酸莫沙必利(加斯清、瑞琪):口服,每次5 mg,每日3次。

伊托必利(为力苏,itopride):具有多巴胺D_2受体阻断和乙酰胆碱酯酶抑制的双重作用,通过刺激内源性乙酰胆碱释放并抑制其水解而增强胃和十二指肠运动,促进胃排空,并具有中等强度镇吐作用。口服,每次50mg,每日3次,餐前服用。

昂丹司琼(枢复宁、欧贝、瞬吉,zofran,ondansetron):5-羟色胺3受体拮抗药,作用较甲氧氯普胺强100倍。口服,每次4～8mg,每8小时1次;静脉滴注,每次8mg。

格雷司琼(格雷西龙、康泉,granisetron,kytril):5-羟色胺受体拮抗药,止吐作用强于昂丹司琼5～11倍,每次3mg静脉注射,每天不超过9mg。

托烷司琼(呕必停、赛格恩、尤明、瑞齐泰,tropisetron):5-羟色胺3受体拮抗药,每次2mg或5mg静脉注射,或5mg口服,化疗前30分钟。

雷莫司琼(奈西雅):每次0.3mg肌内注射,每日1次,化疗前30分钟。

阿扎司琼(天晴日安):每次10mg静脉注射,静脉滴注,每日1次,化疗前30分钟。

派洛诺司琼(止若、吉欧停、吉诺欧、欧赛,palonosetron):每次0.25mg静脉注射,每日1次,化疗前30分钟,注射时间为30秒以上。

维生素 B_6(vitamin B_6,吡哆醇、吡多辛,pyridoxine):口服每次 10~20mg,每日 3 次。静脉滴注、静脉注射或肌内注射每次 50~10mg,每日 1 次。

氢溴酸东莨菪碱(scopolamine hydrobromide):它主要抑制中枢神经系统,可防治晕动病和耳源性眩晕。口服,每次 0.3~0.6mg;皮下注射,每次 0.3~0.5mg;作用发生快,每次用药可维持 4~6 小时。

六味安消胶囊(土木香、大黄等):口服,每次 3~6 粒,每日 2~3 次。

二、促胃肠动力药

促胃肠动力药是指直接作用于胃肠壁,增强食管下部括约肌的张力,阻止胃食管反流,增强胃蠕动,促进排空,协调胃与十二指肠功能的一类药物。常用的包括:①多巴胺受体阻断药,如甲氧氯普胺、哌双咪酮(多潘西酮、多潘立酮)、氯丙嗪等;②5-羟色胺受体激动剂,如西沙必利、莫沙必利、普卢必利、替加色罗等,但西沙必利、替加色罗(泽马可)可能增加心血管缺血事件的风险,目前已退市;③胃动素受体激动剂及其他类型,如红霉素、曲美布汀等。

甲氧氯普胺:参阅本章一、止吐药。

哌双咪酮(多潘西酮、多潘立酮):参阅本章一、止吐药。

枸橼酸莫沙必利(加斯清、瑞琪):参阅本章一、止吐药。

伊托必利(为力苏,itopride):参阅本章一、止吐药。

红霉素(erythromycin):仅作为对现有促动力药无效或不耐受者的替代治疗药。口服每次 250mg,每日 3 次。

舒丽启能(trimebutine maleate,马来酸曲美布汀):作用与平滑肌细胞上的阿片受体有关:对消化道平滑肌有双向调节作用,胃肠止痛作用,末梢性镇吐作用。口服每次 100~200mg,每日 3 次,空腹或餐后服用均可。

沂可隆(多库酯钠片):口服每次 100mg,每日 3 次,空腹或餐后服用均可。

第十六章 止 泻 药

治疗腹泻首先应采用病因疗法。为避免剧烈而持久的腹泻引起脱水和电解质紊乱，可适当给予止泻药，止泻药通过减少肠管蠕动，减轻或保护肠道黏膜免受刺激而产生止泻效果。止泻药可分为以下几类：①抑菌、杀菌类，针对明确为细菌性感染而进行的治疗药物。常用药物有小聚碱、诺氟沙星、呋喃唑酮、氨苄西林。②吸附和收敛止泻药，这类药物通过吸收或收敛作用，减少毒物在肠道内的吸收及对肠道黏膜的刺激，能直接保护肠黏膜，减少渗出而发挥止泻作用。代表药物鞣酸蛋白、碱式碳酸铋、药用碳。③改变胃肠道运动功能药物，通过提高胃肠张力，抑制肠道蠕动，使水分有充分的时间吸收而达到止泻作用，如复方樟脑酊、洛哌丁胺、复方地芬诺酯、阿托品、丙胺太林、曲美布汀、恩丹西酮等。④黏膜保护剂，对消化系统黏膜有很强的覆盖能力，通过与黏液糖蛋白结合，提高黏膜屏障对攻击因子的防御，代表药物为蒙脱石，其具有层状结构及非均匀性电荷分布，对消化道内的病毒、病原菌及其产生的毒素有极强的抑制作用。⑤微生态制剂，通过调整肠道微生态、保持生态平衡来提高宿主的健康水平，包括益生菌、益生元及合生元。常见药物有双歧三联活菌、米雅、整肠生、丽珠肠乐、妈咪爱等(参阅十八章)。⑥中药止泻药，如石榴皮、五倍子、赤石脂；中成药有香连丸、固本益肠丸。

复方地芬诺酯(复方苯乙哌啶、止泻宁，diphenorylate，lomotil)：每片含苯乙哌啶 2.5mg，阿托品 0.025mg，具有较弱的阿片样作用，可增加肠管张力，抑制肠蠕动，增加肠管节段性收缩，使肠内容物通过延迟，而使水分充分吸收。成人每次 1～2 片，每日 3～4 次；2 岁以下禁用；严重肝病时可诱发肝性昏迷，应慎用；长期服用可产生成瘾性。

洛哌丁胺(易蒙停,coperamidum hydrochloridum,imodium)通过作用于肠壁的阿片受体,阻止乙酰胆碱和前列腺素的释放,对抗平滑肌收缩而抑制肠蠕动,延长肠内容物的滞留时间,使水电解质吸收增加,作用强而持久。口服首次4mg,以后每次腹泻后口服2mg,或每4~6小时2mg;不宜用于孕妇、哺乳期妇女、1岁以下儿童及严重肝病患者。

复方樟脑酊(tinctura camphorae composita):口服每次2~5ml,每日3次。

药用活性炭(medical activited charcoal):口服每次1~3g,每日3次;不宜与抗生素、激素等同时服。

鞣酸蛋白(albumin tannate):是鞣酸和蛋白质的结合制剂。口服后蛋白部分在肠道内被消化,释放出来的鞣酸,能在发炎的肠黏膜表面沉淀蛋白质,形成一层保护膜,减低了毛细血管的通透性,使炎症渗出减少,同时减低了肠内有害物质对神经末梢的刺激,有利于炎症的消散和抑制肠蠕动,发挥止泻功效。口服每次1~2g,每日3次。

碱式碳酸铋(bismuth subcarbonate):属于吸附药,它的化学性质不活泼,不溶解,呈细微粉末状,口服后能在发炎的肠道内机械地吸附细菌、毒素和炎症产物;另一方面能附着在肠黏膜上,减缓炎症刺激,达到止泻目的。口服每次0.3~0.9g,每日3次。

蒙脱石散剂(思密达、必奇,smecta):每袋含Smectite Beidellitique 3g、单水葡萄糖0.74g、单水糖精钠0.007g、香兰素0.004g。对肠道病毒、病菌及其产生的毒素具有选择性固定抑制作用,并可覆盖消化道黏膜,修复黏膜屏障。每次1袋,每日3次;儿童减半;治疗急性腹泻时,首剂加倍。

消旋卡多曲(海蓝赛,racecadotril):选择性抑制肠道脑啡肽酶,抑制肠道过度分泌,30分钟快速起效。首次服药可在任何时间服用100mg,之后每次在主餐前服用100mg,连续服用不超过7天。

盐酸小檗碱片(黄连素片):小檗碱为黄连根茎中的一种生物碱,对细菌有微弱的抑菌作用,但对痢疾杆菌、大肠杆菌引起的肠道感染有效。溶血性贫血患者禁用;口服,每次1~3片,每天3次。

第十七章　导　泻　药

导泻药根据其作用机制可分成四类:①容积性泻药,这类药物在肠道内不被消化吸收,具有亲水性,在肠道内吸水膨胀后增加肠内容物的容积,刺激肠壁,增加肠蠕动,促进排便。②渗透性泻药,这类药物在肠道内不吸收或吸收缓慢,造成肠管内容物渗透压升高,阻止盐和水分的吸收,肠管被扩张,刺激肠壁,促进肠蠕动。③刺激性泻药,这类药物本身或其代谢产生能刺激肠壁,而增强蠕动,加速肠内容物的运行。此外,本类药物也能降低肠黏膜对水分和电解质的吸收。④润滑性泻药,能润滑肠壁,软化大便,促进排便。宜根据患者情况选择导泻药。

一、容积性泻药

甲基纤维素(methylcellulose, cellulone, cellothyl):口服,4～6g,分数次与大量温水同时服用,若不同时饮用大量温水,则成止泻药。

欧车前子(psyllium seed, siblin, syllact):口服,每日5～15g,分次服用;可影响其他药物吸收;肠梗阻、肠痉挛者禁用。

羧甲纤维素钠(carmellose sodium):口服,每日4～10g,分次口服,并需大量饮水;用量过大或饮水不足可造成肠胀气或肠梗阻。

琼脂(agarose):口服,每日4～6g,与温水同服。

二、渗透性泻药

聚乙二醇(福松、润可隆,forlax 4000):虽为渗透性泻药,但不改变肠道内渗透压,也不改变肠道 pH。每日 10 ~ 20g,溶于一大杯水中口服。其复方制剂(福静清、恒康正清)可用于结肠镜术前准备。

硫酸镁(magnesium sulfate):口服,每次 5 ~ 20g,同时饮用大量温开水。50% 硫酸镁溶液每次 30 ~ 50ml,必要时服;肾功能不全者慎用。

硫酸钠(sodium sulfate):口服,每次 5 ~ 20g,同时饮用大量温开水。充血性心力衰竭者忌用。

乳果糖(杜密克,lactulose):每袋含 6.7g 乳果糖、1.1g 半乳糖、0.6g 乳糖,胃肠道内不被分解和吸收,提高肠内渗透压,产生缓和的导泻作用,酸化肠道,降血氨,用于功能性便秘、肝性脑病及慢性门静脉高压症。禁用于胃肠道梗阻、糖尿病和低糖饮食者。口服,每次 1 袋,每天 3 次,空腹或餐后服用均可。

山梨醇(开塞露,sorbitol):口服,每次 2 ~ 4g,每日 2 ~ 3 次。纳肛,成人每次 20ml,儿童减半。

磷酸二氢钠(今辰清):肠镜检查前肠道准备口服 90ml,分 2 次口服,每次用 750ml 水稀释。

三、刺激性泻药

酚酞(果导,phenolphthalein,laxin,laxatone):睡前口服每次 50 ~ 200mg。心肾功能不全者禁用,幼儿、孕妇慎用。

双醋酚丁(oxyphenisatin acetate):睡前服用,每次 5 ~ 20mg。长期大量使用对肝有损伤,肝病患者慎用。

三醋酚丁(通舒片,triacephentin):睡前服每次 10 ~ 30mg。不良反应与注意事项同双醋酚丁。

比沙可啶(双醋苯啶、便塞停,bisacodyl,bisacolax):口服,肠溶片每次 5mg;栓剂每次 10mg。常见不良反应有肠绞痛、直肠炎;服药前后 2 小时不宜饮用牛奶或抗酸药;孕妇慎用。

大黄(生军、川军,rheum):口服,每次 0.5 ~ 1.0g。可通过乳汁排泄,孕妇、哺乳期妇女慎用。

番泻叶(senna leaf):常用干叶 4 ~ 9g 开水泡服。长期使用可损伤肠肌丛神经元;孕妇、哺乳期结肠炎等禁用。

槐角丸:口服,每次6~9g。

胃肠舒:口服,每次0.8~1.6g,每日3次。

四、润滑性泻药

甘油(glycerol):栓剂,每次1~3g,开塞露每次10~20ml,能软化大便,并有轻度刺激性泻药作用。

液状石蜡(liquid paraffin):睡前服用每次15~30ml,长期服用会影响脂溶性维生素吸收。

蜂蜜(honey):每日清晨15~30ml开水冲服。低糖饮食者禁用。

火麻仁(hemp seed):常用量5~15g。孕妇禁用。

麻油(sesame oil):口服每次10~15ml。

第十八章　肠道菌群调整药

本类药物为各种活菌制剂，它们通过消耗肠道内过多氧气、分解糖类生成乳酸使肠内酸度增高或产生抗菌活性物质等机制，增加肠道内正常菌群的数量，调节肠道内微生态环境，从而抑制病菌及条件致病菌生长，止泻作用尚好，无明显不良反应。

乳酶生(cactasin biofermin，表飞鸣)：为活乳酸菌制剂。可使肠内酸度增高，抑制肠内腐败菌的繁殖，用于消化不良及防治广谱抗生素长期使用后的二重感染。口服每次0.6～0.9g，每日3次。

米雅(酪酸菌)：口服每次2片，每天3次。

地依芽孢杆菌(整肠生)：口服每次0.5g，每日3次。空腹或餐后均可服用。

枯草杆菌二联活菌肠溶胶囊(美常安)：含有枯草杆菌和肠球菌，可直接补充正常生理菌群，调整肠道内菌群失调，尤其适用于儿童。12岁以下者，口服，每次1粒，每日1～2次；12岁以上者，每次1～2粒，每日2～3次。

双歧杆菌活菌制剂(丽珠肠乐)：口服每次1～2粒，每日2次。应与抗菌药、抗酸药分开服用；铋剂、鞣酸、药用炭、酊剂等能抑制、吸附或杀灭活菌，不应合用；孕妇及哺乳期妇女用药尚不明确。

双歧杆菌三联活菌胶囊(培菲康)：由双歧杆菌、嗜酸乳杆菌、粪球菌组成，类似物有金双歧片。口服每次2～4粒，每日2～3次。

双歧杆菌四联活菌片(思连康)：主要成分为双歧杆菌、乳杆菌、肠球菌、蜡样芽胞杆菌四联活菌。口服每次2～3粒，每日3次。

嗜酸乳杆菌：首次4粒，以后每次2粒，每日2次。

促菌生：需氧芽胞杆菌，每次4～8片，每天3次。

布拉酵母菌胶囊(亿活)：口服每次1～2粒，每日1～2次。

第十九章　治疗炎症性肠病药

水杨酸偶氮磺胺吡啶(sulfapyridine,SASP):在肠道细菌所含的偶氮还原酶的作用下分解为磺胺吡啶和5－ASA,后者是治疗炎症性肠病的有效成分。据研究SASP的药理作用是多方面的。有抗菌、调节免疫、影响花生四烯酸代谢、清除氧自由基等。SASP主要用于中型、轻型溃疡性结肠炎患者,也可用于维持治疗。对于重症患者宜与肾上腺皮质激素合用,病情缓解后先减激素,然后再减SASP剂量,并予以维持治疗,可预防复发。SASP对治疗克罗恩病也有疗效,但以小肠病变为主者疗效不如以结肠病变为主者,用于预防复发亦无明显效果。SASP常用剂量为每次1～4g,每日4次。常用维持剂量为每天2～4g,分2～4次服用。为减少患者不良反应并增加对药物的耐受性,亦可开始时服用小剂量,然后逐渐加大至治疗剂量。病变局限于直肠或下段乙状结肠者可用SASP栓剂治疗。不良反应有胃肠道反应、转氨酶升高、贫血、粒细胞减少、过敏等,主要由磺胺吡啶所致。

5－氨基水杨酸(颇得斯安,5-ASA):药理作用同SASP,通过在肠道缓慢、持续释放5－氨基水杨酸,达到抗炎作用。不良反应较少,患者耐受性好,可长期服用。主要用于中型、轻型溃疡性结肠炎患者,也可用于维持治疗。对克罗恩病的疗效不如溃疡性结肠炎显著,可能与各种5－ASA制剂主要在结肠内发挥作用或剂量不够大有关。病变局限于直肠或乙状结肠者可以5－ASA灌肠或栓剂治疗。同类药物还包括美沙拉嗪、奥沙拉秦和巴柳氮。急性期:口服,每次1.0g,每天4次;缓解期:口服,每次0.5g,每天4次。对水杨酸制剂过敏者、孕妇和哺乳期妇女禁用。

肾上腺皮质激素:具有抗炎和免疫抑制作用。主要用于中型、重型或上述非激素类药物治疗无效的炎症性肠病患者,不良反应大,如垂体－肾上腺轴功能抑制、库欣综合征、诱发或加重感染、诱发或加重消化性溃疡并致出血、肌肉无力、精神异常等,应注意避免或预防。分次服用疗效较好,但不良反应也较多;清晨6~8点一次给药或隔日给药(半衰期短的激素),对背侧丘脑－垂体－肾上腺轴的功能影响较小,且每日一定时间内免疫机制正常工作,可减少并发感染。少数疗效不佳的患者可试用间断冲击疗法。一般疾病活动控制,即可逐渐减量,直至停药。常用剂量:①氢化可的松(hydrocortisone),每日100~200mg静脉滴注;②泼尼松(prednisone),口服,每日5~60mg;③地塞米松(dexamethasone),口服,每日0.75~6mg,分2~4次服用;④地塞米松醋酸钠,每日5~10mg静脉滴注。剂量与疗程随病情变化而定。病变局限于直肠及乙状结肠者也可采用灌肠治疗。

免疫抑制剂:硫唑嘌呤和6－巯嘌呤可抑制细胞介导的免疫应答,也抑制体液免疫应答。本类药物主要用于SASP和5－ASA治疗无效的患者。研究表明,硫唑嘌呤和6－巯嘌呤治疗克罗恩病和瘘管有效,有助于激素减量或停药,但起效慢,须长期给药。治疗溃疡性结肠炎部分患者有效,亦须长期给药;与激素合用,有利于后者减量或停药。此外,有研究认为硫唑嘌呤可降低溃疡性结肠炎的复发率。不良反应主要是骨髓抑制、肝细胞损害等,应予以避免和预防,尤其在长期用药患者。硫唑嘌呤每日每千克体重1~3mg,6－巯嘌呤每日每千克体重2.5~5mg;缓解后用原剂量的1/3~1/2。过敏者及孕妇禁用。

环孢素对体液和细胞介导的免疫应答均有抑制作用。该药治疗克罗恩病及其瘘管有效,且起效快,但须长期给药才能维持疗效。对溃疡性结肠炎也显示有效。不良反应主要有肾毒性、高血压等。口服或静脉注射每日每千克体重4~10mg;亦有用于灌肠者,但疗效不肯定。

英夫利西单抗(类克,infliximab):适用于中重度活动性、瘘管性克罗恩病。首剂5mg/kg,静脉输注,然后在给药后第2、6周以及每隔8周给药1次相同剂量。对于疗效不佳者,可以将剂量调整至 10mg/kg。

丙谷酰谷氨酰胺(安吉弛、欣坤畅、培尔吉):100ml + 500ml 糖、盐或氨基酸,静脉滴注,每天 1 次。

复方谷氨酰胺肠溶胶囊(谷参肠安):肠黏膜保护剂。口服,每次 2 ~ 3 粒,每日 3 次。

第二十章　利　胆　药

利胆药(choleretics)可分为促进胆汁分泌药和促使胆汁自胆道排出药,前者称泌胆药,后者称为排胆药。泌胆药可促进细胞水分分泌、胆汁中固体成分分泌,也可同时兼有上述两种作用。可用于胆道相对狭窄或胆石症所致胆汁淤滞。但胆道感染急性期、阻塞性黄疸或肝功能损害严重者慎用或禁用。排胆药一般不影响肝功能,不增加胆管内压力,可用于肝功能损害及阻塞性黄胆患者。对胆道动力低下及微小结石的患者尤为适用。利胆药用于胆石症可预防结石新生、改变胆汁成分并促进胆石溶解、通过增加胆汁分泌可促使胆石排出。

熊去氧胆酸(urosodeoxycholic acid,UDCA,优思弗):可降低胆固醇吸收,抑制胆固醇合成,促进胆汁酸合成,促进胆汁中固形成分分泌,松弛 Oddi 括约肌。口服每千克体重 10mg 或 500mg 晨顿服,亦可分 3 次口服。不良反应发生率低,仅约 2% 。孕妇、重症肝炎、胆管闭塞者禁用。

牛磺熊去氧胆酸(tauroursodoxycholic acid,滔罗特):主要用于溶解胆固醇结石。避免与考来烯胺以及避孕药合用;口服,每次 250mg,每日 3 次。

去氢胆酸(dehydrocholic acid):可增加胆汁中水分,亦具促进胆色素排泄的作用。口服每次 0.25 ~0.5g,每日 3 次;胆道完全梗阻及严重肝功能减退者禁用。

柳胺酚(利胆酚,osalmid):可使胆汁中水分增加,并松弛 Oddi 括约肌。口服每次 0.25 ~0.5g,每日 3 次,饭前服用。

环丁醇酸钠(cyclobutyrol sodium):促进胆酸、胆固醇、胆色素等固体成分分泌。口服每次 0.2 ~0.3g,每日 3 次。

利胆醇(chenylpropanol,苯丙醇):增加胆汁中水分及固体成分分泌,松弛 Oddi 括约肌。口服每次 0.1 ~0.2g,每日 3 次,胆道完全性梗阻、肝性昏迷者禁用;孕妇慎用。

羟苯乙酮(hydroxyactophenone):为茵陈蒿的有效成分。口服0.1~0.2g,每日3次。

利胆素(羟甲烟胺,nicotinylmethylamide):口服每次0.5~1.0g,每日3~4次,饭前用。

茴三硫(anethol trithione,felviten,胆维他):增加肝脏谷胱甘肽,并使胆汁分泌增多。口服每次12.5~25mg,每日3次。

舒胆通(曲匹布通,三乙丁酮,trepitutone):能松弛胃肠道平滑肌,尤其是Oddi括约肌。口服每日1片,每日3次,可有药疹、瘙痒等过敏反应。

硫酸镁(magnesium sulfate):可刺激十二指肠黏膜、反射性地引起胆囊收缩,Oddi括约肌松弛。口服利胆2~5g,每日3次。

胆通(羟甲香豆素,hymecromone):能松弛Oddi括约肌,并有较强镇痛作用。口服每次0.2~0.4g,每日3次。

金线草:可促进肝细胞分泌胆汁,松弛Oddi括约肌。常用15~60g水煎服。

舒胆灵(非布丙醇,febuprol):可增加胆汁分泌,松弛胆管平滑肌和Oddi括约肌。口服100~200mg,每日3次。

利胆酸(桂美酸,cinametic acid):具有较好的利胆及解痉止痛作用。口服0.2g,每日3次。

鹅去氧胆酸(chenodeoxycholic acid,CDCA):可扩大胆汁酸池,使胆固醇不致过饱和,同时使胆固醇的合成和分泌减少,从而预防或溶解胆固醇结石,适用于胆固醇性结石、胆囊功能良好者。口服每千克体重10~15mg,睡前顿服。连续6~24个月;孕妇、肝病、肠炎、溃疡病及肾功能不全者禁用。

肝胆能(galle donau):含对甲基苯甲醇烟酸酯和α萘乙酸,具有促进胆汁分泌及解除胆道痉挛作用。口服饭前1~2片,视情况可增加至3~4片,每日3次。

保胆健素(dyskinebyl):以二羟基二丁乙醚为主要成分的复方制剂。口服每次50mg,每日3次。

爱活胆通:口服每次1~2粒,每日3次。

胆石通:口服每次4~6片,每日3次。

胆乐胶囊:口服每次4粒,每日3次。

利胆化淤片(中成药):口服每次3~4片,每日3次。

第二十一章　肝病辅助药

肝病辅助药，主要指降酶护肝药，此类药通过稳定肝细胞膜、促进肝细胞酶的代谢、促进肝坏死后修复和肝细胞再生、抗炎、解毒等多种机制降低血清转氨酶水平，发挥护肝作用。注意由 HBV 复制引起转氨酶升高减量要慢。可单用也可与其他药物合用，疗程视治疗效果减停。降酶护肝药的分类如下：

1. 基础代谢类药：主要包括水溶性维生素及辅酶类。此外，重型肝炎患者肝代谢功能较差，且容易发生低血糖反应，因此对患者一般常规给予 10% 葡萄糖配伍滴注，必要时还可加入 50% 葡萄糖（高糖）静脉滴注，目前一般认为高糖还可以抑制体内蛋白质的分解反应，减少肝性脑病的发生（糖尿病患者除外）。

2. 肝细胞膜保护剂：如多烯磷脂酰胆碱、水飞蓟宾制剂。

3. 促进肝细胞代谢药物：解毒护肝，如葡醛内酯、还原型谷胱甘肽、硫普罗宁等。

4. 促进肝细胞再生药：如重组肝细胞生长素。

5. 甘草酸制剂：抗炎护肝，如甘草酸二铵、异甘草酸镁、复方甘草酸酐等。

6. 五味子制剂：如联苯双酯、五酯胶囊、五灵丸等。

7. 双环醇制剂：代表药物为双环醇。

8. 其他中药制剂：齐墩果酸、金酸萍冲剂等。

本类药物实际效果尚待进一步研究，仅作为辅助用药。

多烯磷脂酰胆碱（易善复、必需臃酯、肝得健、天兴，essentiale）：为复合制剂，可使肝的脂肪代谢、合成蛋白质及解毒功能恢复正常，促进肝细胞再生，防止肝细胞坏死及新结缔组织的增生。每次 2 粒，每日 3 次；新生儿及妊娠前 3 个月孕妇禁用；大量口服可导致腹泻。

硫普罗宁(凯西莱、康酮索,tiopronin):对肝组织、细胞有保护作用对药物有解毒作用,可用于病毒、酒精及药物性肝病和早期肝硬化。口服,每次0.2g,每日3次;静脉滴注,每次200mg,每日1次。

水飞蓟宾(水佳林、利加隆,silybin):稳定肝细胞膜,保护肝细胞的酶系统,清除肝细胞内的活性氧自由基,从而提高肝的解毒能力。口服,每次70~140mg,每日3次。

水飞蓟宾葡甲胺(益肝灵、西利宾胺,silymarilegalon):可保护和稳定肝细胞膜,能抑制肝细胞坏死,减轻脂肪变性,抑制转氨酶升高,促进胆汁分泌。口服,每次70~140mg,每日3次。

联苯双酯(bifendate):为五味子中间体,其降低血清转氨酶作用可能与下列因素有关:①抑制肝损伤过程中的脂质过氧化;②降低还原型辅酶Ⅱ及氧的消耗,从而稳定生物膜的结构与功能;③对细胞色素P-450有明显诱导作用,加强肝细胞的解毒能力。口服,片剂每次25~50mg,每日3次;滴丸每次5~10粒,每日3次,该药并不改变血清及肝ALT活性。肝硬化患者、孕妇及哺乳期妇女禁用。

肌苷(次黄嘌呤核苷,inosine):口服,每次0.2~0.6g,每日3次;静脉滴注或静脉注射每次0.2~0.6g,每日1~2次。

泛癸利酮(辅酶 Q_{10},coenzyme Q_{10}):口服,每次10~20mg,每日3次;肌内注射,每次5~10mg,每日1次。

还原型谷胱甘肽(阿拓莫兰、古拉定、泰特、双益健、绿汀诺,glutathione)　本品由谷氨酸、半胱氨酸和甘氨酸组成,结构中含有活性的—SH基团,能维持细胞的正常代谢和膜的完整性,肝细胞受损时为谷胱甘肽过氧化物酶提供还原剂,从而抑制或减少自由基的产生,保护肝细胞免受损害。静脉滴注,每次1.2~2.4g,每日1次。

促肝细胞生长素(威佳、肝复肽、福锦、飞马,HGF,hepatocyte growth factor):静脉滴注,肝复肽每次20~120mg,每日1次;静脉滴注,威佳、飞马每次120μg,每日1次;口服,福锦肠溶胶囊,每次2~3粒,每日3次。

葡醛内酯(glucurone,肝泰乐):口服每次0.1~0.2g,每日

3次。

甘草酸二铵(甘利欣、天晴甘平):口服每次150mg,每日3次;静脉滴注每次150mg,每日1次。本类药物有类固醇样作用,可引起水钠潴留,所以严重低钾血症、高钠血症、高血压、心力衰竭、肾衰竭患者禁用;孕妇禁用。

复方甘草酸苷(欧力康、力杰迅、美能、卫伊兴):静脉滴注每次160~240mg,每日1次。

葫芦素(cucurbitacin):口服每次0.1~0.2mg,每日3次,孕妇及严重消化性溃疡者慎用。

齐墩果酸(oleanolic acid):口服,每次30mg,每日3次。

甘草酸(glycyrrhizin):口服,每次150mg,每日2次;注射剂(强力宁,含甘草酸0.2%),每日40~80ml。

马洛替酯(malotilate):可促进肝细胞摄取氨基酸、核苷酸,促进肝脏蛋白质的合成,恢复肝功能,抑制纤维化的发展。口服,每次0.2g,每日3次;对该药过敏及血清胆红素和转氨酶明显升高的失代偿期肝病禁用。

香菇多糖:口服,每次0.5~1.0g,每日3次。

心肝宝(人工冬虫夏草菌丝体):口服,每次1.5~2.0g,每日3次。

云星(云芝胞内多糖):口服,每次0.5~1.0g,每日3次。

维丙胺(diisopropylamine ascorbate):肌内注射,每次80mg,每日1次。

垂盆草(sedum sarmentosum):口服,冲剂每次10g,每日3次;片剂每次3片,每日3次。

肝必复:口服,每次2片,每日3次。

灭澳灵:口服,每次4片,每日3次。

第二十二章　防治肝性脑病药

肝性脑病的治疗首先应除去诱发因素，如利尿剂应用不当所致血电解质紊乱、高蛋白饮食、消化道出血、感染、使用镇静剂等。肝性脑病的发病机制尚未完全阐明，故应采取综合治疗，包括低蛋白饮食、保持大便通畅、酸化肠道、纠正肠道菌群紊乱。对外源性血氨增加所致脑病，可给予降低血氨的药物。支链氨基酸静脉输入可维持血浆内氨基酸平衡。

门冬氨酸鸟氨酸（瑞甘、雅博司，ornithine asparate）：降低肝性脑病患者血氨水平，改善蛋白质代谢，注意严重肾功能不全者禁用。500ml 液体加入雅博司不超过 6 支，每天不超过 20 支。

支链氨基本酸（肝醒、肝脑清）：每次 250 ~ 500ml 静脉滴注，每日 1 ~ 2 次。

谷氨酸钠（sodium glutamate）：静脉滴注，每次使用 28.75% 注射剂 60 ~ 80ml，每日 1 ~ 2 次。根据血清电解质情况可与谷氨酸钾合用；肾功能减退者慎用。

谷氨酸钾（potassium glutamate）：使用 31.5% 溶液 60 ~ 80ml，静脉滴注，每日 1 ~ 2 次。

精氨酸（arginine）：使用 25% 精氨酸溶液静脉滴注，每次 60 ~ 80ml，每日 1 ~ 2 次。其盐酸盐可引起高氯酸血症，肾功能不全者禁用。

乙酰谷酰胺（醋谷胺、讯博，aceglutamide）：静脉滴注，每次 0.25 ~ 0.75g，每日 1 次；一般与甘草酸类以及谷氨酸合用。

乙酰半胱氨酸（阿思欣泰）：乙酰半胱氨酸为还原型谷胱甘肽（GSH）的前体，属体内氧自由基清除剂。静脉滴注，每次 60ml，每日 1 次。

门冬氨酸钾镁（护天保，potassium magnesium aspartate）：为

门冬氨酸钾盐和镁盐的混合物。口服每次 10 ~ 20ml，每日 3 次；静脉滴注每次 20 ~ 30ml，加入葡萄糖溶液中每日 1 次。

γ-氨酪酸（γ-aminobutyric acid）：口服每次 1g，每日 3 次；静脉滴注每次 1 ~ 4g，加入葡萄糖溶液中缓慢滴注。

乳果糖（杜密克，lactulose）：60% 糖浆口服每次 10 ~ 40ml，每日 2 ~ 3 次。该药剂量宜个体化，使大便次数保持在每日 3 ~ 4 次软便为宜。

肝安干糖浆：口服每次 14. 5g，每日 4 次。

氟马西尼（flumazenil）：为 γ - 氨基丁酸/苯二氮䓬受体拮抗药，0. 5mg 加生理盐水 5 分钟内静脉推注，再用 1mg 加入 250ml 生理盐水静脉滴注 30 分钟。

第二十三章　降低门静脉压药

目前降低门静脉压的药物可分为两大类，即内脏血管收缩药和血管扩张药物。前者主要作用机制为减少进入门静脉系统的血流量，后者则为降低门静脉系统血管阻力。在门静脉高压症食管静脉曲张出血急性期，多以血管加压素、三甘氨酰赖氨酸加压素、生长抑素或其衍生物作为第一线用药；亦可将血管加压素与硝酸甘油合用。预防门静脉高压症食管曲张静脉首次或血止后复发出血，则以普萘洛尔（心得安）、5－单硝酸异山梨醇酯为首选。

一、控制食管静-脉曲张出血药物

血管加压素（vasopressin）：通过收缩内脏血管，减少内脏血流，从而降低门静脉压，止血成功率为44% ～90% 。在我国通用神经垂体素，一般以0.2～0.4U/min持续静脉滴注，止血后可减半量再用12小时。如上述治疗无效，可在严密监护下把剂量增至1.0U/min。主要不良反应为肠绞痛、血压升高、心肌缺血，甚至可出现心肌梗死、脑血管意外。原发性高血压、冠心病患者慎用或禁用。

三甘氨酰赖氨酸血管加压（特利加压素，teripressine）：是血管加压素的人工合成衍生物，可在体内缓慢释放出血管加压素，因而生物半衰期较长，可达10小时。每6小时静脉滴注2mg，使用时间36小时止血率可达70% 。全身不良反应较血管加压素轻，但原发性高血压及冠心病患者仍宜慎用。

生长抑素（somatostatin，施他宁，stilamin）：生长抑素的作用机制是选择性收缩内脏血管、抑制胰高糖素、血管活性肠肽和促胃液素的分泌，降低门静脉压，它尚可显著降低奇静脉血流量，对于控制曲张静脉出血具有重要意义。一般首剂给予250μg，静脉注射，以后以每小时250μg浓度静脉滴注，持续24～48小时。注意静脉滴注不能中断。

奥曲肽（octreotide，善得定，sandostatin）：为人工合成的生长抑素衍生物，其优点是半衰期较长，且可皮下，肌内或静脉注射。用于治疗门静脉高压症食管静脉曲张出血，24小时止血成功率可达70%～80%。首剂100～200μg静脉注射，继以每小时25～50μg浓度静脉滴注，连续36～48小时。此外还可用于消化道内分泌肿瘤、急性胰腺炎、手术后肠瘘、胆瘘、胰瘘等。

硝酸甘油（nitroglycerin）：可直接作用于血管壁平滑肌细胞的特异性硝酸盐受体，使血管松弛。使用于肝硬化患者可显著降低肝静脉压力梯度、门静脉压力梯度和食管曲张静脉透壁压。但使用后可使患者平均动脉压下降、心率增加。现多与血管加压素合用，可提高食管曲张静脉出血的止血率，并减少血管加压素所致心脑血管不良反应的发生率。一般可在血管加压素静脉滴注之后，每半小时舌下含化硝酸甘油0.4～0.6mg。连续使用6小时亦可静脉滴注。

二、预防食管曲张静脉出血药物

普萘洛尔（心得安，propranolol）：在预防食管曲张静脉出血的药物中，心得安的研究最为广泛深入。其作用机制是减少心排血量，收缩内脏血管，从而降低内脏血流量和门静脉压，减少食管曲张静脉出血率和再出血率。临床上使用心得安常以心率作为判断标准，剂量宜使患者静息。心率下降25%，且每分钟心率不小于58次为佳。心得安可能减少肝脏血流量，严重肝功能不全（如Child分级属C级者）有肝性脑病者宜慎用。

5－单硝酸异山梨醇酯（isosorbide－5－menonitrate）：具有强烈的扩张静脉血管作用，从而降低门静脉阻力和门静脉压。口服每次10～20mg，每日2～3次。目前认为，该药疗效可靠。

哌唑嗪（prazosin）：为α受体阻断剂，有报道，该药可阻断门静脉系统、肝窦的去甲肾上腺素受体，降低门静脉阻力和压力。但目前研究尚不充分。口服哌唑嗪每次1～2mg,每日3次,注意直立性低血压等不良反应。

可乐定(clonidine):为α_2受体兴奋剂。作用于中枢神经系统,减少交感神经冲动的发放,从而降低血浆去甲肾上腺素水平和门静脉压。目前尚无临床研究证实该药可用于食管静脉曲张出血的预防。口服0.075～0.15mg,每日1～3次。注意该药可减少心排血量和降低平均动脉压。

粉防己碱(tetrandrine):钙离子拮抗药,有认为可降低门静脉压,减少再出血率。口服每次100mg,每日3次。

卡托普利(captopril):血管紧张素转换酶抑制剂,有人用该药治疗门静脉高压,疗效尚待证实。口服每次12.5～25mg,每日3次。

硝苯地平(心痛定,nefedipine):钙离子拮抗药。据称可降低门静脉压和再出血率。临床口服每次10～20mg,每日3次。

螺内酯(antisterone):为利尿剂,有认为该药可减少循环血浆容量,降低门静脉压。口服每次20～40mg,每日3次。

甲氧氯普胺(灭吐灵,metoclopramide):为止吐药。有研究认为,该药收缩食管下段括约肌,减少黏膜下曲张静脉血流,尚可降低门静脉压和曲张静脉压。有人试用于临床治疗曲张静脉出血患者。口服,每次5～10mg,每日3次。

第二十四章　去　脂　药

本类药物具有改善肝脂质代谢,降低血中胆固醇,防止脂肪在肝内积聚,促进肝内脂肪转运至肝外等作用。

肌醇(inositol):口服,每次0.5~1.0g,每日3次。

磷脂酯胆碱(lecithin):口服,每次0.3~0.6g,每日3次。

豆磷脂(lecithin fabae):口服,每次1~3g,每日3~4次。

肝乐(二氯乙酸二异丙胺,diisopropylamine dichloroacetate):口服,每次40mg,每日3次;肌内注射每次40~60mg,每日1次。

重酒石酸胆碱(choline bitartrate):口服,每次0.15~0.3g,每日3次。肝性脑病时禁用。

蛋氨酸(methionine):每次1~3g,每日3次。肝性昏迷忌用。

氯化胆碱(choline chloride):口服,每次0.5~1.0g或10%糖浆5~10ml,每日3次。肝性脑病时禁用。

(周珍珍　田德安)

附录一　消化系统疾病常用临床检验正常参考值

不同实验室的临床检验正常参考值由于标本采集、实验试剂、设备、方法等因素而不尽相同，实际使用时以各实验室的临床检验正常参考值为准。

一、血液学检查

1. 血液一般性状检查

渗透压　胶体(2.8 ±0.4)kPa

晶体(295 ±15)mmol/(L · H_2O)

红细胞沉降率(ESR)　Westergren 法(长管法)

男 0 ~15mm/h

女 0 ~20mm/h

2. 红细胞及其他检查

红细胞计数　男(4.0 ~5.5) ×10^{12}/L

女(3.5 ~5.0) ×10^{12}/L

血细胞比容　男 0.40 ~0.50

女 0.37 ~0.48

红细胞平均体积(MVC)　82 ~92fl

红细胞平均血红蛋白(MCH)　27 ~31pg

红细胞平均血红蛋白浓度(MCHC)320 ~360g/L

网织红细胞计数　百分比　0.005 ~0.015

绝对值　(24 ~84) ×10^{9}/L

3. 血红蛋白及其他检查

血红蛋白　男 120 ~160g/L

女 110 ~150g/L

游离血红蛋白　0 ~0.05g/L

结合珠蛋白　0.2～1.9g/L

高铁血红蛋白　0.3～1.3g/L

4. 白细胞检查

白细胞总数　(4.0～10.0)×10^9/L

白细胞分类计数

中性杆状核粒细胞(St)　0.01～0.05

中性分叶核粒细胞(Sg)　0.50～0.70

嗜酸粒细胞(E)　0.005～0.05

嗜碱粒细胞(B)　0～0.01

淋巴细胞(L)　0.20～0.40

单核细胞　0.03～0.08

嗜酸粒细胞直接计数　(50～300)×10^6/L

5. 溶血试验

冷溶血试验　阴性

热溶血试验　阴性

酸溶血试验(Ham 试验)　阴性

抗人球蛋白试验(Coomb 试验)　抗 IgG　阴性

抗 C3　阴性

红细胞渗透脆性试验(Sanford 法)

开始溶血　0.0042～0.0046(0.42%～0.46%)NaCl 溶液

完全溶血　0.0028～0.0034(0.28%～0.34%)NaCl 溶液

6. 血小板及其他检查

血小板计数　(100～300)×10^9/L

血小板黏附试验　转动法(Wright 法)0.58～0.75

玻珠法(Salzman 法)0.20～0.60

血小板聚集试验(ADP 诱聚)　1 分钟 0.40

5 分钟 0.60

7. 止血与凝血功能检查

毛细血管脆性试验　新出血点<10 个

出血时间(BT)Duke 法 1～3min

Ivy 法　1～6min

凝血时间(CT)试管法 4~12min

玻片法 2~5min

血块退缩试验　30~60min 开始退缩，18h 明显退缩，24h 完全退缩

血浆凝血酶原时间(Quick 一期法)　11~14s 或较对照延长 <3s

白陶土部分凝血活酶时间(47±7.1)s 或较对照延长 <10s

血浆凝血酶时间　16~18s 或较对照延长 <3s

血浆鱼精蛋白副凝(3P)试验　阴性

全血凝块溶解试验　>24h

血浆纤维蛋白原　2~4g/L

血浆纤维蛋白降解产物(FDP)　<10mg/L

纤溶酶原活性测定　6.8~12.9U

纤溶酶活性测定　0~0.15

血浆抗凝血酶Ⅲ(AT-Ⅲ)　活动度 0.85~1.30

含量 290±60.4mg/L

8. 血液流变学检查

血黏度　全血(ηb)高切　男(5.57±0.523)cp

女(5.11±0.511)cp

低切　男(8.95±1.443)cp

女(8.02±1.005)cp

血浆(ηb)(1.76±0.105)cp

还原全血黏度(ηb-1/H)(16.13±2.11)cp

二、血液生物化学检查

1. 蛋白质测定

血清总蛋白(TP)　60~80g/L

血清蛋白(A)　40~55g/L

血清球蛋白(G)　20~35g/L

清蛋白/球蛋白(A/G)比值　(1.5~2.5):1

血清蛋白电泳(醋纤膜法)

A　0.61～0.71

α_1　0.03～0.04

α_2　0.06～0.10

β　0.07～0.11

γ　0.09～0.18

血清肌红蛋白（双抗夹心法）　男 17.4～105.7ng/ml

女 14.3～65.8ng/ml

血清前清蛋白（双抗夹心法）　200～400mg/L

血浆铁蛋白（免疫散射比法）

男 20～290μg/L

女绝经前 4.5～170μg/L

绝经后 24～250μg/L

2. 氨基酸及其代谢产物测定

血尿素氮（脲酶紫外速率法）1.7～8.3mmol/L

血肌酐　59～104μmol/L

血尿酸（尿酸酶比色法）　男 202.3～416.5μmol/L

女 142.8～339.2μmol/L

血清苯丙氨酸　104～233μmol/L

血清酪氨酸　9～29mg/L

血氨（Nessler 试剂显色法）

血清　6～35μmol/L

全血　47～65μmol/L

3. 糖类及其代谢产物测定

血葡萄糖（己糖激酶法）　4.11～6.05mmol/L

血丙酮酸（酶法）　3.0～9.0mg/L

血乳酸　动脉 0.33～0.78mmol/L

静脉 0.56～2.22mmol/L

4. 血脂类和载脂蛋白测定

血清总胆固醇（酶氧化法）2.90～5.20mmol/L　高度危险临界值 5.22～5.69mmol/L 高度危险范围≥5.72mmol/L

血清胆固醇酯　2.24～3.38mmol/L

占总胆固醇的 0.6～0.8

血清磷脂 1.4～2.7mmol/L

血清三酰甘油(GPO－POD酶法) 0.05～1.70mmol/L

高密度脂蛋白(反应促进剂－过氧化物酶)1.10～1.90mmol/L

低密度脂蛋白(表面活性剂清除法)0.03～3.12mmol/L

载脂蛋白A1(免疫透射比浊法) 男 1.04～2.02g/L
女 1.08～2.25g/L

载脂蛋白B(免疫透射比浊法) 男 0.66～1.33g/L
女 0.60～1.17g/L

血清游离脂肪酸 0.2～0.6mmol/L

脂蛋白－X 阴性

5. 胆红素测定

血清总胆红素 1.7～17.1μmol/L

血清直接胆红素 0～3.42μmol/L

间接胆红素 1.7～13.68μmol/L

6. 无机元素测定

血清钾(K^+) 3.5～5.1mmol/L

血清钠(Na^+) 136～145mmol/L

血清氯化物(以NaCl计) 98～110mmol/L

血清钙(Ca^{2+})(OCPC比色法) 钙总量 2.15～2.55mmol/L
离子钙 1.1～1.4mmol/L

血清铁(Fe^{2+})(终点比色法) 男 10.60～28.3μmol/L
女 6.6～26μmol/L

血清总铁结合力(TIBC) 男 44.6～69.3μmol/L
女 35.5～76.8μmol/L

血清未饱和铁结合力(UIBC) 19.70～66.20μmol/L

转铁蛋白(散色比法) 2.00～3.60g/L

转铁蛋白饱和度 0.35±0.15(35±15%)

可溶性转铁蛋白受体(散色比法)0.83～1.76mg/L

血清铜(Cu^{2+}) 11.0～22.0μmol/L

碳酸氢根(HCO_3^-)(二氧化碳结合力) 22～29mmol/L

阴离子间隙(AG) 8～16mmol/L

7. 动脉血气分析

血液酸碱度(pH, CH^+)　pH　7.35～7.45

CH^+　35.48～44.67mmol/L

二氧化碳分压(PCo_2)　4.7～6.0kPa(35～45mmHg)

血氧分压(PO_2)　10.7～13.3kPa(80～100mmHg)

血氧含量(CO_2)　150～230ml/L(15～23ml/dl)

血氧饱和度(SaO_2, SAT)　0.95～0.98(95%～98%)

实际碳酸氢盐(AB, HCO_3^-)　21.4～27.3mmol/L

标准碳酸氢盐(SB, HCO_3^-)　21.3～24.8mmol/L

二氧化碳总量(TCo_2)　24～32mmol/L

缓冲碱(BB)　45～55mmol/L

碱剩余(BE)　-3～+3mmol/L

8. 酶类测定

血清谷丙转氨酶(GPT, ALT)　连续监测法

男 0～41U/L

女 0～33U/L

血清谷草转氨酶(GOT, AST)　连续监测法

男 10～50U/L

女 10～35U/L

血清碱性磷酸酶(AKP, ALP)　连续监测法

男 40～129U/L

女 35～104U/L

血清乳酸脱氢酶(LDH)　连续监测法

男 0～190U/L

女 0～170U/L

血清乳酸脱氢酶同工酶(LDiso)乙酸膜电泳法

LD1 0.24～0.34

LD2 0.35～0.44

LD3 0.19～0.27

LD4 0～0.05

LD5 0～0.02

血清γ谷氨酰基转移酶(γ-GT)(速率法)男 10～71U/L

女 6 ~ 42U/L

血清γ谷氨酰基转移酶同工酶(isoγ - GT)

γ - GT_1　　偶见

γ - GT_2　　偶见

血清铜蓝蛋白(CUP)　(免疫比浊法) 0.20 ~ 0.60g/L

血清单胺氧化酶(MAO)　伊藤法　成人 <30U

血清肌酸激酶(CPK)(连续监测法) 男 38 ~ 174U/L

女 26 ~ 140U/L

肌酸激酶同工酶(CKiso) CK - MB　<0.05

CK - MM　0.94 ~ 0.96

CK - BB　阴性或微量

血清腺苷脱氨酶(ADA)(速率法)　4.0 ~ 24.0IU/L

胆碱酯酶(速率法)　4000 ~ 13000U/L

血清5′核苷酸酶(5′NT)(速率法) 2.0 ~ 11.4IU/L

血清醛缩酶(ALD)　5 ~ 27IU/L

血清亮氨酸氨基肽酶(LAP)　<50U/L

血清6 - 磷酸葡萄糖脱氢酶(G6PD)(发色底物法)

G6PD光密度/6PGD光密度:1.05 ~ 2.30 正常人;0.95 ~ 1.05 可疑,需随访;<0.95 G6PD缺乏

血清淀粉酶(AMY)　(酶动力法)28 ~ 100U/L

血清脂肪酶(LIP)　(连续监测法)13 ~ 60IU/L

三、免疫学检查

1. 体液免疫检查

血清免疫球蛋白定量(免疫散色比浊法)

IgG 7 ~ 16g/L

IgA 2.0 ~ 5.0g/L

IgM 男 0.4 ~ 2.3g/L 女 0.4 ~ 2.8g/L

IgD 0.001 ~ 0.004g/L

IgE(双抗夹心法)　1.31 ~ 16.302U/ml

血清补体测定(免疫散色比浊法)

总补体活性(CH_{50}) 50 ~ 100U/ml

补体 C3(C3) 0.8 ~ 1.5g/L(8 ~ 15mg/L)

2. 细胞免疫检查

E - 玫瑰花结形成率(E - RFT) 0.40 ~ 0.70

EA - 玫瑰花结形成率(EA - RFT) 0.15 ~ 0.30

EAC - 玫瑰花结形成率(EAC - RFT) 0.15 ~ 0.30

淋巴细胞转化率 0.60 ~ 0.75

淋巴细胞毒试验 死亡着色细胞 <0.1

淋巴细胞混合培养 转化率 <0.1

巨噬细胞吞噬率 62.77% ±1.33%

巨噬细胞吞噬指数 1.058 ±0.049

3. 自身抗体检查

类风湿因子(IgM - RF)(免疫比浊法)0 ~ 15.00IU/ml

抗核抗体(ANA) IFA 阴性

抗双链 DNA(ds - DNA)抗体 IFA 阴性

抗平滑肌抗体(SMA) IFA 阴性

抗线粒体抗体(AMA) 阴性

抗肝细胞浆抗原 1 型(免疫印迹法)阴性

抗肝肾微粒体 -1 检测(免疫印迹法)阴性

抗可溶性肝抗原 肝胰抗原抗体(免疫印迹法)阴性

抗 β_2 糖蛋白 1 抗体 ELISA 阴性

4. 病原免疫学检查

血清甲肝抗原抗体

HAVAg 阴性

HAVAb IgG 阴性 IgM 阴性

血清乙肝抗原抗体(化学发光法)

HBsAg <0.05IU/ml

HBsAb ≤10MIU/ml

HBeAg <1.0 S/CO

HBeAb >1.0 S/CO

HBcAb <1.0 S/CO

HBV - DNA 聚合酶链反应 阴性

DNA 多聚酶(DNAP) 放免法 <25CPM

血清丙肝抗体 ELISA 阴性

血清戊肝抗体 ELISA 阴性

血清伤寒凝集试验(Widal 反应)

伤寒 "O" 0~1:80

"H" 0~1:160

副伤寒 A"H" 0~1:80

B"H" 0~1:80

C"H" 0~1:80

斑疹伤寒血清反应(Weil-Felix 反应,WFR) 阴性或低于1:40

血清变形杆菌凝集试验(Weil-Felix 反应,WFR)

OX^{19} 0~1:40

OX^{k} 0~1:40

OX^{2} 0~1:40

血清布氏杆菌凝集试验(BAT) <1:40

血清嗜异性凝集试验(HAT) <1:64

血清抗链球菌溶血素"O"(ASO) <500U

血清钩端螺旋体 补体结合试验和 ELISA 法 阴性(滴度<1:10)

幽门螺杆菌抗体 金标免疫斑点法 阴性

Kahn 反应 阴性

Wassermann 反应 阴性

血清血吸虫环卵膜沉淀试验 阴性

ELISA 法 IgE 0~5U/L,IgG,IgM 阴性

血清血吸虫尾蚴膜反应 阴性

血清包囊虫病补体结合试验 阴性

旋毛虫病印斑试验 阴性

5. 其他

血清癌胚抗原(CEA) 化学发光 0.5~5.0ng/ml

血清甲胎蛋白(AFP) 定性 阴性

定量(RIA 法) 0.4~13.4ng/ml

癌抗原125(CA125)　ELISA法 1.0～35U/ml

癌抗原72－4(CA72－4) ELISA法　0.2～6.9U/ml

癌抗原153(CA153)　ELISA法 0.5～31.3U/ml

糖链抗原19－9(CA19－9) ELISA法 2.0～37U/ml

异常凝血酶原<20ng/ml

C反应蛋白(CRP) 免疫散射比浊 0.1～3.0mg/L

血清循环免疫复合物(CIC)　冷球蛋白 阴性或<80mg/L

四、尿液检查

1. 一般检查

尿量　1000～2000ml/24h

酸碱反应　弱酸性 pH 6.5左右

比重　　最大变动范围　1.003～1.030

　　　　一般变动范围　1.015～1.025

　　　　晨尿　　1.020左右

尿沉渣检查　红细胞　　0～偶见/HP

　　　　　　白细胞　　<5个/HP

　　　　　　上皮细胞　0～少量/HP

　　　　　　透明管型　0～偶见/LP

12小时尿沉渣计数(Addis计数)

　　　　　　白细胞　$<100\times10^4$

　　　　　　红细胞　$<50\times10^4$

　　　　　　管型　　$<0.5\times10^4$

1小时尿细胞计数　白细胞　男　$<7\times10^4$

　　　　　　　　　　　　　女　$<14\times10^4$

　　　　　　　　　红细胞　男　$<3\times10^4$

　　　　　　　　　　　　　女　$<4\times10^4$

2. 尿液生物化学检查

葡萄糖　定性　阴性

　　　　定量　0.56～5.0mmol/24h

蛋白质　定性　阴性

　　　　定量　20～80mg/24h 或＜150mg/24h

清蛋白　定量　5.3±3.3mg/L

血红蛋白定性　阴性

酮体　定性 阴性

　　定性 0.34～0.85mmol/24h(20～50mg/24h)

尿淀粉酶　Somogyi 法　＜1000U

含铁血黄素　Rous 试验 阴性

尿胆原　定性　阴性或弱阳性(稀释20倍为阴性)

　　　　定量　0～5.9μmol/24h

尿胆素定性试验　阴性

尿胆红素定性试验　阴性　定量≤2mg/L

氯化物　170～255mmol/24h(10～15g/24h)

钠　130～261mmol/24h(3～5g/24h)

钾　51～102mmol/24h(2～4g/24h)

五、粪便检查

颜色　黄褐色

隐血(OB)试验　阴性

胆红素试验　阴性

粪胆素试验　阳性

粪胆原定量　68～473μmol/24h(40～280mg/24h)

蛋白质定量　极少

粪便脂肪测定(平衡试验)　＜6g/24h

细胞　上皮细胞或白细胞　无或偶见/HP

食物残渣　少量植物细胞、淀粉颗粒及肌纤维等

脂肪滴　偶见/LP

粪卟啉　600～1800nmol/24h(400～1200μg/24h)

胆汁酸总量　294～551μmol/24h(120～225mg/24h)

尿卟啉　12～48nmol/24h(10～40μg/24h)

六、胃液检查

胃液分泌总量　1.5～2.5L/24h(含盐酸160mmol/L)

胃液性状　清晰无色，轻度酸味，含少量黏液

总酸度　空腹　10～50U

试餐后　50～75U

注射组胺(20min后)　40～120U

游离酸　空腹　0～30U

试餐后　25～50U

注射组胺后　30～120U

pH　0.9～1.5

乳酸　阴性

隐血试验　阴性

细胞　白细胞与上皮细胞少许

细菌　阴性

五肽促胃液素试验

基础胃液量　0.01～0.10L(10～100ml)

基础泌酸量(BAO)(3.90±1.98)mmol/h，很少超过5mmol/h

最大泌酸量(MAO)(20.6±8.77)mmol/h

BAO/MAO　0.2

七、十二指肠引流液检查

量与颜色　D液　10～20ml，无色、灰白或淡黄色

A胆液 10～20ml，金黄色

B胆液 30～60ml，深褐色

C胆液 量不定，随引流时间而异，柠檬黄色或淡黄色

透明度　透明或加碱性液体后透明

黏稠度　B胆液黏稠，A、C胆液略黏稠，D液稀薄

比重　A胆液1.009～1.013

B 胆液 1.026～1.032
C 胆液 1.007～1.010
pH A 胆液 7.0
B 胆液 6.8
C 胆液 7.4
D 液 7.6
白细胞 少许或0～10个/HP
上皮细胞 少许或0～1个/HP
胆固醇结晶 阴性
胆红素结晶 阴性
淀粉酶 $(43 \sim 326) \times 10^4$ Somogyi 单位/全标本
胰蛋白酶 0.35～1.60
促胰酶素－促胰液素试验(P－S试验)
胰液流出量 70～230ml/h
最高碳酸氢盐浓度 70～125mmol/h
淀粉酶排出量 880～7400 Somogyi 单位/kg

八、肝纤维化参数诊断参考值

透明质酸(HA)	<120ng/ml
层粘连蛋白(LN)	<130ng/ml
Ⅲ型前胶原肽(PⅢP)	<15ng/ml
Ⅳ型胶原(CⅣ)	<95ng/ml

九、吸收不良综合征实验室检查参数

检查项目	正常参考值	临床意义
粪脂定量(每日摄100g脂肪)	<6g/24h	检测脂肪吸收不良
血清胡萝卜素	>1000IU/L	同上
粪氮定量(每日摄70g蛋白)	<2g/24h	检测蛋白吸收不良

续表

检查项目	正常参考值	临床意义
D－木糖吸收试验		
25g 法	>4g/5h 尿（>26.8mmol）	检测糖类吸收不良
5g 法	> 1.2g/5h 尿（>8.0mmol）	
维生素 B_{12} 吸收试验（$^{60}Co\ B_{12}$ 2μg）	>7%/12h 尿	检测内因子缺乏、回肠病变或切除、肠菌繁殖
小肠细菌培养	10^3～10^4/ml	>10^5/ml 为细菌生长过度
胰泌素试验		
胰液分泌量	每小时量>2.0ml/kg	检测胰腺外分泌功能
重碳酸盐	>90mmol/L	
BT－PABA 试验	PABA 排出量>60%/6h 量	<50%/6h 尿示胰外分泌功能不足

（但自力　唐望先）

附录二　病历书写

病历是日常临床工作的科学记录，包括了临床医生对患者进行详细调查研究、综合分析和整理而成的完整病历，以及病情变化和治疗过程中的各项内容，是医疗、教学、科研和卫生保健工作不可缺少的重要资料。因此，必须以高度负责的精神和严谨的科学态度，做好病历的采集和书写工作。

书写病历的总要求必须是：认真负责、实事求是；准确及时、系统完整；重点突出、条理分明；通顺简练，逻辑性强；字迹清楚、不得涂改。

一、病历书写格式及内容

完整病历

完整病历（大病历）包括病史、体检、病历摘要、初步诊断及签名等。

【病史】

1. 一般项目：姓名、性别、年龄、职业（应写出其确切职业或工种）、婚姻、民族、籍贯、住址（要具体详细）、工作单位、入院日期、记录日期及病历陈述者。

2. 主诉：指患者感到最痛苦的一个或几个主要症状或体征（即就诊的主要原因）及其发生时间。

注意：①列入主诉的症状或体征不能过多，一般选择一两个或三四个即可；②要写主诉症状或体征的特点与发生的时间；③病程较长或演变迅速者，可能有一个以上的主诉，要按其发生先后依次排列；④文字要简明扼要，一般用一两句话书写。

3. 现病史：指患者从发病到就诊的全过程。

（1）发病情况：即何时发病，是急性起病还是缓慢起病，有哪些症状等。

（2）发病的原因或诱因：患者自己认为的病因或诱因以及对现病的看法。

（3）主要症状的特点：包括主要症状的部位、性质、持续时间及程度等。

（4）病情的发展与演变：起病后病情呈持续性加重还是间歇性发作，还是已逐渐好转；有无缓解或加重的因素等。

（5）伴随症状：应详细询问伴随症状出现的时间、特点及其演变过程。由于不同的疾病可有相同或类似的主诉，但其伴随症状往往不相同，可通过不同的伴随症状提供鉴别的线索或依据，因此对某一疾病应有而实际未出现的某些重要症状（或伴随症状），也应一一询问清楚加以记录。

（6）诊疗经过：包括发病后诊断及治疗的主要经过。曾做过何种检查、结果怎样、诊断什么病以及治疗情况，用药名称、剂量、用法、时间、效果及反应等，应重点扼要加以记录。特别是心脏病患者，应问清是否应用洋地黄制剂及其剂量和时间。

（7）一般症状：包括发病后的精神、体力、食欲、睡眠、大小便和体重改变等。

注意：①上述各项内容应逐一询问和描述，不能遗漏；②重点要突出，对主诉及有关诊断或鉴别诊断的重要症状，应深入询问和详细描述；③对于病程长、多次发作者，应从病初写起，依病情发展的不同阶段相继描述，但应避免前后重复；④在本次就诊之过程中发生的并发症及伴随症状，亦应在病史中描述；⑤文字要简练，结构要严谨，描述要用医学术语，避免地方语言，引用患者说的病名，药名要加引号。

4. 既往史：指从出生至此次患病前的健康状况。包括：

（1）平素的体质和一般健康情况。

（2）各系统疾病的回顾，包括传染病、呼吸、循环、消化泌尿、血液、代谢与内分泌、运动、神经系统等疾病，进行逐一的描述（参考诊断学的“疾病问诊提纲”）不能遗漏。如过去常有咳嗽、咳痰或咯血,应首先考虑过去曾患呼吸系统疾病。对于阳性病史应问清其发病时间、主要症状及体征、诊断和治疗经过,并扼要描述。对于阴性病史也应按各系统的常见症状给予否定的描述。

(3)预防接种史:应记录其种类、次数及日期。

(4)外伤或手术史:外伤应记录时间、病名、治疗及效果;手术应记录时间、手术的原因、手术名称、效果及有无并发症等。

(5)过敏史:何时对何种物品(药物或食物等)过敏、治疗及效果如何。

5. 个人史:指患者过去和现在的生活情况和工作情况。包括下列各项:

(1)出生地及住处的迁移,尤其是地方病流行区的居住时间和经过。

(2)出生史、营养史及发育史。

(3)生活习惯及嗜好(如嗜烟酒)、日常饮食及营养、居住条件、环境卫生(有无传染病接触史)、睡眠及运动状况等。

(4)职业与工种:职业性质、服务年限、工作场所的卫生条件(是否经常与毒物或有害物质接触),是否改换职业(何时改换)。

(5)神经、精神反应:对周围环境变化的适应,对工作或生活方式的处理态度,有无精神创伤或情绪波动。

(6)性病或冶游史:应记录其接触日期、症状及治疗经过。

6. 婚姻史:结婚年龄、爱人健康情况,如已死亡应记录其死亡原因及时间。

7. 月经及生育史:女性患者应写明月经情况,包括初潮年龄、行经期、月经血量及颜色、有无痛经及白带、月经周期及末次月经时间或闭经年龄等。记录方式如下:

$$\text{初潮年龄}\ \frac{\text{行经期(天)}}{\text{月经周期(天)}}\ \text{末次月经时间(或闭经年龄)}$$

$$\text{例如:}14\ \frac{3\sim5\text{天}}{28\sim30\text{天}}\ 89\text{年}3\text{月}8\text{日(或}45\text{岁)}$$

对已婚妇女记载妊娠次数及分娩次数,每次分娩情况以及有无流产、早产、死胎、手术产、产褥热等及计划生育措施等。

8. 家庭史：主要描述患者父母兄弟、姐妹及子女的健康情况，患过何种病及死亡原因。家族中有无传染病（结核病、肝炎、梅毒等）、遗传性疾病（血友病、先天性缺陷等）以及与遗传因素有关的疾病（糖尿病、原发性高血压、精神病等）。必要时应追溯至祖父母及外祖父母等。

【体格检查】

1. 一般情况：体温、脉搏、呼吸、血压、身高、体重、发育、营养（良好、中等、不良）、体型、步态、面容与表情（安静、痛苦、忧虑、恐惧、急性或慢性病容）、体位（自动、被动、强迫体位）、神志（清楚、模糊、昏睡、昏迷）、能否与医生合作。

2. 皮肤黏膜：颜色（潮红、苍白、发绀、黄疸、色素沉着）、水肿、湿度、弹性、出血、皮疹、皮下结节或肿块、蜘蛛痣、溃疡、瘢痕、瘘管、毛发分布。

3. 淋巴结：全身或局部浅表淋巴结（颌下、颏下、耳前、耳后、颈前区、颈外侧区、锁骨上、腋窝、滑车上、腹股沟、腘窝等）肿大、大小、数目、压痛、硬度、移动度、瘘管、瘢痕等。

4. 头部及其器官

（1）头颅：大小、形态（畸形）、对称、运动、压痛、肿块、头发（量、色泽、分布）。

（2）眼：眉毛（脱落）、眼睑（水肿、运动、下垂、翻转）、睫毛（倒睫）、眼球（凸出、凹陷、运动、震颤、斜视）、结膜（充血、水肿、苍白、出血、滤泡）、巩膜黄染、角膜（混浊、瘢痕、血管翳、反射）、瞳孔（大小、形态、对称、对光及调节反应）、粗试视力。

（3）耳：形态、外耳道分泌物、乳突压痛、粗试听力。

（4）鼻：鼻翼扇动、畸形、阻塞、分泌物、出血、鼻窦压痛。

（5）口腔：气味、唇（色、疱疹、皲裂、溃疡）、牙（龋齿、缺齿、镶牙、义齿、残根、注明其位置（右$\frac{\text{上}}{\text{下}}$左）、牙龈（色泽、肿胀、溢脓、出血、铅线）、舌（形态、舌质、舌苔、舌乳头、溃疡、运动、震颤、偏斜）、黏膜（发疹、出血、溃疡）、扁桃体（大小、充血、分泌物、假膜）、咽（色泽、分泌物、反射）、喉（发音）。

(6)腮腺:肿大,开口处分泌物。

5. 颈部:对称、强直、颈静脉怒张、肝颈静脉回流征、颈动脉异常搏动、气管位置、甲状腺(大小、硬度、压痛、结节、震颤、血管杂音)。

6. 胸部

(1)胸廓与胸壁:形态(正常、桶状、扁平),对称,畸形,静脉曲张,异常搏动,胸壁弹性、压痛,乳房大小及有无结节及肿块。

(2)肺

1)视诊:呼吸运动(两侧对比)频率、节律、肋间隙增宽或变窄。

2)触诊:呼吸运动度,语颤,胸膜摩擦感,皮下捻发感。

3)叩诊:叩诊音(清音、过清音、浊音、实音、鼓音),肺尖宽度,肺下界,肺下缘移动度(按左、右分别描写)。

4)听诊:呼吸音(性质、强弱),异常呼吸音(支气管呼吸音、支气管肺泡呼吸音、空洞性或空瓮性呼吸音等)及其部位,干性啰音(哨笛音、鼾音),湿啰音(大、中、小水泡音),捻发音及其范围,听觉语音,胸膜摩擦音,胸膜心包膜摩擦音。

(3)心

1)视诊:心前区隆起,心尖冲动(位置、范围、强度)。

2)触诊:心尖冲动的性质及位置、强度、震颤(部位、时相),心包摩擦感。

3)叩诊:测量锁骨中线至前正中线的距离。叩心脏左、右浊音界。以第2、3、4、5肋间离前正中线的距离(厘米)表示。

4)听诊:心率、心律、心音强度、性质、分裂、奔马律、肺动脉瓣区及主动脉瓣区第二心音的比较、杂音(部位、性质、时相、强度、传导方向与呼吸、体位变化关系)、心包摩擦音。

(4)桡动脉:脉搏频率、节律(规则、不规则、脉搏短绌),脉搏的大、小、强、弱,动脉壁的性质、紧张度(注意左、右的比较),有无奇脉、水冲脉等。

(5)周围血管征:毛细血管搏动、枪击音、动脉异常搏动、Duroziez 双重杂音等。

7. 腹部　(腹围测量,有腹水时)

视诊:腹部外形,是否对称,膨隆或凹陷(全腹或局部),呼吸运动,皮肤(皮疹、色素、条纹、瘢痕等),疝,静脉曲张与血流方向,上腹部搏动,胃肠蠕动波。

触诊:腹壁紧张度(柔软、增加),压痛部位与程度及反跳痛,腹部包块(位置、大小、形态、表面、硬度、压痛、搏动、移动度),波动感。

肝脏:应详细描述其大小(在右锁骨中线及前正中线上,分别记录肝的右肋下缘及剑突下的距离,以厘米表示)、质地、表面、边缘和压痛。

胆囊:有无胆囊触痛征(Murphy 征)和肿大,有无 Courvoisier 征。

脾脏:大小(以左锁骨中线肋缘下多少厘米表示,巨脾用简图表示),硬度、表面、边缘、压痛。

肾脏:大小、硬度、压痛、移动度。

输尿管:压痛点。

叩诊:肝浊音界、移动性浊音、高度鼓音、肾区叩击痛。

听诊:肠鸣音(正常、增强、减弱或消失)、振水音、血管杂音。

8. 肛门、直肠:痔、肛裂、脱肛、肛瘘。直肠指检(狭窄、肿块、压痛、前列腺肿大及压痛)。

9. 外生殖器:根据病情需要作相应的检查。

男性:发育畸形、包皮、睾丸、附睾、精索、鞘膜积液。女性有特殊情况时,应请妇科医生检查。

10. 脊柱:侧凸、前凸、后凸、压痛、运动度及叩击痛。

11. 四肢:畸形、杵状指(趾)、静脉曲线、骨折与关节脱位、关节红肿、疼痛、压痛、积液、强直、活动受限、肌肉萎缩、水肿、肢体瘫痪或肌张力增强。

12. 神经反射:浅反射(角膜反射、腹壁反射、提睾反射),深反射(肱二头肌反射、肱三头肌反射、膝腱反射、跟腱反射),病理反射(Babinski 征、Oppenheim 征、Gordon 征、Kernig 征、Brudzinski 征)必要时行运动、感觉及神经系统的其他检查。

【病历摘要及初步诊断】

1. 与诊断有关的一般项目,如性别、年龄、职业等。

2. 主要病史:环绕主诉、摘记主要症状及时间。

3. 主要体征:摘记有诊断意义的阳性和阴性体征。

4. 主要辅助检查(包括化验、心电图、X线、超声波、CT检查等);摘记有诊断意义的阳性检查结果。

病历摘要应简明扼要,不可写成小病历,亦不能简而不明,务必表达出诊断的各方面依据。

初步诊断:按主次列举已确定的诊断或可能的诊断病名。要求有:① 诊断要完整,包括病因、病理解剖、病理生理等。② 诊断排列先后,应按疾病发展顺序。③ 诊断尚不明确者,可按主次及可能性大小依次排列。④ 如同时患多处疾病,应按主要病、并发病、伴随病的顺序依次排列。⑤ 诊断病名要完整、规范、明确、不得任意简化。

签名:最后记录者应签名、字迹要清楚。

住院病历(住院简历)

顺序内容类同大病历,要求简明扼要。

1. 一般项目:姓名、性别、年龄、职业、婚姻、民族、籍贯、住址、工作单位、入院日期、记录日期、病历陈述者。

2. 主诉:内容要求同完整病历。

3. 现病史:内容要求同完整病历。

4. 其他病史:包括过去史、个人史、月经、婚姻及生育史、家族史等,主要记录与现病史有关的资料。

5. 体格检查:顺序与完整病历一样。重点记录阳性体征,有鉴别诊断意义的阴性体征可行扼要描述。

6. 实验室检查及特殊检查:摘记有诊断价值的阳性和阴性结果。

7. 初步诊断:要求同完整病史。

8. 记录者签名。

再次住院病历

1. 一般项目:姓名、性别、年龄、职业、婚姻、民族、籍贯、住址、工作单位、首次入院日期(入院日期至出院日期)、本次入院日期、记录日期、病史陈述者。

2. 主诉:内容、要求同完整病历。

3. 现病史:首先简述首次住院经过,如当时病情、检查结果及诊断、主要治疗及其效果,出院时病情等。然后描述出院后至本次入院前的病史。

4. 其他病史:只需记录前次住院病史遗漏、新增或需更正者。其余可从简。

5. 体格检查:同住院病史。

6. 实验室检查及特殊检查:同住院病史。

7. 初步诊断:同住院病史。

8. 记录者签名。

注意事项:①如完整病史遗失,应写完整和上次住院病历,并且现病史中应叙述上次住院经过;②本次住院和上次住院并非同一种疾病者,应写完整和上次住院病史,把上一次住院经过简要写入过去史中,但其余病史的描述可从简。

病 程 记 录

病程记录应包括患者在住院期间的病情变化,诊疗经过及其分析讨论。具体内容为:

1. 首次病程记录,要写明主管医师对入院时病情(主要病史、体征及辅助检查)的分析、初步诊断及鉴别诊断,下一步诊疗计划。

2. 一般的病程记录内容

(1)病情变化:包括主要症状和体征的变化(原有症状及体征的变化、新症状和体征的出现以及患者的情绪、睡眠、饮食和思想动态)。

(2)各级医生对诊断和治疗的意见:上级医师(包括教授、副教授、主任或副主任)查房意见,各种会诊意见和结论,主管医师对病情的分析和今后诊疗的意见。

(3)重要治疗及药物反应:治疗的方法、效果及其反应、重要医嘱的更改及其理由。

(4)有关化验和特殊检查的结果及其判断分析(临床意义)。

(5)特殊诊疗操作的经过记录,如胸穿、腹穿、骨穿、腰穿、直肠镜检查等。

(6)原诊断的修改、补充以及新诊断的确定、并说明其根据。

(7)入院时未能问清、查清、遗漏或更正的重要病史及体征资料;患者或家属及有关人员的重要意见和要求,或对其交代的特殊事项。

(8)对住院时间较长的患者,应定期做出阶段小结。

(9)交接班及患者转科或转入时,应在病程记录中写出交接班小结或转科、转入记录。

3. 最后一次病程记录要写明出院时或死亡时的病情及处理。

注意事项:①病程记录应另起一页,不得写在病史或诊断之后,每次病程记录,均写明日期、时间及记录者。②首次病程记录要立即完成。住院过程中危重患者要随时记录,一般患者要求每日一次,如病情变化不大,慢性病或恢复期患者可2~3日记一次(有突然变化者随时记录)。③症状、体征、一般情况、医嘱、上级医师意见等记录不应重复,尽量记录不同点。教学讨论的具体内容不必记入,仅写明与诊疗有关的结论即可。④记录要及时,内容应重点突出,能如实反映病情变化,有分析,不要照抄医嘱或辅助检查报告,不要记成流水帐。

交班小结(交班记录)

交班前由交班者完成,其内容包括:

1. 一般项目、入院日期、住院天数。

2. 入院情况:简明扼要地摘录这次就诊的主要症状及其时间,入院时有诊断意义的阳性体征和阴性体征,有诊断意义的辅助检查,入院时的初步诊断。

3. 住院经过:简明扼要地总结住院过程中主要的检查(对

诊断有价值的化验及特殊检查）结果和结论性意见（肯定或否定了哪些诊断），总结住院过程中主要治疗方法及疗效，交班时的主要病情，交班时的诊断。

4. 存在问题：主要是诊断上或治疗上存在的问题。

5. 今后的建议：包括今后需要重点观察的内容及注意事项，进一步检查或复查的项目，进一步的治疗方案。

6. 交班者签名，并注明日期。

接班小结（接班记录）

接班者应详细复习全部病历的内容，对患者进行全面系统的体检，必要时补充追问有关的病史，切不可照抄照搬交班小结。其格式及内容应包括：

1. 一般项目：姓名、性别、年龄（必要时应写明职业）、入院日期、住院天数。

2. 入院时病情：与交班小结相同。

3. 住院经过：简要地总结住院期间（接班前）的诊断及治疗经过（基本上与交班小结相同，应做到更能反映情况或发现问题），接班时的病情，接班时的诊断。

4. 存在问题：基本上与交班小结相同或发现其他新问题。

5. 今后的计划：根据交班小结提出的建议，结合接班者对病情、诊断和治疗经过的了解，提出今后对患者的观察内容、注意事项、进一步检查治疗计划。

6. 接班者签名，并注明日期。

阶 段 小 结

住院期间根据病情变化，在诊断或治疗告一段落时或住院时间较长者（一般住院1个月以上），应有阶段小结，以便对病情做出进一步分析总结，及时发现问题，改进诊疗措施。其内容如下：

1. 住院天数。

2. 诊断经过：简要地总结住院过程中对诊断有价值的临床表现，辅助检查结果，说明目前肯定了哪些诊断，还存在哪些问题。

3. 治疗经过:简要地总结住院过程中主要治疗方法及疗效(包括特殊不良反应),目前的病情、治疗上还存在哪些问题。

4. 今后计划:继续观察的内容及注意事项,今后准备进一步的检查计划及治疗方案。

5. 签名及日期。

转科记录(转科小结类同交班记录)

住院期间出现他科情况,经有关科室同意转科后,由转科者完成转科小结。内容是:

1. 一般项目:入院日期、住院天数。

2. 病历小结:①入院时的主要病情及诊断。②诊治经过(入院后的主要治疗及病情变化,重点在与转科有关的病情变化)。③转科时的诊断及注意事项和建议。

3. 转科理由:说明这次转科的目的要求,以及对方科室的医师会诊的意见。

4. 转科者签名及日期。

转入记录(类同接班记录)

转入后由接诊者完成,在书写转入记录以前要详细了解全部病历的内容,对患者进行全面系统的体检,必要时补充追问病史,重点写明转入本科诊治的疾病情况。内容包括:

1. 一般项目:姓名、性别、年龄、入院日期、住院天数。

2. 病历小结:基本与转科小结相同,要求更能反映与转科有关的病情或发现新情况。

3. 转入时的诊断。

4. 转入后的计划:根据转科小结提出的要求及建议,提出今后对患者的处理意见(观察内容、注意事项、进一步检查和治疗的计划等)。

出 院 记 录

出院记录是患者住院的扼要小结。自入院时情况(主要病史、症状、体征、实验室及其他特殊检查结果等)、治疗的情况、出院时情况(包括主要的体征)、最后诊断和出院后的注意事项等。此记录应于出院前24小时内完成,一式两份。一份附于住院病历之后;一份附于门诊病历,以便门诊医师参考。其内容包括:

1. 一般项目:姓名、性别、年龄、入院日期、出院日期、住院病历编号。

2. 入院时病情与诊断:与交班小结相同。

3. 住院经过:①简明扼要地总结住院期间主要检查与诊断的经过。②总结住院期间主要的治疗方法及疗效(对一些特殊治疗如洋地黄的应用等要写明其用法、应用天数及有无不良反应,以便门诊医师参考)。③出院时的病情及出院时的最后诊断。

4. 出院后处理:劳动力鉴定、注意事项、继续治疗的药物及用法、复诊或随访的时间和要求。

5. 记录者签名。

死亡记录

应在患者死亡后24小时内写出死亡记录,其内容包括:

1. 入院日期、死亡日期。

2. 入院时病情与诊断:与交班小结相同。

3. 住院经过:扼要的记录住院情况、诊治经过、病情转危过程、死亡前病情变化与抢救经过。

4. 死亡时间、原因及最后诊断。

5. 记录者签名。

对所有死亡病历,尤其是诊断未明者,应努力说服死者家属,同意为死者进行尸体病理解剖。尸检病理报告单应送病案室归入病历中。

诊疗计划

诊疗计划应包括住院后的检查计划、治疗计划及出院标准,须在完成住院病历后即行拟订,并逐项执行。具体内容如下。

1. 检查计划:可按先后缓急顺序作出计划填写于下列

表上。

2. 治疗计划:包括护理、饮食、治疗原则及主要药物剂量以及疗程等。

3. 出院标准:按各科制订的有关疾病诊疗常规规定的标准执行。

上述诊疗计划在住院过程中,必须依据病情的变化,及时给予补充或修订。

住院患者检查计划

检查项目	预定检查日期	送检日期	报告日期	结果

病历的编排顺序

住院病历

1. 体温单
2. 长期医嘱单
3. 临时医嘱单
4. 住院病历
5. 诊疗计划
6. 大病历
7. 病程记录
8. 特殊记录单(护理、手术、麻醉)

出院病历

1. 病历封面
2. 住院病历
3. 诊疗计划
4. 大病历
5. 病程记录
6. 特殊记录单
7. 会诊单
8. 特殊检查报告单

9. 会诊单	9. 各种化验报告单
10. 特殊检查报告单(X线、心电图、超声波、放射性核素、内镜及病理活检结果等)	10. 临时医嘱单
11. 各种化验报告单	11. 长期医嘱单
12. 病历封面	12. 体温单
13. 门诊病历(出院时交还患者)	

门诊病历

要重点扼要,突出主诉、
有关阳性体征。

1. 一般项目:姓名、性别、年龄、职业、婚姻、民族、籍贯、住址、工作单位、首次就诊日期(×年×月×日)。

2. 主诉:内容及要求同完整病历。

3. 现病史:内容及要求同完整病历,但必须简明扼要,重点突出。

4. 既往史、个人史、婚姻史、月经及分娩史、家族史等,与现病史有关者要记载,无关者可省略。若上述病史与现病史无关,但属于重要者,仍应给予记载。

5. 体格检查:应从一般情况写起,按顺序写至神经反射为止(依据病情亦可省略生殖器、肛门、脊柱、四肢及神经系统检查)。阳性体征应重点描述,重要阴性体征也应给予扼要的否定的描述(如心肺阴性、肝脾未触及等)。

6. 初步诊断:要求同完整病史。

7. 处理:包括辅助检查、治疗药物(名称、剂量及用法)及其他治疗措施,注意事项等,然后正楷签名。

门诊复诊病史

初诊门诊病史下可接写复诊病史,内容包括:

1. 复诊日期。

2. 上次就诊后的主要病情变化及治疗反应,重点体格检查、处理、签名等。若复诊病情与初诊无关,仍应按初诊门诊病历书写,一般项目可省略。

(同济医院内科学教研室)

附录三　消化疾病病史采集要点

消化疾病的临床表现主要是消化系统症状，如食欲减退、恶心、呕吐、腹痛、腹泻、腹块等，但这些症状也见于其他系统疾病。因此，必须全面、认真、可靠地收集临床资料，包括病史、症状、体征及其他检查结果，重视其临床演变过程及特点并进行全面分析与综合，才有可能正确诊断疾病。

【病史】

病史在诊断消化系疾病中尤其重要，往往是诊断的主要依据。采集病史要尽可能耐心、细致和客观，应了解整个病程的演变，包括起因与起病情况、发病经过、是否间歇发作以及复发的诱因等。要抓住主要症状、深入问清其性质、程度、时间、部位、加剧和缓解的规律性，以及伴随的其他症状等。此外，患者的年龄、性别、籍贯、职业、经济情况、个人性格、精神状态、饮食习惯、烟酒嗜好及遗传因素等，与某些消化病的发病有密切关系，在诊断上有重要意义。

【症状】

典型的消化疾病多有消化系症状，但也有病变在消化系统，而症状却是全身性的或属于其他系统的。因而全面、准确地把握一些消化系常见症状的临床意义，对完整、可靠的采集病史，正确地诊断消化疾病必不可少。

厌食或食欲缺乏多见于消化系疾病，如急慢性肝病、慢性胃炎、胃癌等，但急、慢性肝病时厌食更为突出，常伴明显腹胀、乏力。厌食也见于全身性感染、尿毒症、维生素 B_1 缺乏症和神经精神障碍等，厌食须与畏食分清。

恶心与呕吐大多相继出现，先恶心后呕吐，也可单独发生。胃炎、胃癌、幽门痉挛与梗阻，最易引起恶心与呕吐，肝、胆囊、胆管、胰腺、腹膜的急性炎症均可引起恶心与呕吐，而炎症合并梗阻的管腔疾病,如胆总管炎、肠梗阻等几乎无例外地发生呕吐。必须鉴别颅内压增高、尿毒症、酮症酸中毒、妊娠反应等易致呕吐的情况。

嗳气是进入胃内的空气过多而自口腔溢出的现象,多因精神因素、饮食习惯不良、吞咽动作过多等引起,也可由胃、十二指肠、胆道疾病所致。反酸是由于贲门功能不全和胃的逆蠕动致酸性胃液反流至口腔的现象。可由胃、十二指肠的器质性与功能性疾病引起常见于胃食管反流病和消化性溃疡。咽下困难多见于咽、食管或食管周围的器质性疾病,如咽部脓肿、反流性食管炎、食管癌、食管裂孔疝、纵隔肿瘤、主动脉瘤等,也可由神经功能障碍引起。灼热感或胃灼热是一种胸骨和剑突后的烧灼感,常见于胃食管反流性疾病,如反流性食管炎、食管溃疡、幽门或十二指肠溃疡。

腹胀的原因有胃肠积气、积食或积粪、腹水、腹内肿物、胃肠运动功能失调等,腹部检查时应注意肠鸣音、胃肠蠕动波、腹块、腹水等体征。腹痛可表现为不同性质的疼痛和腹部不适感,多由于消化器官膨胀、肌肉痉挛、腹膜刺激、血供不足等所致。对腹痛要深入了解其诱因、发作时间、持续性或阵发性、疼痛的部位、性质和程度,是否放射至其他部位,有无伴随症状,以及加重或缓解因素等。对腹块要了解患者察觉腹块的最早日期,当时的感觉、腹块出现后的发展情况,是经常还是偶尔存在,出现和消失的时间和条件,有无伴随症状等。

腹泻是由于肠蠕动加速、肠分泌增多和吸收障碍所致,多见于功能性胃肠病、肠道感染等,亦可因其他器官疾病所引起。腹泻呈水样或糊状粪便提示小肠病变。结肠有炎症、溃疡或肿瘤时,粪便可含脓、血和黏液。里急后重多因炎症累及直肠或直肠癌引起。便秘常见于功能性胃肠病、全身性疾病、身体虚弱、不良排便习惯、直肠、肛门疾病。

呕血和黑粪提示上消化道出血,包括食管、胃、十二指肠和胆道系统出血。出血量在50~100ml及以上才会产生黑粪,胃内出血量达250ml时即可出现呕血。常先有呕血或吐咖啡渣样液后出现黑粪,但也常见只有黑粪而无呕血者。上消化道出血量大且胃肠排空加速时,也可排出鲜血。便血来源于下消化道包括小肠、结肠等,往往呈暗红色,出血部位越近肛门,血液越新鲜。

黄疸的鉴别很重要,主要见于肝炎、肝硬化、胆道阻塞和各种原因所致的溶血。要了解黄疸出现的日期、增减的动态变化、尿和粪便颜色的变化,了解伴随症状,如发热、腹痛、皮肤有无瘙痒等情况。

【体征】

全面系统的体格检查对诊断消化系疾病非常重要。检查口腔要注意观察舌象,慢性萎缩性胃炎、肠吸收不良等症常伴有舌炎。检查皮肤黏膜时,要注意色泽、有无黄疸、出血倾向、蜘蛛痣、肝掌等。

腹部检查对消化系疾病的诊断尤为重要。检查时应注意腹部的轮廓(下陷、普遍胀大或局部隆起)、蠕动波、腹壁静脉曲张及其分布与血流方向。特别强调腹部的触诊检查。如压痛点的部位、范围、压痛的程度、有无固定部位的压痛、有无反跳痛和腹肌紧张;肝脾大者应仔细检查其大小、质地、边缘、压痛及表面是否光滑、有无结节等。当触到腹块时,应了解其部位、深浅、大小、形状和表面情况、硬度、有无移动性、压痛和搏动等,以判断病变的性质和所累及的器官。注意不要把乙状结肠内的粪块、充盈的膀胱、前凸的脊柱、腹主动脉、肾、妊娠子宫当作腹块,并要与腹内其他系统的肿块,如卵巢囊肿、子宫肌瘤等仔细鉴别。腹部的叩诊检查,重点确定有无移动性浊音、波动感和振水音,也可判断腹胀的程度、肝的上界及肝浊音界大小。腹部听诊的主要内容有:肠鸣音、血管杂音和摩擦音。正常情况下肠鸣音每分钟可听到4~5次,肠蠕动增强时,如急性胃肠炎、消化道大出血,肠鸣音可达每分钟10次以上,机械性肠梗阻时肠鸣音亢进,音调响亮、高亢,甚至呈金属音,麻痹性肠梗阻时则肠鸣音稀少或消失。

在有便秘、慢性腹泻、便血、下腹痛的病例,肛门指检必不可少,常可及时地诊断或排除直肠癌等重要病变。

(程 斌)